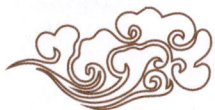

中医湿证理论体系构建与应用

主　编　陈达灿　杨小波

副主编　杨志敏　卢传坚　黄　燕

编　委　(以姓氏笔画为序)

王　磊	王一婷	王师英	王若冰	王晓婉	王娟娟	王睿弘
毛　炜	邓静文	左　琪	叶振昊	付灵玉	包　崑	老膺荣
吕渭辉	刘　琴	刘书君	刘旭生	刘志航	刘丽娟	刘玲玲
刘俊峰	刘添文	池晓玲	池逸和	孙一凡	李　倩	李　海
李晓庆	杨雨齐	肖春生	吴　蕾	吴大嵘	吴文珍	吴亚运
吴皓萌	何桂花	张　园	张　超	张　斌	张　蕾	张一开
张海波	张海燕	张朝臻	陈　延	陈　裕	陈亚栋	陈远彬
陈秀敏	林　琳	周流畅	郑起帆	郑烜坤	赵　亚	赵瑞芝
胡玉星	钟彩玲	施梅姐	秦新东	莫秀梅	晏烽根	倪小佳
徐　瑶	徐嘉敏	郭　洁	郭建文	黄　唯	黄　鹂	黄闰月
黄智斌	黄皓月	萧焕明	龚　苹	蒋俊民	温淑婷	谢玉宝
谢建辉	路桃影	蔡业峰	蔡坚雄	蔡高术	管桦桦	谭颖斐
魏　华						

人民卫生出版社

·北京·

图书在版编目（CIP）数据

中医湿证理论体系构建与应用 / 陈达灿，杨小波主编 . -- 北京 ：人民卫生出版社，2024. 12. -- ISBN 978-7-117-37512-2

I. R256

中国国家版本馆 CIP 数据核字第 2024G2V656 号

人卫智网	www.ipmph.com	医学教育、学术、考试、健康，购书智慧智能综合服务平台
人卫官网	www.pmph.com	人卫官方资讯发布平台

中医湿证理论体系构建与应用

Zhongyi Shizheng Lilun Tixi Goujian yu Yingyong

主　　编：陈达灿　　杨小波
出版发行：人民卫生出版社（中继线 010-59780011）
地　　址：北京市朝阳区潘家园南里 19 号
邮　　编：100021
E - mail：pmph @ pmph.com
购书热线：010-59787592　　010-59787584　　010-65264830
印　　刷：北京华联印刷有限公司
经　　销：新华书店
开　　本：787 × 1092　1/16　　印张：28
字　　数：581 千字
版　　次：2024 年 12 月第 1 版
印　　次：2024 年 12 月第 1 次印刷
标准书号：ISBN 978-7-117-37512-2
定　　价：148.00 元

打击盗版举报电话：010-59787491　E-mail：WQ @ pmph.com
质量问题联系电话：010-59787234　E-mail：zhiliang @ pmph.com
数字融合服务电话：4001118166　　E-mail：zengzhi @ pmph.com

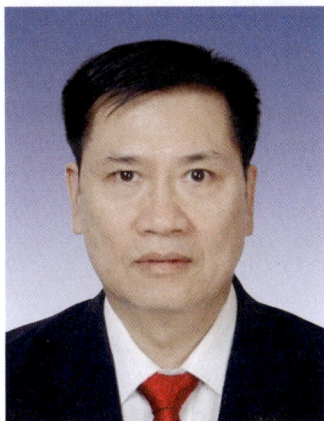

陈达灿，教授，主任医师，博士研究生导师，享受国务院特殊津贴专家，国家中医药领军人才"岐黄学者"，第六、第七批全国老中医药专家学术经验继承工作指导老师，广东省名中医，广州中医药大学中西医结合学科带头人。广东省中医院原院长，现任省部共建中医湿证国家重点实验室主任、广东省中医皮肤病研究所所长、教育部高等学校中西医结合类专业教学指导委员会委员、世界中医药学会联合会皮肤科专业委员会会长。

40年来一直从事皮肤性病学的医疗、科研、教学工作。创新性提出"脾虚心火"是特应性皮炎的核心病机，创立的"培土清心法"治疗特应性皮炎的理论有很高的临床应用价值，且其诊疗理念的核心内容已写入多部全国中医药行业高等教育规划教材；研发的中药新药"培土清心颗粒"获得国家知识产权局发明专利、药物临床试验批件和医疗机构制剂注册批件。

主持/参与国家级课题8项，主持省部级和厅局级课题28项。牵头发表标准/指南4项，主编高等教育规划教材8部及专著18部，在国内外专业期刊发表学术论文190余篇；获批国家发明专利3项，软件著作权7项；获多项奖励，其中国家级二等奖2项，省部级一等奖2项、二等奖7项、三等奖5项。培养全国老中医药专家学术经验继承工作继承人4名，硕士、博士研究生40人。曾获"中国好医生""全国教材建设先进个人""全国五一劳动奖章"、中国医院协会"优秀医院院长"、"全国优秀科技工作者"、全国"抗洪抢险、救灾防病"先进个人等荣誉称号。

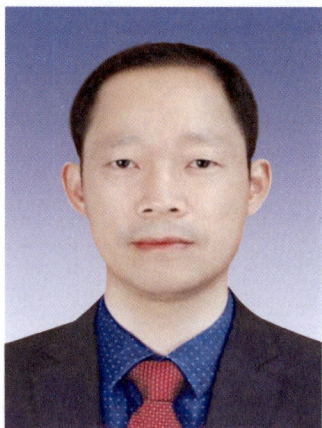

杨小波,医学博士,主任中医师,博士研究生导师。现任广东省中医证候临床研究重点实验室主任、省部共建中医湿证国家重点实验室副主任、广东省中医院中医证候研究团队负责人,广东省中医药学会个体化证治专业委员会主任委员、中国中西医结合学会循证医学专业委员会常务委员,获广东省杰出青年中医药人才、广东省中医院青年名中医等称号。

从事中医证候、复杂干预等科研工作 20 余年,主持国家科技攻关项目、国家自然科学基金项目等各级课题 30 余项,获得广东省科技进步奖一等奖等各级奖励 10 余项,发表论文 50 余篇[含科学引文索引(SCI)收录],主编/副主编专著 5 部,牵头制定中华中医药学会团体标准 1 项,获得专利/著作权 6 项。"重复原则下的中医本体规律循证模式""独立规则下中医湿证分类理论的重构""个体化证治的范例推理研究模式""专业属性⇆诊断特性的证候诊断标准建构"等研究,有一定的创新性。

从事中医、中西医结合内科临床 20 余年,对中医内科疾病尤其消化系统疾病、疑难杂症等有较深入研究和经验积累,开展的"从脏腑风湿角度治疗胃癌前病变""顽固胃痛的序贯疗法""基于伏证的肠易激综合征(IBS)干预措施"等有较好的疗效优势。

在中医学的浩瀚历史中，湿证理论一直是历代医者孜孜不倦探索的瑰宝。早在《黄帝内经》时代，湿的概念就从不同维度被先贤们详细阐述。湿，既是外感六淫之一，也是内生五邪之一；既是中医体系中常见的一种病因病机，亦是疾病常见的一种"态"。当前，《中医湿证理论体系构建与应用》一书即将出版面世，它系统地梳理了中医湿证的基础与应用理论以及临床实践，为我们深入剖析和细腻描绘了"湿证"这颗医学明珠。

湿证涉及的病名纷繁复杂，而在涉猎中医古籍和现代专著时，我们不难发现中医对于"湿"的定义较为模糊，这在一定程度上阻碍了学术交流和中医学的发展。有鉴于此，本书首先对各种湿病进行了科学分类与层次划分，如同在广袤的海洋中找到了航标，让我们能够清晰地认识到湿的本质。书中创新性将湿划分为三个层次：独立湿、不同性质侧重的湿以及兼化合并的湿。这样的分类使得湿证的内涵更为清晰和具体。此外，本书还囊括了湿证的现代医学研究成果、科学发展观与动物模型的建立，以及治湿中药的创新分类研究等内容，这如同搭建起一座连接古今的桥梁。同时，在本书的下篇，作者构建了病证结合的湿证理论体系与临床应用，通过系统梳理各系统疾病的湿证认识与应用，总结出了具体的病证结合湿证的内涵、差异化定位、诊断评估、防治机制及现代研究，为临床医师提供了极具价值的参考。

在我之前编著的《脏腑风湿论》中，我依据《黄帝内经》的"伏邪"与"痹证"理论，提出了"脏腑风湿"的新学说，旨在揭示风寒湿邪对脏腑功能的影响。令人欣慰的是，本书以脾胃风湿为例，进一步丰富了脏腑风湿学说，不仅深化了脏腑风湿的理论，还为其注入了新的内涵，为湿证的理论研究和风湿性疾病的中医治疗提供了更为明确的指导。

总体而言，本书可谓中西医结合的典范之作，既汲取了中医经典的智慧，又融合了现代科学研究的最新成果。我深感编纂此书的挑战与意义，并坚信它的出版将有力推动中医药与现代科学的交融，对中医湿证理论的创新、科研探索和临床实践产生深远影响，同时也将为中医药的现代化进程贡献力量。读者定能从中获得深刻的启示与帮助，共同为人类的健康事业添砖加瓦。

中国科学院院士　仝小林

2024 年 11 月

前　言

　　当今时代,全球变暖,气候异常,特别是随着经济发展与人民生活水平的提高,现代人普遍存在食多动少、贪凉饮冷、吸烟饮酒、过劳熬夜、频繁使用空调等不良饮食生活习惯,致使脾胃损伤而内生湿邪致病。因此,在综合因素影响下,湿证类疾病不仅多发于环境相对潮湿的岭南地区,亦广泛分布于全国各地。鉴于湿证在当代中医理论体系与疾病诊治中的重要作用,省部共建中医湿证国家重点实验室应运而生。作为我国首家中医类省部共建国家重点实验室,本实验室系统围绕中医湿证的理论内涵与源流、发病机制与规律、早期预警与干预、临床转化与治疗等四个方面开展工作。为了进一步发展中医,提高广大医务工作者的中医湿证防治理论与临床水平,更新湿证理论体系的科研进展,遂开展本书的编撰工作。

　　本书以"中医湿证理论体系构建与应用"为名,全面整理了中医湿证的理论知识、现代研究与临床经验,在集成的基础上富有创新。编纂内容在系统、专业维度上有以下突出亮点:①明确湿证独立内涵。开创性地对既往湿证各类病名予以清晰的界定与分类,将湿分为3个层次:第一层次为独立湿,即外湿、湿气、风湿、湿浊、痰湿、水湿、积湿;第二层次为不同性质侧重的湿,如寒湿、湿热、湿毒、脾虚湿阻等;第三层次为兼化合并的湿,如气郁湿阻、湿瘀等。②注重中医本体思维的应用。对湿的性质进行独立分类,提出湿的整体性质与本体性质,特别提出"浊"为湿的性质之一而不属于湿类邪/证,同时需区分本体的"液"与全身系统的"液"等等。③增添对脏腑风湿的认识。与既往"风湿"的概念相互独立,脏腑风湿更强调外邪伏留致病,为中医论治诸多免疫相关疾病提供了思路,详见下篇第二十一章。④关注湿证对人体各系统功能、结构的影响。⑤无论湿证理论、科研进展或临床应用,力求实现专业上逻辑穷举。

　　虽然在不断讨论、数易其稿的基础上完成了本书的编纂工作,但我们深知书中内容仍有局限性与疏漏不足之处,敬请读者指出,以便进一步修订完善。希望借省部共建中医湿证国家重点实验室这股力量,推动中医湿证研究,未来也能不断充实中医湿证的理论体系与科学、临床探究,同时去粗取精、精雕细琢,取得长足发展。

陈达灿

2024 年 11 月

上篇　中医湿证理论体系

下篇 病证结合的湿证理论体系与临床应用

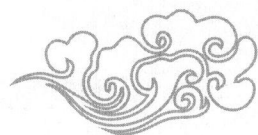

上 篇

中医湿证理论体系

第一章

湿证的概念与范畴

中医学认为,"湿"广泛存在于自然环境之中,对人的健康与疾病有着重要的影响。"湿"是中医学理论体系的核心概念之一,在阴阳五行、病因病机、藏象经络、气血津液等中医学基本理论中具有重要的地位。湿病湿证是中医病证防治的重要内容,而对"湿证"相关的概念与范畴进行系统梳理,有助于促进中医湿证理论体系的完善与发展。

第一节　湿证理论体系发展概述

一、湿病湿证理论的历史发展

中医学对湿病湿证的认识历史十分久远。《五十二病方·婴儿索痉》云:"索痉者,如产时居湿地久。"这是迄今可寻最早记录"把自然环境的潮湿状态作为病因看待"的中医古籍。《黄帝内经》从不同角度记录了古人对因湿致病的相关认识。如"伤于湿者,下先受之"(《素问·太阴阳明论》);"湿胜则濡泻""地之湿气,感则害皮肉筋脉"(《素问·阴阳应象大论》);"诸湿肿满,皆属于脾"(《素问·至真要大论》)。同时还包括湿与其他邪气一起致病的认识。如《素问·调经论》曰:"寒湿之中人也,皮肤不收,肌肉坚紧。"《素问·生气通天论》曰:"湿热不攘,大筋緛短,小筋弛长,緛短为拘,弛长为痿。"以上认识成为湿病湿证核心理论的主要内容。在此基础上,张仲景制定了对湿病湿证有效的方药,载于《伤寒论》和《金匮要略》,开湿病辨证论治之先河。其中《金匮要略·痉湿暍病脉证治》的论述对后世影响深远。

此后,隋唐金元历代众多流派的医家从不同角度对湿病湿证进行了阐释和发挥,不同的观点极大地丰富和发展了湿病湿证辨治的理论体系,到明清时期,湿病湿证的理论更趋丰富。先贤总结的各种特色鲜明的湿病湿证辨治原则至今仍有效指导着临床实践。其中,李杲的升阳除湿大法,朱震亨的三焦分治湿热原则,张介宾的湿热寒湿为纲、表里虚实阴阳明辨思路,叶桂强调的胃湿脾湿治疗各有侧重,薛雪提出的湿热诊断及用药原则,吴瑭重视的湿温寒湿鉴别等理论观点影响最为广泛。诚然,中医湿证的古籍专著十分鲜见，仅有清代陈其昌的《湿证发微》和黄道扬的《湿证论治》等寥寥几部，且其学术主张尚未得到足够重视。

近代以来，对湿病湿证的研究取得了不少成果，其中最有代表性的当属国医大师路志正主编的《中医湿病证治学》；该书较系统地整理总结了中医湿病理论，收录了由湿邪引发的常见疾病，详细论述了相关的病因病机、辨证论治、护理调摄要点和临床验案，并收录了当代中医名家的湿病治验，对促进中医湿病学的研究和临床防治起到了重要的指导作用。另外，王彦晖著的《中医湿病学》、王文友主编的《内湿证治辑要》、刘卫东编著的《湿病心录：大同医书》等在传承典籍学术的基础上，在当代临床情境下提出了许多创新的观点。在当前以"病证结合，辨证论治，群防群治"为基本模式的主流诊疗实践模式下，湿证成为了研究的热点。已有的实践和研究提示，应用中医"湿"相关理论，可提高多种系统的慢性病、疑难病的防治效果。为了进一步深入开展与"湿"相关的中医研究，有必要基于当代科学视角构建和完善中医湿证理论体系。

二、中医学"湿"相关理论体系的复杂性

古代医家认识疾病、治疗疾病的过程，一般包括以下步骤：首先，遵循天人合一思想，运用阴阳五行六经学说等理论以解释人体生命活动现象、认识疾病症状性质以及变化规律；其次，在此基础上建构相关的病证诊疗理论和防治措施体系，并在个人的长期临证中进行验证；第三，根据长期的实践经验，创新和完善相关知识体系，通过著书立说记录和阐述各自主张。受到当时社会条件的限制，古代医家无法通过广泛的学术交流取得有效的集体共识，知识往往以师承或私淑的方式不断传承，这是古代中医学术传承发展的一般模式。

古代医家提出的"湿"相关学术观点多基于个人对典籍知识的领悟发挥，或者来自个人临床实践经验的积累凝练，然而这些渊源各异、时代不同、视角多样、应用场景不一、概念定义模糊、层级关系不清的理论知识和防治措施，往往缺乏严格的科学验证，某些关键环节未能充分明晰。因此，由这些理论知识和防治措施所共同构成的"湿"相关理论体系先天存在明显的复杂性。用现代科学的观点来看，这种复杂性的最显著表现在于名词多而定义少，概念的定义多采用外延定义，规范性不足。

"湿"相关理论体系的复杂性，对后人学习和应用"湿"相关知识产生了某些不利的影响，最突出的是在传承过程中产生了大量"只可意会不可言传"的师者难以表述的隐性知识，需要弟子通过悟性加以识别体验，从而降低了知识的传承和应用效率。在古代，医师的思维模式相近，在以个体化防治任务为主的湿病湿证的传统辨证论治过程中，这种影响相对而言还是比较小的。而在当代，由于古今思维模式的差异明显，知识的传承、应用效率可能进一步下降，最终将影响中医优势的发挥。诚然，中医工作者自觉培养中医思维，提高自身领会典籍知识的能力，是传承精华的基础。但

通过现代科学解析,来确定概念内涵、明确应用场景、建立层级关系,从而降低理论体系的复杂程度,同样有助于中医"湿"相关理论体系的优化完善,为守正创新提供助力。

三、核心概念范畴在湿证理论体系构建中的重要作用

目前"病证结合,辨证论治,群防群治"已经成为中医临床实践的主流模式,高质量研究也成为了中医学术发展的主要动力。为了提高湿病湿证防治效果、提升湿相关研究成果的论证强度,亟待构建一个相对符合当今临床实践与科研探索的中医湿证科学理论体系。证候上承中医基础理论、下贯临床实践,因此研究解决证候问题,对于中医理论的传承与创新具有重大意义。在准确的证候标准基础上开展的证候研究,才具备真实性和应用价值。而证候标准的建立,必须建立证候的核心术语。术语是准确标识某一学科的专门概念的词语,用来记录和表述各种现象、过程、特性、关系、状态等。由此可见,中医湿证理论的构建和优化也应以厘清相关核心概念及其范畴为基础。

定义是澄清概念和语义的基本方法。准确的定义,可使理论体系更具有逻辑性,为理论的实践和研究奠定基础。当代逻辑学和社会学认为,定义有多种类型,分别具有不同的功能,适用于不同的目的。其中,真实定义、名义定义和操作定义在湿证相关概念的确定过程中有着重要的意义。具体来说,首先需要通过专业分析对"湿病""湿证"等内涵宽泛、外延模糊的概念,予以必要的分解和定位,分别适应教学、临床和科研的需求。

在教学上,为了让尚处于学习阶段的中医学生对"湿病""湿证"的基本含义能够理解和记忆,需要通过文字描述,使其"基本特性"或"基本属性"得以清晰明确,这时候对应的是真实定义。

但在临床实践过程中,中医师仅仅依据真实定义难以直接判断某些病证是否属于"湿病""湿证"。此时,需要应用一部分症状术语对湿病湿证相关的临床表现进行描述,而与这些临床表现相关的概念(也就是症状术语)也需要被定义。症状术语的定义,是为了从理论层面对"湿病""湿证"的概念进行描述,对应的是名义定义。名义定义也称语词定义,是对语词意义的说明或规定,其过程可以通过某种方法(如小范围的文献调研或者专家研讨)赋予某个症状术语意义。名义定义往往代表了某种共识或惯例,对于促进理论探讨的开展以及临床经验的交流,具有重要的作用。

诚然,名义定义并不是通过揭示概念的内涵给概念所反映的对象下定义,因此仍可能具有一定的歧义,在科研场景里,尚需进一步明确。如在进行某项科研过程中,需要纳入患有"湿病""湿证"的患者时,为了判断某个受试者是否患有"湿病""湿证",需要通过测量其临床表现进行判断。因此,需要对已经赋予名义定义的症状概念进行明确、精确的规定,并集成为测量工具。此时,症状术语就需要赋予操作定义

（包括内涵操作和使用操作），以期达到工具化的目的。症状术语的操作定义可以通过大范围的文献调研和广泛的专家共识，消除随意性，保证研究结论的论治强度以及可推广性，进而用于"湿病""湿证"的诊断、评估，发挥其用于科学研究和临床实践的价值。

第二节　湿证的核心概念

湿证相关的概念，包括核心概念与相关概念。本节将重点讨论湿证核心概念，包括中医学语境下的湿气、湿邪、湿病、湿证。

一、湿气的概念定义

农耕文化是我国劳动人民几千年生产生活智慧的结晶。中医药学随着中华民族农耕文明的发展而发展。从农耕文化视角出发，认识天地万物的时空发展变化规律，辨识不同条件下万物保护促进人体健康或导致疾病发生加重机制，是中医学理论发展的主要途径。正如《素问·宝命全形论》云："人以天地之气生，四时之法成。"湿作为一种天地之气，从对人体的健康与疾病影响而言，可分为正常之湿和异常之湿。人体之湿与外界水的关系密切。水是生命之源，人必须从外界摄入一定的液态水以维持生命，人类赖以生存的食物也离不开水的滋养孕育；诚然，人类不能像鱼类一样长期生活于液态水中。除必要的液态水外，维持正常生命活动的外界空气湿度，对人类而言同样重要。

（一）正常之湿——正湿

在《中医基础理论》教材中，"湿"一般特指邪气、病理产物，不是正常水液，并没有"正常之湿"的说法。诚然，《素问·阴阳应象大论》云："中央生湿，湿生土，土生甘，甘生脾，脾生肉，肉生肺，脾主口。其在天为湿，在地为土，在体为肉，在藏为脾……在窍为口……在志为思……"《素问·五运行大论》亦云："中央生湿，湿生土，土生甘，甘生脾，脾生肉，肉生肺。其在天为湿，在地为土，在体为肉……在藏为脾。其性静兼，其德为濡……其志为思……"可见，古代中医学术体系中，隐藏着"正常之湿"的概念。中医学认为，"湿"在五行的分类系统中属土，与作为倮虫的人同属土行，在脏腑上与后天之本脾胃相应，与脾脏关系最为密切，在五体、五志里分别与肉、思相关，有滋润万物的作用，对维持人体正常的生命活动具有重要的作用。故吴瑭在《温病条辨·解儿难·儿科用药论》中云："人，倮虫也，体属湿土，湿淫固为人害，人无湿则死。"文中，吴瑭以"湿淫"指代"湿邪"，以"湿"指代"湿气"。由此可见，吴瑭深得张仲景《金匮要略·脏腑经络先后病脉证》中"夫人禀五常,因风气而生长,风气虽能生万物,亦能害万物,如水能浮舟,亦能覆舟"之深意。

中医典籍里的同一个字或一组字词,常常在不同的语境中,有着不同的概念内涵。如:风寒暑湿燥火,或为六气,或为六淫;风热湿燥寒,或为五常之气,或为六气之五,或为六淫之五。因此,在进行湿证理论体系研究时,应根据不同的具体场景,对概念的内涵予以清晰的界定。从适应中医湿病湿证相关科学研究的系统理论梳理视角来看,作为五常之一的湿气,可以表述为"正常之湿"。路志正在《中医湿病证治学》第一章第三节《湿病的源流》中明确指出:"在正常情况下,湿为自然界六气之一,称为湿气,又称为正湿,为万物滋润,生长繁茂不可缺少的重要物质。"文中的"湿气""正湿"即"正常之湿"。

"正常之湿"有外湿和内湿两种,可分别称为外湿之气与内湿之气,或者分别称为外之正湿与内之正湿。

(二)外湿之气

外湿之气属天地之间风寒暑湿燥火六气之一,乃长夏主气,是指周边环境(在古代主要指自然环境)中符合人体生活条件的空气湿度,也就是非液态下的水汽含量。合适范围内的环境湿度,是机体维持各项正常生理活动的基本条件。古人受当时的科技条件限制,缺乏高效的保湿和除湿手段,因此在绝大部分情况下,古人生活环境的湿度与自然界基本是一致的。在现代条件下,人们已经有能力调节部分生活环境中的湿度,使其维持在符合人体需要的范围。

(三)内湿之气

饮用的液态水进入胃腑以后,与谷食等营养汇合,游溢而出水谷精气,上行输送到脾脏,经脾脏的运化布散而滋润濡养机体。这种水谷之精微,在中医称之为"津液"。对"津液"的概念内涵,业界意见并不完全统一。在《中医基础理论》教材中,"津液"是人体一切正常水液的总称,包括各脏腑组织的内在体液及其正常的分泌液,如胃液、肠液、涕、泪、唾等。在人体中,除血液之外,其他所有的正常液体都属于津液范畴。津液广泛存在于脏腑、形体、官窍等器官的组织之内和组织之间,起着濡润滋养作用。津液又是化生血液的物质基础。而国医大师李金庸则认为:"津液是人体内除血液、精液以外的一切正常液体物质,变血,补精,化气,濡养藏府经脉和皮肤肌腠,滑利关节,濡润空窍。……水谷在中焦化生的津液,通过三焦元气的作用,输布人体全身,濡养藏府及其所属各部组织器官,其滑利关节的津液,一部分渗入骨空,与髓液化合,入于肾中,为肾精的组成部分。"总而言之,津液是维持机体各脏腑经络功能正常的基本物质,机体脏腑气化功能正常状态下的各种体液如唾液、泪液、血液、汗液、精液、乳汁等的生成与分泌也离不开内之津液的濡润。由此可见,血液(或者包括精液)虽不属于津液范畴,但却依赖津液濡养方得以生成,且其充盈亏损与津液基本同步。因此,从中医科研的特定视角而言,津液与血液、精液实属一类,均为人体内正常之湿,可统称为内湿之气。内湿之气是指来源于水谷精微,濡养人体官窍组织,维持自身生理功能的体内各种水液。

内湿之气,除了跟脾脏的运化布散功能有关外,还要依靠肺、膀胱等脏腑的通调气化功能来维持。正如《素问·经脉别论》曰:"饮于入胃,游溢精气,上输于脾。脾气散精,上归于肺,通调水道,下输膀胱。水精四布,五经并行。"

外湿之气源于人体所接触的环境中的水汽,内湿之气则来自人体所摄入的液态水。正湿无论内外,均与水液有关,均与脾脏功能密切相关,相辅相成,参与津液、血液、精液的生成布散,共同维持着人体正常的功能。既往由于对概念定义范畴的不重视,在不少文献中,往往用"湿气"一词指代"湿邪"。因此,在构建科学视角下的湿证理论时,似乎以"正湿"作为相应的表述更为适宜,对此,有待学界进一步讨论并形成共识。

二、湿邪的概念定义

湿邪,即异常之湿,是指破坏人体正常的生命活动,具有致病作用的太过的湿。同样地,湿邪也分内外,分别称为外感湿邪和内生湿邪。

(一) 外感湿邪

外感湿邪一般来源于自然界多雨或潮湿的气候或环境状态。或因淋雨涉水等直接受湿,或感受雾露之气,或居所低洼,或近江河湖泊等,当所处环境中的湿度(也就是非液态下的水汽含量)超过了人体当时的耐受能力时,就能导致机体脏腑功能出现异常,产生相应的病症。外感湿邪既可自表入里伤及肌腠,也可直中脾胃而内伤脏腑。

(二) 内生湿邪

内生湿邪多由脾脏功能虚弱,运化水液乏力,体内水湿停聚而生。内生湿邪既是水液代谢异常,不能转化为津液而形成的病理产物,又是进一步导致机体脏腑功能紊乱的病理因素。内生湿邪既可由于素体脾气亏虚,或脾胃为饮食所伤,或脾与他脏同时受病所累,脾阳不足,健运无权而原发,也可因罹患其他脏腑之病后,延及脾脏,脾气受损而继发。

无论外感湿邪,还是内生湿邪,均具有沉重、黏腻、滞浊、阻碍气机、发生肿满等特性,可导致多种病理变化,临床上可见多种近似的症状表现。湿邪易导致"痿""痹""泻"这三类常见的病证。脾主肌肉,若湿邪伤脾,易发痿厥、肉痿、痹/痛、着痹、肌痹一类病症,临床上出现肌肉痿、肌肉濡渍、足痿不收、痹而不仁。湿为阴邪,外感内伤均可阻遏脾阳,引发泄泻的病变。

外感湿邪与内生湿邪除了在病证表现上有共同的特点外,还常常在发病过程中相互影响,协同为患。具体而言,外湿致病,易伤脾脏,乃使湿浊内生,而脾不健运,水湿内停,又易受外湿侵袭,最终往往内外之湿互作,病症缠绵难愈。

三、"湿病""湿证"的概念与范畴

(一)"湿病""湿证"的概念有待区分

传统中医药学既强调辨证论治,也不忽略辨病论治,在临床实践过程中不乏病证并重的现象。在各版普通高等教育中医药类本科教材《中医基础理论》中,对病、证、症的概念定义十分明确。诚然,在相当部分以湿为主题内容的理论文献中,并未对湿病、湿证的概念进行严格区分,或"病""证"并称,或者互换使用。如王彦晖在《中医湿病学》中明确说明:"本书所论,实际上包括了湿病和湿证两大范畴。许多由湿所致的病证,具有特定的病因、发病形式、病机、发展规律和转归,完全符合病的概念,如湿温病、泄泻病、黄疸病等。另一类与湿有关的病证,仅出现在疾病发展过程中的某一阶段或以某一疾病的一个证型出现,如感冒病的感冒夹湿,头痛病中的湿困头痛。从中医的发展史来说,由《内经》开始,历代医家多把湿邪所致的病证作为一类疾病加以归纳和研究,如《杂病源流犀烛·湿病源流》。本书在继承传统的基础上,尝试对湿邪所致的所有病证,进行全面系统的归纳和研究。"由此可见,对湿病、湿证的严格区分是有必要的。

另一个方面,由于共识的不足,对同一个概念存在歧义的现象在中医学中并不鲜见,在湿证理论体系里也概莫能外。"湿病"与"湿证"是中医湿证理论体系中的核心术语。从传承创新的角度来看,对"湿病""湿证"以及密切相关的术语的概念范畴进行必要的规范而予以区分,对完善中医湿证理论体系具有重要的意义。

(二)湿病的概念与范畴

湿病,是指湿邪作为主要致病因素,作用于人体而引起的一类以湿邪特有病机贯穿病变发展过程,以持续或反复的典型湿象为主要临床表现的疾病;包括自然界湿邪侵入机体所致的一类外感疾病,以及人体内生湿邪引起的一类内伤疾病。其内涵,一是主要病因为湿邪,可兼夹其他邪气;二是湿邪病机贯穿始终,合并的其他邪气之病机则不然;三是临床表现为湿象之症状、体征明显。以上三点决定了这类疾病的主要属性为湿性,而不是其他属性。其外延,包括湿由外袭的外感湿病,以及湿从里来的内伤湿病,而且这一大类疾病,并非单一病种。以下略举部分常见的湿病为例:

1. **湿阻病** 因环境潮湿,湿邪侵及脾胃,气机不利所致。临床上泛指以头身困重,肢体酸楚,纳呆,脘痞、腹胀,倦怠等为特征的外感时病。

2. **湿温病** 因湿热邪毒,经口鼻而入,蕴结中焦,阻滞气机,湿热熏蒸弥漫所致。

临床上泛指以身热不扬,脘痞、腹胀,神情淡漠,舌苔腻,脉缓为特征的温疫病。

3. 子肿 因脾肾阳虚,水湿不化,泛溢肌肤,或气滞水停所致。临床上泛指以妊娠中晚期出现肢体、面目水肿等为特征的胎孕病。

4. 带下 泛指由湿热、湿毒下注,或因房事不洁,脾虚、肾虚等致使带脉失约、任脉不固而引起的,以带下量、色、质、气味异常等为特征的一类疾病。

湿病是中医特有的疾病概念,体现了中医"异病同治"的学术特色。属于湿病范畴的这一类疾病均可着眼于湿邪,并以此为切入点进行辨治,往往可获得理想的治疗效果。

(三) 湿证的概念与范畴

湿证,是指人体被外来湿邪侵犯,或人体脏腑功能失调,导致水液代谢失常而内生湿邪所产生的一系列伴有湿邪偏盛表现的证候。导致这些证候的湿邪,既可以是唯一的致病因素,也可以与其他病邪同时致病。湿合他邪致病时,湿邪可以是主要的致病因素,也可以是次要的致病因素。湿邪偏盛表现既可以是患病机体主要的临床表现,也可以是次要的临床表现。这些证候可一次或多次出现于某些疾病的某些过程。其内涵,一是产生湿证的病因必须包括湿邪,二是证候表现必须呈现湿象之症状、体征。以上两点决定了这类证候的属性包括湿性。其外延,包括湿由外袭的外感湿证,以及湿自内生的内伤湿证,而且这一大类证候,并非单一证型。举例说明如下。

中华人民共和国国家标准《中医临床诊疗术语 第 2 部分:证候》所载湿证类(湿邪偏盛证)"泛指因湿邪偏盛,或化热、夹毒,外袭肌腠、经络、骨节、官窍,或饮食、劳逸所伤,脏腑气化失司,水湿内停、泛溢,湿浊蕴蓄等引起的一类证候。注:包括湿邪证、水气证、水湿证、湿热证、湿浊证、痰湿证等"。

"湿邪证"包括"湿邪外感证(外感湿邪证、外湿证、表湿证)"和"湿邪内蕴证(里湿证、内湿证)"。

"湿邪外感证"包括"湿郁卫表证(湿郁卫分证、湿郁卫气证)""湿邪浸渍证""湿盛着痹证(湿胜著痹证)""湿阻筋络证(湿邪阻络证)""湿壅鼻窍证(湿浊闭塞鼻窍证)""湿蒙清窍证""湿阻气分证(湿阻证、湿邪阻滞证)""湿困中焦证(湿阻中焦证、湿邪困脾证)""湿郁三焦证"等。

"湿邪内蕴证"包括"湿阻气滞证(湿困气滞证)""湿邪蕴积证""湿困脾胃证(湿阻脾胃证)""湿困脾阳证(湿困中阳证)""湿阻肠道证(湿滞肠道证、湿蕴肠道证)"等。

"水气证"包括"水热互结证(热结水停证)"和"水气上凌证",后者又包括"水气凌心证""水气射肺证(水气犯肺证)"和"水气凌心犯肺证(水凌心肺证)"

"水湿证"包括"水湿浸渍证""水湿内蕴证""水湿内停证"。

"湿热证"包括"湿热外感证(外感湿热证)""湿热内侵证""湿热兼夹证",各证之下的具体证候则更为繁多。如"湿热兼夹证"包括"湿热酿痰证""湿热化火证""湿热化燥证""湿温化燥证""湿热动血证(湿温动血证)""湿热瘀滞证""湿热瘀阻证(湿热瘀结证、湿热血瘀证)""湿热伤阴证""湿热毒证"等。

"湿浊证"泛指因湿浊秽邪蕴蓄,壅阻气机,升降失常、决渎失司所引起的一类证候;包括"湿浊阻滞证(湿浊壅阻经络证)""湿浊内蕴证""湿浊壅滞证""湿浊困阻证(阳虚浊聚证)""湿浊蒙窍证""湿浊上泛证(湿浊蒙上、泌别失职证,湿浊蒙上证)""湿浊冲心证""湿浊中阻证""湿浊下注证""湿浊内闭证(湿浊壅闭证、浊闭证)"等。

"痰湿证(湿痰证)"泛指肺脾等脏因外感邪客,或恣食肥甘,脏腑气机失调,凝津聚液化痰,内蕴或阻滞于人体肌腠、经络、脏腑、官窍等部位所引起的一类证候;包括"痰湿内蕴证(痰湿内盛证、痰湿偏盛证、痰湿壅盛证)""痰湿阻结证(痰湿内阻证)""痰湿兼夹证"。

由此可见,"湿证"一词是个广义概念,其范畴十分广泛,临床症状多样,需要进一步细化分类。

第三节   当代临床研究中的湿证概念相关问题

由前文可知,湿证概念实际上是一个复杂概念,无法描述具体的临床状态,进而满足临床实践或科学研究的需求。尤其是开展临床研究时,必须根据具体的研究目的,从多角度对相关概念进行细化。这样,可以比较好地保持相关概念的相对独立性,进而保证研究的质量。

一、水、湿、痰、饮四大类证的概念内涵与外延

水、湿、痰、饮是中医湿证理论体系中的四个重要概念,是广义湿病、湿证概念下的四个具体的不同表述,一般用以表述四种各有特点的病证及其对应的病邪。

从病邪的角度而言,水湿痰饮均为水液停留体内而形成的病理产物,也是致病因素;四者异名而同类,均与肺脾肾三焦功能失常密切相关,尤其与脾脏关系密切。一般认为,湿聚为水,水聚为饮,饮聚为痰,四者存在从轻到重的病理过程。痰饮之间,从质地而言,黏稠者为痰,清稀者为饮;从兼证而言,痰多兼热,饮多兼寒。从病证的层面讲,"水""湿""痰""饮"均包含多种病证,属于类证范畴,其概念内涵和外延侧重各有不同,但也存在部分交叉。这是因为水、湿、痰、饮四者病变脏腑相关,既可相互转化,又容易合而为病,临床上很难截然划分。因此常有"水湿""水饮""痰饮""痰湿"等同时兼有两个概念的名称。在进行临床研究时,应首先根据研究的目的,确定"水、湿、痰、饮"的病证病邪定位,然后明晰各自的真实定义,对概念的内涵和外延赋予操作定义。下文将主要从病证角度讨论相关的概念内涵和外延。

　　"水、湿、痰、饮"中的"湿"既是水液代谢的病理产物之一,也是水液代谢疾病中的一类。其概念内涵和外延等同于内伤湿病。相关内容在前文已经进行了介绍,在此不再赘述。以下主要论述"水、痰、饮"三种病证,并通过与"湿"联系在一起进行说明。

(一) 水

　　"水、湿、痰、饮"中的"水"既是水液代谢的病理产物之一,也是水液代谢疾病中的一类。水病是指脏腑功能异常致使水湿内停,导致机体局部甚至全身出现肿满胀大的病证,即水肿。水肿是指在致病因素作用下,水液生化输布失常,致水潴留,或水溢肌肤,或水停胸腹,从而出现头面、眼睑、四肢乃至全身水肿,以及胸腹腔积水的一类病证。水病的内涵,一是病机为水湿内停;二是临床表现以机体水肿,常伴有小便不利为主症。其外延,泛指以出现局部或泛发的有形水肿为表现的一大类疾病,并非单一病种。水病包括感受外邪所致的阳水,以及脏腑功能失调导致的水停体内的阴水。

(二) 痰

　　"痰"的概念内涵比较复杂,主要涉及痰病与痰邪,且其外延中有一部分与"湿"密切相关。痰病,是指由痰邪导致的一类病证。痰邪乃内生之邪,不能直接从外界感受。换言之,痰既是一种(原发病证的)病理产物,也是一种(继发病证的)致病因素。

　　痰邪可分为有形之痰和无形之痰,亦有人分别称之为狭义之痰和广义之痰。有形之痰(狭义之痰)是指由气道(呼吸道)分泌及咯出的痰液,也包括瘰疬、痰核、结节等或闻之有声或视之可见或触之可及的痰的病变。无形之痰(广义之痰)缘于体内津液代谢失常,停积留阻于脏腑经络之中,常常引起各种顽症、怪症;其特点是视之不见、触之不及、闻之无声,只能通过观察临床症状、体征,辨证求因,推测为痰邪作祟,并通过治痰获效而证实。

　　痰邪的形成原因主要有以下 3 种。

　　1. 湿聚生痰　"脾为生痰之源"。外感内伤,致脾失健运,水液输布排泄障碍,水湿内蓄而痰浊内生,即所谓"积水成饮,饮凝成痰"。

　　2. 火盛生痰　在外感和内伤疾病发展过程中,炽盛的火热可煎熬津液而生成痰,即所谓"炼液成痰"。

　　3. 气郁生痰　肝失疏泄,肝气郁结,气机升降失常,水行不利,留而成饮,饮凝为痰。

　　综上所述,"水、湿、痰、饮"中的"痰"既是水液代谢的病理产物之一,也是水液代谢疾病中的一类。其概念对应于"狭义"的"有形"之"痰"。痰由湿聚而生,故常痰湿并见,因而被称为"痰湿证"或"湿痰证"。痰病的内涵,一是病机乃水湿内停所生痰邪为患;二是临床表现必有可诊察出的有形之痰的症状、体征,即痰液,或瘰疬、痰核等痰凝之实征;三是常常伴有湿邪偏盛的各种临床表现。其外延,包括各种因感受外邪,以及脏腑功能失调所致的水停体内,湿聚生痰,而出现的伴有咳痰之症状、体征,或可见局部痰凝形实表现的一类疾病。

(三) 饮

"水、湿、痰、饮"中的"饮"同样既是水液代谢的病理产物之一,也是水液代谢疾病中的一类。饮病是指由于脏腑功能失调而导致的阴寒性质的水液停聚于体内某些部位(如胸胁、肠胃、肌肤、肺)成为饮邪,进而损害不同脏腑功能所引发的一类病证。饮邪乃内生之邪,既是一种(原发病证的)病理产物,也是一种(继发病证的)致病因素。饮具有阴寒之性,常留于人体阳气偏虚之处,伏于脏腑经络的空隙或管道之间。饮病的病位比较局限,不同于水病之病变涉及全身。

饮病的内涵,一是病机乃水湿内停所生饮邪为患;二是临床表现常有中阳虚弱的症状、体征。其外延,主要包括《金匮要略》所载痰饮、悬饮、溢饮、支饮。常见表现有脘痞腹胀,呕吐清水,肠鸣辘辘;或胸胁饱满胀痛,咳唾、转侧时则疼痛加剧;或胸闷,咳嗽气喘,痰清稀色白量多,甚或倚息不能平卧,水肿等。

二、湿证概念范畴的分类的视角

湿证相关的概念,数量繁多,存在范畴间的重叠交叉现象,而概念间的关系以及层级结构也有待于进一步梳理。从不同的考察视角出发,遵循独立的规则,重视逻辑层次,对概念进行细化分类,在此基础上实现概念的操作定义,确定其内涵和外延,开展湿证相关临床研究,是进一步完善湿证理论体系的一般步骤。下文从定性、定量、定位三个方面对湿证略作例析。

(一) 湿证的定性

定性,是指湿证性质的单一或复合。上一节中提到,湿证是指人体被外来湿邪侵犯,或人体脏腑功能失调,导致水液代谢失常而内生湿邪所产生的一系列伴有湿邪偏盛表现的证候。因此,湿证可有单纯的湿证、复合的湿证之分。

1. 单独之湿证　指单纯由湿邪所致的湿证,湿邪是唯一的致病因素,湿证是单一证候。单独之湿证基于湿邪侵袭的部位不同,以及影响的具体脏腑功能,而有不同的临床表现。

2. 兼化合并之湿证　指湿邪与其他邪气(如风、寒、热等外邪,或瘀血、食滞等内邪)兼杂复合而致的湿证。兼化合并之湿证乃多种邪气侵袭人体相应部位,影响相应脏腑功能,从而出现临床见症。如《素问·痹论》曰:"风寒湿三气杂至,合而为痹也。"又如《伤寒论·辨太阳病脉证并治》云:"风湿相抟,骨节疼烦掣痛不得屈伸,近之则痛剧,汗出短气,小便不利,恶风不欲去衣,或身微肿者。"正如《金匮要略·痉湿暍病脉证治》云:"风湿相搏,一身尽疼痛。"

3. 脏腑风湿　当代医家认识到,某些兼化合并之湿证,因致病邪气稳定结合,共同侵入人体,潜伏深入,对机体脏腑功能形成持久而严重的损害;通过长期的临床观察,有学者提出了创新性观点,如仝小林提出的"脏腑风湿"学说。脏腑风湿是指人体感受风寒湿邪,或通过五体而内传脏腑,或通过官窍而直中脏腑,风寒湿邪留而不去,伏于脏腑而形成的痼疾。风为阳邪,因此以风为主的脏腑风湿病表现为表病,具有风的特性,病位游走不定,位置偏表浅,病情易反复;湿为阴邪,因此以湿为主的脏腑风湿病表现为里病,具有湿的特性,病位固定,位置偏里偏下,病情缠绵难愈。

(二) 湿证的定量

定量,是指对于复合湿证,湿与其他邪气对比,在程度上有 3 种不同情况。其一,湿邪为主要因素,其他邪气为次要因素。即湿邪兼夹其他邪气,如夹风即为风湿,夹寒即为寒湿,夹热即为湿热,或风寒湿并见以湿为主等。其二,湿邪与其他邪气同为主要因素,两者或多者并重,湿为并邪。其三,湿为次要因素,其他邪气为主要因素,即其他邪气兼夹湿邪为患;在这种情况下,湿作为夹邪兼证存在。如风湿证,可有湿邪兼风、风湿并重、风邪兼湿的不同,需要进一步明确。如巢元方《诸病源候论·风病诸候上》云:"风寒湿三气合而为痹,其三气时来,亦有偏多偏少。"又如湿热证中存在的湿热并重证、湿重于热证以及热重于湿证 3 种情况。

(三) 湿证的定位

定位,是指湿证涉及的病位。因湿致病,有在上、在下、在表、在里的不同,从大的层次上讲,可分为表湿和里湿。而具体到受累的不同病位,则可根据研究目的结合脏腑、三焦、卫气营血、六经等不同视角进行分类,如前文所举的湿困脾胃证、湿阻气分证、湿困中焦证等,也可分为外周之湿、内脏之湿。

诚然,定性、定量、定位三方面是湿证概念分类的重要视角,但细化湿证相关概念,建立概念间的关系,完善湿证理论体系层级结构并不限于以上视角,还需要在研究中不断探索总结。例如,根据湿邪致病后的具体表现形态,可考虑从"气 - 液 - 固"三态入手对相关的湿证进行分类,如湿气 / 潜湿(影响神志认知、轻度的无形之湿)、风湿(偏气态,与免疫相关的一类致病因素)、湿浊(偏液态,可形成浊化物等)、痰湿(液态物质进一步增多,形成病理性分泌物)、积湿(形成肿块等偏固态的病理产物)。

三、关于"浊"与"湿浊"

中医常称"湿性重浊"或"湿性滞浊"。浊,是湿邪的一个重要的性质特征。"浊"指混浊不清、垢浊、秽浊。湿邪致病,分泌物或排泄物多具备混浊不清的性质,也可出现毒浊、产生不良病理产物,形成浊秽之邪,即"湿浊"。部分湿证由于湿浊壅盛而发,统称"湿浊证"。中华人民共和国国家标准《中医临床诊疗术语 第 2 部分:证候》指出"湿浊证"泛指因湿浊秽邪蕴蓄,壅阻气机,升降失常、决渎失司所引起的一类证候；包括湿浊阻滞证（湿浊壅阻经络证）、湿浊内蕴证、湿浊壅滞证、湿浊困阻证（阳虚浊聚证）、湿浊蒙窍证、湿浊上泛证（湿浊蒙上、泌别失职证，湿浊蒙上证）、湿浊冲心证、湿浊中阻证、湿浊下注证、湿浊内闭证（湿浊壅闭证、浊闭证）等。业界近年提出了"浊邪"的概念，探讨"浊病"理论，特别是通过对"浊毒"这一新的病因病机概念的研究应用，建立了"浊毒"致病理论，而相应的浊毒病证概念有特定含义，应注意与"湿浊证"的联系和区别。

　　如前所述，湿证实际上是一个复杂概念，在开展研究时，必须根据具体的研究目的，从多角度对相关概念进行细化，最大程度地体现相关概念之间的独立性，从而达到内部术语统一规范的目标，保证研究的质量，这也是从科学角度构建湿证理论体系的要求。

（老膺荣）

参考文献

1. 路志正. 中医湿病证治学 [M]. 3 版. 北京: 科学出版社, 2015.
2. 王彦晖. 中医湿病学 [M]. 北京: 人民卫生出版社, 1997.
3. 吴敦序. 中医基础理论 [M]. 上海: 上海科学技术出版社, 1995.
4. 李今庸. 精、神、气、血、津液的内在联系 [J]. 中医药通报, 2018, 17 (4): 7-10, 22.
5. (美) 艾尔·巴比. 社会研究方法 [M]. 邱泽奇, 译. 11 版. 北京: 华夏出版社, 2009.
6. 李倩, 吴文珍, 杨小波. 中医湿证症状术语的规范刻画研究 [J]. 世界科学技术: 中医药现代化, 2023, 25 (7): 2281-2286.
7. 国家市场监督管理总局, 国家标准化管理委员会. 中医临床诊疗术语　第 2 部分: 证候: GB/T 16751. 2—2021 [S]. 北京: 国家市场监督管理总局, 国家标准化管理委员会, 2021.
8. 卢芳, 匡海学, 刘树民. 诠释"中医之水"——水、湿、痰、饮的内涵及治疗理论 [J]. 世界中医药, 2015, 10 (12): 1813-1818.
9. 潘桂娟. 中医痰病研究与临床 [M]. 北京: 中国中医药出版社, 1995.
10. 崔蒙. 中医诊断学 [M]. 北京: 中国协和医科大学出版社, 2020.
11. 张逸雯, 卢红蓉, 胡镜清.《黄帝内经》中"水""湿""饮"认知刍议 [J]. 中华中医药杂志, 2023, 38 (10): 4611-4614.
12. 赖世隆, 杨小波, 温泽淮, 等. 证候宏观诊断标准基本框架的探讨 [J]. 中国中西医结合杂志, 2005, 25 (6): 552-555.

第二章

湿证的发生与衍化

第一节　人体的津液代谢

一、阳气是人体生命活动的源泉和动力

"阳气者若天与日,失其所则折寿而不彰,故天运当以日光明。是故阳因而上,卫外者也。"(《素问·生气通天论》)首先,阳气是生命的动力,具有卫外御邪的能力,能产生热量、温煦机体,对人体生理具有重要作用。其次,阳气具有运动的特性,且运动的趋向是向外向上。人体阳气像太阳一样具有一定的节律特征,揭示了阳气在机体健康活动中所具有的生理特性。

(一)阳气的概念

1. **本体阴阳**　在中医学中,对人体内具有温煦、生化、推动、兴奋等作用的物质及其功能予以严格的规定,将其称为"阳"或"阳气",此为"本体阳";对人体内具有滋养、濡润、凝聚、抑制等作用的物质及其功能予以严格的规定,将其称为"阴"或"阴气",此为"本体阴"。阴阳两股力量的运动变化对人体生、长、壮、老、已的生命过程具有重要的影响。

2. **属性阴阳**　在中医学中,阴阳用以指代具体的事物或现象。从生命发生的自然条件如四时寒暑、五运六气,到与人相关的男女、经络、五脏六腑、营卫气血、筋皮肉骨,皆能用阴阳概括。尽管如此,医者临床使用最广泛的是对正、邪力量的概括。如畏寒、肢冷、面色苍白、倦怠乏力、大便溏薄、小便清长、脉虚迟弱等症状和体征,常被概括为阳虚阴(寒)盛。

人们常说的"保湿""保持湿润",是指注意局部或整体的津液是否充足、是否能正常地发挥濡润功能。这里的"湿"是对本体阴数量和作用的描述,与病证之湿、(属性)阴邪之湿不在同一个专业维度。

（二）阳气的作用

"人之血气精神者，所以奉生而周于性命者也"（《灵枢·本脏》），"人之所有者，血与气耳"（《素问·调经论》）。精、气、血、津液是人体赖以生存的基本物质，其化生、输布与代谢都是在各个脏腑阳气的推动作用下，相互配合，共同完成的。仅就输布过程而言，更能体现阳气的推动作用在其中的重要意义，如凭借着阳气的推动，血液才能沿着脉道流行不止、环周不休，津液才能在全身表里上下得以布散。若阳气虚弱，推动无力，脉中之血就会运行迟滞或瘀阻，津液不能输布而化为痰湿水饮等。

人体之气是不断运动着的具有很强活力的精微物质。它流行于全身各脏腑、经络等组织器官，无处不到，时刻推动和激发着人体的各种生理活动。人体之气的运动，称作"气机"。"气机"是指气在人体脏腑组织器官中的运动状态。"机"，本意是指古代弩机上发箭的装置，引申义是指事物的关键。此处以"机"命"气"的意义旨在突出人体之气存在的关键在于"运动"，气不"运动"就失去了存在的意义。

如心之主血脉、藏神，肺之主气司呼吸、宣发肃降、通调水道、助心行血，脾之主运化、主统血、主升，肝之疏泄气机、藏血，肾之主藏精、主水、主纳气等，无不依赖阳气的温煦、推动、气化活动而得以实现。

综上，人体阳气既能促进精、气、血、津液的化生、输布与代谢，又能促进人体气机、气化活动，还能促进脏腑功能活动的实现。恰如清末医家郑钦安所言"人身一团血肉之躯，阴也，全赖一团真气运于其中而立命"（《医理真传》卷一）。

二、脏腑气化活动是人体生命活动的主要体现

（一）气化的概念与内涵

所谓"气化"，是通过气的运动所产生的各种变化。气化之于人体常包括以下几方面内容：①饮食化生为精、气、血、津液等维持生命活动的基本物质，并在此过程中产生各种生理功能活动；②人体利用精微物质后经过代谢将其转化为汗、尿、粪渣等；③人体生命过程（生、长、壮、老、已）的演化；④在各种致病因素影响下人体自身的调整、防御、修复作用，以及机体在病理状态下对药物、针刺、艾灸等治疗所产生的效应等。

新陈代谢是生物体生命活动存在的基本方式，而上文所说的"气化"内涵，能够准确表达人体这一复杂的物质和能量的代谢过程。中医把人体生命活动的基本过程高度概括为气机的升降出入运动。正如《素问·六微旨大论》所载"非出入则无以生长壮老已，非升降则无以生长化收藏"之义。可见，气机的升降出入运动和新陈代谢一样，是生物体的基本生命特征之一，是维持生物体生长、繁殖、运动过程中变化的总称，体现于生命活动的各个环节，贯穿于生命活动的始终。

气化活动自始至终伴随着气机的升降出入运动而有序进行着。气化还表现为

"聚合"和"离散"两种基本形态或运动状态,即当气表现为"聚"(聚合)的运动状态时才会呈现为有形物质,当气表现为"散"(离散)的运动状态时就呈现为无形状态。因此,人体生命活动过程的每一环节无不与气机的升降出入运动方式,以及气化的"聚合""离散"运动状态有密切关系。

(二)脏腑常见的气机与气化活动

1. 心的气化、气机活动　心动以推动血液运行。"动"是心脏的生理特征。脉宗气"聚"于心中即为心脏搏动的动力,鼓动着"血肉之心"进行有节律的搏动,维持气血有序地在心脏"离散""聚合""升降""出入"。"离散""升""出"运动则能使血液运行于诸经,充养全身;"聚合""入""降"则能使脉中之血及时反流于心内。一出一入,一散一聚,保持血在体内"阴阳相贯,如环无端",往复不已的环流状态。就整体气化、气机活动而言,心阳下"降"而温煦于肾,维持着心肾之阴阳相交、水火互济的和谐关系,才能有效地完成心主血脉的功能。

2. 肺的气化、气机活动　肺气虽有升有降,但却是以降为主要运动方式进行气化、气机活动的。肺主气,司呼吸,通调水道,其功能的发挥全赖肺之气化、气机活动的聚散和宣(升、出)降(降、入)作用。"散"则将水谷精微及津液化为"气"并宣发到全身。"聚"则在元气的激发作用下,既能将吸入的清气与脾转输来的水谷精气聚合为"宗气",又能将代谢后的水液肃降于下焦肾。肺的宣发作用,表现为肺对吸入的清气、脾转输来的水谷精气和水液,以及汇聚于肺的全身血液具有向上的升宣和向外周的布散作用,还能呼出体内代谢产生的浊气。肺的肃降作用,表现为肺对吸入的清气、脾转输来的水谷精气和水液、汇聚于肺的血液,以及代谢后的水液,发挥其"通调水道,下输膀胱"(《素问·经脉别论》)的作用,以调节水液代谢平衡。肺气的升降出入运动不但影响全身的气机活动,还体现在与大肠的表里关系方面。大肠为六腑之一,以降为顺,以通为用,然而大肠气机之降仍须借助肺气的肃降之力,方能保持其"虚实"更作、通利下行的状态。

3. 脾的气化、气机活动　脾以升为其气化、气机运动的主要方式。其一,能将消化吸收的水谷精微升输至肺,而后布于全身;其二,升托内脏,维持内脏正常位置。脾脏在完成"升清"的同时,亦在进行着"出"和"入"的运动。精微物质借助其"入"的力量,经胃和小肠的吸收才能"上归于肺",然后又需利用其升清之力方能"出"于脾脏,上升而输于心肺,而后布达于全身。显然,脾脏的气机运动虽然以升为主要方式,但同时亦进行着"出入"运动。

4. 肝的气化、气机活动　肝主藏血、主疏泄,促进着全身的气化和气机。肝脏气机升降活动要保持不郁不亢、升降相宜、疏通条达的状态。肝之气化、气机活动主要是通过调节情志活动影响脾胃的消化吸收、精微物质的输布、血液的贮藏和调节、津液的输布代谢,以及男子排精、女子月经和排卵等生殖活动过程而实现的。

5. 肾的气化、气机活动　肾藏精主水,为人身阴阳之根本。肾的气机升降运动方式以潜降、封藏为主。人体在生长发育过程中,由于肾的气化、气机作用,肾的精气化生为天癸,既促进生长发育也促进人体的性器官发育成熟。肾主水是其主要功能之一,同样依赖着肾的气化、气机活动。在肾的气化、气机作用下,输于下焦的水液经过肾阳的蒸化,浊中之清被重新吸收,向上输布到心、肺,重新发挥滋润作用,而浊中之浊在肾气的作用下经膀胱排出体外。此外,肾之纳气、充耳、司二阴的功能,无一不是肾的气化、气机活动的结果。"聚"则肾气凝聚为肾精,"散"则肾精化为肾气;"升"则肾中精气上充于脑,听觉灵敏,思维敏捷;"降"则能使吸入体内之清气为肾所纳,呼吸有力、通畅、平稳。

综上所述,气化蕴含着气机,气机是气化活动的方式。更为重要的是,气机气化无处不在,无论是在脏腑器官中,还是在肌肤、腠理、经络、关节、筋骨、血脉等中,均有发生。

三、津液代谢是人体生命活动的重要形式

广义气化系指人体内气机的升降出入运行变化,如脏腑的功能作用、气血的输布流注、脏腑之气的升降开阖等,都有"气化"的含义。狭义气化系指三焦之气的流行宣化、输布水液功能,如三焦对水液的调节称"三焦气化",肾与膀胱生成尿液、排尿的功能称"肾的气化""膀胱气化"。

津液的吸收、敷布及排泄过程,就是多个脏腑在气化、气机的聚散、升降出入运动中协调、配合作用的结果。津液代谢是一个很复杂的过程,其基本方式是"聚合""离散"和"清升浊降",是以肺、脾、肾三脏为核心,主要分为三个阶段完成的。

(一)中焦如沤:脾为中心、清升浊降

当饮食进入胃中,经胃初步消化为食糜,降于小肠进行精细消化,并大量吸收其中之"清"(包括津液和水谷精微)。其中的津液经胃和小肠吸收后上输于脾,于是借助脾气主升之力"上归于肺",而浊者则依托胃和小肠的下降作用输于下焦,分别经肾传于膀胱和大肠。由于脾为"仓廪之本",脾之升为胃及小肠的下降作用创造了条件。同时,胃肠的下降作用又有助于脾的升清。升与降相互影响,完成了以脾为中心的第一阶段气化、气机的"清升浊降"活动。

(二)上焦如雾:心肺为主、宣发肃降

当津液"上归于肺"之后,借助肺的宣发作用布于全身,而经组织利用后生成的浊液在肺气的肃降作用下,一部分从口鼻、皮肤排出体外,另一部分则借肃降之力"下输膀胱"。这是以肺和心为主而进行的第二阶段气化、气机的"清升浊降"活动。

(三)下焦如渎:肾与膀胱,水道通调

输送至下焦的浊液在肾阳的蒸化作用下,"浊中之清"再由肾脏吸收并上输于

心、肺,而后布散于全身供脏腑器官再利用;"浊中之浊"则借助肾的气化作用,降入膀胱而后排出体外。这是以肾为中心所进行的第三阶段津液代谢活动。

此外,心、肝、大肠、三焦等脏腑在这一清升浊降的津液代谢运动中也发挥了各自的重要作用。"饮入于胃,游溢精气,上输于脾。脾气散精,上归于肺,通调水道,下输膀胱。水精四布,五经并行。"(《素问·经脉别论》)

小结:值得再次强调的是,气机气化是无处不在、无时不在的,无论是在脏腑器官中,还是在肌肤、腠理、经络、关节、筋骨、血脉等中,均有发生。津液代谢是气机气化的重要体现,常伴随发生。同时,在津液代谢过程中,气化的"聚""散"运动状态具有至关重要的作用。生理情况下,肺、脾、肾、三焦及其络属组织的气化之"聚""散"对津液发挥着双向调节作用。"散",既可使津液以无形之"气"的状态在人体表里内外输布,以发挥其濡润作用,又可使代谢之后的水液在各脏腑、阳气的气化作用下,分别"聚"合为"五液"(泪、汗、涎、涕、唾)及尿液,或滋润孔窍,或排出体外,以维持机体水液代谢平衡。若气化之"散"的作用不足,或者"聚"的作用太过,就会使津液凝聚为痰、饮、水、湿等病理产物。需要注意的是,上述脏腑出现功能异常,或亢进,或虚损,均能诱发津液代谢障碍。

第二节　湿证的发生

《素问·上古天真论》曰:"岐伯对曰:上古之人,其知道者,法于阴阳,和于术数,食饮有节,起居有常,不妄作劳,故能形与神俱,而尽终其天年,度百岁乃去。今时之人不然也,以酒为浆,以妄为常,醉以入房,以欲竭其精,以耗散其真,不知持满,不时御神,务快其心,逆于生乐,起居无节,故半百而衰也。……虚邪贼风,避之有时,恬惔虚无,真气从之,精神内守,病安从来。"在中医经典著作中,十分强调和重视以下养生方式方法:"适应自然,外避邪气","调摄精神,保养正气","节制饮食,固护脾胃","劳逸结合,不妄作劳","节制房事,以维先天"等。

因此,湿证的发生(即病因)与六淫、情志、饮食、过劳等因素密切相关。

一、外湿致湿证发生

古人通过对生活和医疗实践的思考,将与潮湿空气有关、属性为阴,以及具有沉重、黏腻、滞浊、阻碍气机等致病特点的因素认定为六淫中的"湿邪"。

外湿常具有以下特征:

(1)主要指空气相对湿度大时,对"湿胜则地泥"(《素问·五运行大论》)这一自然特性的生活体验。如空气和地表相对湿度大时地面泥泞,器物因湿度大而沉重,地势低凹之处相对较湿,凡湿度大而黏腻之物的黏附力较强且不易去除等等,都是人们的切身感受。人们还发现,在湿度大的环境下,患者常有头部重痛、周身困重、肢体肿胀等症状,病变部位也相对固定。于是就有了空气潮湿可以引起人体发病的感性认识,并有了"因于湿,首如裹"(《素问·生气通天论》)以及"伤于湿者,下先受之""阴受湿气"(《素问·太阴阳明论》)的认识,因此湿邪具有沉重、黏腻、滞浊与趋下性等性质和特征的理论便初步成形。

(2)主要基于湿度大时可以出现地面泥泞、黏腻的现象,总结出潮湿空气导致人生病后会影响体内气的运行,出现气机不畅的致病特征,由此推论认为,凡湿邪所致证候会有胸腹胀闷、恶心呕吐、大小便不通利等症状。

(3)主要基于地表因湿度大而泥泞,还会有河水混浊的实践观察和生活体验,类比出小便混浊、大便稀溏或便下脓血、妇女带下量多秽浊等症状乃由湿邪所致的观点,进而总结出湿邪有沉重、滞浊等性质,于是形成了"湿胜则濡泻"(《素问·阴阳应象大论》)的推论。

岭南地区在夏季受东南季风的影响,自5月起开始进入台风活跃季节,常呈"来得早去得迟"的趋势。积雨云在西太平洋上孕育形成、发展增强,为岭南地区带来充沛的降雨和持久的炎热,每年7月、8月、9月3个月汛期的降水量可占年降水量的40%~50%,年平均相对湿度普遍在75%以上,因此岭南地区成为我国著名的高湿地区。虽然这里日照充足,但是云量也多,晴天日数为全国相对较少的区域。以广州为例,2011—2020年间,多云超过1 200天,阴天超过1 200天,雨天超过500天,3种天气合计超过3 000天,而晴天不到550天。

"晨夕雾昏,春夏淫雨,一岁之间,蒸湿过半,三伏之内,反不甚热,盛夏连雨,即复凄寒。饮食、衣服、药物之类,往往生醭。人居其间,类多中湿"(《岭南卫生方》);"寒热之毒,蕴积不散,雾露之气,易以伤人"(《圣济总录》)。岭南地区早晚雾重、春夏多雨,充沛的雨水让人大多数时候感到潮湿闷热。因此,若适逢连日阴雨,炎炎夏日也常让人感到寒冷,而且三伏天竟不是全年最热的时候。水气因丘陵栉比、山岚环绕而难以消散,弥漫于空气中既让人感到不适,又让食物、衣物、药物等物品极易发生霉变。现代气象医学资料表明,当气温在15.5~26.5℃、静风时,不论相对湿度情况,人体感觉舒适;当气温在27.1~32℃、静风时,如果相对湿度超过70%,人体有湿热的不适感,若有2~3级以上的风,人体仍觉舒适;当气温在32.1~35℃、静风或微风时,如果相对湿度大于60%,人体就会感到闷热,小于60%则感到热;当气温在35.1℃以上,相对湿度大于60%,不论风速情况,人体均感闷热;当气温在38℃以上时为酷热,此时若相对湿度小于60%,体感为炎热。

人居此地多有一种闷热、潮湿、汗出不彻、黏腻不爽的身心体验,常伴有神疲乏力、皮肤瘙痒、头昏如裹、口干(苦)黏腻、食欲下降、小便黄短、大便不爽、下肢水肿等不适,粤人更戏谑地将这种体验表达为"小暑大暑,上蒸下煮"等民谚,而域外人士对此地的湿热意象也是在这口口相传中因袭而来。长时间处于高温和高湿的环境之下,不仅让人体出现上述不适,更对健康有不利的影响。

二、饮食致湿证发生

我们认为,饮食活动是一把"双刃剑",既能养人也能伤人,常会导致湿证的发生。中医药学在肯定饮食是人体赖以生存的基本物质的基础上,对饮食不当可以伤人致病的另一层面也有深刻的见解,并将饮食所伤列为重要的致病因素。

(一) 饮食不节致病

饮食不节又有过饥和过饱两种情况。

过饥是指摄食量不足,致营养人体的精、气、血、津液等精微物质化生不足,从而成为脏腑虚性病证(症)发生的原因之一,如"平人不食饮七日而死者,水谷精气津液皆尽故也"(《灵枢·平人绝谷》),又如"人以水谷为本,故人绝水谷则死"(《素问·平人气象论》)。物质生活匮乏的年代,常有湿证的发生,以体重减轻、皮下脂肪减少、低蛋白血症为特征的营养不良性水肿为代表。

过饱是指摄食量太多,超过了胃肠承受的限度,从而成为致病的因素。过饱又有伤胃、伤肠、胃肠并伤3种类型:伤胃则使胃气失于受纳、和降、腐熟水谷的作用,就会有胃脘胀痛、恶心、呕吐、嗳腐吞酸、厌食等症状发生;伤肠则使肠道失于传导而有腹痛、泄泻等病证;既伤肠又伤胃时则会有脘腹胀痛、上吐下泻之症。物质生活丰富的年代,常有湿证的发生,以体重增加、皮下脂肪增多、血液黏稠度高为特征的肥胖、糖尿病等代谢性疾病为代表。

(二) 五味偏嗜致病

饮食既有酸、苦、甘、辛、咸五味之别,又有其相应的五行属性。五味偏嗜致病常有如下特征:

1. 主要指损伤与其五行属性相同的内脏及相关组织　如过食"甘"伤肉、伤脾,过食"辛"伤皮、伤肺,过食"咸"伤骨、伤肾。这是因为饮食五味致使各脏内部阴阳气血的关系因五味之偏而失常。合理的调配饮食五味,可以增益脏腑之气,如果偏嗜某味则可使与该种食物滋味五行属性相同的脏腑之气偏盛而发病。

2. 主要指导致五脏之间的生克关系失常而发病　如果长期偏嗜某一种滋味,就可能使与之五行属性相同的脏腑之气偏盛,就会打破五脏之间正常的生克制化关系而发病。可见,饮食偏嗜作为致病因素,是指特别喜食某种性味的食物,从而导致某些疾病的发生。饮食五味的偏嗜,既可以引起人体的营养失衡、阴阳失调,也可以导致五脏之间生克制化有序状态的破坏,这是五味偏嗜致病机制的关键所在。

举例而言,城市年轻女性,为了控制体重、保持身材,常以水果作为主食代餐,在增加津液的同时,影响了阳气的运行、脏腑的气化及水液代谢,促进了湿证的发生。

这类人群常有月经后期、痛经、血块色暗、经行前后水肿、大便稀溏、舌色淡、苔滑腻等特征。

清代王士雄所撰《随息居饮食谱》载西瓜"甘寒……多食积寒助湿,每患秋病。中寒多湿、大便滑泄、病后、产后均忌之",甜瓜"甘寒……多食每患疟、痢。凡虚寒多湿,便滑,腹胀,脚气,及产后、病后皆忌之",鲜柿"甘寒,养肺胃之阴,宜于火燥津枯之体……凡中气虚寒,痰湿内盛,外感风寒,胸腹痞闷,产后,病后,泻痢,疟,疝,痧,痘后皆忌之。不可与蟹同食",柑"甘寒……多食滑肠,停饮,伤肺,寒中。凡气虚脾弱,风寒为病,产妇、小儿及诸病后忌之",鲜枣"甘凉,利肠胃,助湿热,多食患胀泻、热渴,最不益人,小儿尤忌……"以西瓜、甜瓜、鲜柿、柑、鲜枣等为代表的生冷瓜果,常味甘而性寒(凉),在为人体带来津液的同时也会超过人体的代谢能力,增加脏腑、组织等的负担并影响脏腑气化。

再如人们日常喜欢的酸奶、汽水等饮品,以及外卖食品等,常添加白砂糖用以调节口感和便于保存。若长期偏嗜这类食品,常会引起血糖、血脂、血尿酸、体重指数、腰围、腹围等代谢指标和参数的升高,诱发肥胖、糖耐量异常(糖尿病)、脂肪肝、痛风等。清代王士雄所撰《随息居饮食谱》载白砂糖"甘平……痞满呕吐,湿热不清,诸糖并忌",明确指出以白砂糖为代表的各种糖能促进湿证的发生。

(三) 厚味偏嗜致病

厚味,是指富含热量的精美食物。长期偏嗜精美而富含热量的食物可以导致消渴及其常见并发症。《素问·奇病论》对此有深刻论述:"帝曰:有病口甘者,病名为何?……名曰脾瘅。夫五味入口,藏于胃,脾为之行其精气,津液在脾,故令人口甘也。此肥美之所发也,此人必数食甘美而多肥也,肥者令人内热,甘者令人中满。"脾瘅相当于今之以糖尿病、肥胖为主的代谢性疾病。恣食肥甘厚味,可使阳气滞而不达,从而产生内热(气化异常)、中满,且二者皆致脾运失常,湿热内蕴;湿浊上泛则口甜,内热不清将逐渐产生消渴。"高粱之变,足生大丁"(《素问·生气通天论》)提示过食肥甘之物可致皮肤疮疖。这说明古人很早就把过食肥甘与患消渴、皮肤疮疖相联系,而现代的动脉硬化、高血压、冠心病、代谢综合征等的中医干预都以此为理论依据。

(四) 嗜酒致病

"饮酒者,卫气先行皮肤,先充络脉,络脉先盛"(《灵枢·经脉》),这是对酒的性质及其进入人体后分布状态的认识。以酒作为溶剂可以使药物直达病所,充分发挥药物的效能。如果嗜酒成性,过量饮酒,就可成为致病的因素。"大饮则气逆"(《素问·生气通天论》)既是对酗酒致病机制的高度概括,也是临床实践的经验总结。因为过度饮酒可使人体气机上逆而发病。具体言之,过量饮酒可使肺气上逆,症见气急喘促;可使胃气上逆,症见嗳气、恶心、呕吐;可使肝气上逆,症见头痛、头晕、目眩;可使心气逆乱,症见心慌心悸,甚至会发生心神错乱而有狂言、乱语或者昏迷的症状。这些情况都是过量饮酒引起脏腑"气逆"的缘故。《本草纲目》明言:"酒,天之美禄也……少饮则和血行气,壮神御寒,消愁遣兴。痛饮则伤神耗血,损胃亡精,生痰动火……若夫沉湎无度,醉以为常者,轻则致疾败行,甚则丧邦亡家而陨躯命,其害可胜言哉?"可见,酒也是一把"双刃剑",少饮对人体有益,多饮则会酿成各类湿证的发生。

"其有不从毫毛而生,五脏阳以竭也,津液充郭……治之奈何?……开鬼门,洁净府……"(《素问·汤液醪醴论》)有的疾病不是从人的体表毫毛之间而生的,是由于五脏阳气衰竭致水液充满胸腹而成,对于这种病情,治疗时应该怎么办呢?去用发汗和利小便的方法,开启患者的汗孔,泻尽膀胱的积水。不难发现,长期嗜酒还可能对人体内脏造成更大的伤害,当出现"五脏阳以竭"的严重病机时,就不能蒸化阴液,否则使水邪充斥肌肤而成水肿,这种水肿常见于慢性酒精中毒所致肝硬化后期。

三、情志因素致湿证发生

(一) 情志过极伤人,影响脏腑气机而发病

气机是指人体脏腑之气的升降出入运动状态。受心神调控的脏腑之气是情志活动的物质基础。因此,情志过极伤及心神,必然会影响到受其调控的脏腑气机,引起气机的升降运动失常而产生相应的病症。不同的情志活动对气机活动的影响效果是不同的,具体而言,"怒则气上,喜则气缓,悲则气消,恐则气下……惊则气乱……思则气结"(《素问·举痛论》)。这是对情志活动影响脏腑气机失常致病规律的总结。

中医经典著作中对"怒则气上"的致病特征认识尤为深刻,具体表现为大怒所致肝气上逆、气血逆乱。举例而言,由此引发的脑梗死、脑出血等脑血管意外,除郁热外,局部常有组织的水肿,而这类疾病多好发于痰湿、湿热体质人群。

(二) 情志过极引起的病证大多伴有情志异常的主诉

情志过极引起的郁病、癫病、狂病等都有情志异常的临床表现。中医学既指出了精神心理病证多因情志刺激而引发,也明确地指出了此类因情志过极所致或诱发的病证,在发病过程中都会有情志或神志失常的表现。如《三因极一病证方论》言:"温胆汤治心胆虚怯,触事易惊,或梦寐不祥,或异象惑,遂致心惊胆慑,气郁生涎,涎与气搏,变生诸证,或短气悸乏,或复自汗,四肢浮肿,饮食无味,心虚烦闷,坐卧不安。"充分说明,情志的异常也能通过作用于气机导致湿证的发生,而千古名方温胆汤治疗的就是这类情志异常。

四、过劳因素致湿证发生

"生病起于过用"(《素问·经脉别论》),而过度劳累即"过用"之列。形劳过度、神劳过度和房劳过度虽然都属于过劳,但又有各自不同的致病规律和所致病证。

(一) 形劳过度

"劳则气耗"是对形劳过度致病机制的高度概括。"劳则喘息汗出,外内皆越,故气耗矣。"(《素问·举痛论》)形劳过度是指形体用力太过,或者承受超负荷的运动量,或者超负荷负重。这都可造成身体的伤害。无论是"持重远行"还是"摇体劳苦",都会大量出汗,使津液耗散,气随津耗而耗气伤津,更会因肢体负重、运动量太大而直接耗伤产生力量的正气。补中益气汤、(东垣)清暑益气汤等方剂的创立,就是针对这类气虚水湿的情况而设。

(二) 神劳过度

"心者,五脏六腑之大主也,精神之所舍也。"(《灵枢·邪客》)神劳过度以伤心为主,是为"劳心过度"。神劳伤心又有损伤心神和损伤心血两种情况。无论怵惕思虑、悲哀愁忧、盛怒恐惧等何种情志失常,都会首先损伤心神而出现惊悸、迷惑、恐惧或者狂乱等心神障碍性疾病。神劳过度亦可损伤心主血脉功能,或耗损心血,或使心"气闭塞而不行",出现心脉闭阻不通之证,除有心悸、怔忡症状外,还有胸闷痛的"真心痛"。十味温胆汤等方剂的创立,就是针对这类气虚痰湿的情况而设。

(三) 房劳过度

中医经典著作中将"房劳过度"列入内伤病因之列,还列举多种临床病症实例予以论证。例如,寒厥是在秋冬自然界以及人体阳气均处于敛藏的弱势状态之时,又因房事过度,损伤肾阳,机体失于温煦而发,会有肌肤手足逆冷和遗精、滑精症状;热厥是因酒醉饱食伤脾后又强力入房,致使脾肾两伤,阴虚阳亢而发,可见身热、尿赤、手足热的虚热表现。如果房事过度,使肾精大量耗损,不但病理性地加快了"五脏六腑之精"向肾脏方向的输送、补充和归藏,而且会因肾精不足,向五脏六腑反向调节的作用减弱,导致五脏六腑也随之虚衰,进而影响脏腑气化,诱发湿证的发生。济生肾气丸(牛车肾气丸)、肾气丸、知柏地黄丸等方剂的创立,就是针对这类肾虚水湿的情况而设。

五、失治误治致湿证发生

"凡客邪皆有轻重之分,惟疫邪感受轻者,人所不识,往往误治而成痼疾。……

病患无处追求,每每妄诉病原,医家不善审察,未免随情错认,有如病前适遇小劳,病患不过以此道其根由,医家不辨是非,便引东垣劳倦伤脾,元气下陷,乃执甘温除大热之句,随用补中益气汤,壅补其邪,转壅转热,转热转瘦,转瘦转补,多至危殆。或有妇人患此,适逢产后,医家便认为阴虚发热,血虚发痛,遂投四物汤及地黄丸,泥滞其邪,迁延日久,病邪益固,邀遍女科,无出滋阴养血,屡投不效,复更凉血通瘀,不知原邪仍在,积热自是不除,日渐尪羸,终成废痿。……如是种种,难以尽述。聊举一二,推而广之,可以应变于无穷矣。"(《温疫论》下卷)药物治疗也可生湿,如过用或误用滋腻、甘缓、收敛、固涩等药物,可能会对湿证有影响,使兼夹的湿变重。

第三节　湿证的衍化

　　湿之变迁:若饮食滞留胃中迟迟不下,反而逆行向上,则胃中之酸液上泛于食管,西医所谓反流性食管炎多缘于此。若炎症进而上及于咽喉,可发慢性咽炎。若中焦既实,渐次而下,则移于小肠,而成小肠实证。小肠吸收太多,进入血液循环,人体消耗不及,遂见高血脂、高血糖、脂肪肝等;血因脂肪多而黏稠,血管为之壅塞,而成高血压;迁延既久,血管为之老化而成动脉硬化;动脉既已硬化,影响心脏之血液供应,初则为心肌缺血,久可成冠心病。若小肠之湿渐次下移,至于大肠则成大肠实证。大肠中之物因过于精细,致使肠管之蠕动不良,而见大便秘结;肠之蠕动不良,肛门周围之静脉回流势必不畅,加以排便费力,则多继发痔疮;大肠中之物滞留,为多种致病菌的生存提供了优越的条件,故可造成缠绵不愈的慢性结肠炎、息肉等等。以上所列,皆机制较明、容易理解者也。另有许多疾病,其发病之主因虽非湿,但病后却与湿交结,以致缠绵难愈。此类疾病尚有许多。

一、衍化迅速酿成急危重症

　　湿热疫是由湿热疠气引起的急性外感热病,其特点为初起以疠气遏伏膜原的表现为主要证候,临床常见寒热交作、苔白厚腻如积粉、脉不浮不沉而数等表现。新型冠状病毒感染为一种急性呼吸道传染病,曾成为全球性重大公共卫生事件;通过对千余例确诊患者中医证候临床流行病学的调查,并结合临床经验及专家讨论,认为其主要病性特点为湿毒,是以湿毒为典型特点的疫病。湿邪为患往往起病隐匿,多夹风、寒、热诸邪,起始症状多样,病势传变迅速,病情多生变证,病程缠绵难愈。主要证候要素为湿、毒、热、闭、虚,主要侵袭肺与脾两脏,且湿毒壅肺为主要病机。随着病情发展,湿毒之邪又易发生寒化、热化、燥化,一旦合邪则易生变证,使证治更加复杂。临床也往往出现身热不扬但乏力明显,咳嗽不重但肺部炎症重,呼吸困难不明显但氧合水平偏低,病情温和但可能在短时间内急剧加重,临床症状轻但脏器损伤重;全程须注重祛湿化浊、消秽解毒,还须重视伴有血瘀状态的影响。

二、缓慢衍化形成欲病体质

体质的"体"指具有生命活力的形体、躯体,"质"即指"特质""性质"。体质是指人类个体在生命过程中,由遗传性和获得性因素所决定的,在形态结构、生理功能和心理活动等方面综合而成的相对稳定的固有特性。换句话说,体质是人群及人群中的个体禀受于先天,受后天影响,在其生长、发育和衰老的过程中所形成的与自然、社会环境相适应的相对稳定的人体个性特征。

痰湿体质者以痰湿凝聚,形体肥胖、腹部肥满、口黏苔腻等痰湿表现为主要特征。①形体上:体型肥胖,腹部肥满松软。②临床常见表现:面部皮肤油脂较多,多汗且黏,胸闷,痰多,口中黏腻不和,喜食肥甘甜黏之品,苔腻,脉滑等。③心理特征:常具有性格偏温和、稳重,多善于忍耐等心理特征。④发病倾向:易患消渴、中风、胸痹等病证。⑤对外界环境的适应能力:对梅雨季节及湿重环境适应能力差。

湿热体质者以湿热内蕴,面垢油光、口苦、苔黄腻等湿热表现为主要特征。①形体上:体型中等或偏瘦。②临床常见表现:面垢油光,易生痤疮,口苦口干,身重困倦,大便黏滞不畅或燥结,小便短黄,男性易阴囊潮湿,女性易带下增多,舌质偏红,苔黄腻,脉滑数等。③心理特征:心烦急躁。④发病倾向:易患疮疖、黄疸、热淋等病证。⑤对外界环境的适应能力:较难适应夏末秋初湿热气候,湿重或气温偏高环境。

血瘀体质者以血行不畅,肤色晦暗、舌质紫暗等血瘀表现为主要特征。①形体上:体型胖瘦均可见。②临床常见表现:肤色晦暗、色素沉着,容易出现瘀斑,口唇暗淡,舌暗或有瘀点,舌下络脉紫暗或增粗,脉涩等。③心理特征:易烦躁、健忘。④发病倾向:易罹患癥瘕、痛证、血证等病证。⑤对外界环境的适应能力:不耐受寒邪。

三、逐渐衍化形成痼疾沉疴

人体津液的输布代谢是在阳气的温煦和推动之下完成的。人体津液和气一样,也具有"喜温而恶寒,寒则泣不能流,温则消而去之"(《素问·调经论》)的特性,在阳气的温煦和推动作用之下,完成其输布代谢。当某种原因导致津液代谢失常而发生痰饮水湿等病理产物积聚内停时,容易遏阻阳气的运行,致使阳气郁,而成为"痰阻阳郁"之证。

以超重和肥胖为例,阳气运行失常是其始动因素,而不良的饮食、作息习惯常会影响人体阳气的运行。阳气郁遏于中焦,造成胃强脾弱或者脾胃升清降浊、推陈致新的功能失调,逐渐酿成痰饮水湿弥漫、膏脂浊瘀堆砌,造成形体、精神、肌肤、腠理、经络、血络、关节、睡眠等的改变,并逐渐影响人体衣、食、住、行等方方面面。病久浊阴僭越、阳气虚弱,本虚标实,已是痼疾沉疴。"阳气郁遏,痰浊停聚"是其核心病机,而正邪、虚实力量间的变化对相应并发症的出现起着决定作用。

综上,津液,是津和液的合称,指人体的正常水液,包括脏腑、形体、官窍的内在液体及其正常分泌物。津和液在性状、分布和功能上有所不同:质地较清稀,流动性较大,布散于体表皮肤、肌肉和孔窍,并能渗入血脉,起滋润作用的,称为津;质地较浓稠,流动性较小,灌注于骨节、脏腑、脑、髓等,起濡养作用的,称为液。谈湿证时,应将津液代谢、阳气(本体阳)、气机气化(含"聚"和"散")等内容联系于人体表里内外而看,而非只局限于脏腑。

(管桦桦　杨志敏)

参考文献

1. 张登本.《黄帝内经》二十论 [M]. 北京: 中国中医药出版社, 2017.
2. 张登本. 轻轻松松学内经 [M]. 北京: 人民军医出版社, 2013.
3. 张登本.《内经》的思考 [M]. 北京: 中国中医药出版社, 2006.
4. 张忠德, 刘旭生. 内科与杂病 [M]. 北京: 科学出版社, 2021.

第三章

湿证的性质与影响

总体而言,湿证常为外感湿邪和脏腑功能失调引起,无论内湿、外湿,其具有共同的性质与趋势。中医归纳总结湿证的性质、特征,主要通过患者实际表现出的症状与体征,除此之外,亦包括对自然界的观察分析。在中医病症研究中,向来风、寒、热、火邪所致病症受医家重视,论述较多,而湿证的探讨较少。其中,既往未对病理性湿证的性质与特征予以明确区分,而是多将两者混为一谈,总结较为粗糙。

本章遵循中医独立原则对病理性中医湿证的本体性质、发展趋势特征分别予以总结,同时从整体的、系统的、关联的视角察析湿证在不同部位的影响与交互,有助于正确认识中医湿证的本体性质、特征,湿的兼化性质及湿在不同部位的表现,帮助指导临床实际问题的分析、诊治与预防。

第一节　湿的本体性质与兼化性质

一、湿的整体性质

《素问·阴阳应象大论》曰:"阴阳者,天地之道也,万物之纲纪,变化之父母,生杀之本始,神明之府也。"阴阳学说作为中医学特有的思维方法,也是认识世界的重要途径,可应用于湿的整体性质的阐释。

湿与水同类,是含水分、津液的一类物质,作为邪气可导致一系列相关的病、症、征。因此,从阴阳的角度判定,湿证的整体性质总属阴邪。《说文解字》所言"阴,暗也。水之南,山之北也",指的是阴阳的朴素含义。随着观察面的拓展,阴阳的含义得以延伸。

根据阴事物的属性归类,湿为阴邪这一整体性质的具体表现如下:四气而言,湿性偏凉。虚实而言,无明显偏重,湿的虚性可见湿邪久居阻气、耗气、伤阳,导致痞满、气虚、阳虚等症或证,而湿的实性体现在大量停聚后的肿胀难消、壅闭不通。表里而言,湿无明显偏向,而湿在表的症状表现多由兼夹外邪所致,如风湿、暑湿等在肌表处的湿证特征,然从湿的整体性质而言,湿在表里上多偏里,可见湿作为病理产物停

28

滞于脏腑。温度而言,湿属寒凉,治法上多以温药和之;湿度而言,湿属湿润;重量而言,湿属重;性状而言,湿属浊;亮度而言,湿属晦暗;五味而言,甘先入脾,与湿最为密切;运动状态而言,湿属沉、降、静止、抑制与衰退。

二、湿的本体性质

(一) 湿性沉重

"沉重"指沉重感、重着感。临床上,湿证的症状具有沉重感的性质,湿证患者常出现头重如裹、倦怠嗜卧、四肢酸楚重着、如坐水中等。《素问·生气通天论》曰:"因于湿,首如裹。"《三因极一病证方论·伤湿叙论》曰:"《经》云:湿为停着。凡关节疼痛,重痹而弱,皆为湿着。"《伤湿证治》又言:"病者身重脚弱,关节重疼……腰脚冷痹,腿膝浮肿,小便或自利,不渴……名曰湿痹。"该性质决定了湿易在人体关节、组织、孔窍聚集停着的特征,同时,湿更易引发泄泻、淋浊、下肢肿胀沉重等病症,呈现"下"位多湿的特点。

(二) 湿性黏腻

"黏腻"指黏腻不爽、附着感。该性质主要表现在湿证的症状、体征、病位与病程上。症状、体征上,如汗出而黏、口甘而黏、舌苔黏腻,咽部、鼻腔黏腻分泌物增多,大便黏腻不爽,皮肤湿疹流出黏腻分泌物,妇女带下黏稠,脉象濡缓滑等;病位上,体现为黏附在病患部位,位置多固定;病程上,因病邪胶着难解,不易速去,缠绵难愈,反复发作。例如湿疹、湿温病、湿痹等。《温病条辨·上焦篇》云:"其性氤氲粘腻,非若寒邪之一汗而解,温热之一凉则退,故难速已。"

(三) 湿性滞浊

"滞"指湿性病理产物增多而停滞,属有形产物堆积于机体不同部位与系统。湿滞于脑府则湿性物质停滞于脑窍,可出现神昏谵妄、癫狂痫病等病症;湿滞于下,可见小便滞涩不利;湿滞于胃,可见食物或气机停滞于胃中,则心下痞、胃胀嗳气;湿滞于肠,则大便排泄物堆积增多,但排出不畅、便秘等;湿阻滞关节,病位多固定,可见附着难移、屈伸不利等;湿滞于脉中,可形成堵塞而出现胸痹心痛诸症。其中,湿滞对机体的整体影响还可表现为肥胖。

"浊"指混浊不清、垢浊、秽浊。浊是一类性质而非物质。湿邪致病,分泌物或排泄物多具备混浊不清的性质,可出现湿浊、毒浊等。例如湿停滞后易在脉中轻度浊化并产生浊化物,表现为脉内容物由清变浊,脂质、尿酸、血糖等浊性物质增多,进而出现高脂血症、高尿酸血症等疾患。浊化程度加重,则浊变气味,产生明显的秽浊之气味。湿浊上袭头面,可见面色晦暗不泽、面垢、眵多;湿浊向下侵袭,可见小便混浊、妇女带下混浊、气味异常;湿浊侵扰大肠,可见大便泄泻、下痢脓血臭秽;湿浊困于肌表,可见湿疹破溃流水;湿毒与毒浊侵袭人体,可见不良肿物产生、溃烂流脓等。

(四) 湿阻气机

"气"指阳气,"机"指机关、枢机。湿邪易阻气机,表现为对阳气与枢机的阻遏。湿邪随气流行于经脉、脏腑,诸身随处可至,易随处停滞,阻滞气机,故可对三焦、孔窍造成蒙、遏、郁的影响,使得气机在机体相应部位升降出入失司。若湿阻气机于脑府,则表现为蒙窍,扰乱神志,可见头晕眩、精神差,甚则阻闭气机导致神昏,出现意识障碍;若湿阻气机于肠胃,则肠胃运化失职,可见脘腹胀满、腹中肠鸣、胃纳差;若湿阻气机于胸膈,气机升降失常,则胸闷;若湿阻气机于肌表,则湿郁于皮肤,湿疹遍布;若湿郁阻卫阳,则困遏清阳,清阳不升,头重如裹。

(五) 湿性肿满

"肿"指实质性"肿胀","满"指功能性痞满。湿邪易聚,聚于关节则关节肿胀;聚于肌表则肢体肿胀或发湿疹;聚于咽部则喉中痰鸣;聚于胸中则呼吸不畅,甚则出现胸水;聚于中焦,可见恶心呕吐、舌苔厚腻、腹大如鼓等;聚于胃,可见心下痞满。湿气偏无形、气化,易致功能性痞满,主要具有满的性质。积湿偏固化、实质,聚集某部位易致其肿胀,主要具备肿的性质。湿浊与水湿介于气态与固态之间,肿与满的性质皆具备。因此,湿性"聚"的本体性质决定了湿证的病理产物易聚集成团、成块、成核,影响水液代谢、气机升降,造成水液停蓄、气机运行失常,又进一步衍化成致病因素而影响湿证的症状与病程。(表 3-1)

表 3-1　湿的整体性质与本体性质

湿的整体性质	阴邪	湿性偏凉;属湿润、晦暗、静止等
湿的本体性质	湿性沉重	沉重、附着感,头重如裹,四肢重着感
	湿性黏腻	汗以及咽部、鼻腔、舌苔分泌物增多而黏
	湿性滞浊	症状的阻滞性与分泌物、排泄物混浊不清
	湿阻气机	蒙、阻、遏、郁的影响,出现胸闷、腹胀等症
	湿性肿满	可表现为肢体关节等部位肿胀、心下痞满

三、湿的兼化性质

湿的兼化性质分为兼夹性质与演化性质。湿本为中性,湿证初期患者与湿性体质之人易生湿气,但由于病邪偏盛与兼夹之不同,易转化为其他性质,或兼夹其他外邪,使得人体出现错综复杂的疾病证候表现。例如,湿与寒热形成寒湿、湿热,亦可兼夹风邪、暑邪。兼夹性质更多是在与外邪的交互作用下,共为致病因素,且在不同兼夹状态下湿的侧重不一。

就湿证的起始、发展与消退这一动态过程而言,湿在演化进程中,本体性质的程度、侧重点也在动态变化。识别湿的兼夹与演化性质,有利于中医对湿的精准辨识与治疗。

(一)湿的兼夹性质

1. 湿兼夹风 又称风湿,为风邪直中、湿与风邪兼夹致病,侵袭人体筋脉关节的病邪因素,易复感,反复发作,可致发热恶风、四肢酸楚、肢体困重、关节肿痛和屈伸不利。《湿证发微·湿证兼风说》:"夫风湿两分,以交争而为病;风湿两合,以交济而为病。交争为病,无论风胜乎湿,湿胜乎风,皆足以制命;交济为病,无论风助乎湿,湿助乎风,皆足以戕生。"

湿兼夹风是独立因素的风与湿;风湿病的病机在于外感风寒湿邪;脏腑风湿病则是强调外邪伏留致病,乃风寒湿邪与内生痰浊瘀毒日久盘结而成,且此时的风寒湿邪作为病情加重的诱因,盘踞脏腑,反复发作,而成顽疾。

在湿兼夹风的性质中,湿之沉重、滞浊、肿满的性质明显,此外可见其与风的兼夹性质,如风性轻扬开泄(出现发热恶风症状)、风性善行而数变(关节处游走性疼痛)。

2. 湿兼夹热 又称湿热,阳盛则火胜化为湿热。朱震亨指出:"六气之中,湿热为病,十居八九。"清代陈其昌还将湿热分为暑温和湿温,在其著作《湿证发微·湿证兼温说》中云:"热多湿少,先有热后有湿,湿从热而来,谓之暑温;湿多热少,先有湿后有热,热从湿而来,谓之湿温。"

湿热可侵犯人体诸多部位而导致各类疾患,如脂溢性皮炎、酒渣鼻、脓疱、痤疮等皮肤病,病毒性肝炎、急性黄疸性肝炎、胆石症等肝胆病。中医证候如气分湿热证可表现为身热不扬,肢体沉重疼痛,脘腹痞胀,纳呆欲呕,口黏腻而不渴或渴而不欲饮水,痰液黄或黄白黏稠,舌苔黄腻,脉濡数;湿热蕴结证可见皮肤疮痈红肿热痛,胃脘痞满或胁肋胀痛,口苦口黏,心烦急躁,大便秘结或黏滞不爽,小便黄、短赤,舌边尖红或舌质红。从以上湿热证候的临床表现,可归纳出湿兼夹热的性质。

因此,在湿兼夹热的性质中,除湿之沉重、黏腻、肿满、滞浊、阻气机的性质外,还可见其与热(为阳邪)的兼夹性质,如热扰心神、易伤津耗气、易生风动血、易致阳性疮痈。

3. 湿兼夹暑 又称暑湿,主要来自外感暑热湿邪,发病急,症状侧重在暑,与季节有明显关联。《素问·热论》曰:"先夏至日者为病温,后夏至日者为病暑。"因此,暑邪合并湿邪致病多见于夏季。

湿兼夹暑以胸脘痞闷、心烦身热、口渴、舌苔黄腻为主要表现。若暑湿困于上焦,则见身热面赤、咳嗽,甚至咳痰带血;若暑湿困阻中焦,可见身重困倦、壮热烦渴、胸脘痞闷;若暑湿侵犯下焦,则见大便稀臭、小便短赤等。

因此,在湿兼夹暑的性质中,阴邪性质不显,而暑为阳邪,其性炎热;除具备其他湿的本体性质外,还具备升散、易扰心神的性质。

4. 湿兼夹寒　又称寒湿,包括外感寒湿与内伤寒湿。外感由于外感寒湿邪气,气血经络受阻,可见关节、筋骨疼痛;内伤则由于体内阴盛则水化为寒湿,可见畏寒肢冷、腹痛腹泻、水肿等。两者均可见舌苔白腻,痰液清稀等。

《湿证发微·湿证兼寒说》云:"湿为太阴湿土,寒为太阳寒水,一表一里,原分门而别类。湿为寒之质,寒为湿之气,有形无形,实异派而同宗。……太阴里气太重,由湿而生寒者固多;太阳表气太重,由寒而壅湿者亦复不少。……如曰湿证惟病太阴,寒证惟病太阳,是刻舟求剑之所为,非能神明于规矩之外者也。"太阳寒湿可见身沉重、头晕眩,恶寒欲盖被;阳明寒湿可见胸膈痞满,能食细不能食粗;少阳寒湿可见胸中痞硬,胁下刺痛;太阴寒湿可见腹满而吐,食不下,时腹自痛;少阴寒湿可见腹大脐肿,腰痛,阴下湿如牛鼻上汗;厥阴寒湿可见舌卷囊缩,少腹引阴痛。

因此,在湿兼夹寒的性质中,除具备湿的本体性质外,同时具有易伤阳气、凝滞、收引的寒邪性质。

5. 湿兼夹瘀毒　湿夹瘀毒可称为浊毒、湿毒、瘀毒,此为湿郁日久,与寒、热、火等一系列不良病理产物相结所得,终化为湿、毒、瘀,多见于中风、癥瘕。

以中风中的急性脑梗死为例,患者昏不识人、牙关紧闭、喉中痰鸣、肢体强痉,同时伴面赤身热、躁扰不宁或静卧不烦、四肢不温、痰涎壅盛;从中医微观辨识的角度来看,由于湿瘀毒夹杂损伤淤堵脑部大血管而致中风发作。中医认为,癥瘕亦是由于气机阻滞、瘀血内停,气聚为瘕,血瘀为癥,多以气滞、血瘀、痰湿及毒热复合而成。瘀而不通,湿毒郁于肌肤,则疮痈破溃、久不收口,脓水渗出量多;湿毒积于肠,可致便血紫暗不鲜。

因此,湿兼夹瘀毒的性质中,除具备湿的本体性质外,还具有致病性强、病情易恶化的性质。

6. 湿兼夹虚　湿兼夹虚,或因湿致虚,或因虚致湿而两者兼夹。当脾胃湿胜在先时,则食少乏力、肢倦神疲,口淡,加之脾胃乃气血生化之源,日久则气血亏虚,而致湿兼夹虚;当脾胃虚在先时,因脾虚不能运化水湿,而致虚兼夹湿,则水谷不化、舌苔白滑、胸膈痞闷、脘腹胀大。因此,湿与虚的兼夹性质除湿的本体性质外,还有虚的衰弱、不足、功能减退的性质。

7. 湿兼夹燥　张从正代表著作《儒门事亲·标本运气歌》云:"风从火断汗之宜,燥与湿兼下之可。"湿与燥的关系,清代医家周学海《读医随笔·燥湿同形同病》释云:"风、寒、暑、湿、燥、火六淫之邪,亢甚皆见火化,郁甚皆见湿化,郁极则由湿而转见燥化。……郁则津液不得流通而有所聚,聚则见湿矣;积久不能生新,则燥化见矣。"他认为"燥湿同形者,燥极似湿,湿极似燥也";"燥湿同病者,燥中有湿,湿中有燥,二气同为实病,不似同形者之互见虚象也"。其中主要侧重于湿的转化之意,因燥性干涩与湿之水润性质相反,两者兼夹可侵扰肺部而见干咳少痰。这其中呈现燥的性质而大大减弱了湿的性质。

8. 湿兼夹停食　若饮食不规律、过食肥甘厚味、暴饮暴食或摄入物不多但脾虚不能运化,则停食不化而生湿化热,多见湿热与停食兼夹。停食即是积滞,主要可见烦躁、胃部隐痛、心下痞满、食后脘腹胀满、不思饮食、大便不畅或尿液混浊、舌苔黄腻或白厚腻等。因此,湿兼夹停食的性质以肿满、阻气机、黏滞、滞浊为主,另有扰心神、伤胃气的性质。

9. 湿兼夹同类性质的病理产物　水、饮、痰与湿均有关于津液代谢异常所产生的病理产物,其性质有交叉点而不完全一致,因此可进行比较界定,予以明确内涵;然而这三者与湿的兼夹交叉如痰湿、水湿虽属同类同质,难以完全分开,但可根据其侧重点进行相对区分。

(1)湿兼夹水饮:水是产生湿的基础元素,质地清晰、流动性最强。水与湿在量上无明显分界。在合称为水湿一词时,一般认为水湿是生理性物质,如脾主运化水湿,提示水湿是人体内之津液,达到平衡则是生理状态,而水湿代谢失调、水湿内停、水湿泛滥等均为病理性表述。饮为阴邪,遇寒而凝,得温则行。饮是水的汇聚。饮在肠间,则肠鸣沥沥有声;饮在胸胁,则胸胁胀满、咳唾引痛;饮在胸膈,则咳逆倚息,短气不得卧,其形如肿;饮溢肌肤,则见肌肤水肿无汗,身体疼痛;饮在腹中,则腹胀大如鼓,腹壁青筋显露,形体消瘦,尿少。因此,湿兼夹水饮,除湿本身的沉重、阻气机、肿满性质偏盛外,无明显黏腻、滞浊性质,同时具备病理产物质地清晰的性质。

(2)湿兼夹痰:又称痰湿,一般均视为病理性物质。痰的流动性较小,具有秽浊、黏滞、稠厚的特征表现,易形成有形肿物,遂兼夹而成痰湿。痰阻于肺,肺气不利则胸闷咳嗽、气喘痰多;痰阻于心则胸闷心悸;痰迷心窍则神昏痴呆或忽然昏仆、喉中痰鸣;痰停于胃则呕吐痰涎,胃部痞满;痰阻于咽喉,则咳痰不爽,咽中痰黏。因此,与湿兼夹水饮相比,湿兼夹痰时,湿的沉重、阻气机、黏腻、滞浊、肿满五大本体性质均有所显现。

(二)湿的演化性质

湿邪不似风、寒、热邪致病迅速猛烈,大多起病缓,病情缠绵,在机体内伴随着疾病的发生、发展,到最终衰减消退,蕴含着本体性质的动态演化。掌握疾病时间轴上湿证本体性质偏重有无的转变过程,有助于中医精准治疗与未病防治。

若为外感湿邪侵扰人体,所致急性起病的疾病如湿疹,可见密集的小水疱,摩擦或搔抓后,破溃出水并形成糜烂、渗液面,可知湿蕴皮肤首先呈现滞浊、肿满的性质;若未及时治疗,湿由表及里,可出现食欲不振、脘腹痞满、舌苔白腻等,则湿之沉重、黏腻、阻气机的性质表现逐渐加重。

若为内生湿邪,湿之沉重的性质可最先出现,患者可表现为头身困重、身倦乏力,或可同时或随后呈现湿邪黏腻、阻气机的性质;在湿证发展后期,可较多呈现滞浊与肿满的性质。除此之外,结合现代研究,内生湿邪在导致人体宏观不适症状发生前,

便有微观病理表征的出现,未来可进一步细化湿的早期性质特征。(图 3-1)

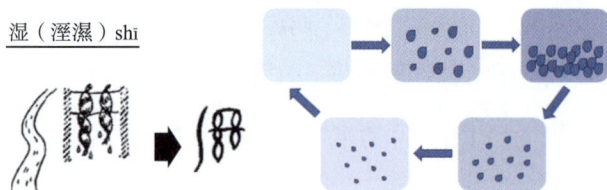

图 3-1　甲骨文的"湿"字形(左)与湿的演化示意图(右)

第二节　湿证的特征趋势

在湿之沉重、黏腻、滞浊、阻气机与肿满的本体性质基础上,湿证在致病过程中具有一定的特征趋势,可总结为以下五点。

一、趋下性

湿为阴邪,与水同类,如水往下流,故有趋下之势。故湿证多发病或发病起始于身体下肢部位,常见如下肢水肿、湿疹、带下病等疾病。《素问·太阴阳明论》云:"伤于湿者,下先受之。"湿证趋下还体现在泄泻、小便混浊、下肢水肿、妇女带下诸症。

二、兼夹性

湿性黏、滞、聚,易停留胶着在机体多个部位,阻碍气机,致升降失调,经络气血不畅,同时兼夹其他性质的邪,包括寒热虚实等等,导致各种病变,如湿温病、湿痹病、湿邪致阴虚、湿困脾胃致脾虚,以及湿停中焦致腹部胀大如鼓而成鼓胀等病症。由于湿证具有兼夹性的特性,含有湿证的疾病繁多。

《温病条辨》言:"瑭所以三致意者,乃在湿温一证。盖土为杂气,寄旺四时,藏垢纳污,无所不受,其间错综变化,不可枚举。"临床上湿温患者描述的症状往往琐碎不典型,需认真辨析推敲,方可察明病机。

三、弥散性

湿广泛存在,随气弥散流行,内至五脏六腑,外达四肢关节、肌表腠理,均可侵犯,加之致病部位之广,诱发疾病种类之繁杂,体现了湿的整体弥散性特征。聚焦于湿所致病症的某一部位,如湿疹,可见皮肤弥漫成片的丘疹、渗出、瘙痒等病理改变,体现了湿的局部弥散性特征。

四、隐蔽性

湿不似寒邪或热邪致病速度迅猛、症状突出,伤人多隐缓不觉,导致多种病变,早期可无明显症状,隐匿不易觉察,常在诊治中被忽视。《刘纯医学全集·玉机微义》所云"感人于冥冥之中",正是描述了湿致病初期不易引起患者重视而易延误诊治的特征。

五、缠绵性

由于湿具有黏、滞的性质,体现在湿证上可见起病缓慢、病程长、反复发作,缠绵难愈,恋邪,如湿疹、湿痹。由于其无热邪清之、风邪散之、寒邪温之即可去的特点,常被比喻为"如油入面"。另,由于湿的隐蔽性,未能及时识别诊治则致使湿证病情缠绵。

第三节　湿证在不同部位的影响与交互

湿有内外之分,湿袭部位之不同,加上个人体质之差异,致使湿证在人体不同部位的临床表现各异,复杂多变。正如黄庭镜《目经大成》所言:"元气虚,湿邪入,入肺喘满生,入脾肿胀成,入肝身痛风湿搏,入肾体重寒湿薄,久湿入心变湿热,仍发肿痛与痎疟,湿淫肠胃为濡泄,湿阻气血倦怠绝,湿在皮肤则顽麻,强硬不仁居经脉,湿邪上游眼沿烂,或胀微疼眵不彻。"

一、整体功能与湿证

人体水液代谢依靠各脏腑功能协调共同完成,任何脏腑的功能异常,均可导致水湿内聚,产生湿证。湿证对整体的影响表现为机体水液代谢失调所致征象,但难以归纳到各系统的一类症状与体征。如患者形体肥胖,周身沉重,腰部困重,面部或头发油腻,眼屎多,眼睑水肿、下眼睑重,面部秽浊如有污垢,睡眠打鼾,汗出不畅,身热不扬,时有记忆力减退,食欲不振、口黏腻,口气重,口渴不欲饮水,大便溏泄、黏滞不爽,或便秘但解出不成形,小便不利。湿证舌象常见舌体胖大、苔腻或水滑多津或厚;湿证脉象表现为濡、滑或缓。

二、脏腑功能与湿证

（一）脾胃与湿证

1. 脾胃功能与湿证　脾喜燥恶湿，易受湿邪所困，发为湿证，如水肿、泄泻、痰饮、哕呕等。《素问·至真要大论》曰："诸湿肿满，皆属于脾。"《寿世保元》云："盖湿能伤脾，脾土一亏，百病由是生焉。"这是典籍对脾虚生湿、脾虚水肿、脾为生痰之源的阐释。

然湿邪种类繁杂，有外湿乘虚而入，困脾而受病，致脾阳不振，运化无权，而使体内水湿内生不化、停聚；亦有内湿为病，无论脾虚或不虚，均可内生痰湿，呈现水湿停于脏腑、肌肉、腠理之象。现代社会多见内湿之人，乃因暴饮暴食、恣食生冷浓茶，或嗜食肥甘厚味，易伤脾胃，致湿邪内盛，虽多能食且身体肥胖壮硕，但仍易疲乏、肌肉无力。若脾气虚发展为脾阳虚则可出现脘腹冷痛，大便溏泄或下利清谷，或肢体水肿，白带增多，舌淡苔滑等。

胃具有腐熟水谷之功能，若饮食失调，损伤于胃，可致胃失和降，出现恶心、呕吐等湿阻病。

脾与胃通过经脉相互络属，构成表里相合关系。脾与胃纳运协调、燥湿相济、升降相因，唯有两者功能协调，脾土方不至于为湿所困。

2. 湿证对中医脾胃的所致疾病　包含湿证的与中医脾胃相关的中医病证包括胃痛、腹痛、便秘、呕吐、泄泻、痢疾、便血、狐惑病等。可见于西医的急性胃炎、慢性胃炎、胃溃疡、十二指肠溃疡、白塞综合征、胃神经症、胃痉挛、胃肠功能紊乱、结肠炎、急性细菌性痢疾、慢性细菌性痢疾等疾病。

3. 中医脾胃中"湿"的现代组织结构病理表征　如胃炎患者可见胃黏膜水肿、充血、糜烂（由于分泌的胃液含有大量胃酸，胃炎患者的胃酸含量一般会增加），胃窦炎患者可见幽门水肿、充血，十二指肠球部溃疡会出现球炎改变等，均与湿证的微观病理改变相关。

（二）肺大肠与湿证

1. 肺大肠功能与湿证　肺主宣发肃降，指肺气具有向上宣发和向外布散的作用。肺气的宣发功能将脾所转输的津液和部分水谷精微向上向外布散，并将助汗液排出体外；肺气的肃降功能可及时清除肺部与呼吸道的异物，若肺失肃降，则可见呼吸短促或表浅、胸闷喘促、咳痰气逆等。

肺主通调水道功能与肺主治节功能的表现之一为肺之宣发肃降功能对水液代谢的调节作用，且该功能可调节人体水液运行、输布与排泄。若外邪袭肺，肺失宣发，则可见头面水肿、恶寒无汗等症；若肺失肃降，致水液内停，则可见痰饮、水肿、小便不利等症。肺在液为涕,鼻涕的多少也可反映肺的生理病理状态;若寒湿或湿热袭扰肺部,可见鼻流清涕或浊涕。

大肠主传化糟粕,若大肠虚寒可见肠鸣、腹泻,大肠湿热可见里急后重、便下脓血,湿邪阻滞大肠气机则大便秘结而成湿秘。

肺与大肠通过经脉相互络属,构成表里相合关系。若热结大肠,传导不畅,除大便秘结外,还可影响肺的肃降功能,出现胸满、咳喘等症。

2. 湿证对中医肺大肠的所致疾病　包含湿证的与中医肺大肠相关的中医病证包括咳嗽、痰证、饮证、哮病、喘证、肺胀、痢疾、泄泻等。可见于西医的各类肺炎、急性肠炎、慢性肠炎、肠结核、胃肠功能紊乱、结肠炎、急性细菌性痢疾、慢性细菌性痢疾等疾病。

3. 中医肺大肠中"湿"的现代组织结构病理表征　如细菌性肺炎,由于细菌侵入肺泡在其中繁殖,致肺叶充血、水肿,肺泡腔内充满大量浆液性渗出物,随着疾病进展,会有大量纤维蛋白原渗出,肺泡腔内充满混合红细胞、中性粒细胞、巨噬细胞的纤维素性渗出物,病变肺叶部位明显肿胀。肺炎病变性质中的浆液性、化脓性,可视为"湿"的浊化物与组织结构表征。

(三) 心小肠与湿证

1. 心小肠功能与湿证　心主血脉,具有主持全身血液和脉管,推动血液在脉道中运行的功能。心为阳脏,心阳虚衰则水湿不能被推动输布周身,停聚于机体而出现脏腑衰竭、水肿。痰蒙心窍则可见神昏谵语。

心在液为汗。中医的心与汗液的生成排泄息息相关,有"血汗同源"之说。心功能失常可导致汗液分泌异常。心血充盈则汗化有源。汗出过多则心血亏虚,可见心悸怔忡。

小肠有泌别清浊的功能。湿热下注小肠可导致小便短赤淋浊;小肠虚寒则寒不化湿,可见肠鸣腹泻。

心与小肠通过经脉相互络属,互为表里。心火亢盛,由经脉传导至小肠,若结合湿证,可出现尿赤、尿痛等症;小肠有湿热,亦可循经上炎,使心火亢盛,出现舌红、心烦、口舌生疮等症。

2. 湿证对中医心小肠的所致疾病　包含湿证的与中医心小肠相关的中医病证包括眩晕、中风、失眠、心悸、胸痹心痛、腹痛、便秘等。可见于西医的各类肠炎、肠溃疡、肠道肿瘤、巨结肠、冠心病、心力衰竭、脑梗死等疾病。

3. 中医心小肠中"湿"的现代组织结构病理表征　如心力衰竭所致水肿,乃心肌收缩力下降后,心排血量减少,静脉回流受阻,加上水钠潴留使血容量增加,使得组织间液增多导致软组织肿胀,若合并感染或淋巴管阻塞,可积聚富含蛋白质与细胞的液体。中医认为"心主神明",而脑梗死患者昏不识人,梗死区组织水肿、坏死,坏死组织可引起炎症反应,并在周围形成肉芽组织,使周边组织充血,这在一定程度上代表了"湿"的微观病理表征。

（四）肝胆与湿证

1. 肝胆功能与湿证　肝主疏泄功能与湿证的关联主要表现在促进血行津布。若肝气疏泄功能异常,可使人体津液代谢输布与排泄不调,气机郁结,致津行障碍,化生水湿痰饮,或出现鼓胀、腹水等,或痰湿流注而产生痰核或寒性疮疡。肝气疏泄异常还可引发"肝气乘脾",使脾失健运,出现纳食不化、腹胀腹痛、肠鸣泄泻等症;肝病影响胃土则可见恶心呕吐、嗳气反酸等症。

胆具有储存与排泄胆汁的功能。肝气郁结,湿热蕴积肝胆,或肝气上逆,胆汁不能正常分泌排泄,可致胆汁瘀滞而见口苦、厌食油腻、面目身黄,或阴囊湿疹、泄泻便溏等症。

肝与胆通过经脉相互络属,构成表里相合关系。病理上,肝胆病可相互影响。如肝失疏泄可影响胆汁分泌与排泄,胆汁排泄不畅可影响肝之疏泄功能,可见胁肋疼痛、呕吐吞酸、口苦黄疸、舌苔黄腻等。

2. 湿证对中医肝胆的所致疾病　包含湿证的与中医肝胆相关的中医病证包括黄疸、胁痛、胆胀、肝着、腹痛、呕吐、积聚、虚劳、鼓胀、疫疠、郁证、结石等。可见于西医的病理性黄疸、胆结石、胰腺炎、肝炎、肝硬化、肝肿瘤、胆囊炎、败血症、胆道蛔虫症、胆囊结石等。

3. 中医肝胆中"湿"的现代组织结构病理表征　以肝源性水肿为例,肝硬化、重症肝炎或肝脏肿瘤等严重肝脏病变可造成肝静脉回流受阻、肝淋巴生成增多,形成门静脉高压与水钠潴留,导致有效胶体渗透压降低及循环障碍,产生以腹水为特征的体液潴留与水肿。

（五）肾膀胱与湿证

1. 肾膀胱功能与湿证　素体虚弱,肾气不足或肾阳衰少,肾气的宣化功能失司,可导致水液停滞,引发腰背沉重,腰膝酸软,小便涩淋或点滴不通,小便混浊,水肿,尿少等症;甚则水凌心肺,出现胸闷气短、喘促痰鸣等痰湿危候。肾主水功能与湿证相关,指肾有主持调节全身水液代谢的功能,且肺、脾胃、肾、膀胱、三焦等脏腑都参与机体的水液代谢,而肾起着主宰与调节作用。该功能有赖于肾的气化作用,而且尿液的生成与排泄必须依赖肾的气化作用。

膀胱有储存津液、排泄尿液的功能。若膀胱气化不利,则排尿不畅、小便短少,甚则癃闭;若湿热蕴结膀胱,则可见尿频尿急、小便混浊、淋漓不畅、尿赤尿痛等症。

肾与膀胱相互络属,互为表里。病理上,如肾气不足,则气化功能失常,膀胱开阖失度,可见多尿、小便清长甚或失禁等症,或少尿、尿闭、肢体水肿等。膀胱湿热可影响到肾,出现尿频、尿急、尿痛、腰酸腰痛等症。

2. 湿证对中医肾膀胱的所致疾病　包含湿证的与中医肾膀胱相关的中医病证包括水肿、淋证、癃闭、腹痛、腰痛、关格、遗精、阳痿、崩漏、带下病、月经先期等。可见于西医的肾结石、输尿管结石、膀胱结石、尿路感染、阑尾炎、慢性盆腔炎、胰腺炎、肾积水、性功能障碍等疾病。

3. 中医肾膀胱中"湿"的现代组织结构病理表征 以下尿路感染(淋证)为例,主要为尿道炎和膀胱炎,其感染性炎症仅局限于尿道和膀胱,其黏膜在炎症因子的作用下出现痉挛、充血等炎症反应,并导致排尿功能异常。膀胱炎患者的尿液往往伴有组织渗出液以及致病菌成分,使尿液混浊或带有强烈气味。

(六)三焦与湿证

参考《灵枢·营卫生会》对三焦的相关论述,三焦作为一个整体,又可作为对人体上中下部位的划分,具有特定的部位与特点。三焦为决渎之官,有运行水液的作用,协调全身脏腑进行水液代谢,为水液运行的通道。若三焦气化不利、通道不畅,则影响脏腑调节水液的功能,产生水湿病症。

上焦:指膈以上的胸部(主要包括心、肺两脏)及头面部。上焦具有宣发卫气,布散津液、水谷精微的功能。上焦伤湿,若湿蒙清窍,可见头重如裹或头胀而痛,口不觉渴,胸部满闷,或头昏沉重,昏蒙不清,失眠或嗜睡,目眵多,耳道闷堵流脓、流黄水等;若湿蕴胸膈,则胸膈满闷,气短不畅,或胸前隐痛,心悸,咳喘痰鸣,语音重浊,脉结代等。包含湿证的与中医上焦相关的中医病证包括头部疾病(眩晕、头痛、失眠、多寐、鼻渊)与胸部疾病(咳嗽、哮喘、肺痈、胸痛、胸痹、心悸、胁痛);可见于西医的神经衰弱、神经症、脑供血不足、脑部肿瘤、急性支气管炎、慢性支气管炎、肺炎、哮喘、支气管扩张、肺脓肿、胸膜炎、肋间神经痛、鼻窦炎、鼻炎等疾病。

中焦:指膈以下、脐以上的上腹部,主要包括脾胃、肝胆。中焦具有消化吸收与输布精微、化生气血的功能。中焦气机升降失常,则脘腹胀满、胃纳差、厌油腻,四肢倦怠乏力,口中黏腻、口气大、口干不欲饮水,口吐浊唾涎沫,膈下胁肋痞闷或胀满疼痛,或有重坠感。包含湿证的与中医中焦相关的中医病证相当于西医的胆囊炎、胆石症、急性肝炎、慢性肝炎、急性胃炎、慢性胃炎、胃溃疡、黄疸等疾病。

下焦:指脐以下的下腹部,主要包括小肠、大肠、肾、膀胱。下焦具有传化糟粕、排泄二便的功能。湿蕴下焦,可见腹胀满或隐痛,阴雨天加重,大便黏滞不爽或溏薄。包含湿证的与中医下焦相关的中医病证主要为腹部疾病(胃脘痛、腹痛、湿阻、泄泻、痢疾、呃逆、呕吐、鼓胀、癃闭、淋证、便秘);可见于西医的十二指肠溃疡、消化不良、胰腺炎、胃肠自主神经功能紊乱、结肠炎、泌尿系感染、前列腺炎等疾病。妇科疾病如带下、阴痒、月经不调、痛经、不孕等,也属下焦病证。

三、肌表关节病变与湿证

若机体营卫气血不足,外部湿邪最易先行侵袭皮肤、肌肉、筋骨。

（一）皮肤肌肉病变与湿证

湿蕴肌表，可见微微恶寒，身热不扬，或午后身热，身重而痛，拘急不舒，四肢沉重，或清阳不升，营卫不和，头昏沉感，或皮肤瘙痒，红疹遍布，糜烂渗出。包含湿证的与皮肤肌肉病变相关的中医病证包括汗证、疖、痈、足底疔、烂疔、暑湿流注、丹毒、蛇串疮、浸淫疮、粉刺、脚湿气等；可见于西医的纤维组织炎、湿疮、湿癣、湿疹、疥疮、疮疖、带状疱疹、足癣、痤疮等疾病。肌表病理组织结构所产生的"湿"，可见湿疮、浊化物、组织渗出液等。

（二）筋骨关节病变与湿证

湿邪阻滞经络关节，可见筋骨、关节重着疼痛，关节酸重，或郁久化热，灼热疼痛，局部红肿，肿胀渗出，屈伸不利，肌肤不仁、麻木。包含湿证的与筋骨关节病变相关的中医病证包括痹病、湿痉、痛风、痿病等；可见于西医的肩关节周围炎、风湿性关节炎、类风湿关节炎等。筋骨关节病理组织所产生的"湿"，对结构的影响表现为关节肿胀变形，良性或不良的肿物、结块；湿性病理产物主要为关节内组织渗出液等。

四、情志与湿证

湿证除了作为不良情志因素引发的病证（不良情志因素可让人体产生病理产物——湿），还可作为情志病的诱因或加重因素。湿的性质之一为易阻气机，湿证具有缠绵难愈、兼夹证多等特征趋势，湿证可影响肝的疏泄功能，皆为湿证患者容易并发情志病的客观因素。

（周流畅）

参考文献

1. 李德新, 刘燕池. 中医基础理论 [M]. 2 版. 北京: 人民卫生出版社, 2011.
2. 路志正. 中医湿病证治学 [M]. 3 版. 北京: 科学出版社, 2015.
3. 任继学. 中国名老中医经验集萃 [M]. 北京: 北京科学技术出版社, 1993.
4. 陈其昌. 湿证发微　寒温穷源 [M]. 陈培真, 陈敏, 主校. 北京: 人民卫生出版社, 2022.

第四章

湿证的特征与测量

湿邪致病范围较广泛。湿证是中医基本证候之一,具有起病隐匿、缠绵难愈等特点,临床症状复杂多样。多种重大及慢性疾病如心脑血管病、代谢性疾病和风湿免疫病等的发生,都与湿有着密切的联系。这些疾病对人的身心健康及生存质量有严重危害,给个人、家庭及社会造成巨大的负担。如能在疾病早期对湿证的特征进行识别,并进行科学合理的测量,对减轻多种重大及慢性疾病的疾病负担、降低疾病的发病率/患病率及提高生存质量具有重要意义。

与西医不同,中医对疾病的早期判断多从机体功能变化出发。在疾病早期,机体的功能性变化要早于器质性变化而率先传递出信息,且可能较一些已知的危险因素更早出现。这些功能性变化在疾病早期可能无法在实验室检测出来,若借助一些测量工具,反而能更早识别疾病早期变化的倾向和特征,率先发现疾病早期预警信号,对评估疾病的发生、发展和预后具有重要意义。

现有的与中医湿证相关的测量工具可分为主观测量工具、客观测量工具、单个症状测量工具和模块化测量工具。这些测量工具在中医证候临床和研究领域发挥着越来越重要的作用,推动了中医证候规范化、客观化和标准化发展。

本章将从湿证的特征、湿证特征的测量及术语规范等方面对湿证的内容作详细介绍。

第一节 湿证的特征

一、特征分类

湿为阴邪,具有重浊、黏滞、伤阳等特性。湿证临床表现复杂多样。临床上,既可因淋雨下水、居处潮湿、冒受雾露等致外湿侵袭,流注关节、痹阻气血,而见肌肉关节沉重、疼痛等症状;又可因脾失健运,水液不能正常输布而化为湿浊,或多食油腻、嗜酒饮冷等致湿浊内生,而见纳呆、便溏、身体困重等症状。正如《景岳全书》指出:"湿之为病,有出于天气者,雨雾之属是也,多伤人脏气;有出于地气者,泥水之属是也,多伤人皮肉筋脉;有由于饮食者,酒酪之属是也,多伤人六腑。……其为证也,在肌表则

41

为发热,为恶寒,为自汗;在经络则为痹,为重,为筋骨疼痛,为腰痛不能转侧,为四肢痿弱酸痛;在肌肉则为麻木,为跗肿,为黄疸,为按肉如泥不起;在脏腑则为呕恶,为胀满,为小水秘涩,为黄赤,为大便泄泻,为腹痛,为后重、脱肛、癫疝等证。"张介宾把湿证分为在皮肤肌表、在经络、在肌肉、在脏腑4个层次,不同部位的临床特征各不相同。此外,湿邪还可与风、暑、痰、毒等邪气合并为病,而为风湿证、暑湿证、痰湿证、湿毒证等,从而引起各种不同的证候表现。

由于湿邪容易侵犯人体上下、表里及各脏腑,特征复杂多样,因此,对其临床特征进行归类和划分,并逻辑穷举,有助于更全面把握湿证的特征,亦有利于湿证的临床实践调查和测量评价。在分类方面,首先,根据患者的自我感觉及医师的检查和观察,可分为主观类症状和客观类症状/体征;其次,从症状测量学的角度划分,可将其分为单个症状/体征和模块化症状/体征。在特征展示上,主要围绕定位(头面部、脏腑、肢体关节等)、功能影响(肺主呼吸、脾主运化等)、具体表现(痰多、口不渴饮等)三方面进行逻辑穷举。

(一)主观症状

主观症状是基于患者自我感觉所表现出的痛苦或不适。湿邪侵犯人体的任何部位,均可不同程度地导致身体某些部位出现一些痛苦或不适(图4-1)。

1. 全身性主观症状　湿具有沉重、重浊的特性。感受湿邪后,常表现为身体困重、身体重痛;湿邪上犯,蒙困清窍,致清阳不升,浊阴不降,易出现昏昏欲睡/思睡、倦怠;湿邪阻遏全身致热不能宣散透发,可见身热不扬、汗出黏腻等。

2. 头面部主观症状　湿邪蒙蔽头部,阻滞清窍,可见头重如裹、头昏蒙、头胀痛等;湿邪上攻头面部,阻滞气机,困遏清阳,可见头发油腻、面部油腻、面部䏏浊、面色萎黄、多眵、鼻塞、口黏腻、口气重等。

3. 脏腑功能异常类主观症状

(1)肺主气司呼吸功能异常:肺主气司呼吸,为人体内外气体交换的场所。若肺主气司呼吸功能失常,则影响宗气及一身之气的生成,导致气虚无权化湿,痰湿蕴阻于肺,阻滞气机,则出现咳嗽、胸闷、喘息。

肺主行水功能异常:肺主行水,通过宣发和肃降推动全身水液的输布和排泄。若肺主行水功能失常,可导致津液代谢障碍,出现痰多。

(2)心主血脉功能异常:心主血脉,推动血液运行。若心气不足,或湿浊阻滞,致血脉瘀阻,推动血脉运行功能下降,则可出现心悸、气短、胸闷、胸痛。

心主藏神功能异常:心主藏神,统帅全身脏腑、经络、形体、官窍的生理活动和人体精神、意识、思维等心理活动。若心主藏神功能失调,则可出现心烦、失眠、多寐、精神疲乏。

(3)脾主运化水液功能异常:脾主运化水液,有调节水液代谢的作用。若脾主运化水液的功能失常,致湿浊内停,则出现口不渴饮、口中黏腻、口泛清涎等。

全身性
- 身体困重　身体重痛
- 昏昏欲睡/思睡　倦怠
- 身热不扬　汗出黏腻

头面部
- 头重如裹　头昏蒙　头胀痛　头发油腻　多眵　鼻塞
- 面部油腻　面部秽浊　面色萎黄　口黏腻　口气重

脏腑功能异常类
- 肺
  - 肺主气司呼吸功能异常——咳嗽　胸闷　喘息
  - 肺主行水功能异常——痰多
- 心
  - 心主血脉功能异常——心悸　气短　胸闷　胸痛
  - 心主藏神功能异常——心烦　失眠　多寐　精神疲乏
- 脾
  - 脾主运化水液功能异常——口不渴饮　口中黏腻　口泛清涎
  - 脾主运化水谷功能异常——口淡乏味　腹胀
- 肾——肾主藏精功能异常——腰部困重、酸痛、重痛
- 肝——肝主疏泄功能异常——胸胁胀痛　少腹胀满
- 胃——胃主受纳腐熟水谷功能异常
  - 脘腹痞满　恶心呕吐　食欲减退　纳食减少
  - 呃逆　嗳气　泛酸　嘈杂　胃脘痛
- 大肠——大肠主传化糟粕功能异常——大便不爽　大便黏滞　便秘　腹痛
- 膀胱——膀胱主储存和排泄尿液功能异常——小便不利

肢体关节类
- 肢体或关节困重、酸痛、重痛
- 关节屈伸不利

女子带下/男性阴囊
- 女子带下量多　带下黏稠
- 男性阴囊潮湿

皮肤类
- 皮肤瘙痒　皮肤疼痛
- 皮肤麻木　皮肤多脂

主观症状

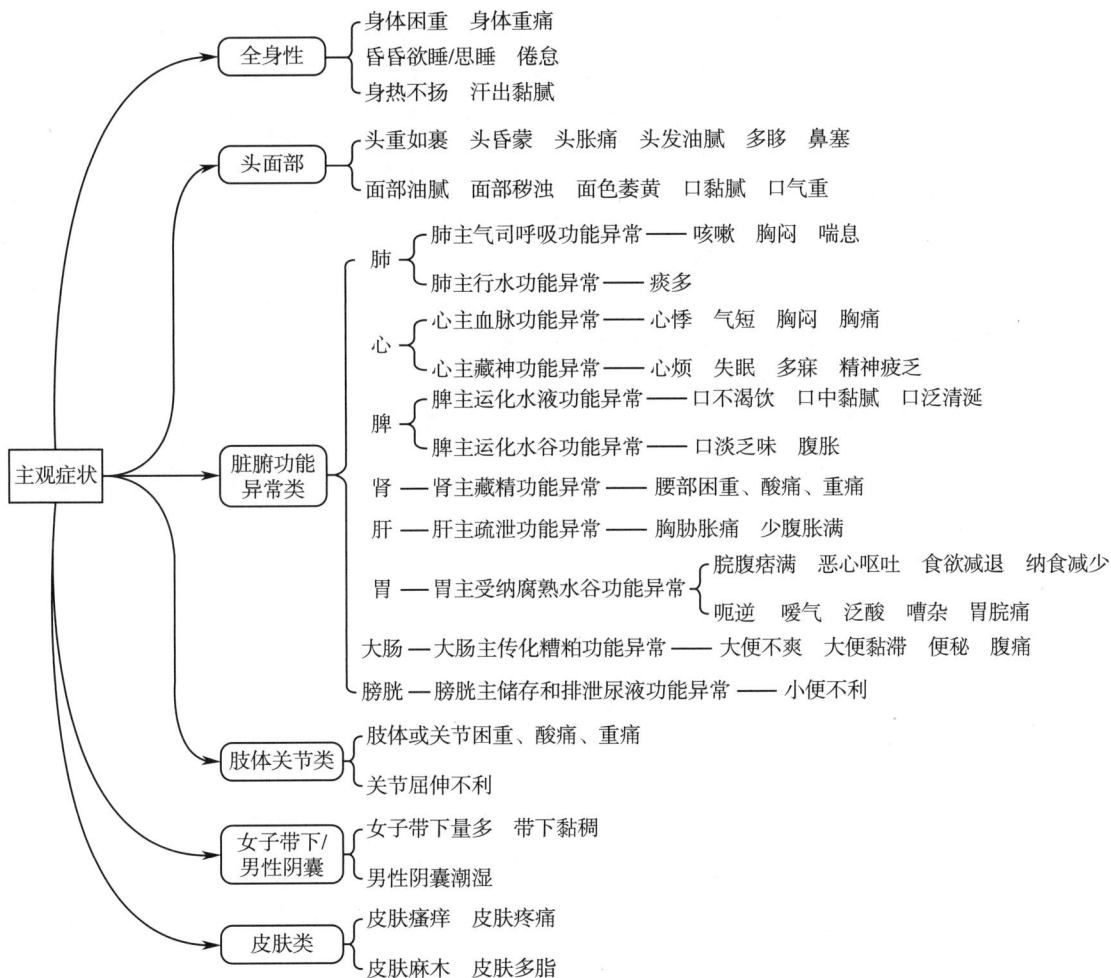

图 4-1　湿证的主观症状

脾主运化水谷功能异常：脾主运化水谷，对饮食物具有消化、吸收和转输的作用。若脾主运化水谷的功能失常，致水聚成湿，可见口淡乏味、腹胀。

（4）肾主藏精功能异常：肾藏精，精化气，肾精充足则肾气充盛。若肾精亏虚，化气乏源，致肾阳不足，水湿内生，可见腰部困重、酸痛、重痛等。

（5）肝主疏泄功能异常：肝主疏泄，有疏通、调畅全身气机的作用。若肝主疏泄功能异常，疏泄不及，致气机郁滞，可见胸胁胀痛、少腹胀满。

（6）胃主受纳腐熟水谷功能异常：胃主受纳腐熟水谷，具有接受和容纳饮食物并对饮食物进行消化的作用。若胃主受纳腐熟水谷的功能失常，则会出现消化吸收功能障碍，致食滞湿停，湿浊内生，阻滞气机，可见脘腹痞满、恶心呕吐、食欲减退、纳食减少、呃逆、嗳气、泛酸、嘈杂、胃脘痛等。

（7）大肠主传化糟粕功能异常：大肠主传化糟粕。若大肠传导功能失常，气机不畅，湿滞大肠，阻滞肠道，则出现大便不爽、大便黏滞、便秘、腹痛等。

(8)膀胱主储存和排泄尿液功能异常：膀胱主储存和排泄尿液,储藏的尿液通过气化功能将尿液排出体外。若膀胱气化功能不利,则出现小便不利。

4. 肢体关节类主观症状　湿为阴邪,易损伤阳气,阻滞气机运行,致人体肌肉、关节、经脉气血痹阻,常表现为肢体或关节困重、酸痛、重痛,关节屈伸不利等。

5. 生殖器症状　湿为阴邪,与水同类,具有向下趋势,易侵犯人体下部,可致女子带下量多、带下黏稠,男性阴囊潮湿等。

6. 皮肤类症状　外感湿邪或饮食失调、久居潮湿之地等因素,致湿邪蕴结肌肤,则出现皮肤瘙痒、皮肤疼痛、皮肤麻木、皮肤多脂。

(二)客观症状

客观症状是指湿邪侵袭人体,通过医师检查或观察发现的一些湿证症状(图4-2)。

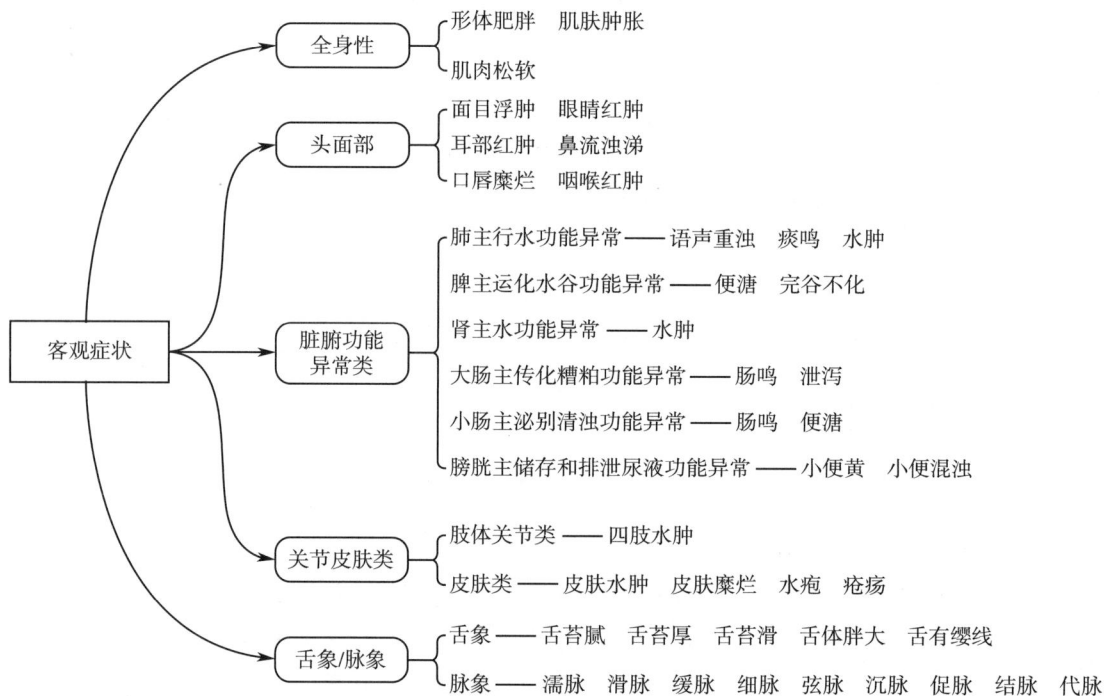

图4-2　湿证的客观症状

1. 全身性客观症状　湿性肿满,湿邪侵袭,壅滞全身,可导致形体肥胖、肌肤肿胀、肌肉松软。

2. 头面部客观症状　湿邪停留在头面部,可致面目水肿。湿热之邪上蒸于头面部,可见眼睛红肿、耳部红肿、鼻流浊涕、口唇糜烂、咽喉红肿。

3. 脏腑功能异常类客观症状

(1)肺主行水功能异常:肺主行水,通过宣发和肃降功能调节和维持水液代谢。若肺主行水功能失常,导致津液代谢障碍,痰湿内阻,肺气不宣,可出现语声重浊、痰鸣、水肿。

（2）脾主运化水谷功能异常：脾主运化水谷，对饮食物具有消化、吸收和转输的作用。若脾主运化水谷的功能失常，水聚成湿，可见便溏、完谷不化。

（3）肾主水功能异常：肾主水，有主持和调节水液代谢的作用，并通过气化作用将津液输送到全身。若肾气化功能失常，对津液的调控功能发生障碍，致水湿泛滥，可见水肿。

（4）大肠主传化糟粕功能异常：大肠主传化糟粕，有接受小肠下传的食物残渣，吸收其中多余水分的作用。若大肠传导功能失常，吸收水分的作用减退，则出现肠鸣、泄泻。

（5）小肠主泌别清浊功能异常：小肠主泌别清浊。若湿邪侵袭小肠，致小肠功能失调，清浊不分，则可出现肠鸣、便溏。

（6）膀胱主储存和排泄尿液功能异常：膀胱主储存和排泄尿液。若湿热蕴结膀胱，致膀胱气化失调，不能分清别浊，可见小便黄、小便混浊。

4. 肢体关节类客观症状　湿邪致病具有水肿、胀满的特点。湿邪停留在肢体经络关节，可表现为四肢水肿。

5. 皮肤类客观症状　湿邪浸淫肌肤，可致皮肤水肿、皮肤糜烂、水疱、疮疡等。

6. 舌象　舌诊在中医湿证的诊断中具有重要的意义。湿证常见的舌象包括舌苔腻、舌苔厚、舌苔滑、舌体胖大、舌有缨线。

7. 脉象　脉诊在中医湿证的诊断、治疗和预后中亦具有重要的指导意义。湿证常见的脉象主要有濡脉、滑脉、缓脉、细脉、弦脉、沉脉、促脉、结脉、代脉。

（三）单个症状

单个症状是指湿邪侵袭机体某个部位，导致机体某一部位发生湿证相关的症状。如湿邪侵袭人体，在脉象上可表现为濡脉、滑脉等，在舌象上可表现为舌苔厚、舌苔腻等，在头面部可表现为面目水肿。具体表现见上述主客观症状。

（四）模块化症状

模块化症状是指湿邪侵犯人体某个部位导致机体发生的一系列相互联系、相互影响的症状或体征群。根据人群的特点不同，又可将其分为共性模块症状和特异性模块症状。

1. 共性模块症状　共性模块症状是指多个具有相同病机特点的疾病所表现的共同的症状，或非疾病状态下具有共同属性的一类人群所呈现的症状，如形体肥胖、身体困重、身体重痛、昏昏欲睡／思睡、倦怠、头重如裹、汗出黏腻、口黏腻、口气重、腹胀、腰部困重、肢体／关节酸痛／重着、便溏、大便黏滞、舌苔腻、舌苔厚、舌苔滑、舌体胖大、濡脉、滑脉、缓脉等。在人体受到湿邪侵犯时，与单个症状相比，这些模块化的症状可能会同时出现，因此，在症状判别时，往往需要一套规范化的方法才能准确识别出这类特征。

2. 特异性模块症状　特异性模块症状是指湿邪侵犯某一特殊人群或某一特殊部位而导致机体发生的一系列症状。

(1)头面部症状：湿邪上犯于头面部，蔽阻清窍，常见头重如裹、头昏蒙、头胀痛、头发油腻、面目水肿、面部油腻、面部秽浊、面色萎黄、多眵、鼻塞、口黏腻、口气重、眼睛红肿、耳部红肿、鼻流浊涕、口唇糜烂、咽喉红肿、舌苔腻、脉滑、脉濡或脉缓等。

(2)肺部症状：湿邪侵袭肺部，致肺部功能失调，影响水液代谢，聚湿生痰，痰湿蕴阻于肺，从而出现咳嗽、痰多、胸闷、喘息、语声重浊、痰鸣、水肿、舌苔腻、脉濡、脉滑等一系列肺部症状。

(3)心部症状：湿邪侵袭心脏，导致心脏功能失调，则可出现心悸、气短、胸闷、胸痛、心烦、失眠、多寐、精神疲乏、水肿、舌苔腻/厚、脉滑或脉濡等。

(4)脾胃、大肠和小肠类症状：湿邪侵袭脾胃，致脾胃功能失调，可见口淡乏味、口不渴饮、口中黏腻、口泛清涎、腹胀、脘腹痞满、恶心呕吐、食欲减退、纳食减少、呃逆、嗳气、泛酸、嘈杂、胃脘痛、腹胀、便溏、完谷不化、舌苔腻、舌苔厚、舌体胖大、舌苔水滑、脉濡、脉滑等。

湿邪侵袭大肠，致大肠传导功能失调，则出现肠鸣、泄泻、大便不爽、大便黏滞、便秘、腹痛等。

湿邪侵袭小肠，致小肠泌别清浊功能失调，则可出现肠鸣、便溏等。

(5)肾与膀胱类症状：外感湿邪或先天禀赋不足、房劳等致肾脏功能失调，不能化气行水，使膀胱气化不利，水湿内停，则出现水肿、小便不利、小便黄、小便混浊。腰为肾之府，肾气不足，湿邪内攻，经络拘急，可致腰部困重、酸痛、重痛等。

(6)肝胆类症状：外感湿邪或内伤劳倦、嗜酒、嗜食肥甘厚腻、情志郁结等原因导致肝胆功能失调，疏泄不能，则出现口干口苦、胸胁胀痛、少腹胀满、小便黄、舌苔黄腻、脉弦数等。

(7)肢体关节类症状：风寒湿邪侵袭肢体关节，致肌肉、筋骨、关节等部位气血受阻，经脉痹阻不通，可见肢体或关节困重、酸痛、重痛、关节屈伸不利、肢体水肿、舌苔腻、脉濡或脉缓等。

(8)皮肤类症状：外感风湿、寒湿、湿热之邪，或内伤饮食、素体劳倦、久居潮湿之地等因素，致湿邪溢于或浸淫肌肤，则出现皮肤瘙痒、皮肤疼痛、皮肤麻木、皮肤多脂、皮肤浮肿、皮肤糜烂、水疱、疮疡、舌苔腻、脉濡、脉滑或脉缓等。

(五)总结

基于上述主观症状、客观症状、单个症状和模块化症状等对湿证特征的不同角度划分，进一步对不同部位的湿证特征进行了汇总，详见表4-1。通过对湿证特征的划分和汇总，有助于临床医师及科研工作者对湿证的特征有更全面的认识和把握，亦有助于提高湿证的临床诊断和疗效评价。

表 4-1　湿证特征分类汇总表

序号	部位	特征数量	主要特征
1	全身性	9	形体肥胖、身体困重、身体重痛、昏昏欲睡 / 思睡、倦怠、身热不扬、汗出黏腻、肌肤肿胀、肌肉松软
2	头面部	17	头重如裹、头昏蒙、头胀痛、头发油腻、面部油腻、面部秽浊、面色萎黄、多眵、鼻塞、口黏腻、口气重、面目浮肿、眼睛红肿、耳部红肿、鼻流浊涕、口唇糜烂、咽喉红肿
3	肺	7	咳嗽、胸闷、喘息、痰多、语声重浊、痰鸣、水肿
4	心	9	心悸、气短、胸闷、胸痛、心烦、失眠、多寐、精神疲乏、水肿
5	脾	7	口不渴饮、口中黏腻、口泛清涎、口淡乏味、腹胀、便溏、完谷不化
6	肾	4	腰部困重、腰部酸痛、腰部重痛、水肿
7	肝胆	4	口干口苦、胸胁胀痛、少腹胀满、小便黄
8	胃	9	脘腹痞满、恶心呕吐、食欲减退、纳食减少、呃逆、嗳气、泛酸、嘈杂、胃脘痛
9	大肠	6	肠鸣、泄泻、大便不爽、大便黏滞、便秘、腹痛
10	小肠	2	肠鸣、便溏
11	膀胱	3	小便不利、小便混浊、小便黄
12	肢体关节	5	肢体或关节困重、酸痛、重痛,关节屈伸不利、四肢水肿
13	生殖器症状	3	女子带下量多、带下黏稠,男性阴囊潮湿
14	皮肤	8	皮肤瘙痒、皮肤疼痛、皮肤麻木、皮肤多脂、皮肤浮肿、皮肤糜烂、水疱、疮疡
15	舌象	5	舌苔腻、舌苔厚、舌苔滑、舌体胖大、舌有缨线
16	脉象	9	濡脉、滑脉、缓脉、细脉、弦脉、沉脉、促脉、结脉、代脉

二、实践调查

湿证的临床特征较为繁杂,仅从理论知识或文献研究中分析或概括往往不够全面,因此,需要借助临床流行病学的方法开展实践调查,才能从多方位、多层面动态观察湿证的临床特征及变化趋势,从而为中医湿证的群体性预防、干预及健康管理提供指导。根据湿证的特征分类,将实践调查分为共性模块的湿证特征实践调查和特异性模块的湿证特征实践调查。

(一)共性模块的湿证特征实践调查

有学者开展了一项 1 005 例的临床实践调查,其中符合湿阻的有 106 例。在这

106 例患者中,出现率在 70% 以上的湿证特征有苔腻(100%)、倦怠乏力(92.4%)、首如裹(82.1%)、脘痞(80.2%)、肢体困重(74.5%)、腹胀(72.6%),其他出现频率较高的包括口干、胸闷短气、口黏、纳呆、不欲饮水、脉滑等。

笔者所在单位联合广州市某健康管理机构,采用自主研发的普适性中医湿证评估量表开展了对中医湿证的调查研究(内部资料)。从 2022 年 6 月至 2023 年 7 月共调查体检人群 8 288 例,结果显示排在前 10 位的湿证特征为倦怠、面部或头发油腻、昏昏欲睡 / 思睡、口臭、舌苔腻、大便黏滞、身体困重、舌苔厚、口黏腻、眼分泌物多。从严重程度分级来看,极重度和重度出现最多的特征分别是面部或头发油腻、倦怠、昏昏欲睡 / 思睡;中度出现最多的是倦怠、面部或头发油腻、形体肥胖;轻度出现最多的是舌苔厚、舌苔腻、眼分泌物多。另外,单独从舌象特征看,5 种舌象特征出现频率从多到少的顺序为舌苔腻、舌苔厚、舌体胖大、舌水滑多津、舌有缨线。

在共性模块的实践调查中发现,倦怠、舌苔腻 / 厚、身体 / 肢体困重等症状或体征是湿证患者比较容易出现的,亦是其核心症状 / 体征。这些调查结果对帮助鉴别湿证人群具有重要的意义。但囿于目前开展的实践调查不多,在总结规律性分布方面尚存在不足。

(二) 特异性模块的湿证特征实践调查

在一项对 152 例结直肠癌患者中医湿证临床特征的调查研究中发现,在湿证患者中发生率排前 10 位的核心症状和体征是舌苔腻、肠鸣、便溏、舌苔厚、脉滑、腰膝酸软、大便黏腻不爽、口气重、舌体胖大、脘腹胀满。按严重程度分级,中度出现最多的为肠鸣,重度出现最多的为肠鸣及便溏。这些症状均为典型的湿证特征。一项针对 138 例代谢综合征湿证患者的临床实践调查显示,代谢综合征湿证患者的核心症状 / 体征为形体肥胖、小便浊、苔腻、肢体困重、口中黏腻、倦怠乏力。

有学者对 152 例特应性皮炎脾虚湿蕴证患者的皮损表现特征进行研究分析,发现脾虚湿蕴证患者最常见的皮损表现为瘙痒、干燥、粗糙、红斑、肥厚和丘疹。与糜烂、渗出等急性加重期患者的湿性皮损特征不同,该研究调查的研究结果更倾向于亚急性期、慢性期的皮损表现。另有学者通过大样本临床实践调查结合多元数理统计方法,确定了慢性胃炎脾虚湿阻证的症状 / 体征的重要性由大到小依次为苔腻、口黏腻、小便黄、胖大舌、齿痕舌、口淡、纳少。此外,在湿热型哮病的临床调查研究中发现,胸闷、气促、口渴但不欲饮、咳嗽、痰白量少质黏难咳、舌质红暗、苔腻黄白相间、脉濡为其主要特征表现。

与共性模块的湿证特征实践调查结果不同,上述特异性模块的湿证特征实践调查结果,多与某一特殊人群或某一特殊部位有关,如代谢综合征湿证患者的形体肥胖与小便浊,结肠癌患者(大肠)的肠鸣与便溏,湿热型哮病患者(肺部)的咳嗽、胸闷、气促等。通过对这些临床特征的识别,有助于对各类疾病的诊断和疗效评价作出更准确的判断。

第二节　湿证特征的测量

一、规范化测量的重要性

证候是疾病本质的反映。作为临床常用的结局评价指标之一,证候整合了症状和体征信息,比单纯的生物学指标更直接反映了患者感受,且其变化的临床意义可能更为显著。目前,对证候的评价方法主要包括经验判断和定量评价。经验判断缺少公认标准,不同评价者间的一致性较差;定量评价则可最大程度减少经验判断给评价结果带来的差异。因此,开展中医证候的规范化/量化评价体系,促进证候"定位""定性""定量",有助于提升证候相关疗效判定的准确性和可靠性。

湿证属中医常见的证候之一,具有起病隐袭、致病弥漫、病程迁延等特点。外则皮毛、肌肉、筋脉,内则脏腑、骨髓、气血,均可被湿侵犯,且往往病程较长。国医大师路志正曾提出"百病皆由湿作祟"之论。不仅岭南地区为湿证的高发地区,北方亦多见。多种重大及慢性疾病都与湿有着密切的联系,并且湿贯穿这些疾病的发病前期、早期和中晚期,涉及每个疾病的病理演变过程。此外,中医药在治疗湿证方面有一定的优势,然而这种优势更多停留在个人经验基础之上,具有主观性、经验性和模糊性,缺乏客观统一的评价标准,无法很好地验证中医药治疗的真正有效性。现有的证候临床评价方法多采用证候积分的方式进行,虽然在一定程度上实现了证候疗效评价的定量化,但在国外学者发表的随机对照试验中无一采用证候积分,可见这种疗效评价方法制约了中医药临床疗效评价体系的发展。因此,对湿证进行规范化测量尤为重要。

二、测量方法

中医诊病以四诊合参为要,即望闻问切。如《素问·阴阳应象大论》云:"善诊者,察色按脉,先别阴阳;审清浊,而知部分;视喘息,听音声,而知所苦;观权衡规矩,而知病所主。按尺寸,观浮沉滑涩,而知病所生。以治无过,以诊则不失矣。"描述了望闻切的重要性。《素问·移精变气论》更是大篇幅记载了"色""脉"和"数问其情",强调了望诊、切诊和问诊的重要性,如"色脉者,上帝之所贵也,先师之所传也。……治之要极,无失色脉,用之不惑,治之大则""闭户塞牖,系之病者,数问其情,以从其意,得神者昌,失神者亡"。《素问·脉要精微论》则详细记载了脉诊,如"切脉动静而视精明,察五色,观五脏有余不足,六腑强弱,形之盛衰,以此参伍,决死生之分"。可见四诊对中医的辨证施治非常重要,但这种以"诊法-辨证-治疗"为核心的医疗模式要求医师在获取临床信息的基础上依据经验进行分析并作出准确判断。然而,在采集四诊信息时,并没有一个固定的标准,只能依赖于医师的知识水平和临床实践经验来判断,主观性很强,受限于医师自身的知识水平、思维能力和诊断技能等,同时还会受到外部光线、温度等环境因素的影响,从而导致不同的医师在诊治同一患者时获取的四诊资料缺乏统一性,使辨证的精确性和重复性差。因此,借助现代化的测量技术,可更好地促进中医湿证的标准化发展。

(一) 客观(单个症状)测量方法

1. 四诊仪技术测量　人工智能技术的迅速发展为中医四诊的智能化发展带来了契机。将人工智能技术引入中医领域,可逐步实现中医四诊的规范化、标准化、客观化及智能化发展,让四诊发挥更好的价值和作用。中医四诊的智能化技术可快速完成全身各类体征信息的采集,从而获取相对客观、标准、规范的数据资料,以此提高辨证的精准性。中医四诊的数字化、智能化技术的应用,改变了传统中医辨证论治"主体(医师)- 客体(患者)"的二项模式,成为"主体 - 工具 - 客体"的三项模式,促进了中医证候的标准化发展。

中医四诊智能化主要集中在舌诊、面诊、脉诊、问诊方面,在湿证客观(单个症状)测量方面,具有较大的优势。闻诊多由于数据采集过程中受干扰因素影响,智能化的研究相对较少。中医湿证的很多客观症状/体征需要借助智能化工具进行测量。

舌诊是中医诊断的重要方法之一。现有的舌诊技术多依赖图像识别技术,对收集的舌象进行图像校正、图像去噪、舌体分割、舌质舌苔分离等预处理,然后对舌象的纹理特征、颜色特征和几何特征(形态特征)等进行提取和分析总结,从而获取相对规范化、客观化的舌象特征,完成中医证候的推断。中医湿证特有的舌象包括舌苔厚、舌苔腻、舌苔水滑、舌体胖大、舌有缨线等;通过现有的舌象技术,可对每种舌象的舌质、舌苔颜色和性质进行分析,获取标准化的信息采集数据(图 4-3),从而避免主观判断的不精确性。

面诊是中医望诊的重要组成部分。现有的面诊技术多采用机器学习以及深度学习的方法,通过面部皮肤块分割、颜色特征提取、纹理特征提取、唇色特征提取,对面色特征进行分类识别和分析,识别率可达 90% 以上。与中医湿证相关的面部特征,如面色黄、面部浮肿,可采用面诊技术获取相应的面部图像,辅助临床诊断(图 4-3)。

脉诊仪多基于中医脉象理论,以脉位、脉率、脉频、脉力为切入点,采用高精度传感器获取桡动脉搏动信息,同时与基于名老中医的脉象判断形成的数据进行匹配对比,进行更复杂的深度学习。由于中医学脉象理论比较复杂,多达几十种,因此将脉诊进行客观化、智能化非常重要。中医湿证典型的脉象特征如脉濡、脉滑和脉缓,可采用脉诊智能化技术对其进行测量,从而减少基于主观判断带来的偏差(图 4-3)。

问诊亦属于中医四诊中比较重要的诊断方法之一。问诊的智能化研究可以提供高效、便捷的中医问诊服务。问诊智能化的研究主要有两个方面,一是如何通过推荐算法完成问卷设计,二是结合其他诊疗方法以提高问询效率。问诊系统的开发,可促进信息采集标准化、客观化,从而有效减少问诊的时间和问诊的次数,提高问诊的效率。技术实现上主要分为症状量化、智能诊断两个步骤,前者基于问诊量表和语音问答方式提取患者证候特征,后者根据特征对其病症进行识别或分类。问诊技术在中医湿证的客观化测量中起着非常重要的作用,很多湿证相关的症状都需要通过问诊技术获取,从而获取相对准确的高效的信息资料(图4-3)。

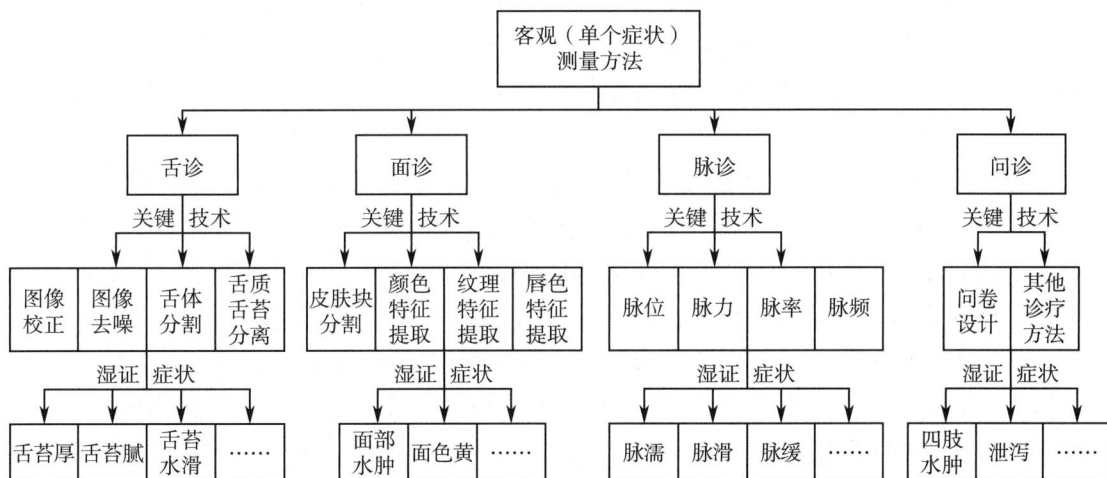

图 4-3　湿证特征的客观(单个症状)测量

中医湿证涉及健康、亚健康及各种疾病人群。针对湿证的各种实验室检测指标,并不能及时反映湿证人群的身体状况,也不能在发病前给予疾病的预警。利用现有的四诊相关技术,从舌诊、面诊、脉诊、问诊等各个方面对湿证进行测量,对湿证的早期预警、健康状态评估及临床疗效评价将具有重要的意义。如有学者采用中医四诊系统分别从舌诊、面诊、声诊、脉诊、问诊等角度对冠心病患者进行信息的采集与分析,从而为冠心病的预警、健康评估、临床疗效、中药新药评审的临床试验提供评价指标。

中医四诊的智能化技术促进了中医证候的客观化和科学化发展。从四诊信息的采集、整合、分析到组方用药、治疗及预后等,智能化技术体现于中医诊疗过程中的各个方面,实现了中医四诊的信息化、数字化、量化的采集,有效提高了中医药防治疾病的科学性、客观性和稳定性。

2. 生物学指标 / 生物代谢指标测量　生物学指标在疾病的预测和治疗效果的评价方面一直发挥着重要的作用。针对湿证的测量,亦可借助生物学指标,从微观角度对湿证的特征进行测量,从而促进临床疗效的客观化评价。如形体肥胖者,可通过腰围和甘油三酯的浓度计算脂质蓄积指数,准确评估体内脂肪蓄积的程度,还可通过血液、尿液及粪便等样本进行代谢组学分析,揭示形体肥胖者与非肥胖者的生物标志物差异。又比如在舌象特征方面,通过尿液代谢组学分析,可发现苔腻人群的尿液代谢物和非苔腻人群的尿液代谢物有明显的差异。便溏为湿证的典型表现之一。有研究发现,在便溏人群中,尿液中的某些生物标志物含量与非便溏人群相比有差异。对湿证症状和体征的生化指标或生物代谢指标的研究,有助于湿证特征的客观化评价。

3. 其他测量方法　中医治病强调整体观念,强调人体是一个有机的整体,同时人与自然界也是有机的整体。人生活在自然界中,自然界存在着人类赖以生存的必要条件,但同时,自然界的四时节气变化又可以直接影响人的生理病理变化。这种"天人合一"的观念是中医特有的理论——人体的生理、病理变化与自然界的变化密切相关,不同的节气、不同的地域及不同的气候都会给人体带来或多或少的影响。中医治疗疾病时,不仅关注患者自身的症状和体征,还要考虑不同的节气、地域和气候等因素对人体的影响。

湿属于六气之一。正常的湿气是万物生长发育必不可少的条件,但当湿气太过,转变为湿淫,则会成为影响人体健康和疾病的重要因素之一。如《素问·至真要大论》指出:"太阴司天,湿淫所胜,则沉阴且布,雨变枯槁,胕肿骨痛阴痹,阴痹者按之不得,腰脊头项痛,时眩,大便难,阴气不用,饥不欲食,咳唾则有血,心如悬,病本于肾。太溪绝,死不治。"太阴湿土司天,外湿胜则影响体内水湿变化,从而导致人体出现胕肿、骨痛、阴痹等一系列症状。人体的发病在一定程度上会受到当时的节气、气候影响。《素问·金匮真言论》记载:"东风生于春,病在肝……南风生于夏,病在心……西风生于秋,病在肺……北风生于冬,病在肾。"一些疾病的发病节气与中医证候有明显的内在规律,如心力衰竭患者,心肾阳虚证发病以小暑、白露居多,气虚血瘀证发病以立秋、小暑居多;中医痹病的发病,在二十四节气中,发病率最高的时节为小满,而小满时节是我国南方高温多雨期,这与《黄帝内经》所述"风寒湿三气杂至,合而为痹也"不谋而合。因此,在对湿证进行测量时,还应考虑外湿对人体的影响,可结合气象的一些观测数据进行综合评价。比如,长夏季节多湿气,可借助经络测量仪等技术分析人体经络特征与该季节运气变化的特征。

除此之外,还有一些其他的测量方法,如红外热成像技术、人体成分分析仪等,亦可从不同层面对湿证相关特征进行测量和分析。

(二) 主观(模块)测量方法

湿证的很多主观特征,如头重如裹、脘腹痞满、大便黏滞,借助现有的智能化客观测量工具可能无法反映出患者的真实感受或不适,因此,需要借助一些标准化或模块化的测量工具如量表测量法,才能反映出患者的真实情况。同时,借助标准化的测量工具,亦解决了中医辨证过程中的复杂性、主观性及难以评价问题。在测量过程中,根据临床特征的不同设计一套标准化或模块化测量方法,从而获取准确的评估结果。

1. 共性模块测量方法　共性模块测量方法主要针对以下两类人群所表现的湿证特征进行测量:多个具有相同病机特点的疾病人群所表现的共同的湿证特征;非疾病状态下具有共同属性的一类人群所呈现的湿证特征。

针对共性模块的测量,有学者开发了对湿证严重程度进行评估的中医湿证评估量表。该量表是由路桃影等研制的普适性湿证评价工具,包括湿性重浊、湿性黏滞、易伤阳气和湿性趋下4个维度,共30个条目(图4-4)。量表满分为114分,分数越高表明受访者湿证程度越严重。在一项纳入800多例受访者的临床调查研究中,对该量表的信度和效度进行了评价;结果表明,该量表具有较好的内在一致性信度、重测信度、内容效度、区分效度和校标效度,可用于对湿证人群严重程度的评估。中医湿证评估量表具有条目容易理解、条目数适中、受访者填写方便等优点,比较适用于社区大规模的湿证筛查以及临床和科研领域的疗效评价。该量表纳入的30个条目囊括了湿证的主要核心症状和体征,且该量表为受访者自评量表,由受访者根据最近2周的体验和感觉进行作答,可反映患者的真实痛苦或不适,因此,可用于湿证的临床测量和评价。

此外,王琦等研发了中医体质分类与判定表(图4-4)。该表将人的体质分为9种基本类型,分别为平和质、气虚质、阳虚质、阴虚质、痰湿质、湿热质、血瘀质、气郁质和特禀质,其中痰湿质和湿热质可以合并为湿性体质,共15个条目,每一条目按五级评分,即"没有"计1分,"很少"计2分,"有时"计3分,"经常"计4分,"总是"计5分。通过计算原始分及转化分,可判断相应的体质类型。该表是目前比较公认的中医体质辨识测量工具,相关的痰湿质和湿热质亚量表可用于湿性体质的判断,辅助临床诊疗。

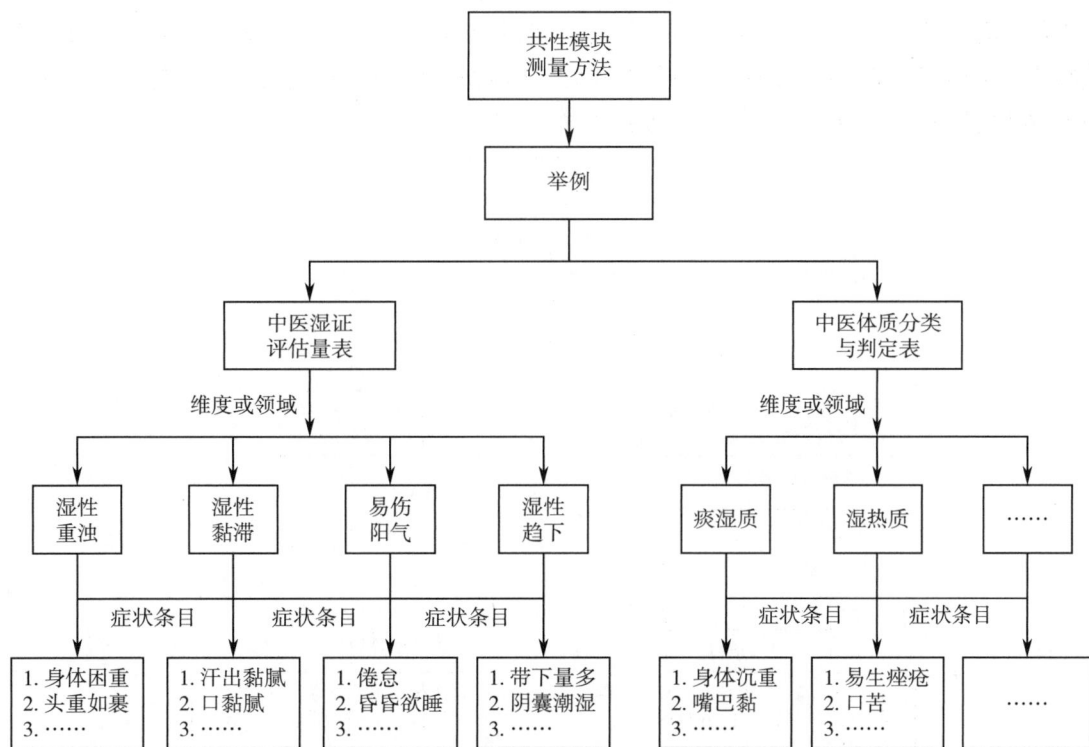

图4-4 湿证特征的共性模块测量方法

这些测量方法,提高了临床湿证辨证及评价的准确性,亦为中医证候规范化及临床疗效评价提供了新的思路与方法。

2. 特异性模块测量方法　特异性模块测量方法主要针对湿邪侵犯某些特殊人群或某一特殊部位而导致的一系列症状/体征进行测量,如身黄、目黄、小便黄或皮肤水疱、瘙痒、糜烂等需要借助特异性模块测量方法才能更准确地反映出患者细微或重要的一些变化。其主要测量方法亦是通过量表测量来实现。现有的一些与湿证相关的特异性模块测量量表包括慢性乙型肝炎肝胆湿热证评定量表和膜性肾病湿证调查问卷,分别是针对慢性乙型肝炎和膜性肾病研制的特异性量表。

慢性乙型肝炎肝胆湿热证评定量表是根据心理评定量表及世界卫生组织(WHO)生存质量量表的研究方法,通过文献研究、回顾10 700例流行病学调查资料、专家讨论、条目分析及经验性筛选等方式方法建立的量表(图4-5)。该量表由肝胆和湿热两个维度组成,包括口干、口苦、大便不调、尿黄、胸胁胀痛、厌油腻、恶心呕吐、身目发黄、头身沉重、食欲减退、腹胀、发热、阴部瘙痒13个条目,各条目按其等级指标依次计0~4分,绝大多数条目采用5级评分方法,个别难以细分的条目采用4级评分法,由患者根据自我感觉进行填写。量表中包含的13个条目,反映了慢性乙型肝炎疾病状态下肝胆湿热证的证候特征。

膜性肾病湿证调查问卷是在系统文献检索结合临床调查的基础上形成的(图4-5),包括水肿、肢体关节酸痛沉重、肢体乏力或倦怠、精神疲倦或嗜睡、面色秽浊如有污垢、口黏腻、呕恶或恶心呕吐、脘腹胀满、小便混浊或有明显泡沫尿、胃口变差、带下量多/阴囊潮湿等11个条目,各条目按照症状的严重程度分为无、轻度(偶有症状/感觉轻微)、中度(症状持续/感觉明显)、重度(程度显著/影响生活)4个选项。该问卷中的条目,反映了膜性肾病患者湿证的特征表现。

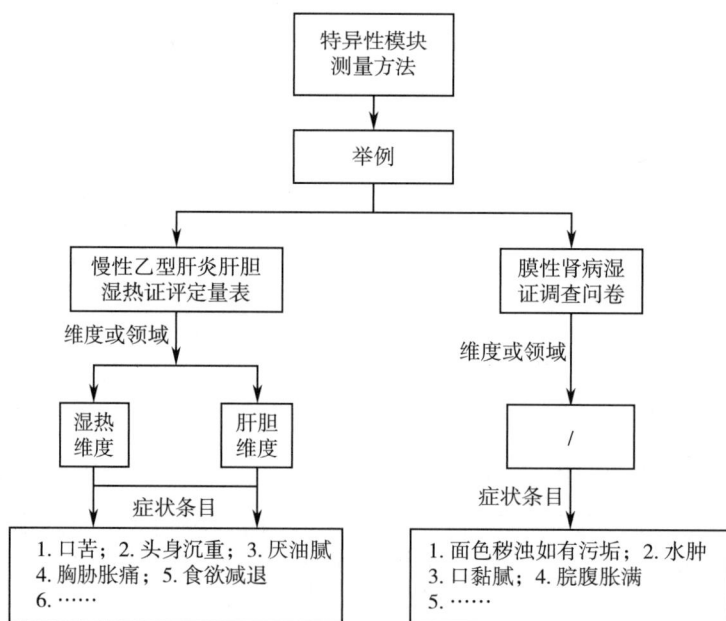

图4-5　湿证特征的特异性模块测量方法

三、湿证相关测量工具的应用

（一）人群的健康状态评估

湿证相关测量工具可用于有湿无病或有湿有病等人群的健康状态评估。随着人们生活水平的提高以及个人对自身健康水平的关注度上升，可以采用湿证相关测量工具对社区中老年人群进行大样本健康状态评估的调查研究。相对于耗时且费用高的实验室检查（相关指标）来说，湿证相关测量工具有着简便、无创、费用低及适用场景广泛的优点，且早期进行大范围的人群筛查，可以及早发现高风险人群，进行早期干预，在一定程度上也可以减轻重大及慢性疾病的隐形疾病负担，以及节约医疗卫生资源。

（二）临床试验中治疗性／预防性干预措施的效果评价

湿证相关测量工具在中医临床疗效评价的过程中具有重要的作用，可用于治疗性或预防性干预措施的效果评价。湿证相关测量工具作为中医药临床疗效评价的结局指标之一，具有效率高、简单易行、操作性强等优点。对于一些生物学指标难以观察或观察时间较长的临床试验，采用湿证相关测量工具作为结局指标之一，不仅可较容易评估治疗性或预防性干预措施的疗效，还可以直接从患者的角度获取患者对自身健康状况、功能状态以及治疗感受的报告。

第三节　湿证特征的术语规范

湿证作为临床常见的中医证候之一，已逐渐演变为多种重大及慢性疾病的核心病机。由于涉及的临床症状或体征复杂多样，其辨证的准确与否，关乎到临床疗效评价的最终结局。中医学历史悠久，各个学派对湿证的认识不同，存在症状和体征名称繁多、内涵和外延不清、标准不统一等问题。目前缺乏较为系统的湿证相关术语规范，为湿证的临床调查和测量带来了挑战。因此，为了提高湿证临床实践调查和测量的精准性，亟需对湿证相关症状、体征术语进行规范，这也是促进中医证候标准化的重要基石。下面以笔者所在单位开展的患者自评的湿证特征术语规范研究为例，对其术语规范的过程进行阐述。

一、湿证特征术语收集

基于中医学的基本理论，结合湿证的性质和特点，系统检索湿证相关四诊信息。

检索资料以国内外公开发表或公开出版的与湿证相关的并具有一定代表性和权威性的标准、指南、专著、教材为主。如国医大师路志正的《中医湿病证治学》(专著),以及《中医基础理论》《中医诊断学》(权威教材)等。

二、检索

经文献检索、筛选后,最终确定《中医湿病证治学》《中医湿病学》《中医诊断学》《中医基础理论》《中医证候鉴别诊断学》等专著,以及与湿证相关的标准/指南等10余部,作为初始资料来源,在此基础上对湿证相关的症状和体征进行收集和整理。

三、整理

将收集到的湿证相关的四诊资料进行系统整理、归类和合并。

(一)筛选

筛选原则:①除重;②每个亚分类如全身症状、头面部症状、脏腑症状、皮肤症状、肢体经络症状、舌象等都尽可能涉及;③排除非湿症状/体征及与疾病明显相关的症状/体征,如身目发黄(黄疸)、口舌歪斜(中风);④排除与水、饮、痰、浊明显相关的症状/体征,如水肿;⑤因是患者自评,故去除脉诊部分。

(二)合并

将表达意思相同的症状/体征,即临床概念一致的症状/体征进行合并。如食欲不振、纳呆、纳差、不思饮食、食少、不知饥、食欲差等,均是表达食欲差、不想吃东西,可予以合并。有些症状/体征,虽然字面意思接近,但内涵不同,则不予合并。

(三)拆分

为确保症状/体征的独立性,表达的概念清晰无歧义,对于一些由2种或2种以上症状/体征构成的复合症状/体征进行拆分。如肢体/关节酸痛重着,反映了疼痛和重着两种性质,可拆分为"肢体/关节酸痛"和"肢体/关节重着"2个症状。对于一些具有并列、关联特征和证候属性的复合症状/体征不宜拆分,以免造成原有临床信息的丢失与分散。

(四)保留敏感度较高的症状/体征

一些对湿证的判断具有重要意义的症状/体征,如舌有缨线(即舌面上距舌边两侧0.5~1cm处由唾液泡沫堆积而成的白线),虽然对于患者来说难以理解,但其对湿证的判断具有较高的敏感性,故予以保留。

四、术语的规范化

参照既往国家自然科学基金重点项目"证的应用基础研究"成果——症状/体征标准化语料库(国家自然科学基金重点项目,No.39830460),将收集的湿证症状/体征进行规范化整合。规范化整合原则:将标准化语料库中对应的症状/体征名称定为湿证特征首选术语;对于语料库中未包含的症状/体征,以有利于反映证候本质、意义明确、普遍使用或使用频率较高的症状/体征名称为首选术语。

五、术语的操作化

操作化就是将抽象的概念转化为可观察的具体指标的过程,是对那些抽象层次较高的概念进行具体测量时所采用的程序、步骤、方法、手段的详细说明。中医湿证的概念内涵比较抽象,每个症状/体征包含的信息量大、不容易理解,对其进行操作化定义,有助于临床操作和理解。在操作化定义时,主要参考一些国际公认的与中医药学相关的术语词典、专著、教材及指南等,进行引用或改写。经操作化定义之后,形成术语操作化初稿。

六、评估分级标准

每个术语按照症状的严重程度划分为 5 个等级。每个等级的评估标准如下:

无:无该症状。

轻:有该症状,程度为轻度;或发生不频繁,每周 1~2 次。

中:有该症状,程度为中度;或发生比较频繁,每周 3~4 次。

重:有该症状,程度为重度;或发生非常频繁,每周 5~6 次。

极重:有该症状,程度非常重;或几乎每天发生。

计分方法:湿性重浊、湿性黏滞、湿性趋下 3 个维度所包含的术语,按照症状严重程度从"无""轻""中""重"到"极重"计分,分别为 0~4 分,即"无"计 0 分,"轻"计 1 分,"中"计 2 分,"重"计 3 分,"极重"计 4 分;易伤阳气维度所包含的术语,按照症状严重程度从"无""轻""中""重"到"极重"计分,分别为 0~3 分,即"无"计 0 分,"轻"计 1 分,"中"和"重"计 2 分,"极重"计 3 分。由于易伤阳气所包含的术语,相较于其他 3 个维度,对湿证判断的权重较小,所以在计分方面予以降级。

七、临床预测试

针对形成的湿证特征术语,从三甲医院的门诊就诊患者中选择部分湿证和非湿证人群进行预测试,主要考评被访者是否理解每个术语的含义,且其理解的含义是否与研发者所设计的内容一致等。对被访者不理解的术语进行修改和完善。经测试,所形成的术语基本都可以被受访者正确理解。

八、术语的优化及形成

在上述基础上,通过德尔菲法专家咨询,进一步补充完善湿证相关症状/体征及术语操作定义,并通过全国范围内的广泛征求意见和专家共识会议对已形成的湿证特征术语及操作定义进行优化和最终定稿。专家来源于全国范围内各高校、医疗机构、科研机构及学术团体,专业领域涉及中医基础理论、中医诊断学、中医证候研究、中医标准/指南制定、中医湿证研究等。最终,共形成30项被访者自评(表4-2)的湿性特征术语及操作定义。

表4-2　湿证特征术语及操作定义

序号	症状	定义
1	形体肥胖	头圆形,颈短粗,肩宽平,胸厚短圆,大腹便便
2	身体困重	自觉身体发沉,严重者如包裹束缚,不愿活动
3	身热不扬	肌肤初扪之不觉很热,但扪之稍久即感灼手
4	汗出黏腻/汗出不畅	汗珠颗粒大,黏腻如油,粘在皮肤上不易滚落、不易蒸发,或汗出过程不畅快
5	倦怠	疲倦乏力,精神懈怠
6	昏昏欲睡/思睡	自觉昏昏沉沉,总想睡觉,且寐后疲劳感不减
7	头重如裹	自觉头部沉重感(如被布带包裹的感觉)
8	面部或头发油腻	面部或头发油脂分泌较多,有油腻感
9	面色秽浊如有污垢	面色污秽,如蒙尘垢,洗之难去,转又如前
10	眼分泌物多	眼睛分泌物多且黏腻
11	口黏腻	自觉口中黏腻不爽,或口中有异常味觉,如口甜、口淡等
12	口臭	口中发出难闻的气味
13	口渴但不想喝水	虽感口渴,但喝水不多,或不想喝水
14	咯痰	从咽喉部或呼吸道内排出分泌物
15	腹部饱胀感	腹部胀满,痞塞不适,如物充塞
16	胃口差	没有胃口,厌恶食物,食欲大减,甚至恶闻饮食之味
17	恶心或呕吐	有上腹部不适和紧迫欲吐的感觉,或饮食物、痰涎等胃内容物上涌,由口中吐出

续表

序号	症状	定义
18	腰部困重	腰部自觉沉重感,严重者如包裹束缚
19	肢体 / 关节酸痛	肢体 / 关节又酸又痛,阴雨天加重
20	肢体 / 关节重着	肢体 / 关节有沉重感和附着感,像绑着沙袋一样
21	大便不成形	大便不成形,轻则如烂泥,重则如水样
22	大便次数多 / 大便频繁	大便次数超过平日习惯的频率
23	大便黏滞	大便黏稠,有排泄不畅及排不尽感,粪便易粘容器壁
24	带下量多 / 阴囊潮湿	白带量多黏稠,或阴囊出汗多、有潮湿感
25	肌肤疮疡或湿烂	皮肤容易长痈、疽、疔、疖、溃疡,或皮肤容易发生水疱,溃破后有渗出液
26	舌苔厚	舌苔分布厚而稠密,不能透过舌苔看到舌质
27	舌苔腻	苔质细密,融合成片,中间厚、边缘薄,如涂有油腻之状,紧贴舌面,揩之不去,刮之不脱
28	舌水滑多津	舌面水分多,伸舌欲滴,扪之滑腻
29	舌体胖大	舌体较正常肥大,轻则厚大异常,重则胀塞满口
30	舌有缨线	舌面上距舌边两侧 0.5~1cm 处由唾液泡沫堆积而成的白线

来源:参考团体标准(T/CACM 1388—2022)《湿证评估操作规程》。

九、临床适用范围

该套术语规范可适用于各级医院、社区医疗机构、中医治未病或健康管理机构及相关科研和评价机构,对 18 岁或 18 岁以上的健康、亚健康及各种疾病人群的湿证严重程度进行评估。

(路桃影　蔡坚雄　吴大嵘)

参考文献

1. 高阳, 谢雁鸣, 王志飞, 等. 基于中医证候的缺血性中风病复发早期预警模型的构建及验证 [J]. 中华中医药杂志, 2022, 37 (2): 686-692.

2. 朱文锋, 袁肇凯. 中医诊断学 [M]. 2 版. 北京: 人民卫生出版社, 2011.

3. 卢芳, 匡海学, 刘树民. 诠释“中医之水”——水、湿、痰、饮的内涵及治疗理论 [J]. 世界中医药, 2015, 10 (12): 1813-1818.

4. 赵景广, 江凌圳, 李湛, 等. 张景岳治疗湿证理论及临床经验探析 [J]. 中医文献杂志, 2023, 41 (1): 11-13.

5. 李连成, 路志正. 湿阻的流行病学调查 [J]. 中医杂志, 1992 (6): 44-45.

6. 路桃影, 谢倩文, 蔡坚雄, 等. 中医湿证评估量表的构建及初步优化 [J]. 中医杂志, 2021, 62 (19): 1677-1683.

7. 陈亚栋, 赵文杰, 刘译鸿, 等. 基于横断面调查的 152 例初治结直肠癌患者中医湿证特点分析 [J]. 广州中医药大学学报, 2024, 41 (2): 271-277.

8. 程小平. 代谢综合征湿证临床特征与中医体质、人体成分的相关性研究 [D]. 广州: 广州中医药大学, 2021.

9. 赵琳, 平瑞月, 刘俊峰, 等. 特应性皮炎脾虚湿蕴证患者的皮损表现特征分析 [J]. 中国中医基础医学杂志, 2024, 30 (2): 275-280.

10. 王忆勤, 郎庆波, 李果刚, 等. 慢性胃炎中医湿证证候诊断标准研究 [J]. 中国中西医结合杂志, 2005, 25 (11): 975-979.

11. 江会茂, 胡春媚, 王丽华, 等. 湿热型哮病证候特征的临床分析 [J]. 江西中医药, 2017, 48 (10): 41-44.

12. 倪敬年, 时晶, 田金洲, 等. 中药治疗痴呆临床试验中证候结局的评价 [J]. 中国中西医结合杂志, 2013, 33 (3): 404-407.

13. 刘喜明, 高荣林, 姚乃礼, 等. 路志正: 百病皆由湿作祟 [N]. 中国中医药报, 2011-01-07 (04).

14. 汪海东, 吴晴, 王秀薇, 等. 中医湿病的现代认识 [J]. 中医杂志, 2015, 56 (13): 1089-1092.

15. 罗辉, 廖星, 王茜. 中医证候积分在疗效评价中的应用: 基于 240 项随机对照试验的比较研究 [J]. 中国中西医结合杂志, 2015, 35 (10): 1261-1266.

16. 李红岩, 李灿, 郎许锋, 等. 中医四诊智能化研究现状及热点分析 [J]. 南京中医药大学学报, 2022, 38 (2): 180-186.

17. 王忆勤, 李福凤, 燕海霞, 等. 中医四诊信息数字化研究现状评析 [J]. 世界科学技术: 中医药现代化, 2007, 9(3): 96-101.

18. 于广军, 杨佳泓. 医疗大数据 [M]. 上海: 上海科学技术出版社, 2015.

19. 王玲, 林依凡, 李璐. 智能诊疗在舌象研究中的应用进展 [J]. 中华中医药杂志, 2021, 36 (1): 342-346.

20. 林怡, 王斌, 许家佗, 等. 基于面部图像特征融合的中医望诊面色分类研究 [J]. 实用临床医药杂志, 2020, 24 (14): 1-5.

21. 张钰莹, 周华, 詹松华, 等. 中医四诊新技术的应用及研究进展 [J]. 中国医学计算机成像杂志, 2021, 27 (1): 83-86.

22. 李红岩, 李灿, 郎许锋, 等. 中医四诊智能化现状及关键技术探讨 [J]. 中医杂志, 2022, 63 (12): 1101-1108.

23. 王忆勤, 郭睿, 许朝霞, 等. 中医四诊客观化研究在冠心病诊断中的应用 [J]. 中医杂志, 2016, 57 (3): 199-203.

24. Kahn HS. The "lipid accumulation product" performs better than the body mass index for recognizing cardio-vascular risk: a population-based comparison [J]. BMC Cardiovasc Disord, 2005, 5: 26.

25. 秦爽. 湿疹湿证的临床观察及尿液代谢组学研究 [D]. 广州: 广州中医药大学, 2021.

26. 于建江. 浅谈天人合一对中医整体观的体现 [J]. 新疆中医药, 2004, 22 (3): 4.

27. 冯玉明, 李思宁. 岭南地区心力衰竭病人中医证候与发病节气的关系 [J]. 中西医结合心脑血管病杂志, 2021, 19 (22): 3927-3930.

28. 张光江, 纪伟. 从 "天人相应" 探讨中医痹证与二十四节气、五季的发病关系 [J]. 中医临床研究, 2023, 15 (3): 18-21.

29. 中华中医药学会. 湿证评估操作规程: T/CACM 1388—2022 [S]. 北京: 中华中医药学会, 2022.

30. 中华中医药学会. 中医体质分类与判定: ZYYXH/T157—2009 [S]. 北京: 中华中医药学会, 2009.

31. 郭全, 陈泽奇, 刘小珍, 等. 慢性乙型肝炎肝胆湿热证评定量表的初步编制及考评 [J]. 中国中医药信息杂志, 2007, 14 (7): 9-12.

32. 洪晓帆, 黎创, 蔡凤丹, 等. 膜性肾病湿证调查问卷的构建及尿蛋白与湿证的相关性探讨 [J]. 广州中医药大学学报, 2021, 38 (10): 2260-2267.

33. 黄碧群. 中医症状标准化的必要性 [J]. 中华中医药杂志, 2011, 26 (3): 429-432.

34. 路志正. 中医湿病证治学 [M]. 3 版. 北京: 科学出版社, 2015.

35. 王彦晖. 中医湿病学 [M]. 北京: 人民卫生出版社, 1997.

36. 李德新, 刘燕池. 中医基础理论 [M]. 2 版. 北京: 人民卫生出版社, 2011.

37. 赵金铎. 中医证候鉴别诊断学 [M]. 北京: 人民卫生出版社, 1987.

38. 张志强, 王永炎, 盖国忠. 论中医症状名称规范五原则 [J]. 北京中医药大学学报, 2010, 33 (9): 595-596.

39. 周开林, 董俭, 王珊珊, 等. 近 20 年中医症状规范化的研究思路与方法综述 [J]. 环球中医药, 2022, 15 (4): 708-712.

40. 赖世隆, 杨小波, 温泽淮, 等. 证候宏观诊断标准基本框架的探讨 [J]. 中国中西医结合杂志, 2005, 25 (6): 552-555.

41. 吴大嵘, 赖世隆. 中医学健康概念及其测量操作化探讨 [J]. 中国中西医结合杂志, 2007, 27 (2): 174-177.

第五章

湿证的界定与诊断

　　"湿"作为中医理论体系的核心概念之一,关联病因病机、藏象、气血津液等基本理论后,以其对机体认识的独特视角在中医学理论与实践中发挥着十分重要的作用,成为中医、中西医结合科学研究的重要趋势。"百病皆由湿作祟。"对王永炎等主编的《临床中医内科学》一书中有关湿的病证进行统计发现,湿与130多种病证关系密切。湿性重浊黏腻,致病易兼化、迁延。从湿辨治是中医干预多种重大疾病、慢性难治病以及维护健康的重要手段。中医发展绕不开证候问题。证候上承中医基础理论,下贯临床实践。研究解决证候问题,对于中医理论的传承与创新具有重大意义。清晰的湿证界定(包括定义、范畴)及明确的湿证诊断(包括湿证症状/体征、术语规范、诊断属性、诊断原则以及系统性湿证系列标准的建立),是开展湿证及相关重大慢病诊疗与高质量研究的先行工作,也是发展中医理论的重要任务,具有重要价值和意义。

第一节　中医诊断原理、思维及模式

一、中医诊断原理

　　《素问·阴阳应象大论》所述"以我知彼,以表知里,以观过与不及之理,见微得过,用之不殆",极其精辟地论述了中医诊断疾病的基本原理,即"司外揣内""见微知著""以常达变"。所谓"原理",即科学的原理,由实践确定其正确性,可作为其他规律的基础;也指具有普遍意义的道理。其一,"司外揣内",又叫"从外知内"或"以表知里",意为通过观察、分析患者的外部表现,就可以测知其体内的病理变化。这一原理是古代医家把"有诸内者,必形诸外"的古代哲学观点应用于医学的体现。临床上,望面色、听声音、问二便、切脉象、触肌肤等,均属"司外";针对上述临床表现,运用辨证思维,以审察病机,识别证候,便是"揣内"。其二,"见微知著",意思是通过观察局部的、微小的变化,可以测知整体的、全身的病变。例如,舌只是人体很小的一部分,然而中医认为舌为心之苗,又为脾之外候,与其他脏腑以及经络也有着密切联系。因此,舌的局部变化可以反映人体脏腑气血的整体状况。此外,见微知著的引申含义

是见到事情的苗头,就能知道它的实质和发展趋势。正如汉代袁康《越绝书·越绝德序外传记》所云:"故圣人见微知著,睹始知终。"其三,"以常达变",这一原理用于中医诊断,意味着以健康人体的表现或状态去衡量患者,就可以发现患者的异常之处及病变所在,从而为作出正确的诊断提供线索和依据。例如,医师常用手掌去触摸患者的额头或肌肤,以了解患者是否发热及发热的程度,正是基于此原理。

二、中医诊断思维、方法

中医学的思维方法,是中医学理论系统构建过程中的理性认识的方法学体系。它借助于语言,运用概念、判断、推理等思维形式反映人体内外的本质联系及其规律性。中医思维贯穿于整个中医临床活动中,而在诊断疾病的活动中表现的思维,称之为中医诊断思维。中医的诊断包括辨病(病名诊断)和辨证(证名诊断)两部分。

(一)对病的界定及辨病方法

"病"即疾病,是在病因作用下,正邪斗争、阴阳失调所引起的具有该病特定发展规律的病变全过程,具体表现为若干特定的症状和不同阶段前后衔接的证候。从某种角度说,疾病诊断实际是要将各种各样的具体病变,从"疾病"这个总概念中区分开来。区分的方法一般是分辨其属于何类疾病,并层层分辨,直至认识其是何种具体病种,作出病名诊断。病情的表现是复杂多样的,但是任何疾病都有其发病、病状、病程演变等方面的规律和特点,而这些规律是可以被把握的。疾病诊断的一般途径,大体来说是根据发病特点辨病,根据病因、病史辨病,根据主症或特征症辨病,根据特发人群辨病,等等。

(二)对证的界定及辨证思维、方法

"证"即证候,是疾病发生和演变过程中某一阶段病理本质的反映。它以一组相关的症状和体征为依据,不同程度地揭示出当前病位、病性、病机等。在对病情资料分析的基础上,辨证常见的逻辑思维方法有类比法、归纳法、演绎法、反证法、模糊判断法等。其中,类比法是辨别证候时主要用到的逻辑思维形式,通常是医者凭借通过阅读书本或师承传授或亲身体验等方式获得知识材料而形成的、已贮存于自己脑海中的证候形象,去和患者的实际情况进行比较并作出判断。此外,在长期的医疗实践中,中医理论不断发展,对辨证的认识也不断深入,逐渐创立了行之有效的各种辨证方法,包括八纲辨证、脏腑辨证、六经辨证、卫气营血辨证和三焦辨证等。它们各具特点,各有侧重,互补而不能相互取代,形成了辨证体系的纵横交叉的网络。

三、中医证候诊断模式

辨证是中医诊断过程的核心。现代中医学者对辨证思维及方法进行总结,给

人以启迪,并提出一个核心问题——证候确立由什么关键因素决定(即如何诊断确立)。既往证候诊断过程重视证候的专业属性而忽视其诊断属性,或者将两者等同,然而两者却有着实质性差异。证候的专业属性包括辨证依据、构成要素、证候的内涵(如性质、功能、部位)和外延(如转化、兼夹)等;而诊断属性则侧重于辨证决策的模式与方法。对证候的诊断属性进行深入剖析,可归纳为特异性(敏感性)、必要充分性、相似度/一致性、对应/关联性(表5-1);相应地,诊断模式可分别概括为特异性模式、必要充分性模式、相似度/一致性模式,以及对应/关联性模式(图5-1),而复杂证候等情况下可能是不同模式的叠加。针对"如何诊断确立"这一关键问题的回答,应基于证候的诊断属性需求,选择适合的诊断决策模式。以下就证候诊断模式的原理、判定形式等进行解析。

表5-1　中医证候的诊断属性解析

证候标准内涵解析	诊断程序 症状/症状群 优先级排序	判定条件	诊断属性
具备特异性指标	无优先级	符合证的1项指标/症状即可确立诊断	特异性(敏感性)
首先应具备疾病的主要特征,其次需具备某证的性质特征	有优先级-层递关系	病的特征(必要条件)+证的共性特征(充分条件)	必要充分性
首先应具备证的性质特征,其次需满足该证的积分要求	有优先级-层递关系	证的特征(必要条件)+证的严重程度(充分条件)	
证的主要症状和次要症状的组合,或症状的组合	无优先级	主要症状+次要症状,或症状的组合	相似度/一致性
不同脏腑功能不足/失调等所致症状的组合	无优先级	功能模块+功能模块	
通过量表或症状积分等达到证的诊断阈值	无优先级	症状量化积分达到诊断阈值	
证候诊断标准具有多个并列的、不同形式的判定条件	无优先级	判定条件1或判定条件2或…	
客观/微观指标与证对应、等价	无优先级	具备某项或某几项客观/微观指标即可确立诊断	对应/关联性
证候与方药效果对应	无优先级	方证对应、效证对应	
证候与病证预后相关联	无优先级	预后关联	

注:以上结果基于公开发表的证候及病证结合诊断标准(包括国家标准、行业标准、地方标准、团体标准,以学会名义发布或在业界具有一定影响力的证候标准共识、指南、量表等)分析获得。

诊断模式

具体模式举例

呈现形式

实例

特异性模式
- 特异性诊断模式 → 敏感性指标 / 特异性指标
  - 《实用血瘀证诊断标准》中"符合指标"舌质紫暗或有瘀斑、瘀点"，即可诊断血瘀证，可认为该指标特异性指向"血瘀证"

必要充分性模式
- 病证结合模式 → 证的共性特征（充分条件）+ 病的特征（必要条件）
  - 《类风湿关节炎脾虚湿阻证证候诊断标准》必要条件：符合类风湿关节炎疾病特征（如对称性，小关节伸不利，僵硬或变形）；充分条件：满足脾虚湿阻证的证候特征
- 典型证候模式 → 证的特征严重度（定量）+ 证的特征（定性）
  - 冠心病心绞痛气滞血瘀证诊断标准 必要条件：至少具备气滞证1项+血瘀证1项指标；充分条件：总积分≥8分。符合上述条件即可诊断
- 组合模式 → 次要症状 + 主要症状
  - 《慢性乙型肝炎（ALT≥2×ULN）中医证候诊断标准》之肝肾阴虚证：其中一项判定条件为具备主症中任意2项与次症中任意2项者，即属本证
- 量化模式 → 通过量表、问卷、或证候症状积分达到确立诊断
  - 王奇院士团队研发的《中医体质量表》，用作辨识、分类9种基本中医体质类型的标准化评估工具
- 功能模块+功能模块 → 功能模块1+功能模块2+……
  - 《慢性阻塞性肺病中医证候诊断标准（2011版）》之痰蒙神窍证：痰对神窍的功能影响（功能模块1）+痰对肺的功能影响（功能模块2）

相似度—一致性模式
- 叠加模式 → 判定条件1或判定条件2或……
  - 《实用血瘀证诊断标准》：符合主要标准1条（判定形式1：特异性指标）或次要标准2条（判定形式2：组合模式-相似度/一致性模式）即可诊断

对应关联性模式
- 客观指标或微观指标→与证对应，等价
  - 《实用血瘀证诊断标准》：影像学显示血管闭塞或中重度狭窄（≥50%）、血栓形成、梗死或栓塞，或脏器缺血的客观证据。符合该项客观指标即可确立诊断
- 方证、效证对应模式→反向验证
- 预后关联→如糖尿病界值
  - 1.方证对应：以方测证，从治疗的角度反推辨证，即形成了以方剂辨证为代表的辨证方法
  - 2.效证对应（辨证应用依据）：如国医大师焦树德治疗胃痛的家传方——三合汤/四合汤，其运用标准即是长期难愈的胃脘痛或曾服用其他治胃药痛无效者，没有更为详细的辨证标准

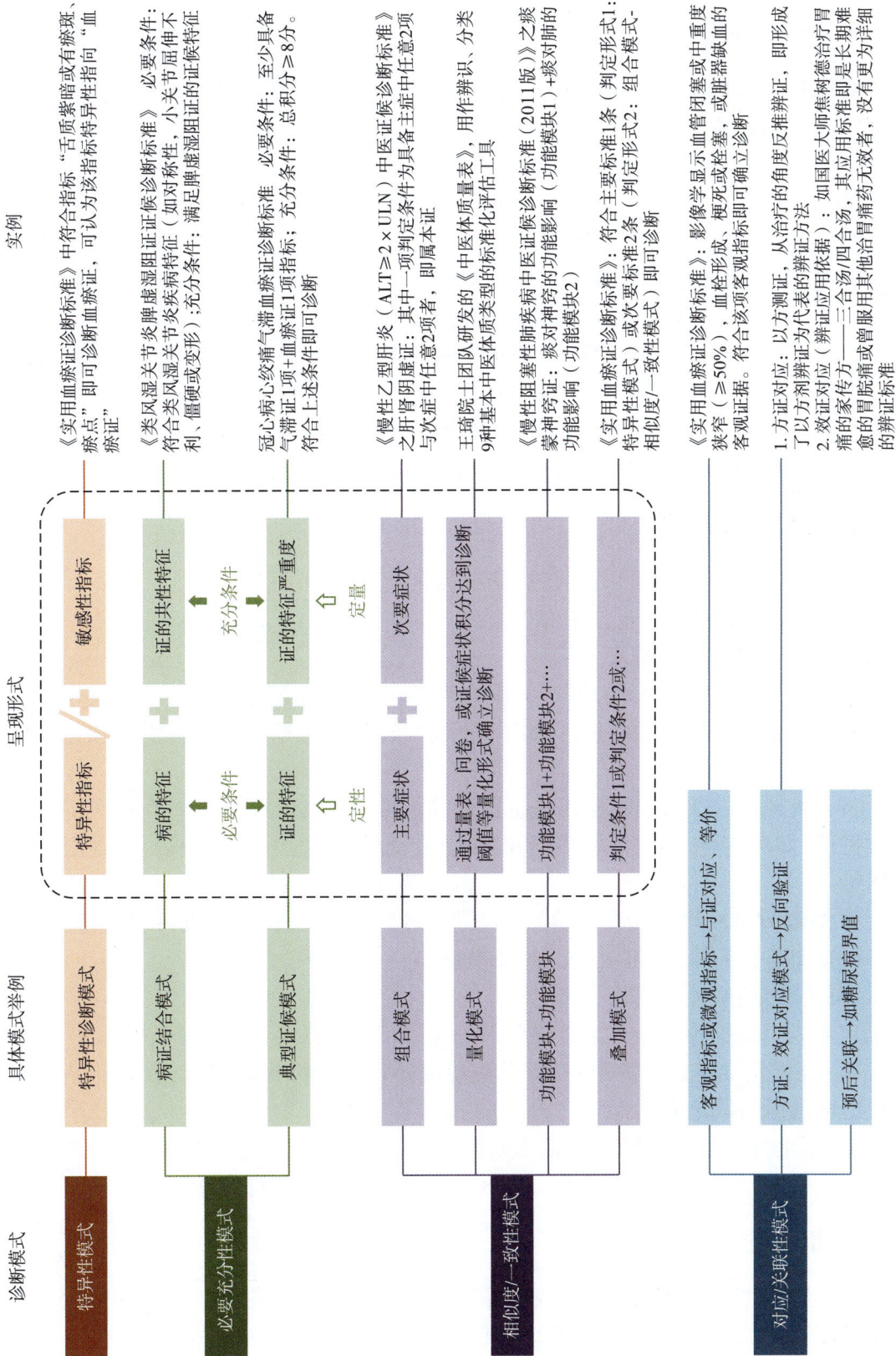

图5-1　中医证候诊断模式分类示意图

（一）特异性模式

原理：某些症状具有特异性的辨证意义，或具有定位意义，或具有定性意义，对认识病证的本质起到关键作用，可以作为确定某个证的关键依据。

判定形式：特异性指标，或特异性指标 + 敏感性指标。

说明：特异性模式成立的前提是某证存在特异性指标。特异性是指具有该症状 / 体征即可确定湿证的把握度。两个方面的把握：特异性是"湿证"而非其他证的概率；具有该症状 / 体征在多大概率上使"湿证"确立。敏感性是指湿证出现某症状 / 体征的概率，即湿证人群有某症状 / 体征的可能性多大。

举例：《实用血瘀证诊断标准》中符合指标"舌质紫暗或有瘀斑、瘀点"即可诊断血瘀证，可认为该指标特异性指向"血瘀证"。

原发性肝癌肝郁气滞证的辨证标准说明，"情志抑郁"既表明病变脏腑在肝，又表明病性为气滞，可以直接辨为肝郁气滞证，属但见一证便是者。

（二）必要充分模式

原理：证候诊断所需要的内涵指标具有优先顺序，且不可或缺。

判定形式：必要条件 + 充分条件。

1. 模式一：病证结合模式

判定形式：病的特征（必要条件）+ 证的共性特征（充分条件）。

说明：首先应符合疾病的主症，如示病性症状，并在此基础上具备疾病和证的其他特征。

举例：《类风湿关节炎脾虚湿阻证证候诊断标准》。①必要条件：符合类风湿关节炎疾病特征（如对称性，小关节屈伸不利、僵硬或变形）；②充分条件：满足脾虚湿阻证的证候特征。

寻常型银屑病血瘀证诊断标准   ①必要条件：符合寻常型银屑病疾病特征（如皮损特征）；②充分条件：满足血瘀证的证候特征。

2. 模式二：典型证候模式

判定形式：证的特征（定性 - 必要条件）+ 证的严重度（定量 - 充分条件）。

说明：证候定性基础上的定量，即首先应满足证候定性指标需求，并在此基础上满足该定性指标的量化需求。

举例：冠心病心绞痛气滞血瘀证诊断标准。①必要条件：至少具备气滞证 1 项 + 血瘀证 1 项指标；②充分条件：总积分 ≥ 8 分。符合上述条件即可诊断。

（三）相似度 / 一致性模式

原理：当各症状 / 症状群对证候的贡献度是并列的、无优先顺序时，通过各症状 / 症状群对证候贡献度的累积、叠加的符合程度以确立证候的诊断模式。

1. 模式一：组合模式

判定形式 1：主要症状 + 次要症状。

说明：要求列出构成证候的临床表现（或分主症、次症，或分主证、次证等），指出须具备一定项目（如主症若干项 + 次症若干项等）诊断才能成立。证候通过症状间的协同增强或辅助说明或因果关系，或症状组合后出现新的辨证价值等方式予以确立。该模式为目前证候诊断标准常用的决策方法。

举例：《慢性乙型肝炎（ALT ≥ 2 × ULN）中医证候诊断标准》之肝肾阴虚证。其中一项判定条件为具备主症中任意 2 项与次症中任意 2 项者，即属本证。

判定形式 2：功能模块 + 功能模块。

说明：任何一个证候（包括单证和复合证候）都可以解析成多个、不同功能模块的组合。功能模块立足证候内涵，侧重对人体不同功能、部位等的影响，涉及定性，或定位，或定性与定位要素的交融。

举例：《慢性阻塞性肺疾病中医证候诊断标准（2011 版）》之痰蒙神窍证。①证候内涵解析：定性因素 - 痰 + 定位要素 - 神窍和肺；②形式：痰对神窍的功能影响（功能模块 1）+ 痰对肺的功能影响（功能模块 2）。

2. 模式二：量化模式

判定形式：通过量表、问卷，或证候症状积分达到诊断阈值等量化形式确立诊断。

说明：①量表常用于定量或有序分类，通常采用条目等分线性累加获得测评总分的形式，将所有的条目等权对待，并要求条目尽可能涉及测量目标的各个方面。证候量表是当前证候量化诊断标准较为提倡的表达形式。②此处的证候症状积分量化未对证候作定性要求，需与必要充分模式下典型证候标准相区别。

举例：①王琦院士团队研发的《中医体质量表》，用作辨识、分类 9 种基本中医体质类型的标准化评估工具；②《冠状动脉粥样硬化性心脏病痰瘀互结证临床诊断标准》：主要指标和次要指标分别赋予不同分值，累计赋分 >12 分可确立诊断。

3. 模式三：叠加模式

判定形式：判定条件 1 或判定条件 2 或…

说明：证候诊断标准由多个并列的、不同形式的判定条件叠加形成。

举例：《实用血瘀证诊断标准》中符合主要标准 1 条（判定条件 1：特异性模式）或次要标准 2 条（判定条件 2：组合模式 - 相似度 / 一致性模式）即可诊断。

（四）对应 / 关联性模式

原理：证候通过与客观或微观指标、方剂、治疗效果及预后等对应、等价或关联的形式予以确立。

1. 模式一：客观 / 微观指标对应模式（与证对应、等价）

判定形式：客观指标或微观指标。

说明：当证候存在微观层面的病理生理改变，标志物等指标有可能成为微观诊断依据,尤其是当客观或微观指标具有特异性时,可直接作为诊断某证的标准,提升诊断的客观性。客观或微观指标可以是通过X线造影、纤维光学内镜、X线断层成像及磁共振成像等发现的微小病灶,也可以是通过实验生物学、分子生物学、系统生物学理论方法等寻找的病证标志物。

举例:《实用血瘀证诊断标准》载有"影像学显示血管闭塞或中重度狭窄($\geqslant 50\%$),血栓形成、梗死或栓塞,或脏器缺血的客观证据"。符合该项客观指标即可确立诊断。

2. 模式二:方证、效证对应模式(反向验证)

说明:辨证分类有时不单纯为了诊断,而是定位在为方药、效果再现服务,此时可通过方证、效证对应模式确立证候。

判定形式1:方证对应模式。

说明:以方测证,从治疗的角度反推辨证,即形成了以方剂辨证为代表的辨证方法。该辨证方法起源于张仲景的《伤寒论》,所制113方,既有方名,又有病证,每个方剂都有相应的证,只要有此证即可用此方剂。有中医学者将方剂辨证的思辨总结为专病专方、专证专方,以及在同类方剂中寻求方证对应的思辨过程。王永炎院士也提出了以"证候要素和应证组合理论"为代表的方证相应辨证方法。该辨证方法体现了理法方药的密切结合,符合中医理论与临床实践相结合的原则,具有研究价值。

判定形式2:效证对应模式。

说明:如国医大师焦树德治疗胃痛的家传方——三合汤/四合汤,其应用标准即是长期难愈的胃脘痛或曾服用其他治胃痛药无效者。

3. 模式三:预后关联模式

说明:该诊断模式借鉴了西医诊断的思维。证候通过与病证预后关联的形式予以确立,如与糖尿病、高血压等界值相关联。

第二节 湿证的界定

一、湿证的定义

(一)内容

中医对湿病湿证的认识,来源于《五十二病方》《黄帝内经》《难经》《伤寒论》《金匮要略》,发展于金元,完善于明清民国,成熟于当代。湿邪致病,最早见于《五十二病方·婴儿索痉》。《黄帝内经》对湿气、湿邪的产生及湿病的病因病机、症状表现、治则等已有较详尽的论述。后世医家在研究前人的著作和经验的基础上,结合临床实践对湿病湿证的发展作出了有益的推进甚至突出的贡献。如，汉代张仲景所著《伤寒杂病论》将湿邪所致的疾病作为独立病种讨论，在湿病的症状、病因方面描述得十分具体；隋代巢元方所著《诸病源候论》对湿病如湿疸、湿癣等进行了阐述，对其病机进行了发挥；宋代杨士瀛《仁斋直指方》对湿邪致病的隐袭性及广泛性具有深刻的认识；宋代朱肱《类证活人书》将湿病分类为中湿、风湿和湿温，并提出相应的治法、方剂；明代张介宾所著《景岳全书》及清代石寿棠所著《医原》则对湿病湿证进行了系统而精辟的论述，等等。然而，历代医著对湿病湿证的发挥与阐释主要体现在其病因病机、致病特点、临床表现、辨证用药等方面，缺乏对湿病湿证内容的清晰界定。

当代医著对湿病湿证的定义（内容）作了明确描述。如路志正主编的《中医湿病证治学》描述湿病为因湿邪侵袭人体，导致水液潴留，表现为水湿停滞的病证；基本病机为水湿停滞，气机失常。王彦晖主编的《中医湿病学》将湿病描述为湿邪蕴积于人体内而产生的一类疾病；它主要包括湿邪由外侵入的一类外感疾病和湿邪内生而引起的一类内伤疾病。朱文锋主编的《中医诊断学》定义湿证为由感受外界湿邪，或因脏腑功能失调、湿自内生所产生的中医证候，以头身困重、胸闷脘痞、肢体酸痛、腹胀腹泻、纳呆、苔滑脉濡缓等为主要临床表现。

中华人民共和国国家标准《中医临床诊疗术语　第 2 部分：证候》（GB/T 16751.2—2021）是我国中医药行业的基础性标准，在中医医疗、科研、教学及国内外学术交流等方面具有积极的规范和引领作用。该标准对湿邪证作了明确定义，即泛指因湿邪侵袭肌腠、经络、骨节，痹阻气血，或内蕴脏腑，困滞气机所引起的一类证候；这一定义具有极高的权威性及公认度，也是本章湿证内涵的依据、来源。

（二）形式

在科学研究中对概念的详述依赖于名义定义和操作定义。名义定义是指某个术语被赋予的意义。绝大多数的名义定义都代表了有关如何使用某一特定术语的某种共识，或者惯例。操作定义明确地规定了如何测量一个概念，即如何操作。既往中医学对术语的定义多为名义定义，如上述当代医著及标准所述，从专业角度对湿病湿证进行界定和描述，使我们对湿病湿证有了更加明确、深入的认识。然而，名义定义虽在教学过程或在人们认识湿病湿证基本特性时具有一定意义，但在科学研究、临床实践中缺乏实际应用价值，且当面对某一具体患者时该定义并不能帮助我们明确鉴别出该患者是否具有湿病湿证。那么，如何鉴别或测量湿证？进一步来说，测量的内容、方法以及对测量结果的解释为何？针对这些问题的回答构成了概念的操作定义。严格地说，操作定义就是描述概念测量的"操作"，其基本科学特性为指涉具体，且不会模棱两可；其思维本质在于，它是人为规定的、衡量一个事物是不是属于某一类的标准；其呈现形式可以是一个判定标准、一个量表，甚至是一份问卷等等。在证候领域，全面描述某一证候，满足医、教、研不同实践层次的多样性需求，需要名义定义和操作定义的双重加持。近年来，证候操作定义的规范性研究逐渐成为热点，建立了如湿证、血瘀证、肾阳虚证、气滞证以及一些病证结合等诊断标准。其中,湿证方面又针对不同的临床需求,建立了用于医师专业辨证的"湿证诊断标准"和用于患者自我功能评估的"湿证评估操作规程"。但这方面的工作还远远不够,需要研究者进一步努力与开拓。

二、湿证的范畴

(一) 湿证与湿病的界定

湿在正常情况下,为自然界六气(风、寒、暑、湿、燥、火)之一,称为湿气,是滋润万物生长繁茂的必要条件。正常的湿气对万物有益而无害。湿邪指致病具有沉重、黏腻、滞浊等特性的外邪。其来源有二:其一,外感六淫之湿邪,如湿气太过或非其时而有其气,伤人致病,则为湿邪;其二,内伤病理产物之湿邪,即脏腑功能失调,津液代谢障碍,水湿停聚,湿邪内生。由湿邪所致的病证可分为3类情况:一类具有特定的病因、发病形式、病机、发展规律和转归,完全符合病的概念,称为湿病,如湿温病、泄泻病、黄疸病,以及西医学疾病如风湿性关节炎、类风湿关节炎、湿疹、代谢综合征等;一类与湿相关的病证,仅出现在疾病发展过程中的某一阶段或以某一疾病的一个证型出现,为病下湿证,如感冒病中的感冒夹湿、头痛病中的湿困头痛;还有一类情况,感受湿邪者处于一种湿证状态,临床表现以沉重、黏腻、滞浊、阻气机、肿满等湿性致病特征为主诉,但既不符合中医病的概念,又未达到西医学疾病的诊断标准(可能会存在某些疾病的病前生理病理学改变),更不属于疾病过程中的某一阶段或某个证型。此外,中医学的证候存在3级层次结构,即核心证候(一级)、基础证候(二级)以及具体证候(三级)。湿证属于基础证候。基础证候实际上就是用来划分证候门类的一个最基本的中医诊断学概念。

(二) 湿证与独立湿(如外湿、湿气、风湿等)的界定

参照中华人民共和国国家标准《中医临床诊疗术语 第2部分:证候》(GB/T 16751.2—2021)中"湿邪证"的定义,我们将湿证定义为泛指因湿邪侵袭肌腠、经络、骨节,痹阻气血,或内蕴脏腑,困滞气机所引起的一类证候。这里的湿证泛指整体、系统的湿,与独立湿不同。独立湿离不开湿证范畴,但具有一定的指向性,如指向某种病因、某个/某些病位或产生某种功能影响等,包括外湿、湿气、风湿、湿浊、痰湿、水湿、积湿等。除外湿之外,根据湿在人体内存在的形态特征,独立湿可划分为偏气化的湿(湿气、风湿)、偏液化的湿(湿浊、痰湿)以及偏固化的湿(水湿、积湿)。各独立湿具体指向及相关病证概述如下:

外湿:指向人体外环境中的"湿",可引起一些具有传染性的湿病以及痹病等。

湿气:偏气化,指向影响认知、情绪、神经的"湿",多与昏蒙、怠惰、迟钝等症状

相关。

风湿：偏气化，指向与免疫相关的"湿"，如一些癌变、癌前病变、难治病等与外周或脏腑风湿相关。

湿浊：偏液化，指向分泌物或排泄物混浊不清的"湿"，如消化、代谢疾病等多与湿浊相关。

痰湿：偏液化，指向引起靶器官损伤（如关节、血管、组织损伤）的"湿"，如心、肺、血管疾病，以及有形肥胖等多与痰湿相关。

水湿：偏固化，多与肺、肾疾病相关等。

积湿：偏固化，指向肿瘤、结节等各类癥瘕积聚。

（三）从湿的类概念（如水、饮、痰等）中界定、明晰出湿证

湿与水、饮、痰等，均是脏腑代谢失常、水液运化障碍形成的病理产物。湿聚成水，水停成饮，饮凝成痰，四者既可相互转化、互成病因，又可兼夹出现，如痰湿、水湿、水饮、痰饮等。湿与水、饮、痰等虽然各自反映的病证本质及所表现出的征象有所不同，但难以截然分开。为保证湿证辨证的准确性，应准确把握四者的致病特点和临床特征，从水、饮、痰等湿的类概念异同中充分界定、明晰出"湿证"。例如，"痰"与"湿"普遍存在着混淆与交织，然"痰"可分为有形之痰（如咳嗽咯吐出来的痰液，或触之有形的痰核）、无形之痰（如半身不遂等）以及怪病之痰（如痰病 - 癫痫）；"水"多溢于皮肤肌表，以头面、下肢水肿甚则一身悉肿为主；"饮"停于不同的部位则表现不同，饮在肠胃 - 沥沥有声，饮滞胸胁 - 咳唾引痛，饮停胸膈 - 咳逆水肿，饮溢肌肤 - 水肿身痛；而"湿"所致病证，以沉重、黏腻、滞浊、阻气机、肿满为症状特征，如于外周表现为关节肌肉酸楚 / 酸痛、关节重着不利，于内脏表现为纳呆、便溏、大便黏腻不爽等。四者所致病证各有特点，应求同存异，力求达到湿与水、饮、痰的客观、充分鉴别。

（四）从辨证分类角度侧重病位的内脏湿证和外周湿证

通常，历代医家根据湿的来源将湿证分为外感湿证和内伤湿证。外感湿证指人体外环境中的湿邪侵入人体而产生的病证，属外感证范畴。如气候潮湿，涉水淋雨，水中作业，居住潮湿，则易使人感受湿邪而致病。内伤湿证指人体脏腑等功能失调，湿邪内生而产生的病证，属内伤证范畴。内生湿邪主要是由肺、脾、肾三脏的水液代谢功能紊乱引起的。此外，湿邪可侵犯人体表里、上下及各脏腑，从辨证分类角度，也可根据湿的病位将湿证分为内脏湿证和外周湿证。内脏湿证，如湿在脾胃、肺系、心脑、肝胆、肾膀胱等所致内脏之湿，如湿困脾胃所致脘腹痞闷、口腻纳呆、口淡不渴等湿证症状。外周湿证包括两种情况，一种是外感疾病类的外周湿证，比如湿邪由口鼻传染而引起的一些具有传染性的湿病以及湿邪由肌表侵入所致之痹病等；一种是内伤疾病类的外周湿证，如湿在皮肤、肌肉、关节等所致皮肤瘙痒、腰膝酸困、关节肌肉酸楚 / 酸痛等外周湿性症状。本章湿证诊断的湿证内涵指从辨证分类角度侧重病

位的内脏湿证和外周湿证,包括内脏湿证以及内伤疾病类的外周湿证(如湿在皮肤、肌肉、关节等),不包括外感疾病类的外周湿证。

第三节　湿证的诊断

　　明确湿证诊断,通过科学、规范的研究方法建立实用性强、公认度高、简单易行的湿证(共性)诊断标准,是开展湿证及相关重大慢病诊疗与高质量研究的先行工作,具有重要价值和意义。研究者在文献研究、专家问卷调查等研究基础上开展共识会议,明确湿证内涵外延、判定依据以及标准构成等关键内容,为临床及科研工作提供科学、合理、实用的湿证诊断标准。

一、湿证辨证依据的结构化集成

　　证候的辨证依据集研究是基础工作中的基础,可为证候标准的研制提供备选的辨证条目。辨证依据集是否准确、系统、全面,直接影响证候标准的准确性、实用性及公认度。研究者遵循科学、规范原则,通过文献研究等方法,并创新性运用结构化分析工具,围绕"两个维度、三个层次"系统集成中医湿证辨证依据,为湿证诊断标准的研制提供可靠的本底资料。

(一)制定结构化分析工具,系统集成湿证辨证依据

　　以中医湿病湿证研究现状与进展为出发点,咨询中医证候及湿病湿证研究领域专家,选取《中医基础理论》《中医诊断学》和《中医湿病证治学》等3部具有代表性的著作作为构建分析框架的参考依据。围绕"两个维度、三个层次"构建湿证结构化分析工具,预先归类可反映湿证的相关症状。"两个维度"即定位和定性。其中,定位包括内在脏、腑和外周体表皮肤、四肢关节等;定性指湿性特征,包括湿性沉重、黏腻、滞浊、阻气机、肿满以及反映整体致病特点的缠绵性。"三个层次"包括整体功能影响(定位＋定性)、功能影响具体分类(定位→定性)和具体表现(症状、体征)(图5-2)。经小范围测试和条目再修改形成《中医湿证相关信息提取表》,以其作为调查工具,全面收集湿病湿证相关四诊信息(包括症状、体征),系统集成湿证辨证依据。

(二)运用结构化分析工具提取湿病湿证相关症状、体征,并进行筛选

　　首先,全面收集湿病湿证相关文献。注重文献类型多样化(包括标准类、工具书类、教材类、湿病湿证代表性论文论著,以及其他必要的文献)、文献内容多角度(以标准类文献为例,既包含叙述性标准又包含实践性标准,既包含证候的共性标准又包含

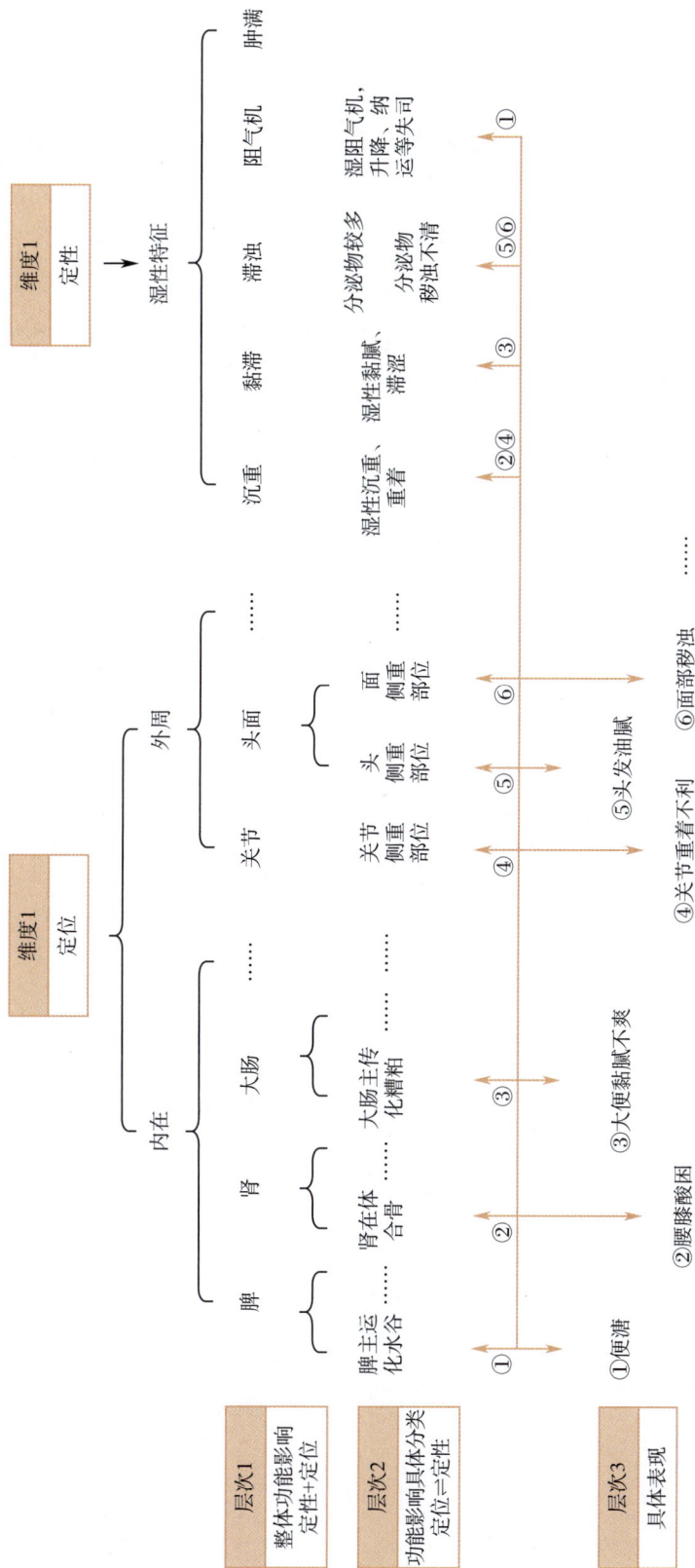

图 5-2 结构化分析工具框架（部分内容示例）

①便溏　②腰膝酸困　③大便黏腻不爽　④关节重着不利　⑤头发油腻　⑥面部秽浊

病证结合具有湿性特征的证候标准)。着重选取业界具有代表性的论文论著,公开发表的标准、指南、共识,以及本学科具有影响力、权威性的医家、学者主导的专著。其次,以选取的文献为对象,运用结构化分析工具提取症状、体征(以下简称"症征"),对各症征进行部位归类以及功能、影响分析。通过文献研究,并经过术语规范化整合,共获得与湿证相关的症征 370 个。此外,考虑到通过文献提取获得的症征较多,影响后续专家小组讨论的效果及效率,经小组内部讨论,决定以各症征部位归类以及功能、影响为依据,对所得症征进一步筛选。主要筛选原则如下:排除非湿症征,如面色㿠白(阳气虚)、眼眶暗黑(肾虚水泛)、舌边有齿痕(阳虚)等;排除湿显著兼夹症征,如尿频尿急(膀胱湿热)、带下有臭气(湿热)等;排除与疾病明显相关症征,如身黄(黄疸)、耳中流脓(中耳炎)、半身不遂(中风)等。此外,我们着重从痰、水、饮等湿的类概念异同中界定、明晰出"湿证",故排除与痰、水、饮显著相关的症征,如胃肠水声辘辘(痰饮中阻)、痰鸣(痰湿)、肢体水肿(水湿泛溢)等。同时,所选择的症征应具有较高的临床发生率及诊断价值,力求真实、准确反映湿证特性。至此,初步筛选出症征 36 项(表 5-2)。

表 5-2　湿病湿证文献中症征的部位归类、功能、影响及频数

部位	功能、影响	序号	症征名称	频数
全身 - 形	痰湿壅盛;湿性肿满	1	形体肥胖	14
全身 - 神	湿困清窍;湿性沉重	2	多寐	17
全身 - 身	湿性沉重	3	身体困重	66
全身 - 行	湿阻中焦;湿阻气机	4	倦怠乏力	36
	湿邪蒙蔽于心;湿性沉重	5	懒言	2
头	湿邪蒙蔽于头;湿性沉重	6	头重	38
	痰湿蒙窍;湿性沉重	7	头晕	8
	痰湿蒙窍;湿阻气机	8	头胀*	6
	痰湿蒙窍;湿性沉重	9	头昏	5
面部	湿性滞浊	10	多眵*	4
	水湿泛溢头面;湿性肿满	11	面目浮肿	14
	湿性滞浊	12	面垢*	7
四肢关节	湿阻经络/湿阻中焦;湿性沉重	13	肢体困重	43
	湿阻经络关节;湿性沉重	14	关节重痛*	8
	湿阻经络关节;湿阻气机	15	关节酸痛	5
肺	主气司呼吸→湿阻胸膈;湿阻气机	16	胸闷	73
	主行水→痰湿阻肺;湿阻气机	17	痰多	27

续表

部位	功能、影响	序号	症征名称	频数
脾 / 大肠	主运化水液→湿阻中焦；湿阻气机	18	口不渴饮	28
	主运化水液→湿阻中焦；湿性滞浊	19	口中黏腻	25
	主运化水谷→湿阻中焦；湿伤阳，阻气机	20	口淡	19
	主运化水液→湿阻中焦；湿阻气机	21	口泛清涎	8
	主运化水谷→湿阻中焦；湿阻气机	22	便溏	78
	主传化糟粕→湿滞大肠；湿性滞浊	23	大便不爽*	24
	主传化糟粕→湿滞大肠；湿性黏腻、滞浊	24	大便黏滞*	9
胃	主受纳水谷→湿阻中焦；湿阻气机	25	脘腹痞满	79
	主受纳水谷→湿阻中焦；湿阻气机	26	恶心	70
	主受纳水谷→湿阻中焦；湿阻气机	27	呕吐	66
	主受纳水谷→湿阻中焦；湿阻气机	28	纳食减少	66
	主受纳水谷→湿阻中焦；湿阻气机	29	食欲减退	9
	主受纳水谷→湿阻中焦；湿阻气机	30	腹胀	51
女子带下	湿浊下注；湿性滞浊	31	带下量多	18
舌苔	/	32	舌苔腻	186
	/	33	舌苔滑	63
	/	34	舌苔厚	55
脉象	/	35	脉濡	86
	/	36	脉滑	78

*非标准化用语。

(三)湿证辨证依据集的临床优化

由"省部共建中医湿证国家重点实验室"的、长期在临床一线工作的专家组成专家小组(包括多个专业领域,如心血管、神经、呼吸、消化、内分泌、肾病、皮肤、风湿等科),根据文献研究结果围绕湿证辨证依据的系统性、全面性、准确性展开深入讨论,并依据症征对湿证的诊断价值、临床表述习惯等,对湿证相关症征进一步筛选、补充、优化。临床专家小组针对文献研究初筛的 36 个症征进行深入探讨,修改表述 15 项,合并症征 3 项,删除症征 6 项,增加症征 9 项。具体讨论意见、处理结果及原因见表 5-3。

最终,获得湿证相关症征 36 个,构成湿证辨证依据集(表 5-4)。

表 5-3　湿证相关症征的专家讨论意见及处理结果

序号	症征名称	专家讨论意见	处理结果	原因
1	形体肥胖	保留	形体肥胖	/
2	多寐	修改表述	思睡	思睡即想睡,多寐症状更严重
3	身体困重	修改表述	周身沉重	周身代指全身,沉重表述较为通俗
4	倦怠乏力	修改表述,并与第5条合并	怠惰懒动	乏力偏气虚,不是湿性特征,故去掉。将懒言与此条合并,表述修改为怠惰懒动
5	懒言	与第4条合并	/	/
6	头重	修改表述	头重如裹	最佳表述为头重如裹
7	头晕	删除	/	多为痰饮所致
8	头胀	删除	/	多为气滞所致
9	头昏	修改表述	头昏蒙	最佳表述为头昏蒙
10	多眵	删除	/	偏热象
11	面目浮肿	修改表述	面目虚浮	湿所致症状尚达不到浮肿程度,表述为面目虚浮较适宜
12	面垢	修改表述	面部秽浊	临床常表述为面部秽浊
13	肢体困重	修改表述	四肢困重	着重突出四肢的湿相关状态,与周身沉重相区别
14	关节重痛	修改表述	关节重着不利	关节重着不利较关节重痛更符合临床湿性特征
15	关节酸痛	修改表述	关节肌肉酸楚/酸痛	临床常表述为关节肌肉酸楚/酸痛
16	胸闷	修改表述	胸部满闷	最佳表述为胸部满闷
17	痰多	保留	痰多	/
18	口不渴饮	保留	口不渴饮	/
19	口中黏腻	保留	口中黏腻	/
20	口淡	修改表述	口淡无味	最佳表述为口淡无味
21	口泛清涎	删除	/	非湿性特征,多为脾虚、阳虚所致
22	便溏	保留	便溏	/
23	大便不爽	与第24条合并	/	/
24	大便黏滞	修改表述,并与第23条合并	大便黏腻不爽	大便黏滞在临床上常表述为大便黏腻;大便不爽和大便黏腻常一起出现
25	脘腹痞满	保留	脘腹痞满	/
26	恶心	修改表述	恶心欲呕	最佳表述为恶心欲呕
27	呕吐	删除	/	非湿相关
28	纳食减少	与第29条合并	纳呆食少	/

续表

序号	症征名称	专家讨论意见	处理结果	原因
29	食欲减退	与第 28 条合并	/	/
30	腹胀	删除	/	"脘腹痞满"已包含"腹胀"含义
31	带下量多	保留	带下量多	/
32	舌苔腻	保留	舌苔腻	/
33	舌苔滑	修改表述	舌苔水滑 / 润滑	最佳表述为舌苔水滑 / 润滑
34	舌苔厚	保留	舌苔厚	/
35	脉濡	保留	脉濡	/
36	脉滑	保留	脉滑	多主痰、热
37	/	增加	汗出不畅	湿性黏腻、滞浊,湿显著相关症状
38	/	增加	口气秽浊	湿性滞浊,湿显著相关症状
39	/	增加	少腹胀满	湿常见症状。湿蕴下焦,阻滞气机
40	/	增加	肠鸣	湿常见症状。可因水湿停聚于胃肠,气机紊乱所致
41	/	增加	小便不利 / 短少	湿常见症状。湿蕴下焦,阻滞气机
42	/	增加	腰膝酸困	湿性沉重,湿显著相关症状
43	/	增加	阴囊潮湿	"阴囊潮湿"为男子湿相关症状,与女子"带下量多"症状相对应
44	/	增加	舌体胖大	多主水湿内盛
45	/	增加	脉缓	主湿病

表 5-4　中医湿证相关症征(湿证辨证依据集)

序号	症征名称	序号	症征名称	序号	症征名称	序号	症征名称
1	形体肥胖	10	腰膝酸困	19	肠鸣	28	带下量多(女)
2	思睡	11	四肢困重	20	口不渴饮	29	阴囊潮湿(男)
3	周身沉重	12	关节重着不利	21	纳呆食少	30	舌体胖大
4	怠惰懒动	13	关节肌肉酸楚 / 酸痛	22	口中黏腻	31	舌苔腻
5	汗出不畅	14	胸部满闷	23	口淡无味	32	舌苔水滑 / 润滑
6	头重如裹	15	痰多	24	口气秽浊	33	舌苔厚
7	头昏蒙	16	脘腹痞满	25	便溏	34	脉濡
8	面目虚浮	17	恶心欲呕	26	大便黏腻不爽	35	脉滑
9	面部秽浊	18	少腹胀满	27	小便不利 / 短少	36	脉缓

二、"湿证"要素的规范刻画

目前,中医学领域尚缺乏湿证统一、规范的症状术语。症状术语是医患沟通与医学各学科之间交流的重要桥梁。症状术语规范化研究是建立中医药技术标准体系的重要环节,也是学科基础的基础。而且,湿证症状术语规范化研究也是开展湿证一系列基础、应用等规范化研究工作的前提。研究者在前期系统集成湿证辨证依据的基础上结合专家意见,按照标准化程序制定湿证症状术语标准,包括定名、定义以及症状分级量化标准,以期推出实用性强、公认度高、易于推广的中医湿证术语标准规范。

(一)定名

遵循全国科学技术名词审定委员会规定的命名原则(即单义性、科学性、简明性、约定俗成等),结合临床专家小组讨论意见,命名湿证症状。首先,选择术语。参照既往国家自然科学基金重点项目"证的应用基础研究"成果——症状标准化语料库,将其中对应的症状名称暂定为湿证症状首选术语。对于语料库中未包含的症状,我们将有利于反映证候本质以及普遍使用的症状名称暂定为这些症状的首选术语。其次,进行术语临床转变。考虑到湿证症状术语主要应用于临床,经与临床专家小组讨论,对其中部分术语在不改变原有表述特征的基础上,基于临床语言的表述习惯及实用性稍作改动。例如,将"肢体困重"调整为"四肢困重",将"口淡"调整为"口淡无味"。改动后的症状术语多为复合症状形式,再根据症状间的逻辑关系和对湿证的诊断意义决定是否保留其完整性。

(二)术语的操作定义

研究者注重术语的操作定义,即描述术语测量的"操作"。根据症状特点,将操作定义分为内涵操作定义和使用操作定义。其中,内涵操作定义主要针对自觉症状,即通过对症状内涵的描述便了解如何操作;使用操作定义主要针对客观体征,即对体征作了明确的测量规定,甚至是数值标准。相关定义参照《中医药学名词》《中医诊断学》《中医大辞典》《中医药常用名词术语辞典》四部著作及相关指南等所涉及的症状术语定义予以引用或改写;对于无文献定义的症状术语,参照《中医药学名词术语规范化研究》中术语定义的原则和要求赋予定义。

(三)症状分级量化标准

症状包括自觉症状和客观体征。对于自觉症状,如周身困重、恶心欲呕等,主要考虑患者的主观感受,症状分级根据症状的程度、频度和影响划分为无、轻、中、重 4 个量级,并依次记 0 分、1 分、2 分、3 分。对于一些客观体征,则给出明确的分级量化标准,如形体肥胖的分级量化参照国内成人超重和肥胖指南/共识提出的体重指数

（BMI）界值；舌象的分级量化，根据舌质、舌苔征象表现出的严重程度、范围等予以确定；对于脉象，虽可分级量化但实际操作难以把握，故仅作有、无分类，分别记 1 分、0分。此外，对于一些既是症状又是体征的临床表现，如肠鸣、头发油腻等，考虑到操作的简便易行，按照自觉症状进行分级量化。

在上述研究基础上，进一步通过两轮专家问卷调查，逻辑穷举、补充完善湿证相关症状，并通过共识会议、广泛征求意见，对已形成的湿证症状术语、操作定义及症状分级量化标准等进行优化、确认。专家来源于全国各地大学、医疗、科研机构及学术团体，具有权威性；专业领域涉及中医基础理论、中医诊断学、证候研究、标准/指南制定、湿证研究以及与湿病湿证/病前状态密切相关的临床专科，专业覆盖范围广泛。

最终，确定 42 项湿证相关症状术语、操作定义（表 5-5）及症状分级量化标准（表 5-6）。

表 5-5　湿证症状术语及操作定义

序号	症状	定义	参考文献	序号	症状	定义	参考文献
1	形体肥胖	形体发胖臃肿，超乎常人的体态。BMI 大于国人正常参考值（BMI≥24）	①肥胖	10	眼屎多	眼屎等分泌物多的表现	/
2	思睡	易困倦、想睡，睡意很浓、昏昏欲睡的状态	②嗜睡	11	面目虚浮	面目虚浮、浮肿的感觉，但没有按之凹陷的眼部水肿	③面浮/面目虚浮
3	周身沉重	自觉身体沉重，活动不利，甚至难以转侧的症状	①身重	12	面部秽浊	面部如蒙尘垢，洗之不去的表现	③面垢
4	怠惰懒动	肢体有力，但身体倦怠，四肢不欲动的表现	③怠堕	13	腰膝酸困	自觉腰部、膝部酸楚困乏、酸软无力的症状	①腰膝酸软
5	身热不扬	肌肤初扪不觉热，扪之稍久即感灼手者	②身热不扬	14	四肢困重	四肢沉重困乏的感觉	/
6	汗出不畅	汗出过程不畅快、汗出黏手/黏滞的表现	/	15	关节重着不利	自觉关节重着、屈伸不利的症状	/
7	头重如裹	头部自觉重坠，如有束缚、发紧的症状	④头重	16	关节肌肉酸楚/酸痛	关节肌肉酸楚不适、酸痛的感觉	/
8	头昏蒙	自觉头部昏沉不适、昏蒙不清，头脑不清爽的症状	①头昏	17	皮肤瘙痒	皮肤发痒难受而无皮肤损害的表现	④身痒
9	头发油腻	头部油脂分泌较多，头发油腻的感觉	/	18	胸部满闷	自觉胸中堵塞不畅、满闷不舒的表现	①胸闷

序号	症状	定义	参考文献	序号	症状	定义	参考文献
19	痰多	自觉有痰、量多或咯吐较多痰液的症状	/	31	便溏	大便稀溏不成形的表现	④便溏
20	睡眠打鼾	睡眠中喉鼻随呼吸发出的一种声响,是气道不利所发出的异常呼吸声	②鼻鼾	32	大便黏腻不爽	大便黏滞,排便不畅、难尽之感的症状	②排便不爽
21	脘腹痞满	自觉脘腹部如物堵塞、胀满不舒,甚则如物支撑的症状	②脘痞	33	小便不利/短少	小便量短少、排尿不畅的症状	①小便不利
22	恶心欲呕	有恶心感觉、欲吐、欲呕,可泛溢清涎或酸水,但没有呕吐物排出的表现	④恶心	34	带下量多(女)	妇女带下量明显增多的症状	①带下病
23	少腹胀满	自觉脐下部胀满不适的症状	③小腹满、少腹满、少腹胀	35	阴囊潮湿(男)	男性阴囊及其周围部位潮湿的症状	其他
24	肠鸣	腹中辘辘有声、声响明显的表现	①肠鸣	36	舌体胖大	舌体比正常舌大,伸舌满口	④胖大舌
25	口不渴饮	口不渴,或虽口干渴,但不欲饮水或饮水亦不多的表现	②口不渴,④渴不欲饮	37	舌苔腻	苔质颗粒致密细腻,可融合成片,如涂有油腻之状,不易刮脱	②腻苔
26	纳呆	进食的欲望减退,甚至不想进食的症状	④纳呆	38	舌苔水滑	舌面水液多,伸舌欲滴,扪之湿滑	②滑苔
27	口中黏腻	自觉口中黏腻不爽的症状	④口黏腻	39	舌苔厚	舌苔增厚,不能透过舌苔见到舌质者	①厚苔
28	口淡无味	口中味觉减退,自觉口内发淡、乏味,甚至无味的症状	④口淡	40	脉濡	浮细无力而软	②濡脉
29	口中泛甜	自觉口中有甜味	①口甜	41	脉滑	往来流利,应指圆滑,如盘走珠	②滑脉
30	口气重	口气明显,甚则口中出气臭秽的表现	①口臭	42	脉缓	脉来怠缓无力的病脉	①缓脉

注:①《中医药学名词》;②《中医诊断学》;③《中医大辞典》;④《中医药常用名词术语辞典》。

表 5-6　湿证症状分级量化标准

症状			无(0分)	轻(1分)	中(2分)	重(3分)
			症状分级量化标准			
			无该项症状	有该项症状,但程度/频度/影响-较轻	有该项症状,程度/频度/影响-中等	有该项症状,程度/频度/影响-十分严重
客观体征		形体肥胖	18.5≤BMI<24	24≤BMI<28	28≤BMI<32.5	BMI≥32.5
	舌象	舌体胖大	/	舌体比正常舌大,伸舌接近满口	舌体比正常舌大,伸舌满口	舌体比正常舌大,对口角产生推挤,甚至产生明显齿痕
		舌苔腻	/	苔质有油腻的感觉或稍有油腻	苔质颗粒致密细腻,融合成片,如涂有一层油脂	苔质颗粒致密细腻,融合成片,油腻程度高,发亮
		舌苔水滑	/	舌面湿润,可见水液	舌面水液多	舌面水液过多,伸舌欲滴,扪之湿滑
		舌苔厚	/	舌苔增厚,不能透过舌苔见到舌质	舌苔增厚,完全遮挡住舌面	舌苔增厚,有堆积感,高于舌面
	脉象	脉濡	/	浮细无力而软		
		脉滑	/	往来流利,应指圆滑,如盘走珠		
		脉缓	/	脉来怠缓无力的病脉		

三、湿证的诊断属性解析

在准确的证候标准基础上开展的证候研究,才具备真实性和应用价值。业界已对证候标准进行了比较全面的研究,不同思路模式、多学科技术方法等均有应用,然而行业内外对证候标准的争鸣有增无减,得到相对公认、有效指导并推广应用的标准不够多,其中原因值得深思。经分析,除了证候本身的复杂性超出预想外,另一方面一些证候标准的研制思路和方法欠合理,尤其是诊断逻辑/模式未受关注,如多数证候标准的研制过程未将证候的专业属性和诊断属性予以区分,致使诊断成立欠妥当,难以服众。研究者应围绕"如何诊断确立"这一关键问题进行深入思考,构建正确的证候诊断标准框架。有鉴于此,研究者应基于证候诊断标准的诊断逻辑/模式,解析湿证的诊断属性需求,确立合理的湿证诊断模式,以实现湿证的科学辨识。

（一）辨证学角度的湿的症状特性

由于症状是辨证的主要依据,因此明确症状的辨证意义,对证候诊断属性的解析及诊断模式的正确选择十分重要。

1. 特异性症状　从辨证学角度看,有些症状特异性较强,只反映一种证候的基本性质,如舌苔黄为热证、五更泄泻为阳虚证、五心烦热为虚热证等;甚至有一些症状可以直接判定一个证候,如寒热往来可辨少阳证,情志抑郁可以直接辨肝郁气滞证,等等。也有一些症状特异性稍弱,可以同时反映两三种证候的基本性质,如浮脉,可表示表证、热证或虚证,但不出三者之外。

湿性有五,即沉重、黏腻、滞浊、(伤阳)阻气机、肿满。结合湿性特征分析可知,一些症状可从不同方面反映出湿证的基本性质,甚至一些症状具有较强的特异性。如大便黏腻不爽、口中黏腻、阴囊潮湿/带下量多、头发油腻,可特异性反映湿性黏腻的性质;头重如裹、周身沉重、四肢困重、关节重着不利,可特异性反映湿性沉重的性质;舌苔腻、舌苔水滑,可从舌象角度特异性反映湿性特征。

2. 一般性症状　如果单独的一个症状,涉及部位多、性质复杂多样,往往辨证意义不大;这类症状可以出现在许多不同的病证中,属于一般性症状,如发热、汗出、头晕等。但当其中一些症状,与另一些相关联的症状同时出现时,其辨证意义便会显现,如发热与恶寒结合,辨证为表证的意义就突显出来。

一些湿证症状,特异性不太强,或仅为一般性症状,但在湿证人群中出现的可能性较大,具备一定敏感性,如形体肥胖、纳呆、便溏、舌体胖大,等等。这些症状可通过症状间的协同增强或辅助说明等关系,经症状组合后确立湿证诊断。

（二）湿证的诊断属性和诊断模式

湿证为单纯性(非复合性证候)、共性(非病证结合证候)证候。由湿的症状特性分析可知,湿证具备显著的特异性症状,诊断属性具有特异性,可通过特异性模式确立诊断;同时,湿证具备一般性症状,症状间具有协同、辅助等关系,症状间组合可明确反映湿证性质,诊断属性具有相似度/一致性特点,可通过相似度/一致性模式确立诊断。另外,上述两种诊断模式可独立作为湿证判定形式,因此,湿证诊断标准也具备叠加模式特征。

四、基于共识法建立湿证诊断标准

研究者在前期文献研究(如湿证辨证依据的结构化集成、湿证的诊断属性解析等)基础上开展专家问卷调查及共识会议,明确湿证内涵外延、判定依据以及标准构成等关键内容,为临床及科研工作提供科学、合理、实用的湿证诊断标准。①(专家)自填问卷法:通过文献研究集成的湿证辨证依据,为专家自填问卷设计提供本底症状、体征。自填问卷调查内容主要涉及辨证依据、辨证方法、标准的构成、湿证诊断属性等关键内容。研究者开展了三轮专家自填问卷调查,每轮调查内容各有侧重。第一轮调查:逻辑穷举、补充完善湿证辨证依据;湿证标准判定形式摸底。第二轮调查:湿证诊断构成的"特异性/敏感性指标"调查;湿证标准特异性判定形式摸底。第三轮调查:湿证标准的诊断模式调查;进一步筛选、优化"特异性/敏感性指标";湿证标准特异性判定形式调查。②共识会议法:在文献研究及三轮专家自填问卷调查的基础上,通过共识会议法,对湿证的内涵外延、判定依据、标准构成等关键内容展开进一步论证,达成共识。研究者预设3个问题以便会议讨论,包括特异性/敏感性指标、诊断模式以及诊断标准的判定形式。会议讨论分为两个部分:公开讨论和会议委员会讨论。在公开讨论部分,应邀专家向会议小组围绕研究问题陈述观点和意见,并接受提问和咨询。然后会议小组组织委员会进行研讨和材料的整理,撰写共识声明。将撰写完成的共识声明在公开讨论会上进行讨论,对讨论结果进行修改完善,达成共识(具体方法及过程见图5-3)。

(一) 诊断指标

在文献研究获得的36项湿证辨证依据基础上,通过(专家)自填问卷法修改湿证症状、体征表述2项,即将口气秽浊、舌苔水滑/润滑分别修改为口气重、舌苔水滑;补充诊断指标1项,即头发油腻;删除诊断指标5项,即面目虚浮、恶心欲呕、肠鸣、小便不利/短少、脉缓。根据第一轮调查结果,核心小组认为应围绕"如何诊断确立"这一关键问题进行深入思考,构建正确的湿证诊断标准框架。有鉴于此,核心小组对湿证诊断属性进行分析,并发现湿证存在特异性及敏感性指标(可见本章"湿证的诊断属性解析"相关内容)。为此,研究者围绕湿证特异性及敏感性指标开展调查,分别获得特异性指标11项,包括舌苔腻、带下量多/阴囊潮湿、头重如裹、大便黏腻不爽、舌苔水滑、口中黏腻、周身沉重、四肢困重、关节重着不利、头发油腻、舌苔厚,以及敏感性指标19项,包括便溏、形体肥胖、头昏蒙、脉濡、面部秽浊、舌体胖大、痰多、口不渴饮、脉滑、思睡、怠惰懒动、胸部满闷、汗出不畅、脘腹痞满、纳呆食少、少腹胀满、口气重、关节肌肉酸楚/酸痛、腰膝酸困。进一步,通过共识会议法对特异性指标及敏感性指标进行确认、优化。共识会议上,专家就湿证诊断指标的优化提出诸多建议,包括将纳呆食少改为纳呆、重视舌象/舌苔对湿证诊断的重要意义等,而核心小组予以适当采纳。综上,共确定11项特异性指标及19项敏感性指标。

(二) 诊断模式

第一轮调查时,有专家建议湿证诊断标准应探索更贴合临床实际的诊断模式。据此,研究者计划探索更符合临床实际及湿证诊断属性的诊断模式。研究者就证候诊断标准的诊断方法予以系统梳理,通过对公开发表的证候及病证结合诊断标准进

	文献研究	调查研究（三轮）			实地研究
		第一轮调查	第二轮调查	第三轮调查	
研究目的	√ 界定湿证专业内涵（性质、功能、部位） √ 结构化集成湿证辨证依据	√ 逻辑穷举 补充完善湿证辨证依据 √ 湿证标准判定形式摸底	√ 湿证诊断构成的"特异性/敏感性指标"调查 √ 湿证标准特异性判定形式摸底	√ 湿证标准的诊断模式调查 进一步筛选 优化 "特异性/敏感性指标" √ 湿证标准特异性判定形式调查	√ 就湿证诊断标准达成共识
研究内容	√ 湿证核心症状、体征（诊断指标）	√ 指标描述、重要性、程度及指标补充 √ 诊断标准的判定形式	√ 指标特异性/敏感性程度 √ 诊断标准的判定形式	√ 诊断模式 √ 指标特异性/敏感性程度 √ 诊断标准的判定形式	√ 诊断模式 √ 指标特异性/敏感性 √ 诊断标准特异性判定形式
研究方法	√ 文献计量分析法	√ 自填问卷法（邮寄填答法）	√ 自填问卷法（集中填答法）	√ 自填问卷法（邮寄填答法）	√ 共识会议法
文献/专家概况	湿病湿证相关专著2部、教科书2部、工具书2部，国家、团体标准等各项标准22项	√ 专家来源：省部共建中医 √ 专业范围：湿病证及病前 √ 状态密切相关的各临床专科 参与调查人数：15人	√ 专家来源：省部共建中医 √ 专业范围：国家重点实验室成员 湿病证及病前 √ 状态密切相关的各临床专科 参与调查人数：20人	√ 专家来源：全国各地 √ 专业范围：中医基础理论、中医诊断学，证候研究，标准研制以及与湿病证密切相关临床专科 √ 前状态密切相关的临床专科 参与调查人数：52人	√ 专家来源：全国各地 √ 专业范围：中医基础理论、中医诊断学，证候研究，标准研制以及与湿病证密切相关临床专科 √ 前状态密切相关的临床专科 参与调查人数：19人
数据分析方法	诊断指标——频数分析；并结合专业角度确定指标	诊断指标的重要性、熟悉度——分析各指标的算术平均数及变异系数	诊断指标的特异性、敏感性程度——分析各指标的算术平均数及变异系数；并结合专业角度确定指标	诊断指标的特异性、敏感性程度——分析各指标的算术平均数及变异系数；并结合专业角度确定指标	

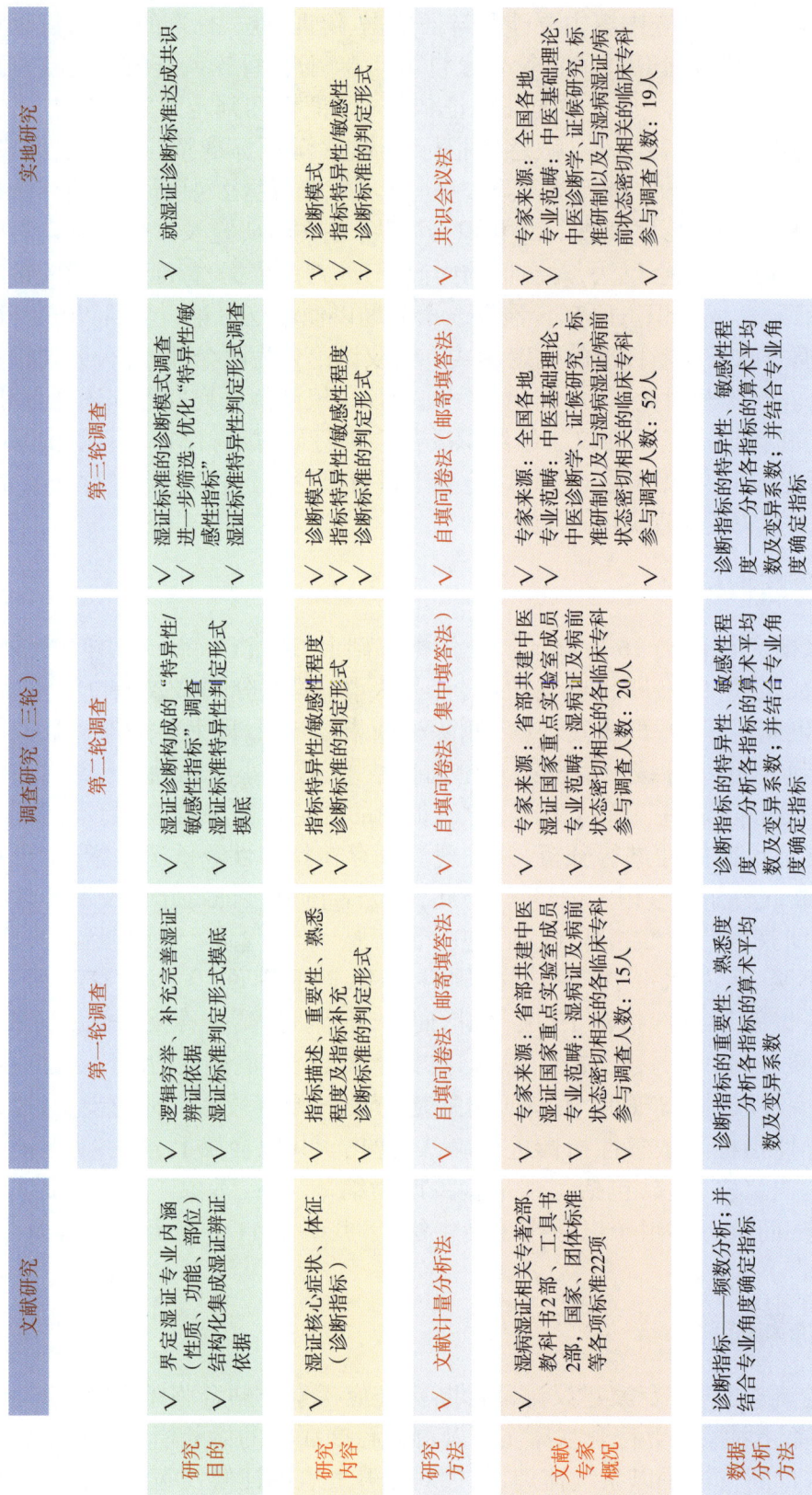

图5-3　湿证诊断标准研制的方法及过程

行分析,将证候诊断属性归纳为特异性、必要充分性、相似度/一致性以及对应/关联性;相应地,诊断模式分别为特异性模式、必要充分性模式、相似度/一致性模式以及对应/关联性模式 4 种(可见本章"中医证候诊断模式"相关内容)。研究者就如何构建正确的湿证诊断框架,围绕上述 4 种证候诊断模式开展全国范围的专家问卷调查(即第三轮调查)。结果显示,绝大多数专家(69.57%)认为湿证诊断标准应采用特异性诊断模式,同时有部分专家认为可以使用 2 种或 2 种以上诊断模式的结合(表 5-7)。经核心小组讨论,湿证诊断模式宜采用两种模式的结合,即特异性模式和相似度/一致性模式的结合。对标到湿证诊断标准,通过特异性指标诊断湿证对应特异性诊断模式,通过敏感性指标间的协同、辅助等关系诊断湿证对应相似度/一致性模式。该诊断模式获得共识会议专家的一致通过。

表 5-7　湿证诊断标准诊断模式专家自填问卷法调查结果(第三轮)

	特异性模式	必要充分性模式	相似度/一致性模式	对应/关联性模式	其他	汇总
频数/人次	48	8	8	4	1	69
频率/%	69.57	11.59	11.59	5.80	1.45	100

注:①共 52 位专家参与本次调查,其中 39 位专家选择了 1 种诊断模式,12 位专家选择了多种诊断模式,1 位专家未填写;②多位专家建议诊断模式可以采用 2 种或 2 种以上模式的结合。

(三) 判定形式

根据第一轮调查结果,获得探索更符合临床实际及湿证诊断属性的诊断模式的新思路。为此,我们围绕符合湿证诊断属性的判定形式开展两轮专家问卷调查(即第二轮及第三轮调查),具体调查内容包括仅特异性指标几项、仅敏感性指标几项以及特异性指标与敏感性指标结合与否,可使湿证诊断成立。①若仅特异性指标即可诊断湿证,则需要几项特异性指标:两轮调查结果见图 5-4。同时根据专家建议,依据湿性特征将特异性指标分为 3 类,即舌的湿性特征、湿性沉重、湿性黏腻,并将特异性指标的单位由"项"改为"类",规定具备同一类湿性特征的多项指标,按照"1"计数。考虑到具备 1 项特异性指标若症状较轻尚不能明确湿证诊断,我们对特异性指标进行了严重程度需达到中、重度的限定。因此,暂定"具备 1 类中度或重度特异性指标"可诊断湿证。②若仅敏感性指标即可诊断湿证,则需要几项敏感性指标:两轮调查结果均显示选择 3 项敏感性指标的专家人数居多(图 5-4)。因此,暂定"具备 3 项敏感性指标"可诊断湿证。③特异性指标与敏感性指标结合与否:两轮调查结果见图 5-4。经核心小组讨论,根据"仅特异性指标即可诊断湿证"的调查结果及诊断逻辑,若具备 1 类特异性指标即可诊断湿证,则无须再结合敏感性指标确立诊断。因此,本标准不采用"特异性指标与敏感性指标相结合"的形式诊断湿证。共识会议上,在特异性指标分类方面,与会专家一致同意湿证诊断标准的 11 项特异性指标的分类;在判定形式方面,与会专家认为湿证诊断标准判定形式将诊断指标进行轻、中、重度分级,使诊断标准操作烦琐,不便于应用、推广。因此,我们将诊断标准判定条件"具备 1 类中度或重度特异性指标"修改为"具备任意 1 类特异性指标"。根据上述研究结果形成的判定形式:"符合以下条件中的任意 1 项,即可诊断湿证:具备任意 1 类特异性指标;具备 3 项敏感性指标。"

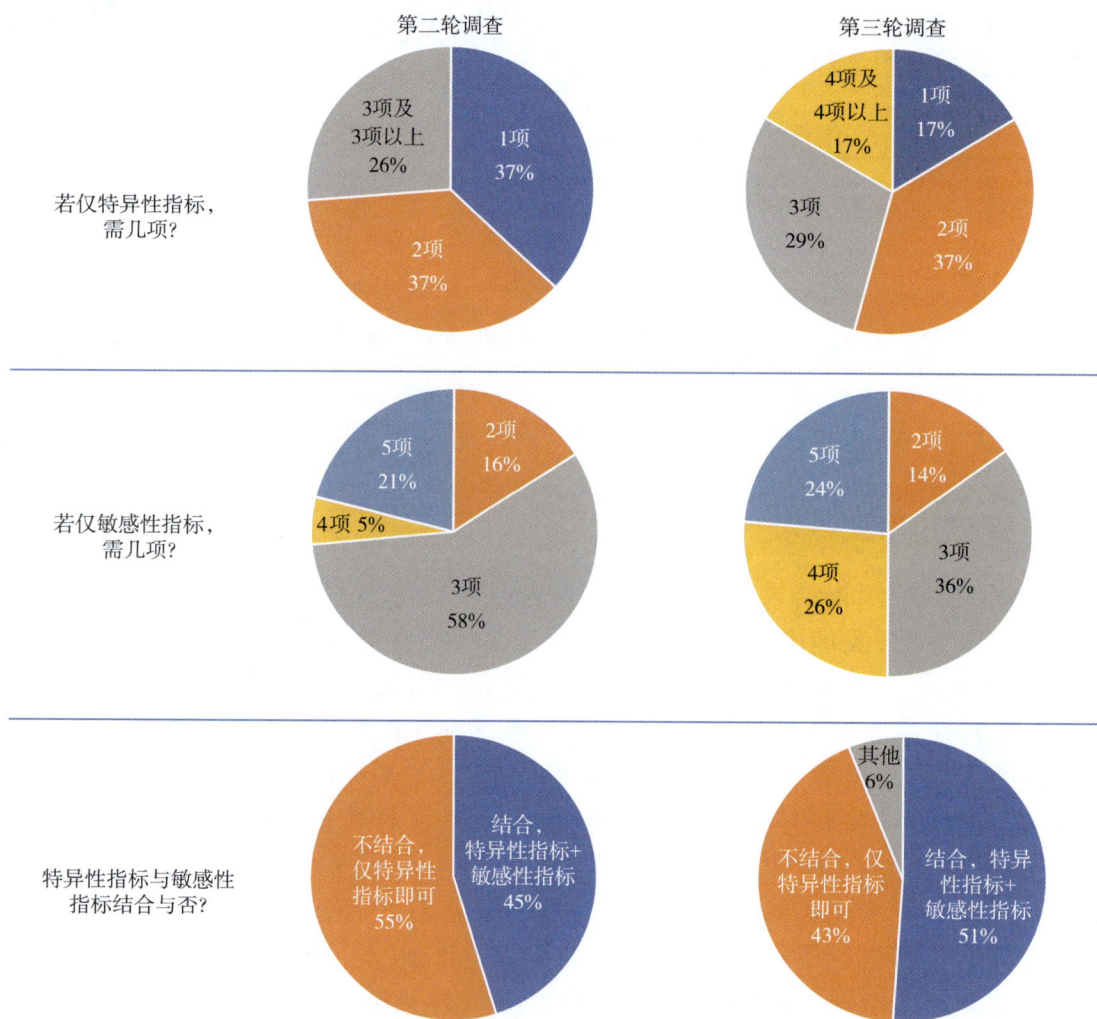

图 5-4　湿证诊断标准判定形式问卷调查结果

五、湿证诊断标准的发布

对于通过上述研究过程形成的湿证诊断标准,经广泛征求意见,并结合中华中医药学会团体标准发布审查会审查意见,我们对标准中的术语定义等进一步做了完善。目前,《湿证诊断标准》已作为中华中医药学会团体标准正式发布(标准号:T/CACM 1454—2023)(表 5-8)。

表 5-8　湿证诊断标准

指标类型		指标内容
特异性指标	1 类	1.1　舌苔腻 1.2　舌苔水滑 1.3　舌苔厚
	2 类	2.1　头重如裹 2.2　周身沉重 2.3　四肢困重 2.4　关节重着不利
	3 类	3.1　大便黏腻不爽 3.2　口中黏腻 3.3　阴囊潮湿 / 带下量多 3.4　头发油腻
敏感性指标	1	形体肥胖
	2	思睡
	3	怠惰懒动
	4	汗出不畅
	5	面部秽浊
	6	头昏蒙
	7	胸部满闷
	8	痰多
	9	脘腹痞满
	10	少腹胀满
	11	腰膝酸困
	12	关节肌肉酸楚 / 酸痛
	13	口不渴饮
	14	纳呆
	15	便溏
	16	口气重
	17	舌体胖大
	18	脉濡
	19	脉滑

诊断原则:符合以下条件中的任意一项,即可诊断湿证:具备任意 1 类特异性指标;具备 3 项敏感性指标。

注 1:特异性指标以"类"为计量单位;敏感性指标以"项"为计量单位。

注 2:属于同一类的特异性指标,无论具备 1 项指标还是同时具备多项指标,均按照一类特异性指标计数。

注 3:本标准推荐用于湿证诊断,是否可用于干预措施的临床疗效评价有待研究。

第四节　建立系统性湿证系列标准的需求

　　有研究者认为,目前证候的标准化研究与辨证论治的临床实践拉开了距离,除辨证论治的个体化诊疗特征等思维与标准化技术规范要求相悖之外,其证候标准的单结构更与临床证候的多态性特征、多维度调治思维出现了差距。湿证证候涉及不同的层次分级、要素关系、结构功能等的系统性内涵,具有辨证分类与功能评估、共性证候与病证结合,以及面向医教研等实践层次的多样性需求。应针对不同需求,分类别、分层次地对待湿证标准,使各类标准互为补充,共同构成系统性湿证系列标准。

一、证候标准分类

　　根据证候层次、辨证视角、辨证部位、标准功能、辨证对象等将证候标准进行分类。
- ➢ 证候层次——基础 / 共性 / 普适性标准、病证结合标准
- ➢ 辨证视角——宏观标准、微观标准
- ➢ 辨证部位——整体标准、局部标准
- ➢ 标准功能——诊断标准、评价标准
- ➢ 辨证对象——人、动物(模型标准、评价标准)
- ➢ 其他——综合标准、典型标准等

二、系统性湿证系列标准的标准需求

(一)证候层次——基本 / 共性 / 普适性诊断标准、病证结合诊断标准

　　1. 湿证基本 / 共性 / 普适性诊断标准　　基本证候通常是指可以在多种疾病过程中出现的证候,表现为基本固定的多种基本症的组合。按照一般的逻辑推理,基本证候就是不同疾病状态下的"数个基本症的规律性涌现",其本质应该是相同的,可能是同一病因或病机的表现。此外,基本证候也是用来划分证候门类的最基本的中医诊断学概念。
　　典型实例:实用血瘀证诊断标准、肾阳虚证诊断标准、气滞证诊断标准等。
　　湿证标准需求:湿证理论体系建设、湿证诊断以及湿证特性的调查与比较等,均需首先制定基本 / 共性 / 普适性标准,即湿证诊断标准。
　　说明:湿证基本证候主要有三层含义。其一,不同疾病均与感受湿邪相关,或在其发展过程中出现同一湿相关病机,辨证为湿证(属于病下湿证);其二,感受湿邪者

所处的湿证状态,既非湿病也非病下湿,临床表现以沉重、黏腻、滞浊、阻气机、肿满等湿性致病特征为主要症状;其三,用于划分证候门类的基本证候之一。

2. 病证结合湿证诊断标准　传统意义上的病证结合是指中医的病与中医的证相结合,但在现代中医临床上和研究中被广泛运用着的病证结合多指西医学的疾病与中医的证相结合。然而,无论是中医学还是西医学的疾病,不同疾病是由多种、不同因素综合作用的结果,具有自身独特的特点,不同疾病的同一证候在宏观表征和微观理化指标等多方面表现迥异。虽然基本 / 共性 / 普适性证候诊断标准可用于衡量不同疾病内出现的同一证候,但基本证候诊断标准较为泛化,在针对疾病某一阶段用于证候判断时特异性不强,而根据疾病特点建立病证结合证候诊断标准更为合适。病证结合证候诊断标准建立在疾病的背景之下,既体现了证候是人体在疾病某一阶段的机体反应状态,又要求诊断依据同时兼顾疾病及基本证候的特征。因此,除了需要建立湿证基本 / 共性 / 普适性证候诊断标准外,同样需要根据疾病特点建立病证结合湿证诊断标准。

典型实例:冠状动脉粥样硬化性心脏病痰瘀互结证临床诊断标准、类风湿关节炎脾虚湿阻证证候诊断标准等。

湿证标准需求:不同疾病的特征对于湿证诊断要求存在差异,基本 / 共性 / 普适性湿证诊断标准不能完全符合其要求,故需要根据疾病特征制定病证结合湿证诊断标准。

说明:在病证结合湿证诊断标准的建立过程中,疾病与基本 / 共性 / 普适性湿证的关系存在两种模式。一种是两者相对独立诊断,即"疾病的湿性特征 + 基本 / 共性 / 普适性湿证特征";另一种是两者合并作为一个整体诊断,即"病证结合后的湿证"。在建立相关诊断标准时,应结合病证特点选择适合的模式。

(二)辨证视角——宏观诊断标准、微观诊断标准

1. 湿证宏观诊断标准　宏观辨证是从直观的观察入手,以"四诊"为手段获取临床信息,进而根据中医理论和证候标准,把有关的临床信息归属于相应的类别。与之相应的作为辨证依据的标准被称之为"证候宏观诊断标准"或"证候宏观标准"。宏观辨证标准相对于以实验室检查等所得微观指标为主要依据的辨证标准而言,主要由宏观的症状、体征构成。无论何种证候层次分级、功能分类,宏观辨证是当前中医临床及科研最常用的辨证形式。证候宏观诊断标准的建立同样是证候研究中最具基础性的工作。在科学、准确的证候宏观诊断标准基础上开展的证候研究,才具有更大的真实性和价值。

典型实例:现有多数证候诊断标准属于宏观标准,此处不再示例。

湿证标准需求:湿证相关的中医药疗效评价、临床研究以及湿证微观研究等,均以准确的湿证宏观辨证为前提。

2. 湿证微观诊断标准　微观辨证,即是在临床上收集辨证信息的过程中引进现代科学的先进技术,发挥它们长于在较深入的层次上微观地认识机体的结构、代谢和

功能特点,更准确地阐明证的物质基础,从而为辨证微观化奠定基础;简言之,是使用微观指标认识与辨别证。"微观辨证"作为"宏观辨证"的有益补充和拓展,已潜移默化地融入到中医临床诊疗以及中医证候的基础研究之中,不仅能够阐明证候在结构、代谢、功能诸方面的病理生理基础,寻找对证候具有诊断价值的微观指标,而且对于临床上无证可辨、有证难辨的情况具有独特优势,有利于早期诊断和治疗,并有助于临床疗效的客观评价。微观辨证的提出极大推进了中医辨证诊断的客观化与国际化。

典型实例:陈可冀院士团队研制的"实用血瘀证诊断标准"即是在中医证候标准中纳入微观指标的典型代表。

湿证标准需求:湿证存在微观层面的生物学基础内涵,相应标志物等指标有可能纳入湿证微观诊断标准,在阐释湿证生物学内涵、早期诊断及提升诊断的客观性方面发挥作用。

(三)辨证部位——整体辨证、局部辨证

中医临床的主要特点是整体观念和辨证论治,而整体辨证是二者的结合。整体辨证旨在通过综合分析望、闻、问、切四诊获取的资料,对疾病某一阶段的本质作出判断。病因辨证、气血津液辨证、脏腑辨证、六经辨证、经络辨证等都是在整体辨证基础上创立的辨证方法,可反映人的整体状态,在临床上应用广泛。局部辨证就是围绕病变部位进行辨证的方法。当局部病变表现突出,或全身症状不典型时,可通过局部辨证判断病变的病因、病机、性质。局部辨证的重要性,在中医风湿病(关节病变特点)、皮肤病(皮损形态、色泽等特点)、外科疮疡(局部疮疡特点)等专科领域表现尤为突出。此外,舌的局部变化可以反映脏腑气血的整体状况,因此,舌的局部辨证同样受到重视。

典型实例(局部辨证):慢性萎缩性胃炎患者胃黏膜中医局部辨证、实用血瘀证诊断标准(如可通过"舌质紫暗或有瘀斑、瘀点"这一舌象特征确立诊断)等。

湿证标准需求(局部辨证):对于湿相关疾病,当局部特征(如舌象、关节、皮损、黏膜溃疡等)对湿证诊断的贡献度较高,甚至成为必需内容时,则需要局部辨证标准。

现有多数证候标准属于整体辨证,本节他处已作论述,此处不予赘述。

(四)标准功能——诊断标准、评价标准

根据标准功能可将证候标准分为两大类别,即诊断标准和评价标准。诊断标准主要用于区分不同个体或群体之间的差异;评价标准主要用于评价患者某种特性随着时间发生的变化或者干预后药物的有效性等问题。诊断标准和评价标准从本质上讲都是收集足够的信息,并根据这些信息对研究对象进行判断,其中诊断是"有无"的判断,评价是"功能/影响"的判断。证候标准的诊断和评价功能主要以常规标准或量表的形式呈现。量表作为一种测量工具,主要作用和目的在于通过多个问题,精

确测量一个较抽象或综合性较强的概念,具有客观、量化等特点。证候评价量表在中医药临床疗效评价中发挥的作用越来越重要,尤其是对于证候类中药新药的研制。

典型实例(评价标准):冠心病心绞痛血瘀证疗效评价标准。

湿证标准需求(评价标准):中医药治疗湿证具有一定优势,但这种优势更多地停留在个人经验上,需要规范、准确、实用的湿证评价工具进行客观化评估。

现有多数证候标准属于诊断标准,本节他处已作论述,此处不予赘述。

说明:湿证诊断标准和湿证评估量表均为湿证基本证候标准,常常被使用者混淆。两者可从标准侧重、测量目标、使用者/对象、判定依据及研究方法等方面予以区别(表5-9)。

表 5-9 湿证诊断标准和湿证评估量表的区别

内容	湿证诊断标准	湿证评估量表
标准侧重	诊断	评价
测量目标	专业辨证	功能影响评估
使用者/对象	医师专业辨证	患者自我评估
判定依据	辨别症状、体征→湿证	湿证→功能影响评估
研究方法	共识方法等	量表学

(五)辨证对象——人、动物(模型标准、评价标准)

从辨证对象角度来说,证候标准分为以人为对象的标准和以动物为对象的标准两类。以人为对象的标准在本节他处已作探讨,此处不赘述。针对动物的证候标准,主要涉及证候动物模型的模型标准和评价标准。证候动物模型是证的基础研究过程中的衍生物,主要用于研究证的实质、揭示辨证论治的基本规律,亦能促进中药药理等研究,而模型的建立与评价则是开展证候动物研究的关键前提。证候动物模型的建立涉及多因素干预(如食物、药物、手术等),模型评价涉及多指标检测(如症状体征/客观指标/量表评价、方药疗效反证等)。各个造模因素配比、动物个体间差异等均能影响证候动物模型的适用性以及不同研究中同一证候模型间的一致性。制定科学、规范的证候动物模型的模型标准和评价标准,既有助于较好地体现证的基本特征和发展规律,又有助于保障模型的稳定性、均一性及可重复性,从而为证的基础研究持续、高效地开展奠定坚实的基础。

典型实例:①证候动物模型的模型标准,如邝安堃于1960年首次研制出中医阳虚证的动物模型;②证候动物模型的评价标准,如雌性实验猕猴情绪评价量表,大鼠、小鼠常见证候计量化辨证方法及其评价。

湿证标准需求:开展湿证模式生物的探索、比较、验证等研究,需要有相应的湿证动物模型的模型标准和评价标准。

（六）其他

1. 湿证综合诊断标准（宏观＋微观、整体＋局部、定性＋定量等）　多种诊断方式、角度、层次等的联合使用，构成了综合诊断标准，如宏观与微观、整体与局部、定性与定量结合起来使用，两者相辅相成、取长补短，可增强诊断的准确性与深度。

（1）宏观辨证与微观辨证综合运用：中医宏观辨证通过四诊收集资料，以外测内，属于宏观地、表象地认识事物的范畴；微观辨证则采用现代科学技术手段，企图用某种或某些生理生化等微观指标提供证候内在的客观依据。宏观辨证与微观辨证相结合，可将现象与本质、功能与结构统一起来，这既有助于阐释证的物质基础及生物学内涵，又有助于提高中医诊断水平，促进中医诊断的准确性与客观性。

典型实例：冠心病血瘀证诊断标准、小儿脾虚证的诊断标准（草案）等均是将实验室等微观指标与宏观辨证予以综合的典型实例。

（2）整体辨证与局部辨证综合运用：对于局部症状突出或仅有局部症状的病证，则以局部辨证为主，如类风湿关节炎早期无全身异常表现，舌脉也多正常，关节症状可能表现为短时间晨僵、一过性肿痛等，或过敏性皮肤病，症状和病位在皮肤黏膜，不伴全身症状时，局部辨证尤为关键。但当同时存在全身症状时，将局部辨证与整体辨证有机结合才能抓住病证本质，保证辨证的准确性。首先，通常情况下局部症状与脏腑功能、经络、气血运行等息息相关。如关节病变是外因作用下体内脏腑功能紊乱、经络气血涩滞于关节处的显现；再如眼病可仅局限在眼部，但眼通过经络与其他组织器官保持着密切联系，如果脏腑、经络的功能失调，可反映于眼部。其次，某些情况下，整体症状与局部症状会出现分离的现象，即整体症状与局部症状不符合、不一致。如类风湿关节炎，局部出现关节肿痛、皮肤温度高、色暗红等热邪阻络征象时，全身症状可能为面色㿠白、肢体倦怠、畏寒肢冷等阳虚表现；再如糖尿病足，局部热毒壅盛时，全身症状可能伴有发热等热象，也可能伴有气阴两虚的表现。此时，单纯依赖整体辨证，或单纯依赖局部辨证，均无法准确把握病证本质。

典型实例：寻常型银屑病的辨证分型标准、痛风脾虚湿阻证证候诊断标准、强直性脊柱炎脾虚湿阻证证候诊断标准等。

（3）定性与定量综合运用：系统科学认为，定性与定量相结合的方法是科学研究认识客观事物极其重要的方法。基于临床上证候的复杂情况，如临界状态、典型与不典型证候、兼夹证候等，将对证候的诊断从传统的定性思维模式发展为定性与定量相结合以构建证候宏观诊断标准，有可能更充分地发挥证候标准的判别功能，从而具有相对意义的"金标准"价值。

典型实例：冠心病心绞痛气滞血瘀证诊断标准等。

湿证标准需求：不同的湿证标准的功能、角度等各有侧重，且各具特点。综合性标准可以增强诊断的深度与准确性，提高湿证的诊断效能。因此，可根据病证特点制定诊断效能高的中医湿证综合标准。

2. 典型湿证诊断标准　　湿证诊断标准和典型湿证诊断标准有所不同。湿证诊断标准是针对整个湿证证候而言，而典型湿证诊断标准中的湿证不一定重，但必须典型（足以代表湿证特性）。对于湿证生物学基础、湿证四诊客观化等研究，以典型湿证患者为研究对象更为适合。

湿证标准需求：为提高湿证生物学基础、湿证四诊客观化等研究的效率、效能，需要在湿证诊断标准基础上建立判定条件更为严苛的典型湿证诊断标准，以获得湿证典型代表。

（李　倩　杨小波）

参考文献

1. 陈家旭. 中医诊断学 [M]. 北京: 中国中医药出版社, 2015.
2. 李灿东, 翁慧, 魏佳, 等. 中医诊断的思维原理 [J]. 天津中医药, 2020, 37 (1): 14-17.
3. 李倩, 杨小波. 中医证候的诊断属性及诊断模式解析——以湿证为例 [J]. 世界科学技术: 中医药现代化, 2023, 25 (6): 2230-2236.
4. 中国中西医结合学会活血化瘀专业委员会. 实用血瘀证诊断标准 [J]. 中国中西医结合杂志, 2016, 36 (10): 1163.
5. 方肇勤, 李永健, 管冬元, 等. 原发性肝癌中医辨证标准的建议 [J]. 上海中医药杂志, 2003, 37 (5): 11-13.
6. 中华中医药学会. 类风湿关节炎脾虚湿阻证证候诊断标准: T/CACM 1347—2021 [S]. 北京: 中华中医药学会, 2021.
7. 广东省质量技术监督局. 寻常型银屑病中医证候诊断规范: DB44/T 2120—2018 [S]. 广州: 广东省质量技术监督局, 2018.
8. 中华中医药学会心病分会. 冠心病心绞痛主要证型的辨证诊断标准 [J]. 中国中西医结合杂志, 2018, 38 (2): 154-155.
9. 世界中医药学会联合会肝病专业委员会. 慢性乙型肝炎 (ALT ≥ 2 × ULN) 中医证候诊断标准 [J]. 中医杂志, 2015, 56 (1): 89-90.
10. 中华中医药学会内科分会肺系病专业委员会. 慢性阻塞性肺疾病中医证候诊断标准 (2011 版)[J]. 中医杂志, 2012, 53 (2): 177-178.
11. 朱燕波, 王琦, 史会梅, 等. 中医体质量表 30 条目简短版的制定与评价 [J]. 中医杂志, 2018, 59 (18): 1554-1559.
12. 中华中医药学会. 冠状动脉粥样硬化性心脏病痰瘀互结证临床诊断标准: T/CACM 062—2018 [S]. 北京: 中华中医药学会, 2018.
13. 畅达. 汤方辨证及其临床思维 [J]. 山西中医, 2011, 27 (9): 1-4.
14. 王永炎. 完善中医辨证方法体系的建议 [J]. 中医杂志, 2004, 45 (10): 729-731.
15. 焦树德. 三合汤、四合汤治疗胃脘痛——焦树德临床经验选登之八 [J]. 河北中医, 2004, 26 (8): 565-566.
16. 路志正. 中医湿病证治学 [M]. 3 版. 北京: 科学出版社, 2015.
17. 王彦晖. 中医湿病学 [M]. 北京: 人民卫生出版社, 1997.
18. 朱文锋, 袁肇凯. 中医诊断学 [M]. 2 版. 北京: 人民卫生出版社, 2011.

19. 国家市场监督管理总局, 国家标准化管理委员会. 中医临床诊疗术语　第 2 部分: 证候: GB/T 16751. 2—2021 [S]. 北京: 国家市场监督管理总局, 国家标准化管理委员会, 2021.

20. 艾尔·巴比. 社会研究方法 [M]. 邱泽奇, 译. 11 版. 北京: 华夏出版社, 2018.

21. 中华中医药学会. 湿证诊断标准: T/CACM 1454—2023 [S]. 北京: 中华中医药学会, 2023.

22. 中华中医药学会. 肾阳虚证诊断标准: T/CACM 1332—2019 [S]. 北京: 中华中医药学会, 2019.

23. 中华中医药学会. 气滞证诊断标准: T/CACM 1451—2023 [S]. 北京: 中华中医药学会, 2023.

24. 中华中医药学会. 支气管扩张症中医证候诊断标准: T/CACM 1331—2019 [S]. 北京: 中华中医药学会, 2019.

25. 姚乃礼. 中医证候鉴别诊断学 [M]. 2 版. 北京: 人民卫生出版社, 2002.

26. 李倩, 吴文珍, 杨小波. 中医湿证症状术语的规范刻画研究 [J]. 世界科学技术: 中医药现代化, 2023, 25 (7): 2281-2286.

27. 李倩, 吴文珍, 艾芷萱, 等. 基于共识法的湿证诊断标准研究 [J]. 世界科学技术: 中医药现代化, 2024, 26 (6): 1660-1667.

28. 沈舒文, 宇文亚. 中医辨证论治与标准化问题的思考 [J]. 中华中医药学刊, 2013, 31 (10): 2088-2090.

29. 贾海忠. 论自然态基本证候分类是中医发展的突破口 [J]. 中医杂志, 2011, 52 (17): 1441-1443.

30. 赖世隆, 杨小波, 温泽淮, 等. 证候宏观诊断标准基本框架的探讨 [J]. 中国中西医结合杂志, 2005, 25 (6): 552-555.

31. 沈自尹. 微观辨证和辨证微观化 [J]. 中医杂志, 1986 (2): 55-57.

32. 陈家旭, 薛飞飞. "微观辨证" 的产生及其发展 [J]. 中西医结合学报, 2005, 3 (5): 12-16.

33. 王阶, 何庆勇. 冠心病心绞痛血瘀证疗效评价标准 [J]. 中国实验方剂学杂志, 2018, 24 (15): 1-3.

34. 中华中医药学会. 湿证评估操作规程: T/CACM 1388—2022 [S]. 北京: 中华中医药学会, 2022.

35. 陈志强, 吕立国. 整体辨证、局部辨证与微观辨证——对现代中医辨证论治体系的思考 [J]. 中国中西医结合杂志, 2006, 26 (12): 1126-1127.

36. 孟建宇, 谭杰, 郭玉婷, 等. 慢性萎缩性胃炎患者胃黏膜中医微观辨证与癌前病变特征分析 [J]. 中医杂志, 2015, 56 (15): 1307-1310.

37. 李思汉, 李书楠, 周福, 等. 关于中医证候动物模型研究的思考 [J]. 中华中医药杂志, 2019, 34 (8): 3357-3361.

38. 乔明琦, 张惠云, 王海军. 《雌性实验猕猴情绪评价量表》建立及信度检验与效度估计 [J]. 浙江中医药大学学报, 2006, 30 (2): 176-179, 188.

39. 方肇勤, 潘志强, 卢文丽, 等. 大鼠、小鼠常见证候计量化辨证方法的建立及其评价 [J]. 中国中医基础医学杂志, 2007, 13 (7): 502-505.

40. 中国中西医结合学会活血化瘀专业委员会. 冠心病血瘀证诊断标准 [J]. 中国中西医结合杂志, 2016, 36 (10): 1162.

41. 小儿脾虚证的诊断标准 (草案)[J]. 中国中西医结合杂志, 2000, 20 (2): 104.

42. 中华中医药学会. 痛风脾虚湿阻证证候诊断标准: T/CACM 1349—2021 [S]. 北京: 中华中医药学会, 2021.

43. 中华中医药学会. 强直性脊柱炎脾虚湿阻证证候诊断标准: T/CACM 1348—2021 [S]. 北京: 中华中医药学会, 2021.

第六章

湿证的预防与治疗

第一节　湿证的预防

　　"预防为主"是我国卫生工作的四大方针之一。中医历来强调未病先防，早在2 000多年前的《黄帝内经》一书中，就有"不治已病治未病，不治已乱治未乱……夫病已成而后药之，乱已成而后治之，譬犹渴而穿井，斗而铸锥，不亦晚乎"的明确记载。这种未雨绸缪、预防为先的思想同样也适用于对湿证的防治。湿邪有内、外之分。外湿伤人，多缘于起居不慎，遇雾露雨雪之袭，或汗出沾衣，或水中作业，或久居坐卧湿冷阴寒之地，遭风寒湿三气合邪所致。此外，近年来随着生活水平的提高、空调的普及使用，人们外出汗出后进入寒凉的空调环境中导致寒湿困表，已成为外湿侵袭人体的又一常见方式。从内因来说，湿邪多起于七情失调，气机郁滞，或饮食劳倦、房事不节等不良的生活习惯。如：过食生冷肥甘之品，伤及脾阳，致运化失司，湿浊内生；作息无序、劳逸失宜、过度疲劳，不但使机体气化不及、免疫力低下，易受外邪之侵，而且导致机体气机不畅、运化迟滞、湿浊内生。若湿浊内停，积久成饮，蕴而化热，助湿生痰，痰瘀互结，可引发诸多病变，殃及诸多脏器。由此不难看出，饮食不节、劳逸失度及不良的生活习惯是导致"湿证"发生的主要病因。针对上述病因病机，只要我们把握住顺自然、养心性、合理饮食、不妄作劳、适当进行体育锻炼，同时养成良好生活习惯，就可避害趋利，以达防止湿证发生的目的。

一、顺自然

　　中医认为，宇宙万物本原于气，而万物的生、长、化、收、藏正是地气上为云，天气下为雨，天地气交，升降出入运动变化的外在表现和必然结果。人秉天地之气而生，是自然界发展到一定阶段的产物。自然界一方面为人类提供了必不可少的食物和生存环境，而另一方面，它的周期性时序，如日夜的交替、四季的变更，也带来气候和环境的变化，从而对人体直接或间接地施加影响。人体的生理和整个生长发育的进程，也呈现出随着年、季、月、日、时的更迁而变化的节律。这一节律，不但从人体的汗液变化、尿液变化、脉象变化、妇女月事周期、疾病昼安夜甚等现象中可以看出，而且也基于现代"生物钟"理论,从体温、血压、血糖含量、激素的分泌和基础代谢率等多方面的变化中得到证明。由此可见,中医主张"天人相应",强调养生要顺乎自然的实质,就是要使人体的生理节律尽量与四时气候变化的节律相吻合,防止因脏腑间功能的失调而使内环境的稳定性降低、抵抗能力下降,以致内外环境间的相对平衡受到破坏而引发疾病。

《素问·四气调神大论》就提出了顺应自然四季的变化进行养生的原则和方法:"春三月,此谓发陈,天地俱生,万物以荣,夜卧早起,广步于庭,被发缓形,以使志生,生而勿杀,予而勿夺,赏而勿罚,此春气之应,养生之道也;逆之则伤肝,夏为寒变,奉长者少。夏三月,此为蕃秀,天地气交,万物华实,夜卧早起,无厌于日,使志无怒,使华英成秀,使气得泄,若所爱在外,此夏气之应,养长之道也;逆之则伤心,秋为痎疟,奉收者少,冬至重病。秋三月,此谓容平,天气以急,地气以明,早卧早起,与鸡俱兴,使志安宁,以缓秋刑,收敛神气,使秋气平,无外其志,使肺气清,此秋气之应,养收之道也;逆之则伤肺,冬为飧泄,奉藏者少。冬三月,此谓闭藏,水冰地坼,无扰乎阳,早卧晚起,必待日光,使志若伏若匿,若有私意,若已有得,去寒就温,无泄皮肤,使气亟夺,此冬气之应,养藏之道也;逆之则伤肾,春为痿厥,奉生者少。"并指出"故阴阳四时者,万物之终始也,死生之本也,逆之则灾害生,从之则苛疾不起,是谓得道"。所以,我们在平时的生活中一定要遵循四时季节变化的特点来调整自己的生活习惯,如此才能做到"法于阴阳,和于术数,食饮有节,起居有常,不妄作劳,故能形与神俱,而尽终其天年,度百岁乃去"。广州地处岭南地区,常年潮湿而多雨,人们容易感受湿邪而发病,所以在春夏潮湿阴雨的天气,应尽量减少外出;秋冬季节气候干燥,可在太阳出来湿气散去后适当增加户外活动的时间,以避免湿邪对人体的影响。

二、养心性

所谓"养心性"就是根据心理活动的规律,发挥人的主观能动性,以积极的、健康向上的态度,动用意志的力量战胜自我,调控自己的情感活动,使之在适度范围内变化,以使正气得到养护的方法。诚如《灵枢·本脏》所言:"志意者,所以御精神,收魂魄,适寒暑,和喜怒者也……志意和则精神专直,魂魄不散,悔怒不起,五脏不受邪矣。"这不但讲明了心理养生的具体内容,而且指明了它的重要意义。

喜、怒、忧、思、悲、恐、惊等情志的变化,本是人对客观事物的变化或刺激的反应,也是正常情况下,人们相互交流时情感的不同表露形式。然而,七情一旦过激或持久地反复刺激,则成为致病因素,以致气机紊乱、阴阳失衡,直接伤及相应内脏,甚或死亡。现代医学证实,强烈的精神刺激和持久的紧张状态,首先影响到心血管系统,特别是受自主神经支配的内脏器官,可使交感神经兴奋,儿茶酚胺释放增多,脂类物质易在血管壁上积聚,血压升高、心跳加快,还可导致胃肠功能紊乱、食欲减退,从而使抵抗力下降,健康状况受到损害。故中医十分重视情志因素对人体的影响,向来有

"情志伤人最重""心病还需心药医"之说。与湿证相关的情志异常,主要是思虑过度,伤及心脾,致气机郁结,水液代谢不畅,湿浊内生,进而引发诸多病变。

《素问·移精变气论》指出:"闭户塞牖,系之病者,数问其情,以从其意。"就是说,要让精神疾病患者把内心的苦闷宣泄出来,并且顺从他的意志,病情就会好转。所以,在日常生活中,如遇到不幸、受到委屈,要善于宣泄自己的情绪,如向亲朋好友倾诉,或培养一些兴趣爱好(如下棋、打牌、听音乐、练习书法、种植花草、旅游等)以转移自己的注意力,摆脱消极情绪的困扰,从悲愁苦闷中尽快走出来。

三、改善居处和工作环境

居处和工作环境的状况,直接关系着对湿证的防治。我国早有防霉除湿的良好卫生习惯。大量的考古资料证明,早在 4 000 多年前的商代中期,人们就在居住的房屋山墙上留有风窗,这种设计可谓开创了房屋建筑史上防潮、防湿的先河。唐代陈藏器的著作中有农历五月"土润溽暑……过此节以后,皆须曝书"的民俗记载;《寿世秘典》中也载有农历五月"梅天宜爇,苍术收潮,诸香避之",即用中药烟熏防潮之法。在平房四合院内,人们多用绵纸糊裱屋顶、窗棂,起到了御寒防湿的作用。直到现在,在我国很多地区,每逢端午节,仍插燃艾蒿以避秽祛毒;在长夏溽湿之际,多在室内、厕所墙角堆撒一些生石灰,既可防潮,又可杀菌等。这些习俗均是我国劳动人民在防护疾病方面的智慧结晶,不但提高了居住的舒适性,还有效防止了寒湿邪气的侵袭,保证了自身的健康。

此外,在居住和工作环境的选择方面,湿重之人应尽量选择朝阳的居住和工作环境,避免长时间在阴暗、潮湿的环境中工作和生活;在平时的生活中,要注意勤开窗通气、勤晒被褥,天气变化时适时增添衣服;外出淋雨或大汗淋漓时,应及时更换衣服;在梅雨季节或天气潮湿时,可使用空调等机械设备换气除湿,以保证居住环境的干燥舒适。

四、合理的膳食结构

合理的膳食结构,不仅在于营养丰富、食物搭配合理,还在于饮食定时定量、不过饥过饱,从而顾护脾胃,让脾胃正常发挥其功能,如此才能将水谷精微运送至全身各处以满足人体所需;反之,易导致脾胃运化功能失调,则水谷精微易转化为痰湿之邪,致痰湿内生。

(一)营养均衡,不偏食挑食

人所需的各种营养成分,主要源于摄入的饮食水谷。由于食物的种类、产地各有不同,因此,其性味及所含的营养成分各有所异。同样,随人居环境、生活习俗、个人嗜好的不同,人们对食物的气味寒凉亦各有所喜。然而就保障人体的正常生理和发育而论,对营养的要求却是均衡而全。由此可见,处理好两偏一全的关系,维系好三者之间的平衡,就显得尤为重要。《素问·藏气法时论》说:"五谷为养,五果为助,五畜为益,五菜为充,气味合而服之,以补精益气。此五者,有辛、酸、甘、苦、咸,各有所利,或散或收,或缓或急,或坚或耎,四时五脏,病随五味所宜也。"2 000多年前,古人提出的这一套食饮方案,即便用现代营养学的观点来看,亦不失为科学、合理的膳食构成。其中,五谷(粳米、小豆、麦、大豆、黄黍)可提供淀粉、植物蛋白质、矿物质;五果(李、杏、枣、桃、栗)的果肉和果仁,可提供糖类、不饱和脂肪酸、维生素等;五畜[鸡、羊、牛、犬、豕(猪)]可提供蛋白质、脂肪;五菜(韭、薤、葵、葱、藿)可提供纤维素、维生素等;不难看出,其提供的营养成分均衡全面,养、助、益、充,目的明确、配比合理。

如果偏食挑食,长期偏嗜某一类型的食物,则会导致食品性味的偏颇、人体内某些营养成分过剩或不足,势必影响到相应脏腑功能的盛衰,甚至因代谢失常,废物堆积,而引发脏腑的器质性病变。诚如《素问·五脏生成》所言:"是故多食咸,则脉凝泣而变色;多食苦,则皮槁而毛拔;多食辛,则筋急而爪枯;多食酸,则肉胝胎而唇揭;多食甘,则骨痛而发落,此五味之所伤也。"

(二) 三餐定时定量,不过饱过饥

《素问·五脏别论》言:"六腑者,传化物而不藏,故实而不能满也。所以然者,水谷入口则胃实而肠虚,食下则肠实而胃虚。"《诸病源候论》曰:"夫食过于饱,则脾不能磨消,令气急烦闷,睡卧不安。"也就是说,六腑以通为用,饮食只有定时定量,不过饱过饥,使六腑始终处于"实而不能满"的状态,才能维持脾胃的正常功能。然而,现代的人,随着生活节奏的加快,生活、工作压力的加大,或懒于做饭,或生活不规律,常常导致错过就餐时间,经常处于"早不吃,午将就,晚过饱"的状态,正好与脾胃的生理功能相悖。一般来说,白天人的活动量大,胃肠蠕动快,食物消化得也快;夜间人的活动量小,胃肠的蠕动变慢,食物的消化也变慢,而过多的饮食则会积存于胃中,不仅不能转化为精微物质被吸收利用,反而损伤脾胃,助湿生痰。因此,应调整饮食习惯,逐渐做到"早吃好、午吃饱、晚吃少",每餐的食量不宜过饱,一般以七八分饱为宜;脾胃功能较弱者,可以少食多餐,以避免食滞肠胃,酿湿生热,引发病端。

另外,过嗜烟酒亦可助湿生痰,既影响脾胃运化功能又可引发多种疾病,故应戒烟限酒。此外,饮食卫生工作也十分重要,许多湿证或湿病如痢疾、泄泻、霍乱、黄疸、呕吐等,主要与饮食不洁有关,因此,在保证饮食原料鲜活、清洁之外,还应大灭蚊蝇,搞好个人及厨房用具的清洁卫生,以防"病从口入",引发上述病证。

五、勤锻炼,强体质

《灵枢·百病始生》云:"风雨寒热不得虚,邪不能独伤人。卒然逢疾风暴雨而不

病者,盖无虚,故邪不能独伤人,此必因虚邪之风,与其身形,两虚相得,乃客其形。" 这说明疾病的发生及程度,直接与人的体质有关,体质强者不病或虽病其势亦轻。 "生命在于运动",坚持体育锻炼,就可增强体质,提高免疫力,以达防病治病的目的。 到底采用哪种方式进行锻炼,当因人而异、量力而行。体壮者可每日早晚到公园或 房前屋后长跑、打球;体弱者,可做广播操、散步、打拳、舞剑等。在平时锻炼过程中, 亦可融入健美娱乐成分,如唱歌、跳舞、踢毽子、抖空竹、放风筝等。需要注意的是, 锻炼的目的在于强身,故锻炼时一要循序渐进、量力而行、不可过劳,常以微汗出为 宜;二是要持之以恒、缓缓收功。此外,我国古代的很多养身保健功法,如五禽戏、太 极拳、太极剑、八段锦等,亦是很好的锻炼方法,不管男女老少,均可作为一种养生保 健的手段,长期坚持,方能功效卓著。最新的《中国居民膳食指南》提出:"坚持日常 身体活动,每周至少进行 5 天中等强度身体活动,累计 150 分钟以上;主动身体活动 最好每天 6 000 步;鼓励适当进行高强度有氧运动,加强抗阻运动,每周 2~3 天;减 少久坐时间,每小时起来动一动。"在运动量及运动时间方面均给出了明确的建议和 标准。

第二节　湿证的治疗

张介宾所云"凡水肿等证,乃脾肺肾三脏相干之病。盖水为至阴,故其本在肾; 水化于气,故其标在肺;水惟畏土,故其制在脾",提示应抓住湿证的肺、脾、肾三个主 要病理环节,再根据病因、病位、疾病的寒热性质进行辨证论治。对于湿证治法,一般 而论,外湿宜微汗而发散,内湿宜分标本而治之,祛邪治其标,扶正治其本。古人曾指 出:"善治湿者,不治湿但治气","气化则湿化","气行则水行"。气化的关键在于调 动机体自身内在脏腑的功能,气化则水湿自除。

对于湿证的基本治疗方法,《素问·汤液醪醴论》提出"去菀陈莝""开鬼门,洁 净府"。《金匮要略·水气病脉证并治》说:"诸有水者,腰以下肿,当利小便;腰以上 肿,当发汗乃愈。"水肿严重者,则"泻下逐水"。朱震亨进一步指出:"湿在上焦,宜发 汗而解表,此疏泄其湿也;湿在中焦,宜宽中顺气,通畅脾胃,此渗泄其湿也;湿在下 焦,宜利小便,不使水逆上行,此开导其湿也。"现总结为以下 9 种,分述如下。

一、祛风胜湿法

适应证:多用于风湿之邪侵袭,见一身尽痛;或手足太阳经为风湿之邪所袭,见 头痛、项似拔、腰似折、腿痛等证候。

临床应用:"诸风药皆是风能胜湿也"(《脾胃论》)提示,在治疗湿证时,可重用风药如羌活、独活、防风等。代表方如羌活胜湿汤、《内外伤辨惑论》除风湿羌活汤、清空膏、羌活苍术汤、《脾胃论》除风湿羌活汤、苍术汤、解表升麻汤等。若湿邪在表（非仅在太阳经），一身尽痛者，则以风药配苍术、白术等以祛风散湿，使经气通畅；若经中有郁热，或湿邪化热，见身热者，加升麻；若湿邪上攻头目，加蔓荆子、川芎、藁本等，并视疼痛所在部位或经络而加引经药；若兼见浑身肿，以面上尤甚者，合张仲景麻黄加术汤；若病在冬季者，加麻黄；若兼有麻木者，加黄芪、橘皮等以行肺气；若兼有热邪在上焦者，加黄芩（一半酒用，一半炒用）；若下焦有湿热，见脚膝无力沉重或腰腿疼痛者，加黄柏、知母、苍术等清热燥湿，并以柴胡为引。

二、散寒祛湿法

适应证：此法多用于 2 种情况。其一，寒湿之邪在外，见肢节疼痛，身体沉重，浑身肿、面上及腹尤甚，浑身麻木，睡则少减等表现；其二，在中焦气弱的情况下，脾胃受寒或脏腑积冷，见中满腹胀、脘腹疼痛、大便滑泻、腹中雷鸣、白带不止等证候。

临床应用：代表方如麻黄苍术汤、麻黄桂枝升麻汤、术桂汤、麻黄白术汤、川芎肉桂汤、中满分消汤、草豆蔻汤、厚朴温中汤、沉香温胃丸、固真丸及助阳汤等。若寒湿之邪在外，重用麻黄，并配桂枝、苍术或白术（取张仲景麻黄加术汤之意）等药以散寒祛湿；若湿邪较显，重用羌活，并配防风、独活及肉桂等辛温之品以散寒湿。若中焦气弱，寒湿聚于脾胃，则重用温中散寒之品如草豆蔻、益智仁、吴茱萸、干姜等，配茯苓、泽泻等淡渗之品以利水。在加减用药方面，若中焦气机不利，见中满腹胀、心下痞、饮食减少、食入反出、大便不通等，加厚朴、陈皮、青皮、木香等理气散滞消痞；若中焦气弱，加黄芪、甘草，或合四君子汤；若下焦阳虚，脐腹冷痛，重用附子、干姜、肉桂及巴戟天等；若寒厥烦躁，加川乌头、干姜等；若胞宫寒湿，白带不止，加白龙骨、白石脂或白葵花等以祛湿止带；若两胁下痛、卧而多惊、筋挛，加柴胡以疏肝；若足太阳、足少阴络中有凝血，见腰痛不能转侧者，加川芎（入足太阳经）、肉桂（入足少阴经）以破血络中败血。

三、渗利除湿法

适应证：水湿内停而见小便不利、水肿、淋浊、泄泻、痰饮、湿温、关节肿痛等，或湿邪在下而见腰沉痛、阴汗、阴痿、阴冷、腿膝沉重、两脚痿弱无力、痔漏等。

临床应用：代表方如三仁汤、固真汤、清魂汤、补肝汤、独活汤、健步丸及秦艽苍术汤等。若病在前阴，见阴汗、阴痿、阴冷、阴臭等，多加柴胡作为引经之用，若肝经热邪较重，更重用柴胡；若饮酒，致湿热之邪流注下焦，加龙胆；若下焦湿热，但以湿邪较重，可重用泽泻、茯苓、猪苓等以渗利祛湿；若见腰痛如折、沉重如山，或膝中无力，伸而不能屈，屈而不能伸等，可重用酒防己，以利水通经；若下焦湿热，以热邪较重，重用黄柏,配知母或生甘草(即"正气汤"之意),泻阴中之伏火以救肾水;若气虚,加黄芪、人参、炙甘草(即"保元汤"之意);若痔漏为患,重用风药如秦艽、防风等疏风止痛,以当归、桃仁、皂角仁、郁李仁等和血润燥,并加大黄、槟榔、枳实等通便。

四、上下分消法

适应证:寒湿或湿热之邪在经,见疼痛、身肿、麻木等表现,复有以下情况:①湿邪较重;②寒湿或湿热在中焦,见胃脘痛、大便溏而烦、饮食减少等;③身黄、目黄;④酒客病,见头痛懒食、呕吐身热、倦怠而烦等证候。

临床应用:代表方如拈痛汤、调卫汤、苍术复煎散、术桂汤、清暑益气汤、清神益气汤、羌活汤、《脾胃论》除风湿羌活汤、麻黄白术汤、葛花解醒汤、红豆散、塌气退黄汤(茯苓渗湿汤)、温肾汤、肾疸汤等。若兼风热壅盛上攻,见头痛、头目昏眩者,重用细黄芩、酒黄连;若热在上焦,见胸膈不利,加酒黄芩、炒黄芩以清上焦热;若湿邪在太阳经,见腰痛者,加羌活、独活、防风;若见身黄、目黄,则当泻外经中之湿热,加苍术、白术,配渗利之品如茯苓、泽泻、猪苓等,以及升阳之品如升麻(重用以助散脾土及经中之郁热)、柴胡、羌活、防风等;若病时值长夏,或暑热之气较盛,加黄柏、生甘草,若暑伤气阴,合生脉散;若自汗,重用麻黄根以敛汗;若风湿热邪结于内,加茵陈;若寒湿客于中焦,见胃脘痛,加半夏、草豆蔻;若中焦气滞,见腹胀者,加橘皮、青皮、神曲、厚朴;若下焦阴火,见脚痿弱无力、阴痿阴汗,加黄柏,配升阳之品如升麻、防风;若酒客病,重用葛花、白豆蔻、砂仁等以解酒醒脾。

五、理气除湿法

适应证:①肺气不行,见麻木、肩背痛等表现;②脾胃不和,见呕哕恶心、嗳气吞酸、常多自利或发霍乱者;③脾胃气弱,饮食不消,或伤饮伤食,脾不运化,饮食积滞;④患者心下有忧滞郁结之事,气滞太甚等。

临床应用:根据"中满者,泻之于内""辛热散之,以苦泻之"的理论,在治疗湿证时,除了应用祛湿药之外,可加入一系列理气药如厚朴、橘皮、青皮、炒神曲、木香、槟榔、枳实等;代表方如平胃散、厚朴温中汤、益胃散、和中丸(白术和胃丸)、半夏白术天麻汤、白术汤(茯苓半夏汤)、通气防风汤、宽中进食丸、枳实导滞丸、除湿散、中满分消汤、半夏厚朴汤、破滞气汤、草豆蔻汤及枳实消痞丸等。若肺气不行,加陈皮、青皮;若两腿麻木沉重,除行肺气以外,加升麻、柴胡以升阳,泽泻以导水;气虚自汗,重用黄芪、甘草,配五味子;若脾胃虚弱,元气不足,重用黄芪、甘草,或合保元汤及补中益气汤等;若脾胃气滞,加橘皮、大麦芽、炒神曲;若寒邪在中,脘腹痛者,加干姜、草豆蔻、益智仁、白豆蔻、生姜、砂仁等;若饮食不消,重用大麦芽、炒神曲、茯苓、猪苓等;若胃气不降,恶心呕吐者,加半夏、生姜或干姜,但若出现大便秘结,则重用厚朴,配陈皮、枳实、木香、槟榔等；若中满腹胀，内有积滞，坚硬如石，大便涩滞者，重用当归梢，配莪术、桃仁、红花；若中焦湿热，见痞满、腹胀者，加黄芩、黄连，或合半夏泻心汤、平胃散等，若情况较重，见闷乱不安者，重用大黄、枳实、神曲等；若滞气较甚，心腹满闷者，重用青皮、木香、槟榔、砂仁，配陈皮、白豆蔻等以散滞气；若风虚内作，眼黑头旋者，加天麻。

六、升阳除湿法

适应证："中焦不足，阳气不升"的证候，而现泄泻、大便闭塞、里急后重、飧泄不止、青白翳、漏下恶血、月事不调或暴崩不止等。

临床应用：重用黄芪，配炙甘草，以及升阳之品如升麻、柴胡、羌活、防风等；代表方如升阳益胃汤。若湿在下焦，按"在下者，引而竭之"（《素问·阴阳应象大论》）的原则，应淡渗利水，但若阳气下陷，而出现经漏不止、月事不调或暴崩不止等证候时，则当升阳燥湿，运用苍术、白术合升阳药；而对于清阳不升所致的泻痢，在运用苍（白）术及淡渗之品时，也常加升阳之品；若感受暑湿之邪，在加入清热之品如黄芩、黄连、黄柏、石膏的同时，"可从权加苍术、白术、泽泻，上下分消其湿热之气"（《脾胃论·长夏湿热胃困尤甚用清暑益气汤论》）。若燥热短气，口干虚渴，小便自利者，此时亦不宜加淡渗之品，用苍术、白术燥湿即可。在用药加减方面，若兼见肺病，加人参、白芍、白术，配以淡渗之品，若肺气不足，合保元汤、橘皮；若秋凉在肺，时有痰嗽，觉胸中常似有痰而不利者，加佛耳草；若皮肤中气不行，见麻木者，加橘皮、木香等以行肺气；若卫气不足，两手寸脉短，汗多，重用黄芪，配五味子及炙甘草；若右口眼角并眼颇有侧视，加天麻；若头痛，加川芎；若胃气不和，见恶心、呕吐者，加半夏、生姜或干姜；若胃寒，见腹鸣、肠鸣者，加益智仁、半夏；若腹中血脉不和，腹中痛，加当归、红花；若中满腹胀，加厚朴、青皮、木香；若鼻不闻香臭，此宗气不足也，应补胃升阳，加黄芪、人参、炙甘草（即保元汤之意）、升麻、柴胡等，另加羌活、白芷、防风以散寒；若湿热肠澼下血，重用升麻，配凉血和血之品如生地黄、熟地黄、当归等，以及清热之品；若便脓，或下痢赤白，加白芍、当归；若水泻，一夜十行，重用风药升阳；若足厥阴肝经不能上通于目，出现青白翳者，重用柴胡；若病在下焦，气虚之证不显时，不用黄芪、甘草，重用升阳之品即可；若阴火在上焦，躁热短气，加黄芩；若阴火在下焦，脐下冷，阴汗，脚膝无力沉重者，加黄柏、知母、生甘草（即正气汤之意）；若阴火伏血，加熟地黄、生地黄、当归身、苏木、红花；若目中溜火，视物晾晾无所见者，加黄柏、知母、当归；若阴火上炎，不能睡，加酒黄芩、黄连、黄柏；若气虚，合保元汤，见泻利者，重用人参；若气虚而渴者，加葛根，配人参、炙甘草；若生疮坚硬肿痛者，加连翘、肉桂及风药以散结祛风止痛；若热邪较重，不用淡渗之品，重用升麻，配柴胡（以发火郁）及清热之品。

七、补中除湿法

适应证:脾胃不足,而湿邪以内湿为著,见食少泛恶、脘闷、纳呆、倦怠、乏力、肢体沉重、尿少、便溏、水肿等。

临床应用:在保元汤或四君子汤的基础上,重用补中益气之品,再配以淡渗或燥湿的药物。若血虚,加当归益血;若服寒药过多,或脾胃有寒,见脘腹痛、腹中雷鸣者,加益智仁、白豆蔻、砂仁、干生姜等以散寒;若伤湿面,心腹满闷、肢体沉重者,重用白术,加枳实、炒神曲、炒萝卜子等以理中焦之气,以及荷叶(合枳实、白术,即张元素枳术丸之意)以升阳。

八、辛开苦降法

适应证:脾胃气虚,湿热阻滞中焦所致的痞证。

临床应用:代表方如消痞丸(大消痞丸)、失笑丸(枳实消痞丸)及黄连消痞丸等。李杲在《东垣试效方·心下痞门·心下痞论》中指出:"夫痞者,心下满而不痛者是也。太阴者,湿土也,主壅塞,乃土来心下为痞满也……仲景立泻心汤数方,皆用黄连以泻心下之土邪……若全用气药导之,则其痞益甚。甚而复下,气愈下降,必变为中满、鼓胀,皆非其治也。"由于脾胃气虚,故不能仅用理气药,当加入甘温之品如人参、炙甘草、白术等,以及辛热之品如干生姜等补脾气、升胃气;或另加辛热之品如干生姜、半夏等,以及苦寒之药如黄芩、黄连等以调节脾胃升降、清热祛湿散痞。若气滞较甚,重用理气之品如厚朴、枳实、陈皮、炒神曲等;若热邪较甚,见烦热喘促不安,或正值夏日者,重用黄连、黄芩;若湿邪较甚,可加茯苓、猪苓、泽泻等淡渗之品以助祛湿邪;若气虚为著,见恶食懒倦者,加重人参、炙甘草之量。

九、清热燥湿法

适应证:湿热之邪在经,营卫郁滞所致的疮疡;或湿热下注所致的下痢;或痰热蕴于胸膈之证。

临床应用:代表方如连翘防风汤、内托羌活汤、芍药柏皮汤、小黄丸、黄芩利膈丸等。其组方特色是重用苦寒之品如黄芩、黄连、黄柏等,配苦温或甘温之药如半夏、苍术、白术等以清热燥湿。若疮疡为患,重用风药以疏风散结止痛,并配生地黄、当归、红花等以凉血和血,以及连翘以清热散结;若血痢频并窘痛,加当归、白芍以和血止痛;若痰热蕴于胸膈,重用黄芩、半夏以清痰热,并加青皮、陈皮、枳壳等以理胸膈之气。

第三节　湿证的辅助疗法

一、饮食疗法

药物重在祛邪,而易伤正。食物可以扶正,有些食物还具有药效。《素问·脏气法时论》说:"毒药攻邪,五谷为养,五果为助,五畜为益,五菜为充,气味合而服之,以补精益气。"《备急千金要方·食治方》中说:"食能排邪而安脏腑,悦神爽志以资血气。若能用食平疴释情遣疾者,可谓良工。"

食物含有人体需要的丰富营养,如蛋白质、脂肪、糖类、维生素及微量元素、多种氨基酸等。食物同药物一样具有性味归经,亦具有一定的药理作用,可以用来防病治病。如葫芦、西瓜、冬瓜、茶有清暑解热、生津止渴之功,又有利湿作用,可用于治疗暑湿;甘蔗有生津利尿作用,可用于津伤而小便不利、淋沥涩痛者。

中医饮食疗法中的药膳更独具特色,除了美味可口,既能健身抗衰老,又能防病治病。如山药莲子白果薏米粥,健脾益气化湿,可用于治疗气虚咳喘、带下白浊、遗精等。山药、枸杞的"霸王别姬"(水鱼炖鸡),有补气养血作用,可用于气血虚弱者。冬瓜皮鲤鱼汤,有利水消肿作用,可用于治疗低蛋白血症的慢性水肿。山药薏仁红枣粥,有健脾利湿作用,可用于治疗脾虚慢性泄泻。山药扁豆糯米粥,能健脾化湿,可用于治疗脾虚、湿浊带下。(表6-1)

表6-1　防治湿证的部分食物作用表

名称	性味	归经	作用
鲤鱼	甘平	脾、肾、肺	利水消肿,下气通乳,治水肿胀满、脚气、黄疸、乳汁不通
鲫鱼	甘平	脾、胃、大肠	健脾利湿,治脾胃虚弱、纳少无力、痢疾、便血、水肿、淋病、痈肿、溃疡
白鸭肉	甘咸凉	脾、胃、肾、肺	滋阴养胃,消肿,用于劳热骨蒸、咳喘、水肿
牛肉	甘平	胃、脾	补脾胃,益气血,强筋骨,用于虚损、羸瘦、消渴、脾虚不运、痞积、水肿、腰膝酸软等
绿豆	甘凉	心、胃	清热解毒,清暑利水,用于暑热烦渴、水肿、泻痢、丹毒、痈肿、药毒、消渴
黑豆	甘平	脾、胃	活血利水,祛风解毒,用于水肿胀满、风毒脚气、黄疸、水肿、风痹筋挛、产后风痛、痈肿疮毒,解药毒

续表

名称	性味	归经	作用
黄豆	甘平	脾、胃、大肠	健脾宽中,润燥消水,用于疳积、泻痢、腹胀、羸瘦、妊娠中毒、疮痈肿毒、外伤出血
蚕豆	甘平	脾、胃	健脾利湿,用于膈食、水肿
薏苡仁	甘微寒	脾、胃、肺、大肠	健脾补肺,清热渗湿,镇痛,抗癌,增强免疫力,治水肿脚气、泄泻、湿痹拘挛、肠痈、肺痿、肺痈、癌症
玉米	甘平	胃、肠	调中和胃,降脂抗癌,健脑利尿,消肿,预防便秘
白萝卜	辛甘凉	肺、胃	消积化痰,清热,宽中下气,解毒,用于食积胀满、咳嗽失音、吐血衄血、消渴、痢疾、偏正头痛、小便不利
冬瓜	甘淡凉	肺、大肠、小肠、膀胱	利水消痰,清热解毒,用于水肿胀满、脚气、淋病、痰鸣、喘咳、暑热烦闷、消渴、泻痢、痈肿、痔瘘,解鱼酒毒
苋菜	甘凉	大肠、小肠	清热利窍,用于赤白痢疾、二便不通
芹菜	甘苦凉	肺、胃、肝	平肝清热,祛风利湿,用于高血压、眩晕头痛、面红耳赤、血淋
紫菜	甘咸寒	肺	软坚化痰,清热利尿,用于瘿瘤、脚气、水肿、淋病等
葡萄	甘酸平	肺、脾、肾	补气血,强筋骨,利尿,用于气血虚弱、肺虚咳嗽、心悸盗汗、风湿痹痛、淋病、水肿
西瓜	甘寒	心、胃、膀胱	清热解暑,除烦止渴,利尿,用于暑热烦渴、热盛伤津、小便不利、喉痹、口疮
荸荠	甘寒	肺、胃	清热化痰,消积,用于温病口渴、黄疸、热淋、疮疡、目赤、咽喉肿痛、赘疣等
无花果	甘平	肺、脾、肠	健胃清肠,解毒消肿,治痢疾、便秘、痔疮、喉痛、痈、疔、癣

二、情志疗法

人的精神调节在人体生命活动中起主导作用,若情志偏激就会使机体气机失常,气血逆乱、郁结,致脏腑功能失调,而产生疾病。调节情志,使情志舒畅,精神旺盛,气血调和,经络通畅,脏腑功能协调,人体阴阳相对平衡,就可获得健康。

《素问·汤液醪醴论》说:"精神不进,志意不治,故病不可愈。"古人认为,"精神进,志意定,故病可愈"。朱震亨说:"五志之火,因七情而起,郁而成痰,故为癫痫狂妄之证,宜以人事制之,非药石所能疗也,须诊察其由以平之。"故情志的调节在治疗疾病方面有着重要作用。《素问·移精变气论》中的"移精祝由"法,即属于情志疗法、心理疗法的范畴。如《灵枢·师传》明确指出:"人之情,莫不恶死而乐生,告之以其败,语之以其善,导之以其所便,开之以其所苦,虽有无道之人,恶有不听着乎?"所以,乐观,心理就平衡、知足。调和情志,戒除嗜欲,摄养精神,加强修养,使人体精气内守,胸怀开朗,情绪良好,从而充分调动机体内在的积极因素,以防病祛病。例如,思虑过度,脾气郁结,使脾气不升,胃气不降,日久而致脾虚失运,造成脘腹胀满、纳呆,或水湿不化而便溏、水肿。为此,我们在运用药物治疗的同时,开导其思想,使其情志调节,胸怀舒畅,气机通畅,脾运恢复,则腹胀、纳呆、便溏、水肿等症可除。

三、其他治法

中医治疗疾病的方法是极其丰富的,除内服药物、情志治疗之外,主张采取中医综合疗法,如外治法(熏、洗、敷、贴)和推拿按摩、针灸、拔罐、刮痧等传统疗法,以及气功、音乐疗法等诸法。

(一) 外治法

水肿严重者,可用麻黄、桂枝、紫苏叶、生姜煎水趁热熏洗,使汗得以出,而水肿减退。脾肾阳虚、水湿不化,而慢性泄泻者,可用吴茱萸、胡椒、艾叶炒热敷于命门和神阙穴,以温阳止泻。寒饮咳喘者,可用生姜、哮喘膏贴敷肺俞和定喘穴,以散寒化饮止喘。皮肤湿疹等湿热蕴肤者,可用黄芩、黄连、黄柏、苍术、苦参、蛇床子、地肤子等中药水煮外敷或洗浴,或可制成散剂、膏药外敷于患处,以清热解毒燥湿。

还可佩戴芳香化湿中药以治疗疾病。如《楚辞·离骚》"纫秋兰以为佩"、《礼记》"佩帨茝兰",即佩戴佩兰、白芷等芳香化湿的药物,以净洁空气,防治湿病。中国民间在端午节悬挂石菖蒲、艾叶,日本人于岁旦服苍术(屠苏散)浸制井水,都是药物防治的一种应用。《备急千金要方》《千金翼方》《太平惠民和剂局方》《普济方》《验方新编》等古籍中都记载了用芳香化湿等药(采用佩戴、饮漱、扑身、涂鼻、洗浴、药枕、焚熏等方式)防治湿证的方法。常用的中药有石菖蒲、佩兰、苍术、辛夷、艾叶、香茅、沉香等。

(二) 传统疗法

根据不同的病情,选择相应的部位和手法,施行推拿按摩,可达祛邪除病、健身防病的目的。如寒湿伤脾而腹泻者,可常规捏脊,重提脾俞、肾俞、大肠俞,亦可按揉神阙、关元穴,或配合艾灸天枢、关元、足三里,以温肾健脾,达到止泻之效果。若是小儿泄泻,可用小儿推拿手法的补脾经、清胃经、清小肠,健脾调中祛湿,以杜生湿之源。脾虚湿盛而肥胖者,可用㨰、擦、点揉等手法,选取脾经、胃经、膀胱经、任督二脉之穴位,以健脾和胃,疏通经络,调和气血,从而改善肥胖。

根据不同的病证,也可选择相应的穴位和针灸手法,进行治疗。如湿热癃闭者,可取膀胱俞、阴陵泉、中极、三阴交,用针刺泻法治之;阴水者,取脾俞、肾俞、气海、水道、足三里、命门等穴交换配伍使用,用针刺补法加灸治之。

拔罐可以逐寒祛湿、行气活血。针对寒湿体质人群,可选取双侧膀胱经、督脉之腧穴,行闪罐或者走罐法,或配合艾灸,以振奋阳气,疏通经气,祛邪强身。也可通过刮痧疏通经络、活血化瘀,选取膀胱经、三焦经、脾经,将经络中淤积的湿浊瘀血排泄至体表,即透痧祛湿,但应根据不同体质的人群选择不同的部位和补泻手法。

(三)气功疗法

应用气功,以自我身心锻炼为主,可增强正气,提高身体素质,发挥人的功能潜力,增强人体免疫功能,从而达到防病治病、益智延年的目的。如淋证,小便频数短涩者,《杂病源流犀烛》记载可用"六字诀"中的"吹"字法,久之"一阳生,气机动",以意引气行小周天,可以治之。慢性腹泻者,可用揉腹功、内养功或静养功等进行治疗,亦有一定效果。慢性肾炎,蛋白尿、水肿者,可练静养功,意守命门,或肾俞、脾俞、气海、关元等穴交替应用,均有较好帮助。此外,传统运动疗法如八段锦、太极拳均可保养精神、稳定情志、调养脏腑,有助于改善痰湿体质,尤其适合老年人练习。

(杨志敏　李海　黄鹂　黄唯)

第七章

从中药学进展角度认识湿证

"湿"是机体功能失衡的一个表现,或感受外邪或机体气机受阻或运化不足、排泄不利而产生、积聚。中医治病,总体原则是用药物偏性纠正机体的偏性。湿证牵涉多种疾病,涉及体内多个脏器,且其形式多样。湿的类型有湿热、寒湿、风湿之分,病情部位有表、里、半表半里之分,上下位置又有上焦、中焦、下焦之分,等等。用药需根据湿的类型、疾病部位、患者体质、疾病传变规律,以及兼夹证进行选择。药物作用可导致"湿"的变化,可涉及湿的生成、转运、发展的各个阶段,既能燥湿、利湿、化湿,也能"生湿"。同时,对药物的分类、性味、归经、功效等进行反推,能从一个全新的"以药对医"的角度来加深对中医理论中湿与湿证的认识。因此,本章从不同类治湿中药发挥祛湿作用以及不当用药导致湿的产生原理角度进行总结归纳,并在现代药理学研究的基础上,总结归纳治"湿"中药的研究进展,同时从治湿中药的分类、性味归经、功效、临床运用等进展出发,反向认识中医理论中的湿与湿证,以期加深对湿及湿证的理解,促进合理用药。

第一节　中药治"湿"与致"湿"的基本原理

中药祛除湿邪强调整体观念和辨证论治。中医认为,湿邪的形成与人体内环境的失衡有关,如脏腑功能失调、气血不和等。因此,中药治疗不仅关注湿邪本身,更注重调整人体的整体状态,恢复正气的平衡。传统认为,湿邪相关疾病,乃肺、肾、脾功能下降,或因宣发失约,或因水道不通,或因运化不足而致水湿滞留。因此,中药治"湿"依据病因、病位及寒热性质进行辨证论治,因证施药,方法多样。通常外湿宜微汗而发散,内湿则根据病况和病位采用祛邪法或扶正法或兼而有之。采用芳香化湿、苦温燥湿、清热利湿、淡渗利湿等方法祛除湿邪,以偏纠偏,用于肌肤、肢体水湿停滞导致的痰饮、眩晕、泄泻、小便不利、水肿等,因此祛邪法治疗湿邪的中药多具有辛、苦、淡味。若正气不足为湿及湿证产生的根本,则采用扶正法,通过增强机体运化、健运之力(如采用健脾、温肾、强心和疏肝等手段),扶助肺、肾、脾、心的内在功能,进而使湿得化、得运、得除。若久病又逢急症,则祛邪与扶正兼而有之,互相配合,以祛湿、扶正,恢复机体平衡。

药性偏颇是中药治疗湿及湿证的根本,若使用不当,中药的偏性也可能导致湿的产生。例如甘缓类中药多具有滋补之功,但其"缓"的功能则可能会阻碍脾胃的正常运化功能,从而导致水湿内生,加重湿证;清热类中药则可能因寒凉伤胃降低机体运化功能,阻碍运化而致湿等;滋腻类中药则由于阻滞气机及增加机体运化负担而致湿。总之,致湿多由于药物影响机体气机而造成瘀滞。

不同人的体质和病情不同,因此,中药祛除湿邪应针对个体差异和病情特点。因此,在使用中药进行祛湿治疗时,需要根据患者的具体情况制订个体化治疗方案。本节将从中药治"湿"和致"湿"两个角度阐明中药对"湿"的影响及其作用的基本原理,以求正确治疗和合理用药,从而祛除湿邪。

一、中药治"湿"药物分类及作用原理

(一)主治"湿"类

1. 芳香化湿药　芳香化湿药多辛温,归脾胃经,具芳香气味,气轻升浮,能芳香化湿、健脾燥湿,多用于治疗湿阻脾胃证。凡气味芳香,具有醒脾行气化湿功能的药物,能使脾运得健,气机畅行,而气行则水行,脾运则湿化,因此可起到化湿的作用。芳香化湿药可以促进脾胃运化,消除湿浊,使气机通畅而缓解湿困脾胃,脾不运化而致的眩晕耳鸣,肢体困重,或脘腹痞满,泛酸呕恶,便溏等症状。芳香化湿的代表性药物有藿香、佩兰、豆蔻、砂仁、草果等,主要用于治疗内湿证,如脾胃湿困,运化失调所致的脘腹痞满、口淡多涎、呕吐泛酸、大便溏泄、食少体倦、口腻发甜、舌苔白腻等。

配伍规律:同类药物相须配伍,增强化湿之能。常配伍理气药,增强运化之力;配伍滑石粉、茵陈,可清利湿热;配伍白芷,可解表散寒,燥湿止痛;配伍桔梗,可宣肺祛痰;配伍连翘、射干,可消肿止痛。

2. 利水渗湿药　利水渗湿药多甘、淡,性凉或平,主归膀胱、小肠、肾、脾经,作用趋向偏于下行,淡能渗利。本类药物通过通利水道、促进水液运行并渗除水湿,使水湿从小便排泄而出,从而祛除机体的水湿邪气,缓解与湿邪有关的各种不适症状,如头身困重、腹泻软便、小便不利、湿疹、带下、肢体水肿等。代表药物主要有茯苓、猪苓、冬瓜皮等。其中,泽泻性寒,除利水渗湿之外,还可泄热,化浊降脂而促进代谢,起到降低血脂的作用。

配伍规律:常常同类药物相伍为用,以增强祛湿之力。配伍白术、人参等,增强脾运化功能以燥湿;配伍桂枝,助阳化气、促进水液下行,增强利湿之功等。

(二)兼治湿类

1. 解表祛湿药　解表药多辛散轻扬,主入肺、膀胱经,辛窜走表,性偏温燥,以纠正体内寒湿之气,可发汗祛湿,使湿从汗解,从而达到祛湿解表、治愈表证、防止疾病传变的目的。此类药物针对湿邪在表之证。湿为阴邪,其性黏滞,因此麻黄、羌活、防风、香薷等药物辛温发散,解肌发表而祛湿;桂枝、生姜、白芷、细辛、辛夷、藁本等药物辛散温通,解肌发表,助阳化气,宣肺平喘,温经散寒,促进"水湿"从体表而解。

配伍规律:配伍干姜增强温化寒湿、助阳化气之能;配伍川芎增强疏散风寒、解表祛湿、祛除头痛之功;配伍黄芩可清热燥湿;配伍半夏可祛痰;配伍苍术可健脾燥湿,增强中焦祛湿之力;配伍黄芪、人参可增强心肺运化之功而除湿等。

2. 清热利湿药　清热利湿药多性寒,味苦,多归心、胃、膀胱经,具有利尿通淋、清心除烦、清热解毒之效。湿邪和热邪蕴结于体内,多缘于外感六淫、饮食不节等,致湿热互结,使脏腑经络运行受阻而缠绵难愈。清热利湿药一方面祛除热邪,一方面消除水湿之患,使机体水道和渗漏机制恢复正常,促进体内湿热的释放。代表药物主要有萹蓄、木通、石韦、茵陈、瞿麦、草薢、海金沙。需要注意的是,此类药物多用于治疗湿热证,不可用于寒湿证。

配伍规律:常常同类药物相伍为用,以增强祛湿之力。配伍白术、人参等增强脾运化功能以燥湿;配伍桂枝助阳化气、促进水液下行,增强利湿之功等。

3. 苦温燥湿药　苦温燥湿药辛、苦,温,归脾、胃、大肠经,苦燥辛散,既能燥湿也可下气消肿,即利用药物的苦温和燥性来祛除体内的湿邪。湿邪重浊、黏滞,寒湿内盛时,则舌苔白腻、口黏口腻、脘腹痞满、倦怠恶食,甚则肢冷怯寒等。此时,苦温药物则可燥化湿邪,恢复机体的正常功能。代表药物主要有厚朴、法半夏、陈皮等。苦温燥湿的方法主要适用于湿邪或寒湿内盛的病证。对于湿热病证,应慎用或避免使用苦温燥湿药,以免加重病情。

配伍规律:常与具有健脾助运作用的药物配伍。例如,苍术和白术等健脾助运的药物,能够增强脾胃的运化功能,从而消除湿邪的根源;厚朴和陈皮等苦温燥湿的药物,能够疏通气机,使湿邪得以排出。苦温燥湿药还可以与其他药物进行配伍。例如,与滑石、白豆蔻、通草等配伍,用于治疗湿温暑湿、湿热郁阻等;与黄连、干姜等配伍,用于治疗湿热中阻、痞满呕吐等。

4. 泄下逐湿药　脾肾运化不力,湿邪积聚常造成下肢水肿、腹水等以肿胀为主要特征的病证。此时,采用泄下逐湿法快速消除体内多余水分,恢复机体功能尤为重要。此类药物多辛苦寒,多归肾、大肠经,有肠刺激性和肝、肾毒性。醋制可解其毒。通过药物的泻下作用,引导湿邪从大小便排出,以达到驱除停饮、消退水肿的目的。具体来说,泄下逐湿药的作用主要体现在以下几方面:一是通利大便,排除肠道内的湿邪积滞;二是清热泻火,通过泻下作用解除实热壅滞;三是逐水退肿,使水邪从大小便排出,从而驱除停饮、消退水肿。代表药物主要有牵牛子、大戟、甘遂、巴豆霜、芫花、商陆等。

配伍规律:在应用这类药物时,常与理气药配伍以提高疗效;对于里实兼有表邪者,应先解表后攻里;当表里俱重时,应配伍解表药;对于里实而正虚的患者,应配伍补虚药,以攻补兼施,避免泻下过度而损伤正气。大戟、甘遂、芫花常相须为用,以增强逐水之力;配伍大枣可缓和诸药毒性;牵牛子常配伍行气药如木香、茴香等,以增强行气、运化而逐湿之力。

5. 祛风胜湿药　风湿之邪侵袭,滞留于关节、筋络,则出现关节肿胀、疼痛、屈伸不利等现象;此证有寒热之分,有虚实之异。通常寒证采用祛风湿寒药,热实证采用祛风湿热药,虚证则用祛风湿强筋骨药。接下来将从这 3 个方面对祛风胜湿药进行阐述。

(1)祛风湿寒药:风湿寒邪侵入人体,会导致气血运行不畅,经络受阻,从而引发关节疼痛、麻木、屈伸不利等一系列症状。祛风湿寒药针对上述病理变化,通过合理配伍,发挥祛风除湿、散寒止痛、通经活络和强健筋骨等作用,从而恢复人体的正常生理状态。代表药物主要有独活、威灵仙、徐长卿、蕲蛇、蚕沙、海风藤等。此类药物多辛温或平,归肝、肾经或肝、脾经,具有祛风湿、止痹痛作用,适用于寒证。

配伍规律:针对风邪偏盛,治疗时应选择善能祛风的祛风湿药,如威灵仙,同时配伍活血养营的药物,如当归、肉桂,以强化疗效;针对湿邪偏盛,应选用温燥的祛风湿药,如木瓜,并佐以健脾渗湿的药物,如薏苡仁、蚕沙,以利湿消肿;针对寒邪偏盛,应选用温性较强的祛风湿药,如川乌,并佐以温阳通经的药物,如干姜、花椒,以散寒止痛。病邪在表时,配伍散风胜湿的解表药,如独活配伍羌活、藁本、防风,以驱散在表的风湿邪气;病邪入里时,须与活血通络药同用,如路路通配伍黄芪、川芎、红花,以促进气血流通,缓解关节疼痛;痹病日久,损及肝肾,应选用强筋骨的祛风湿药,配伍补肝肾、益气血之品,如独活配伍桑寄生、杜仲、人参,以扶正祛邪。

(2)祛风湿热药:风湿热邪侵入人体,会导致气血运行不畅,经络受阻,从而引发关节红肿热痛、活动受限等症状。祛风湿热药性味苦、寒,多归肝、肾经,具有祛风湿、清湿热、退虚热、止痹痛的功效。此类药物针对上述病理变化,通过合理配伍,发挥清热除湿、祛风通络、活血化瘀等作用,从而恢复人体的正常生理状态。代表药物主要有秦艽、豨莶草、桑枝、青风藤、海桐皮、络石藤、雷公藤等。

配伍规律:热重需加强清热作用,因此常配伍黄柏、黄连、金银花等,以加强清热之功,除热排湿,从而缓解关节红肿热痛的症状;风邪盛,则配伍祛风通络的药物,如防风、羌活等通经活络,从而改善关节的疼痛、僵硬等症状;对于风湿热三气杂至所致的热痹,当选用寒凉的祛风湿药,如防己,并酌情配伍清热凉血解毒药,如苦参、金银花,以清热解毒、利湿消肿。风湿热邪致病过程中,往往伴随着气血瘀滞的现象,此时则配伍活血化瘀的药物,如丹参、红花、桃仁等,从而促进血液循环,减轻疼痛、肿胀等症状。

(3)祛风湿强筋骨药:肝主筋,肾主骨,肝肾不足则筋骨失养,易受外邪侵袭而导致筋骨痿软、腰膝无力、关节疼痛等;此时应补肝肾、强筋骨,祛除病因,从而除痹痛,健筋骨,祛风湿。此类药物主要有五加皮、桑寄生、鹿衔草、香加皮、千年健、狗脊、骨碎补等。此类药物多辛苦、温,归肝、肾经,有祛风湿、补肝肾、强筋壮骨、利水消肿的作用,主要用于肝肾不足所致的风湿痹病。

配伍规律:常与活血通络药配伍,通过促进气血运行,消除瘀血,从而加强祛风湿的效果;与补肝肾药配伍,可以共同补益肝肾,强壮筋骨,提高治疗效果;与独活配伍,增强祛风湿效果;与牛膝配伍,可增强治疗下肢关节疼痛效果;与杜仲、续断配伍,可增强镇痛和利尿效果;与附子、乌头配伍,可增强散寒湿效果等。

6. 温阳化湿药 阳气是人体生命的原动力,具有温煦、推动、气化等作用。阳气不足时,运化无力,寒湿得聚,则畏寒肢冷、面色苍白、大便溏泄等;气机不畅,则引发各种疾病。对症治疗应采用温阳化湿药。通过温补阳气和化除湿气,可提高机体对湿气的抵抗能力。此类药物主要有淫羊藿、巴戟天、菟丝子、益智仁、乌药、覆盆子、萆薢等,其共同特点为辛苦、温,归肾、脾、胃经,具有温阳化湿、健脾祛湿的功效,主要用于治疗由阳虚湿聚或湿邪阻滞所致的疾病。

配伍规律:温阳化湿药常配伍温阳药如附子、干姜、桂枝等,以增强机体的阳气,提高抗湿能力;配伍健脾化湿药如白术、茯苓等,以促进脾运而化除体内湿气。这种配伍既温阳又化湿,可达到标本兼治的效果。此外还能与同类药物伍用,以增强温肾化浊之功。配伍石菖蒲,芳香化浊,增强其化浊之力;配伍厚朴、陈皮等,可促进气机运转,增强燥湿之力。

二、中药致"湿"药物分类及作用原理

用药不当是中药致湿的主要原因,多为辨证不准或长期大量用药。脾肾阳虚,导致运化功能失调,体内水液发生停滞。因此,内湿的生成主要与能量代谢、脾胃功能和肝肾功能有关,若正确辨证,合理用药,则中药"产湿"可以避免。因此,本节将对极易产湿的中药按照性味进行分类,分别阐述各类中药不当使用导致"湿"的生成。

(一)苦寒类

阳气具有温煦、推动、气化等作用,对维持人体的正常生理功能至关重要。阳气受损时,人体的气化功能减弱,水湿运化失常,则可能加重湿证。寒凉药物容易损伤人体的阳气,进而影响运化而阻滞气机,使气血运行不畅,若与湿邪原本的重浊、黏滞的特性叠加,则湿邪更难以疏散。寒凉药物还能影响脾胃功能,弱化其运化之功,进一步损伤脾胃阳气,导致脾胃功能减弱,使水湿运化失常而出现胃脘疼痛、腹泻等症状,进一步加重湿证。此类药物主要包括金银花、大黄、大青叶、芒硝、番泻叶、栀子、马齿苋、白茅根、黄芩、黄柏、菊花等。

（二）滋腻类

脾为生湿之源。脾胃运化失常是导致"内湿"产生的原因之一。滋腻中药性质黏腻，不易透出，难以分散而加重脾胃运化负担，加之黏腻物质郁结于内则容易阻碍气机的流通，从而影响体内湿邪的排出。这类药物主要有熟地黄、黄精、何首乌、阿胶、龟甲胶、鹿角胶等。尤其当患者本身脾胃虚弱，运化不足时，则更易产湿。

（三）收敛固涩类

湿邪重浊、黏滞，应采用温化、渗湿等法使其或从汗解，或运化流散而从二便外排。收敛固涩类中药常用于治疗自汗、盗汗、久泻、久痢、遗精、遗尿等病证，可导致水液难以外排而影响水液运化，进而导致湿的产生，加重湿证。如金樱子具有收敛固涩、补肾益精等功效，但长期大量服用可能导致腹泻、腹痛等症状，尤其是当患者存在肾虚或脾胃虚寒的情况时，服用金樱子可能会加重病情。乌梅味酸涩，具有涩肠止泻、敛肺生津等功效，但若患者感冒发热、咳嗽时使用乌梅可生痰助湿，加重病情。石榴皮性温，具有涩肠止泻、固涩止痢的作用，长期使用影响脾胃运化，对湿邪的排出产生不利影响；《本草从新》谓其"能恋膈成痰，痢积未尽者，服之太早，反为害也"。需要注意的是，并非所有使用这些药物的患者都会出现湿证加重的情况，这主要取决于患者的体质、病情以及用药的剂量和疗程。

（四）其他类

此外，具有甘味特性的甘缓类中药也会加剧湿滞。这类中药通常具有补益和中、调和药性和缓急止痛的作用。常见的甘缓类中药包括人参、甘草等，多为甘温或甘平，能补益脏气，主要用于治疗气虚证。气虚者运化功能差，此类药物多糖含量高，煎煮液浓稠，难以分散，多食则具有"碍胃"的作用，进而导致脾胃运化功能减弱，从而导致湿气的产生或湿证加重，出现腹胀、腹痛、便秘、腹泻等症状。因此，对于脾胃虚弱、气滞，脾胃中满、腹部胀满或湿盛中满，或有积滞、痰热等患者，应谨慎使用甘缓类中药。

第二节　方药⟷湿／湿证的双向互证

中药与中医理论互依互动，作为中医药理论指导下认识和使用的药物，是中医治疗的基础。在众多中药中，每一种中药材都有其独特的性味、归经和功效；对其分类、性味、归经、功效等进行反推，能加深对中医理论的认识。而中药与中医之间的互动，在认识中医湿证之中显得尤为关键。湿，作为体内平衡状态失调的显著体征，其成因可能源自外界病邪的侵袭,或者源于身体内部气机运行不畅,还可能由于机体代谢转化能力不足和排泄途径受阻,进而导致湿气在机体内累积。根据治湿药物的分类、性味归经、功效、临床运用、配伍等,可以反推出湿及湿证的类型、性质、兼夹、病情部位、传变规律等。

因此,深入探讨治湿中药与中医之间的互动关系,对于理解湿及湿证的类型、性质、兼夹、病情部位、传变规律等以及临床上指导合理用药具有极其重要的意义。本节将从治湿药物的分类、性味、归经、功效、临床运用等进展出发,结合中医的治疗理念,在更深的层次上认识和理解湿及湿证,为从中药角度反向认识中医提供有价值的参考。

一、从湿系统角度认识湿证

独立湿是指在湿证范畴内,具有一定指向性的湿,包括外湿、湿气、风湿、湿浊、痰湿、水湿、积湿等。除外湿之外,根据湿在人体内存在的形态特征,独立湿可划分为偏气化的湿(湿气、风湿)、偏液化的湿(湿浊、痰湿)以及偏固化的湿(水湿、积湿)。对于不同类型的湿证,中医的侧重用药亦不相同,呈现出独特的临床治湿用药规律。解表药大多辛散清扬,发汗解表祛湿,可用于治疗外湿;开窍药、安神药大多辛香走窜,入心经,化湿开窍醒神,可用于治疗湿气;祛风湿药大多辛散苦燥,祛风通络除湿,可用于治疗风湿;芳香化湿药、清热燥湿药大多气味芳香,味苦降浊,化湿去浊,可用于治疗湿浊;化痰药大多辛行苦燥,宣发肺气,化痰祛湿,可用于治疗痰湿;利水渗药大多甘淡苦泻,入肺肾经,通利水道,利水消肿,可用于治疗水湿;清热凉血药、清热化痰药大多咸苦软坚泄热,消痰软坚散结,可用于治疗积湿。此外,湿易兼夹,多与寒邪或热邪相合,表现为寒或热性质侧重的湿,即寒湿或湿热。而中药有寒热温凉四性,其中药性温热的中药可温化水湿,用于治疗寒湿;药性寒凉的中药可燥湿化浊,用于治疗湿热。从湿系统角度出发,结合不同湿证的对应用药,根据治湿中药的性味归经认识理解湿证,并且推演总结不同湿证的特点,从而进一步指导治疗。

(一)外湿

代表中药:麻黄、桂枝、紫苏、荆芥、防风等。

性味归经:味辛,性温或凉,归肺、膀胱经。

功效:辛散解表,解肌祛湿。

外湿是指感受的自然界湿邪,如气候潮湿、涉水淋雨、水中作业、居住潮湿等,导致伤湿、湿痹以及一些具有传染性之湿病等。伤湿,即表湿,湿伤皮肉,表现为微恶寒,身热不扬,汗出而热不退,头重如裹,四肢困重,口黏不渴,苔薄白或滑,脉濡缓;湿痹,即着痹,湿侵筋脉,或流注关节,表现为关节酸痛,屈伸不利,肢体重着局部肿痛,痛有定处,肌肤麻木。

麻黄、桂枝、紫苏、荆芥、防风等解表药辛散清扬,以辛散之味燥化肌表之湿邪,或以发汗之功逐邪外出,故本类药物能祛除留着于皮肉、筋脉、关节的外感/外来湿邪。外感风寒、风热(表邪不同),与湿邪合并侵袭人体则表现为寒热不同性质侧重的外湿。防风、羌活、藁本等发散风寒药,性味多属辛温,辛以发散,温可祛寒,故可用于治疗外感风寒湿痹或外感风寒湿所致之头身疼痛;薄荷、升麻、葛根、蝉蜕等发散风热药,味多辛苦而偏寒凉,能疏散风热,燥化表湿,故可透散浸淫肌肤之湿热。

(二) 湿气

代表中药:石菖蒲、远志、皂荚等。

性味归经:味辛、苦,性温或寒,归心经。

功效:祛湿开窍,醒神益智。

《金匮要略·脏腑经络先后病脉证》:"清邪居上,浊邪居下。"湿浊逆于上则为湿气。湿气影响认知、情绪、神经。"清浊失位倒置则神明壅闭。"湿气易蒙蔽心神,闭阻清窍。湿气蒙蔽心神,则见神识模糊,精神抑郁,或举止失常,喃喃自语,或昏倒在地,不省人事,苔腻,脉滑等。湿气闭阻清窍,则见头胀昏痛,头重如蒙,五官感觉失灵,甚则闭塞不利,嗜睡困乏,苔腻,脉滑等。

石菖蒲、远志、皂荚等开窍药、安神药味辛、苦,以辛香走窜之性上行清窍,以苦燥化湿之功辟除痰湿秽浊之邪。此外,心藏神,主神明。开窍药入心经,可通畅心神之闭阻,使心窍开通而后神明有主,神志清醒,思维敏捷。

(三) 风湿

代表中药:独活、藁本、威灵仙、徐长卿等。

性味归经:味辛、苦,性温或凉。

功效:祛风除湿,通络止痛。

湿邪多兼夹为患,如与风合邪,则为风湿,易侵犯人体而形成上下内外疾病。初起风湿之邪客表,卫阳被遏,腠理开合失司,证见恶风发热,头重如裹,肢体困重,关节酸楚,小便不利,舌质淡,苔薄白腻,脉浮濡或浮缓等。清代喻昌谓:"风也,湿也,二气之无定体而随时变易者也。"风湿流窜无定,若风湿流注关节,则发为风湿痹病,证见肢体关节酸痛,游走不定,关节屈伸不利,舌苔薄白,脉浮等;若风湿伏于脏腑,则发为脏腑风湿,即风湿性炎症导致的多种自身免疫性疾病,如西医学的慢性胃炎、肾小球肾炎、溃疡性结肠炎等。

独活、藁本、威灵仙、徐长卿等祛风湿药味多辛、苦,辛能散能行,既可驱散风湿之邪,又能通达经络之闭阻;苦味燥湿,使风湿之邪无所留着。故本类药物能祛除留着于肌肉、经络、筋骨、脏腑的风湿之邪。祛风湿药有寒凉、温热之分,对应治疗不同性质侧重的风湿。寒湿为阴邪,其性凝滞,使经脉不通则痛,而藁本、威灵仙、徐长卿、川乌等祛风寒湿药温性较强,可通阳温经,使寒凝渐散,故可通寒邪偏盛之痛痹;湿与热邪相合,壅郁经络,致痹阻不通,关节红肿热痛,而防己、雷公藤、秦艽等祛风湿热药,苦寒清热消肿,辛散通络止痛,故可治风湿热三气杂至所致之热痹。

（四）湿浊

代表中药:黄连、黄柏、黄芩、广藿香等。

性味归经:味苦、辛,性温或寒,归脾、胃经。

功效:化湿祛浊。

《脾胃论》:"饮食失节,寒温不适,脾胃乃伤。"过食肥甘,阻遏气机,成中满之患,扰脾胃升清降浊之功,土壅正中而谷气津液不得流转,精微堆积,则为湿浊。证见脘腹痞闷,口腻纳呆,泛恶欲呕,头身困重,舌质淡胖,苔白腻,脉濡缓等。

结合仝小林膏浊病的观点,糖尿病、脂肪肝、高尿酸血症等代谢综合征类疾病属于湿浊致病范畴,表现为糖浊、脂浊、尿酸浊等。《素问·奇病论》:"此肥美之所发也,此人必数食甘美而多肥也。肥者令人内热,甘者令人中满,故其气上溢,转为消渴。"《景岳全书》:"徐东皋曰:消渴……其为病之肇端,则皆膏粱肥甘之变,酒色劳伤之过,皆富贵人病之,而贫贱者鲜有也。"均突出强调了过食肥甘与湿浊致病的密切联系。肥者腻,甘者滞,肥甘之品不易消化,影响脾胃功能。《诸病源候论·脾胃病诸候》:"脾胃二气,相为表里。胃受谷而脾磨之,二气平调,则谷化而能食。"《四圣心源》:"清浊之间,是谓中气。中气者,阴阳升降之枢轴,所谓土也。"脾属土脏而主运化精微及转输,胃主受纳腐熟水谷;脾胃居于中焦,为气机升降之枢纽。

广藿香、佩兰、苍术等芳香化湿药气味芳香,黄连、黄柏、黄芩等清热燥湿药味苦,且两类药大多归脾、胃经。芳香药性有悦脾开胃、纳谷消食、疏通气机之功,可使脾胃纳运相得,肥甘之品得消,精微得布,而气机通畅,气机升降协调,清阳得升,浊阴自降;味苦者能泻,故能清泻肥甘之品所蕴郁之湿热,而清浊升降,互为因果,降浊以利气机升降有序,湿浊无所堆积。

（五）痰湿

代表中药:半夏、天南星、竹茹、桔梗、陈皮、厚朴等。

性味归经:味辛、苦,性温或寒,归肺、脾经。

功效:轻宣肺气,化痰祛湿。

湿浊内停日久,湿聚热蒸,炼液为痰,痰湿阻滞。证见咳嗽痰多,色白质稀,或痰黄易出,面色萎黄,脘痞腹胀,便溏,或呕恶纳呆,口黏,肢体麻木困重,舌淡,苔白腻,脉濡缓或滑等。

痰湿之象与气之运行失常有关,"气滞则痰凝,气顺则痰消"。半夏、天南星、竹茹等化痰药及桔梗、陈皮、厚朴等理气药大多味辛,辛味发散,行气,可推动气机运行顺畅以达理气化痰之效;"脾为生痰之源,肺为贮痰之器",脾失健运,津液停聚,影响肺气宣降,肺失宣降,水道不畅,水湿困脾,两脏病变相互影响,津液输布失常,则生痰湿,而化痰药、理气药通常入肺、脾经,可宣发肺气,健脾渗湿,使津液代谢有序,既可令痰湿无生成之本,又可使痰湿无所潴留。

(六) 水湿

代表中药:茯苓、猪苓、薏苡仁、泽泻等。

性味归经:味甘、淡或苦,性平或微寒,归膀胱、小肠、肾、脾经。

功效:通利水道,淡渗利湿,利水消肿。

肺为水之上源,通调水道,宣发津液外出腠理为汗,肃降水液下行至肾。肾为主水之脏,升清降浊,使清者上达于肺,浊者下输膀胱。肺肾两脏,相辅相成,共同完成津液的输布与排泄。《素问·水热穴论》:"其本在肾,其末在肺,皆积水也。"肺肾功能失调,津液代谢障碍,潴留于肌肤或体内,则生水湿。证见头面眼睑、四肢、腹背甚至全身水肿,小便不利,身重困倦,胸闷纳呆,舌苔白腻,脉沉滑等。

茯苓、猪苓、薏苡仁、泽泻等利水渗湿药味甘淡,作用趋向偏于下行,且淡能渗利,故服用本类中药后能使小便畅利,以助水湿排泄,使水利而肿自消。《素问·经脉别论》:"饮入于胃,游溢精气,上输于脾。脾气散精,上归于肺,通调水道,下输膀胱。水精四布,五经并行。"利水渗湿药能调畅脏腑之气化,诸如肺气的通调、脾气的转输、肾气的蒸腾等,使水湿之邪随气化而散。故本类药物能祛除留着于肌肤、四肢、脏腑的水湿。

(七) 积湿

代表中药:川贝母、浙贝母、枳实、夏枯草等。

性味归经:味咸、苦,性寒,归肝、肾、肺经。

功效:消痰软坚散结。

湿为阴邪,其性重浊黏滞,若郁蒸不化,胶着难解,蕴蓄日久,程度渐深,积久成毒,形成肿块,即为积湿。湿邪致病迟缓且隐匿病程较长,往往反复发作或缠绵难愈,与炎症的发病过程类似,而慢性炎症亦被认为是多种恶性肿瘤癌前病变的重要诱因。《金匮钩玄·痰》:"痰之为物,随气升降,无处不到。"痰邪之湿致病具有多变性、多发性、流动性,与肿瘤转移的特点类似,故中医认为,增生/肿瘤属于积湿范围,如国医大师周仲瑛治疗恶性肿瘤多从痰辨证论治。

积湿大多为湿火痰瘀凝结。川贝母、浙贝母、海藻、牡蛎、海蛤壳等清化热痰药味苦咸,枳实、厚朴等理气药味辛苦,夏枯草、玄参、白花蛇舌草等清热药味苦,这3类中药大多可用于治疗积湿。苦能清泻火热,咸能软化坚硬,辛能走窜推动,标本兼治以消散坚结肿块;《素问·宣明五气》还有"咸走血"之说,而肾属水,咸入肾,心属火而主血,咸走血即以水胜火之意,故咸味中药能凉血解毒,通畅血脉瘀滞,以防火热瘀毒之邪与湿凝结;此外,理气药大多归肝经,而肝主疏泄,可畅达全身气机,使脏腑经络之气运行通畅无阻,通而不滞,散而不郁,则火结得疏。

二、从治湿中药进展角度认识湿证

从治湿中药的研究和进展中,我们可以更深入地认识湿证的复杂性和多样性。湿证作为中医理论中的重要证候,其形成既可由外界湿邪侵袭,如长夏多湿的气候环境,也可因体内水液运化失常,如脾失健运等因素导致。其临床表现涵盖了身体困重、肢体酸痛、腹胀腹泻等多种症状,这些都在中医理论指导下得到了细致的分类和阐述。同时,随着现代医学研究的深入,我们发现治湿中药在湿证治疗中具有不可替代的作用。这些中药发挥芳香化湿、清热燥湿、利水消肿等作用,可有效调节体内水液代谢,改善湿邪阻滞的病理状态。从治湿经典中药反向认识湿证举例如下。

(一)化湿药——苍术

性味归经:辛、苦,温。归脾、胃、肝经。

功效:健脾燥湿,祛风散寒,明目。

临床应用:①湿阻中焦证;②风湿痹病;③风寒夹湿表证;④夜盲症及眼目昏涩。

苍术作为化湿药,在临床上"治湿"常用于湿阻中焦者、痹病湿盛者和风寒夹湿者。苍术性温,辛香苦燥,气味浓厚,主入中焦。

1. 临床上把苍术运用于湿阻中焦证时,可以治疗湿阻中焦,脾失健运而致的脘腹胀闷、呕恶食少、吐泻乏力等。在中医理论中,脾为阴土属中焦,为运化水湿的主要之脏,喜燥而恶湿,故湿邪外感,留滞体内,困于脾脏,会使脾阳不振,脾失健运,水湿停聚,出现脘腹胀闷、呕恶食少、吐泻乏力等湿阻中焦症状。因此,苍术治湿可以提示人体外感湿邪后,湿易困于中焦脾脏。

2. 临床上把苍术运用于风湿痹病时,可以治疗患者肢体或关节的麻木肿胀或疼痛等。中医理论谈及湿邪易侵及脏腑经络,易使气机升降失常,阻滞不畅而出现关节肿胀疼痛等症;由此可以验证出湿虽为六淫之一,但其易与六淫之一的风兼化合并阻碍人体气机,与此同时也可以推测出湿可以致痛。因此,临床上也经常使用由苍术组成的方剂(如二妙散、三妙丸、四妙丸等)治疗风湿痹痛(如筋骨疼痛、两足麻木或肿痛等)。

(二)化湿药——广藿香

性味归经:辛,微温。归脾、胃、肺经。

功效:芳香化浊,和中止呕,发表解暑。

临床运用:①湿阻中焦证;②呕吐;③暑湿表证,湿温初起。

广藿香"芳香而不嫌其猛烈,温煦而不偏于燥烈",为芳香化浊之要药;能和中止呕,对湿浊中阻之呕吐最为适宜;辛温能外散风寒,芳香能内化湿浊,为暑湿时令要药。

　　如今在临床上,含有广藿香的方剂藿香正气散多用于暑月外感风寒、内伤湿滞或夏伤暑湿所致的感冒、胃肠型感冒、急性肠胃炎、湿疹等。此外,广藿香与苍术、厚朴等同用组成的方剂不换金正气散多用于慢性胃炎、肠易激综合征等。上述病证虽然不同,但其病机从中医理论来讲均为湿浊闭阻中焦脾胃,因此广藿香所治病证的核心病机为"湿阻中焦",辨治时应把握"湿阻中焦"这一致病特征,以化湿和中为中心治则。与此同时,也可从以上病证得知,湿邪易阻于机体中焦脾胃,并会同时引发气机不畅、运化失司。

(三) 清热燥湿药——黄连

　　性味归经:苦,寒。归心、脾、胃、肝、胆、大肠经。

　　功效:清热燥湿,泻火解毒。

　　临床运用:①湿热证;②心火、胃火炽盛证;③痈疮肿毒;④湿疹、湿疮、耳道流脓。

　　黄连作为清热燥湿药,在临床上"治湿"常用于湿热痢疾、痈疮肿毒、湿疹湿疮、代谢综合征(高脂血症、糖尿病)等。黄连性寒味苦,主入中焦,多用于中焦湿热病证。

　　临床上,黄连广泛用于湿热诸证,比如湿热泻痢、疮痈肿毒、湿疹湿疮等。近年来,黄连也用于代谢综合征。而中医对代谢综合征的认识也不断加深。李缘缘等采用"证素辨证"法分析487名代谢综合征痰证患者中医证素分布特点,发现湿、热为最常见的实性病性;张海艇等对328例代谢综合征患者进行中医体质辨识,发现比例最高的体质类型为湿热质。因此,黄连在治疗诸多病证时,所治病证的核心病机即为湿热。

　　在临床中,含有黄连的方剂黄连解毒汤也被用于治疗胃热型胃溃疡、带状疱疹、湿热内蕴型痤疮,提示黄连治疗的诸多病证的病机为湿热。黄连解毒汤对湿热证有良好的治疗效果,其功效与代谢综合征的以湿热为主的病理机制相吻合,提示湿热为代谢综合征的重要病机。

(四) 清热燥湿药——黄柏

　　性味归经:苦,寒。归肾、膀胱经。

　　功效:清热燥湿,泻火除蒸,解毒疗疮。

　　临床应用:①湿热证;②阴虚火旺证;③疮痈肿毒,湿疹瘙痒。

　　黄柏苦寒,可用于多种湿热病证;因其性沉降,尤善于治疗下焦湿热诸证。如在临床上,含有黄柏的方剂白头翁汤多用于溃疡性结肠炎的治疗。在中医领域,溃疡性结肠炎归属"痢疾""泄泻""腹痛"等范畴,包括湿热蕴结、肝脾不和、脾肾两虚等证,而临床以湿热蕴结大肠多见。此外,在临床上含有黄柏的方剂二妙散常用于泌尿生殖系统疾病如前列腺疾病、白带过多等,或用于类风湿关节炎、高尿酸血症等,而以上病证在中医中也属于湿热证的范畴。与此同时,提示湿作为六邪之一,其性趋下,易袭阴位,同时易夹杂热形成湿热并下注于机体下部,即为中医理论中的"湿热下注"。

黄柏在临床上还可用于湿疹湿疮,如在临床上用含有黄柏提取物的复方黄柏液治疗皮肤溃疡、湿疹、痤疮、炎症性皮肤病等。而在中医中,这些病证归属于疮疡肿毒,并且其核心病机也为湿热,表明了黄柏治湿热的药证互参。

(五)利水渗湿药——茯苓

性味归经:甘、淡,平。归心、肺、脾、肾经。

功效:利水渗湿,健脾,宁心。

临床运用:①水肿;②脾虚泄泻;③痰饮证;④心悸失眠。

茯苓甘淡渗湿,为"利水除湿要药",且药性平和、无寒热之偏,利水而不伤阴,故凡水肿、小便不利,无论寒热虚实用之皆宜;又能健脾、宁心,使脾虚得补、水湿得行、痰饮得化、心神得宁,对于脾虚湿盛、痰饮内停、心神不宁诸证均可相机使用。

现今在临床上,茯苓多以桂枝茯苓丸的形式用于妇科疾病,如子宫内膜异位症、子宫肌瘤、慢性盆腔炎等,或以经典方剂如参苓白术散、真武汤、苓桂术甘汤等辨证加减用于水肿疾病,如慢性肺心病心衰水肿、肝硬化腹水、糖尿病肾病水肿等。在中医理论中,水肿为中医病名,乃体内水液潴留,泛溢肌肤而成,临床主要表现为头面、眼睑、四肢、腹背水肿,包括肾性水肿、心性水肿、功能性水肿、内分泌水肿、肝性水肿等。而茯苓主治的水肿病证与中医中的水肿恰好对应,核心病机为"水湿痰饮"。中医中的水湿痰饮质地清稀或稠浊,且会溢于体表肌肤、停留于人体局部,外至皮肉筋骨,内至经络脏腑。由此可知,用茯苓主治的诸多妇科疾病与其治疗的核心病机"水湿痰饮"密切相关。

(六)利水渗湿药——泽泻

性味归经:甘、淡,寒。归肾、膀胱经。

功效:利水渗湿,泄热,化浊降脂。

临床运用:①水肿,泄泻,痰饮眩晕;②热淋涩痛,遗精。

本品甘淡性寒,主入肾与膀胱经;最善渗泄水道,兼泻膀胱及肾经火邪;凡水湿内停之水肿,湿盛之水泻,痰饮眩晕及湿热蕴于下焦之小便淋涩,相火妄动之遗精等皆可应用。此外,本品渗湿行痰而化浊降脂,可用于高脂血症。

在临床上,含有泽泻的方剂如五苓散、泽泻汤等常用于治疗高脂血症、脂肪肝、眩晕、肝硬化腹水、肾结石、慢性肾小球肾炎、冠心病、乳腺癌、结肠癌等疾病。而在中医理论中,一般将高脂血症和脂肪肝等归于"痰浊"范畴,将肝硬化腹水和慢性肾小球肾炎等归于水肿,也将眩晕归于痰浊上蒙证。泽泻的使用对应了中医理论中水湿痰饮所致的病证。与此同时,我们还可以推测出湿可致眩晕。

三、从治湿中药配伍角度认识湿证

在中医方剂学的广阔领域中，中药配伍是治疗湿证的核心与精髓。而湿证作为一种常见的中医证候，其形成与体内湿邪的积聚、脏腑功能的失调等密切相关。因此在治疗湿证时，中药配伍的重要性不言而喻；它不仅体现在药对配伍的精准选择上，更体现在多药整体配伍的协调统一中。药对配伍，即2种或2种以上中药的相互搭配，能够产生协同作用，增强疗效。例如，黄连与黄柏配伍，其中黄连侧重于清中焦湿热和心胃之火，黄柏则长于清下焦湿热，两者合用能清热燥湿，广泛适用于湿热诸证。多药整体配伍则更为复杂与精妙。在治疗湿证时，医师需根据患者的具体病情，选择多种中药进行配伍。这些中药可能具有不同的功效，但它们在方剂中却能够相互协调，形成一个有机的整体，共同作用于湿邪。

中药配伍治疗湿证的重要性在于，它能够通过精准的药对配伍和多药整体配伍，发挥祛湿、健脾、理气、清热等多种功效，从而从根本上祛除湿邪，恢复人体的阴阳平衡。这种治疗方式不仅体现了中医方剂学的深厚底蕴，更彰显了中医药在治疗湿证方面的独特优势。以下为几首治疗湿证的经典方剂。

（一）温胆汤

温胆汤由生姜、大枣、半夏、陈皮、竹茹、枳实、炙甘草、茯苓组成，是中医经典的祛痰名方，广泛应用于以"气机郁结、痰浊内扰"为核心病机的诸多病证，治痰疗效确切。

功效：理气化痰，清胆和胃。

临床运用：主治胆胃不和，痰热内扰证。胆怯易惊，心烦不眠，口苦，呕恶呃逆，或眩晕，或癫痫，苔腻微黄，脉弦滑等。

方解与湿证认识：由于疾病可表现为数病相兼、表或里、寒热错杂等复杂病情，只有数味药物配合运用方能切中病机，适应复杂病情的需要。方中生姜为发散风寒药，半夏为温化寒痰药，竹茹为清化热痰药，陈皮与枳实为行气药，炙甘草为补气药。半夏燥湿化痰，和胃降逆，为君药；竹茹清胆和胃，清热化痰，除烦止呕，为臣药。君臣相配，调胆胃、清痰热之功备；表明痰湿常兼夹暑（热）邪，并出现心烦不眠、口苦等症。陈皮、枳实行气消痰，和胃降逆，为佐药，表明机体外感湿邪后，湿邪易阻遏气机，易使气机升降失常，阻滞不畅，进而蒙蔽清窍，出现眩晕，甚至发为癫痫。方中茯苓健脾渗湿，宁心安神，为佐药，表明湿邪外感，留滞体内，易困于脾，会使脾阳不振，运化无权，水湿停聚。生姜、大枣益脾和胃，为佐药，且生姜辛散温通以增强疏散风寒、解表祛湿之功，并兼制半夏毒性。炙甘草和中调药，为佐使药。诸药合用，可使痰热得清，胆胃得和，诸症可解。

目前资料显示，温胆汤的临床研究多集中在心血管系统、精神神经系统、消化系统、呼吸系统,尤其对高血压、失眠、抑郁症、胆囊炎、支气管炎等疾病具有突出疗效。高血压为心血管疾病中最为常见的病种之一。"痰"是高血压发病的关键因素,痰湿体质亦是其重要的发病基础。临证运用温胆汤加减分消三焦湿热痰浊,使病邪各循其出路而去,对高血压可取得显著疗效。对于精神分裂症,中医多以"气滞痰凝"为其核心病机,常从"痰"的角度辨证施治,故以温胆汤为代表的祛痰方剂广泛用于本病的治疗。对于慢性胃炎等病,在临床中都会应用温胆汤加减进行治疗。可推测,温胆汤在现今临床所治病证的核心病机在于气机郁结,痰浊内扰。

(二) 三仁汤

三仁汤由杏仁、飞滑石、白通草、白蔻仁、竹叶、厚朴、生薏苡仁、半夏组成。

功效:宣畅气机,清利湿热。

临床应用:常用于湿温初起之湿重于热证。头痛恶寒,身重疼痛,肢体倦怠,面色淡黄,胸闷不饥,午后身热,苔白不渴,脉弦细而濡等。

方解与湿证认识:三仁汤出自清代医家吴瑭的《温病条辨》,具有宣畅气机、清热利湿的功效,主治湿温初起或暑温夹湿之湿重于热证。中医讲求辨证论治,异病同治,因此现代临床实践不断扩大了本方的应用范围,并取得了显著效果。方中杏仁为止咳平喘药,飞滑石、白通草为利尿通淋药,白蔻仁、厚朴为化湿药,生薏苡仁为利水消肿药,半夏为温化寒痰药。

杏仁开宣肺气,"盖肺主一身之气,气化则湿亦化";白蔻仁芳香化湿,行气畅中;薏苡仁渗利湿热。三仁合而观之,辛开于上,芳化于中,淡渗于下,三焦分消,共为君药。飞滑石、白通草、竹叶甘寒淡渗,协薏苡仁利湿清热之功,是为臣药。半夏、厚朴行气除满,化湿和胃,助白蔻仁畅中祛湿之力,是为佐药。诸药共用,气行湿化,三焦通利,诸症自除。

三仁汤组方有"分消走泄"的特点。异病同治是中医诊疗的特色,凡疾病过程中具有湿热病机者,均可应用三仁汤。在临床上,三仁汤治疗上焦病多用于湿热咳嗽、视瞻昏渺、小儿鼻炎、脂溢性脱发等;治疗中焦病多用于黄疸、腹泻、胃炎、功能性消化不良等;治疗下焦病多用于尿路感染、老年性阴道炎等。此外,三仁汤还用于治疗痤疮、关节炎、月经不调等。而这些病证的病机均为湿热。从三仁汤所治疗的病证可以反推出湿易夹杂热形成湿热,并作用于机体各个部位;与此同时,方中配伍了白蔻仁,可以体现出湿会阻碍气机。

(三) 四妙丸

四妙丸由苍术、黄柏、牛膝、薏苡仁组成。本方由元代医家朱震亨所创"二妙散"(黄柏、苍术)加味而来,增入牛膝和薏苡仁二药。

功效:清热利湿,舒筋健骨。

临床运用:常用于湿热下注之痿痹。两足麻木,下肢痿弱,筋骨疼痛,足胫湿疹痒痛,湿热脚气水肿等。

方解与湿证认识:方中苍术为化湿药,黄柏为清热燥湿药,牛膝为活血调经药,薏苡仁为利水消肿药。现代临床中,四妙丸广泛用于治疗风湿及代谢性疾病、泌尿系统疾病,如高尿酸血症、痛风、强直性脊柱炎、风湿性关节炎、类风湿关节炎、2 型糖尿病等。同时,四妙丸在妇科、骨科、皮肤科等多个临床学科中应用也较多,如治疗膝骨关节炎、滑膜炎、湿疹、脂溢性皮炎、盆腔炎、阴道炎等等。

虽然四妙丸所治疾病种类颇广,但不离中医“湿热下注”之病机。中医认为,湿热下注指体内湿热邪气,沉降于下焦部位(包括膀胱、胞宫、肠道、少腹、肾等),从而引起相关病证。在四妙丸中,黄柏苦寒,清热燥湿,除下焦湿热,为君药;苍术辛苦温,辛能发散祛风,苦温能燥湿,健脾而绝生痰之源,助黄柏增强燥湿之力;薏苡仁甘淡性凉,健脾利湿除痹,导湿热从小便去,可助黄柏清热利湿,助苍术健脾燥湿,与苍术共为臣药;牛膝苦酸平,补益肝肾利关节,活血通经,引火下行,同时能引药下行而达下焦,为使药。四药合用,具有清热利湿的作用,用于湿热下注所致的病证。因此,从上述方解中可推测四妙丸所治病证为湿热导致且部位偏于下焦,这与中医“湿热下注”之病机相吻合。

综上,从对治湿中药的认识来反推中医对湿及湿证的认识具有极其重要的意义。通过细致分析以上几类治湿药物和方剂的性味归经、功效特点、临床应用以及方解等,我们能够更加精准地诠释中医理论中关于湿证的独特见解。深入对治湿药物的认识,不仅仅是对治湿药物本身特性的深入探索,更是对中医理论体系的深入挖掘和扩展。这一过程能够为我们揭示湿及湿证的性质、类型、兼夹、病情部位、传变规律等。同时,它还能帮助我们理解中医在湿证治疗上的独特方法和思路,即如何通过调和脏腑功能、疏通经络、促进气血运行等手段,达到祛湿除邪、恢复人体阴阳平衡的目的。

因此,通过治湿中药认识中医的湿证,是诠释中医理论中的湿证的重要手段;这不仅是对治湿中药知识的积累,更是对中医理论体系中湿证的全面认识和理解。这种以中药为切入点反推中医的思维方式,能够为我们提供更丰富、更深入的视角,让我们更加深入地理解中医理论。因此,深入研究和认识治疗湿证的中药,是推动中医学科不断发展和进步的重要途径。

第三节　现代药效机制对“湿/湿证认识”的拓展

在中医理论中,湿证是由于感受湿邪,或脾之运化输布功能障碍,从而引起水湿停滞于体内的证候。湿邪为阴邪,具有重浊、黏滞、趋下等致病特点,可导致多种疾病,如肥胖、泄泻、痢疾、黄疸、代谢综合征等。现代中医药理学研究在继承传统理论的基础上,开始探索湿证与微观指标、基因表达、蛋白质组学等方面的关系,以期从分子水平揭示湿证的发病机制和药效机制。本节将针对以祛湿为主要功效的中药进行药理机制分析总结,主要包括利水渗湿药、芳香化湿药和清热燥湿药,以期通过药理作用和靶点分析,给祛湿药的临床使用和祛湿机制研究提供新思路。

一、利水渗湿药

该类药物多具有利尿、免疫调节、抗炎抗菌、肾保护等作用,是其利水渗湿作用的基础。此外,茯苓还具有镇静和保肝作用;通草还具有通乳作用,外用具有抗湿疹作用;泽泻还具有降血糖、抗动脉粥样硬化等作用。无论是镇静、保肝还是通乳降脂,均与痰湿有关,提示该类药物还具有除痰湿作用。

在作用靶点方面,利水渗湿药中的利水消肿药和利尿通淋药主要作用于泌尿系统,利胆退黄药主要作用于消化系统。作用于泌尿系统主要是增加尿量,促进尿液排出,从而消除体内的水潴留。因此,有研究发现,利水渗湿药茯苓、猪苓和泽泻能够作用于利尿活性相关靶点(AQP2、$Na^+/K^+/Cl^-$ 通道)和肾保护相关因子(BUN、SCr、Col Ⅰ、Col Ⅲ、RAS/TGF-β_1/Smad 轴和 RAS/Wnt/β-catenin 轴)等。除直接作用于靶点之外,茯苓和猪苓可通过调节水液代谢相关激素的分泌和活性,如抗利尿激素等,来影响水液在体内的分布和排泄;还可能通过直接作用于肾小管、集合管和膀胱等部位,调节水、电解质的重吸收和分泌,从而影响尿液的生成和排出。除了泌尿系统之外,薏苡仁和瞿麦还可作用于小肠,玉米须制剂、茵陈、金钱草等可促进胆汁酸分泌,车前子可促进呼吸道黏液分泌等;这些表明除泌尿系统之外,利水渗湿药还具有调节胃肠道系统和呼吸系统的作用,从而促进水液代谢。此外,除水液代谢之外,利水渗湿药还能干预免疫调节相关因子(TNF-α 和 γ、CD4$^+$、CD8$^+$、CD28$^+$ 及 TCR$\gamma\delta$)、炎症相关因子(COX-2、NOS、IL-1β、IL-6 和 TNF-α)和抗肿瘤靶点(Caspase-3/8/9、P-gp)。其中,抗炎、抗氧化、降血压、抗菌及免疫调节等药理作用,可能与其对湿浊潴留的治疗作用密切相关,但泽泻、茵陈等的抗肿瘤作用和利水渗湿药之间的关系目前并没有文献对其进行深入研究。因此,阐明这些靶点与药物的祛湿作用之间的关系,将有助于深入阐释利水渗湿药祛除湿邪的科学内涵。

二、芳香化湿药

该类药物多含有挥发油,具有抗菌、抗病毒的作用,可祛外湿;普遍促进胃肠运动功能,保护胃黏膜而减少湿的积聚;可促进肠道对营养物质的吸收,降低低密度脂蛋白氧化,进而减少脂质积累,发挥化浊祛湿的作用;可影响水通道蛋白的表达,促进水湿的排出。其促进胃肠功能的作用机制有别。藿香通过增强肠上皮细胞膜流动性保护胃黏膜,苍术通过扩张血管增加胃黏膜血流量,厚朴通过影响钙离子通道、促进胃动素和胃泌素分泌提高胃肠道功能。此外,该类药物还通过促进胆汁分泌功能,增强脂质代谢,降低血糖、血脂、尿酸等,进而改善机体营养供给;还可提高心肌线粒体功能而增加心脏动力,改善能量代谢,进而增加水液运化能力而发挥燥湿作用,通过促进"水液运化"达到祛湿的效果。

　　研究发现,与祛湿相关的靶点主要涉及抗利尿激素(ADH)、醛固酮(ALD)、心房利尿钠肽(ANP)及 Na^+-K^+-ATP 酶、Ca^{2+}-Mg^{2+}-ATP 酶、水通道蛋白 4(AQP4)等。此外,广藿香还能通过调控 AKT1、IL-6、EGFR、MMP9、VEGFA 等关键靶点发挥抗胃癌的作用,其作用途径包括 IL-17 信号通路、NF-κB 信号通路以及癌症中的转录失调等;除了常见作用之外,厚朴、苍术还能调控神经系统的靶点,发挥抗抑郁、调控内分泌的功能。通过调节神经系统的靶点,促进胃肠道功能,加速水湿运化,减轻湿邪积聚及其诱发的疾病传变。因此,芳香化湿药祛除湿邪的机制主要与调节胃肠道功能、炎症免疫、能量代谢和水液代谢有关,而深入研究芳香化湿药如何通过调控神经内分泌网络,促进水湿化解,减轻湿邪积聚,将为全面阐明芳香化湿的科学内涵奠定基础。

三、清热燥湿药

　　清热燥湿药都具有调节胃肠道功能、利尿、抗炎、抗菌、抗氧化、保肝利胆和抗肿瘤等作用。此外,萹蓄具有抗衰老和促进伤口愈合的作用;木通具有降血糖血脂和降动脉硬化指数作用;茵陈和瞿麦具有神经保护作用,其机制可能与除痰湿,促进细胞营养有关。陈皮等的降血压、降血脂、降血糖等作用均与其祛痰湿作用相关;厚朴的保肝活性可间接发挥降脂祛痰湿作用等。

　　本类药物活性相关靶点主要涉及:①肾保护相关靶点:TNF-α、MCP-1、ICAM-1、mOAT1、mURAT1、mOCT2、PI3K/AKT/mTOR、肾小管上皮细胞膜的乳腺癌耐药蛋白(BCRP)、三磷酸腺苷结合转运蛋白 G 超家族成员 2(ABCG2)、尿酸盐转运蛋白 1(URAT1)、葡萄糖转运体 9(GLUT9)、有机阴离子转运蛋白 1(OAT1)、有机阴离子转运蛋白 3(OAT3);②胃肠道调节相关靶点:多巴胺 D_2 受体(DRD$_2$)和 5-羟色胺受体(5-HT);③保肝利胆相关靶点:乙醛脱氢酶(ALDH)、过量活性氧(ROS)/p38 丝裂原激活蛋白激酶(p38MAPK)/核转录因子红系 2 相关因子 2(Nrf2)、磷脂酰肌醇 3-激酶(PI3K)/蛋白激酶 B(PKB/AKT)/哺乳动物雷帕霉素靶蛋白(mTOR);④抗炎免疫靶点:IL-6、IL-1β、TNF-α、IL-8、IL-10、SHP-1、NF-κB、MMP-1、NO、PGE$_2$、IFN-γ、STAT、COX-2、NLRP3、PI3K、AKT、ERK、MAPK、TLR4 等;⑤抗肿瘤靶点:PTP1B、ARE、Nrf2、ERK、p53、mTOR、STAT3、PI3K、Bcl-2、PD-L1、Caspase-8/9、MMP-9 等;⑥抗氧化相关靶点:NQO1、Nrf2、SOD2 和 HO-1等;⑦镇咳化痰平喘相关靶点:黏蛋白 5AC(MUC5AC)、AQP5、NLRP3 等;⑧降血脂相关靶点:PPARγ、C/EBPs、ACC 等。上述清热燥湿药的靶点基本与湿证具有密切关系,其中部分抗肿瘤活性靶点如 PTP1B、ARE、p53、mTOR、PD-L1、Caspase-8/9、

MMP-9 与湿证的相关性目前并不清楚,可能是清热燥湿药治疗湿证的潜在靶点。

　　综上,从主要祛湿药的活性成分及其机制探究祛湿的作用机制是诠释湿邪致病及中药作用机制的重要手段。就目前发现来看,祛湿中药主要通过调节水液代谢、能量代谢、物质转运等发挥作用,主要作用于泌尿系统、消化系统、免疫系统、心血管系统及呼吸系统等。然而由于湿证与多种疾病交互作用,常常难以辨别是"湿证"的靶点还是"疾病"的靶点,后续需要通过比较正常人与湿证患者给药前后证候变化等,宏观病症如水肿、泄泻、身重、舌胖、痹痛等湿证特征与机体代谢组学、转录组学、蛋白质组学等组学数据不同指标的相关性综合分析,明确湿证的靶点与药物作用的机制,为临床合理用药提供指导。

（赵瑞芝　谢建辉　吴亚运　赵　亚　刘丽娟　吴文珍）

参考文献

1. 路志正. 中医湿病证治学 [M]. 2 版. 北京: 科学出版社, 2010.
2. 和雪婷. 中医治疗风湿痹痛的常用药物分析 [J]. 家庭医药: 就医选药, 2018 (6): 20-21.
3. 劳积毅, 韩宇樱. 二妙散加味治疗痛风性关节炎 [J]. 长春中医药大学学报, 2023, 39 (8): 894-897.
4. 袁小玲, 谢丽莎, 张小军, 等. 抗痛风中药药效的研究进展 [J]. 蛇志, 2016, 28 (1): 77-80.
5. 周春亚, 付辉政, 周志强, 等. 藿香正气水的研究进展 [J]. 药品评价, 2023, 20 (11): 1418-1422.
6. 张成钢, 王细华, 李锋. 不换金正气散加减治疗慢性胃炎脾胃湿热证的临床效果分析 [J]. 中国现代药物应用, 2023, 17 (14): 144-147.
7. 钟志钰. 不换金正气散合逍遥散加减治疗腹泻型肠易激综合征肝郁脾虚证的临床疗效观察 [D]. 南昌: 江西中医药大学, 2023.
8. 李缘缘, 高碧珍. 青、中、老年代谢综合征 "痰证" 患者中医证素积分与理化指标的关系研究 [J]. 时珍国医国药, 2020, 31 (5): 1146-1149.
9. 张海艇, 黄伟旋, 张彦卿, 等. 代谢综合征患者中医体质类型分析 [J]. 中医临床研究, 2020, 12 (10): 51-53.
10. 徐平圆, 朱子薇, 韦亚萍, 等. 黄连解毒汤治疗代谢综合征的潜在运用价值 [J]. 时珍国医国药, 2023, 34 (4): 938-940.
11. 刘京京, 马科文, 常苗, 等. 白头翁汤治疗溃疡性结肠炎的研究进展 [J]. 中医药学报, 2024, 52 (2): 101-107.
12. 李玉彤, 刘静淑, 冯玉明, 等. 二妙散治疗湿热疑难病证的临床应用 [J]. 河北中医药学报, 2022, 37 (4): 60-64.
13. 谭静文, 李虹, 杨连娟. 复方黄柏液在皮肤科临床应用 [J]. 中国中西医结合皮肤性病学杂志, 2020, 19 (6): 617-619.
14. 王珍, 黄科. 茯苓的临床应用及作用机制的研究进展 [J]. 中国药物滥用防治杂志, 2022, 28 (9): 1175-1178.
15. 张维君, 韩东卫, 李冀. 泽泻的化学成分及药理作用研究进展 [J]. 中医药学报, 2021, 49 (12): 98-102.
16. 李剑. 基于泽泻汤方证探讨眩晕痰饮证的临床治疗 [J]. 内蒙古中医药, 2024, 43 (1): 69-71.
17. 陈秀美, 占仕成. 半夏白术天麻汤合泽泻汤治疗眩晕痰浊上蒙证的临床疗效评价 [J]. 北方药学, 2023, 20 (12): 161-163.
18. 侯一鸣, 郭峥, 卞国本, 等. 温胆汤研究进展 [J]. 中国中医基础医学杂志, 2024, 30 (1): 176-181.

19. 朱志敏, 刘赟, 卢林生. 加味温胆汤联合利培酮治疗精神分裂症的随机对照研究 [J]. 中国中医急症, 2017, 26 (10): 1851-1853.

20. 任红叶, 周永学. 三仁汤临床应用进展 [J]. 江西中医药, 2016, 47 (10): 77-80.

21. 李冀, 赵启腾, 秦雯, 等. 四妙丸现代临床应用及作用机制研究进展 [J]. 中华中医药学刊, 2023, 41 (10): 5-9.

22. 路平, 史汶龙, 杨思雨, 等. 茯苓化学成分及药理作用研究进展 [J]. 中成药. 2024, 46 (4): 1246-1254.

23. 张蒙蒙, 翟文生, 张佳伟, 等. 猪苓汤化学成分及效应机制研究进展 [J]. 陕西中医. 2024, 45 (1): 143-145.

24. 肖先, 荆云, 李春燕, 等. 泽泻主要化学成分及药理作用研究进展 [J]. 新乡医学院学报. 2024, 41 (4): 378-382.

25. 刘本俊, 胡海波, 周兆山, 等. 猪苓和泽泻对肺纤维化大鼠模型血清 TGF-β_1、TNF-α 影响研究 [J]. 实用中医药杂志, 2013, 29 (4): 236-238.

26. 孙悦. 基于 "玄府-络病-风药" 探讨桂枝茯苓丸对 Wnt/β-catenin 信号通路预防肝纤维化的作用机制 [D]. 成都: 成都中医药大学, 2022.

27. 刘美华. 基于代谢组学和 Th17/Treg 细胞平衡对薏苡附子败酱散治疗 TNBS 诱导溃疡性结肠炎机制的研究 [D]. 沈阳: 辽宁大学, 2023.

28. 颜平. 中医淋病文献和证治规律研究 [D]. 济南: 山东中医药大学, 2008.

29. 王洋. 金钱草活性成分及药理作用研究 [D]. 西宁: 青海师范大学, 2018.

30. 何贵坤. 广金钱草提取物调控胆固醇/胆汁酸代谢转运的作用及分子机制研究 [D]. 广州: 广州中医药大学, 2015.

31. 钟璐, 张荣臻, 毛德文, 等. 茵陈对急性肝衰竭大鼠 CD4$^+$CD25$^+$Treg 细胞表达的影响 [J]. 广西中医药大学学报, 2018, 21 (2): 12-15.

32. 张荣臻, 钟璐, 王娜, 等. 茵陈对肝衰竭大鼠 CD4$^+$CD25$^+$T 细胞调控途径研究 [Z]. 南宁: 广西中医药大学, 2018.

33. 王凤云, 刘果, 张引强, 等. 清利活血健脾中药复方对慢性免疫性肝损伤模型小鼠细胞免疫功能的影响 [J]. 中华中医药杂志, 2013, 28 (7): 2129-2131.

34. 徐莎婷, 荣誉, 吴杨, 等. 当归拈痛汤及其拆方对急性痛风性关节炎大鼠血尿酸值、IL-1β、TNF-α、COX-2 的影响 [J]. 湖南中医药大学学报, 2013, 33 (9): 44-47.

35. 江利, 姜梦婕, 韩克. 桂枝茯苓丸对慢性盆腔炎大鼠血清炎症因子水平及子宫组织 caspase-3、caspase-8 表达的影响 [J]. 中成药, 2021, 43 (10): 2846-2850.

36. 王佳, 梁葵香, 刘艳妮, 等. 茯苓酸通过上调 miR-133a 影响子宫肌瘤细胞增殖凋亡及表皮生长因子的水平 [J]. 中国免疫学杂志, 2020, 36 (9): 1069-1074.

37. 申利, 翁丹卉. 茯苓酸抑制 TRIM29 表达通过 Wnt 信号通路调控宫颈癌细胞存活和凋亡 [J]. 广州中医药大学学报. 2020, 37 (1): 140-146.

38. 梁嘉丽. 环氧广藿香烯抗炎及抗胃溃疡的药效及机制研究 [D]. 广州: 广州中医药大学, 2018.

39. 陈海明. 广藿香酮对实验性胃溃疡保护作用及药代动力学研究 [D]. 广州: 广州中医药大学, 2015.

40. 谢建辉. 广藿香醇抗幽门螺杆菌相关性胃炎机理研究 [D]. 广州: 广州中医药大学, 2014.

41. 刘芬, 刘艳菊, 田春漫. 苍术提取物对脾虚证大鼠胃黏膜及胃肠免疫功能的影响 [J]. 南方医科大学学报, 2015, 35 (3): 343-347.

42. 张昕. 厚朴三物汤对胃肠动力障碍大鼠消化液分泌的影响 [D]. 兰州: 兰州大学, 2019.

43. 孟宪元, 尹珉, 王学江. 厚朴对低温条件下大鼠胆汁分泌影响的初步观察 [J]. 北京中医, 2005, 24(3): 180-181.

44. 侯坤, 王振飞. 基于网络药理学和分子对接研究广藿香治疗胃癌的作用机制 [J]. 肿瘤药学, 2022, 12 (2): 173-182.

45. 郭洁, 杨振, 黄伟. 广藿香酮通过下调 NF-κB 表达和抑制氧化应激减轻非酒精性脂肪性肝病 (NAFLD) 大

鼠的肝损伤 [J]. 细胞与分子免疫学杂志, 2021, 37 (2): 146-151.

46. 余宜平. 苍术方药的研究及苍术在慢性胃炎伴抑郁焦虑状态的应用 [D]. 南宁: 广西中医药大学, 2017.

47. 陈瑞鑫, 梁淞婷, 戴忠华, 等. 萹蓄化学成分及药理活性研究进展 [J]. 中成药, 2023, 45 (6): 1929-1936.

48. 关徐涛, 杨鹤年, 张津铖, 等. 陈皮的化学成分和药理作用研究进展 [J]. 中华中医药学刊, 2024, 42(6): 41-49, 266.

49. 张国玉, 熊继东, 魏家艳, 等. 半夏化学成分和药理作用的研究进展及其质量标志物预测分析 [J]. 华西药学杂志, 2024, 39 (1): 110-115.

50. 王晓燕, 李卫东, 花宝金. 半夏泻心汤通过调控 PI3K/AKT/mTOR 信号通路对结肠癌细胞增殖和转移的影响 [J]. 中医学报, 2018, 33 (9): 1601-1604.

51. 易亚雄. 基于转运子与代谢酶的茵陈蒿汤促进胆红素代谢的作用机制研究 [D]. 上海: 上海中医药大学, 2019.

第八章

"现代与发展角度"的湿证认识

如前面章节所述,历代医家对湿证的辨证论治进行了详细的研究,同时也提出了许多祛湿名方。现代医学对湿邪和湿证的认识和发展也在不断深化中。现代医学通过先进的科学手段,对湿证进行了更深入的客观定性、定位和评价,从而为中医湿证的诊断和治疗提供了新的视角和方法。系统生物学和分子生物学前沿技术的应用,让我们对湿证的认识从宏观的临床观察转向了微观的生物分子层面。

第一节　现代医学对湿／湿证的客观认识

一、现代医学对湿／湿证的客观定性

从现代病因学角度来看,湿／湿证的病因可以分为外因和内因两大类。外因是指外界的湿邪,包括环境湿度、气候变化、感染等因素,可以通过皮肤、呼吸道、消化道等途径侵入人体,造成湿／湿证的发生。外因可以进一步分为湿热、寒湿、湿毒等不同的类型,由于不同的性质和作用,导致不同的病理变化和症状。例如,湿热可以引起发热、口渴、黄疸、尿黄、脓疮等;寒湿可以引起寒战、肢冷、腹痛、泄泻、白带等;湿毒可以引起瘙痒、红肿、溃烂、恶臭等。内因是指人体内部的湿邪,可以通过影响人体的气血运行、脏腑功能、津液代谢等,造成湿／湿证的发展和转归。现代医学角度主要表现为免疫、遗传、内分泌、代谢等改变。内因可以进一步分为内湿、湿阻、湿浊等不同的类型,根据不同的程度和范围,导致不同的病理变化和症状。例如,内湿可以引起水液代谢紊乱,产生水肿、肥胖、糖尿病等;湿阻可以引起气血运行不畅,产生痹痛、关节肿痛、胸闷等;湿浊可以引起脏腑功能失调,产生头晕、恶心、呕吐、胃痛等。湿／湿证的病因学是一个复杂的系统,外因和内因相互作用,相互影响,共同决定了湿／湿证的发病、病程和预后。因此,对湿／湿证的病因学的认识和研究,需要综合考虑多方面因素,采用多学科的方法,以期达到预防、治疗和康复的目的。

从病理学角度来看,湿／湿证的病理变化主要涉及人体的水液代谢、炎症反应、纤维化过程等方面。

　　水液代谢紊乱：湿/湿证的主要特征之一是水液在体内分布不均，或停滞不流，或渗出不收，导致水肿、水泻等病理现象。这与脾胃的运化功能、肾和膀胱的气化功能、肺的宣降功能、心的推动功能等有关。例如，脾虚不能运化水湿，水湿内停而成水肿；肾阳虚不能气化水液，水液下注而成水泻。

　　炎症反应：湿/湿证的另一个主要特征是炎症反应的发生，表现为红、肿、热、痛等症状。这与湿邪与其他邪气的相互作用、湿邪与人体正气的相互斗争有关。例如，湿邪与热邪相合，形成湿热，湿热蕴结而成疮疖、脓疱、痈肿等；湿邪与毒邪相合，形成湿毒，湿毒侵袭而成瘙痒、红肿、溃烂、恶臭等；湿邪与正气相搏，正气不胜而成发热、头痛、关节痛等。

　　纤维化过程：湿/湿证的一个常见后果是纤维化的发生，表现为组织结构的改变、功能的减退、病变的固定等现象。这与湿邪的重浊、黏滞、下行、阻滞、腐败等特性有关。例如，湿邪长期阻滞于肝脏，导致肝纤维化、肝硬化、肝衰竭等；湿邪长期阻滞于肺脏，导致肺纤维化、肺气肿、肺功能不全等；湿邪长期阻滞于关节，导致关节纤维化、关节僵硬、关节功能丧失等。

　　总之，湿/湿证的病理学是一个复杂的系统，涉及多个器官、多个层次、多个过程，需要从整体和局部、动态和静态、病因和结果等多个角度进行分析和理解。

　　现代医学对湿/湿证的认识与发展是一个不断深入和拓展的过程，既有与中医学的差异和冲突，也有与中医学的契合和融合，需要在理论和实践上不断探索和创新。

二、现代医学对湿/湿证的客观定位

　　如前面章节所述，不少学者借助现代医学知识进行分析，揭示了湿/湿证与免疫功能、炎症反应、微生物感染、内分泌失调、代谢紊乱等多种因素的关系。很少有学者针对湿邪致病后不同脏腑的病变，以及其西医学解释等方面进行讨论。当湿邪侵袭机体不同部位时，各部位均表现出了不同的症状，其病机也各有特点。以下就湿邪侵袭机体各部位的病机及其相对应的西医学认识进行阐述。

　　皮肤是人体的第一道屏障，抵御外界邪气。湿邪侵犯肌肤，黏滞于皮肤，使卫气失调，久而久之，湿邪化热生毒，导致水疱、痈、疡、疮、皮肤溃烂、水肿等局部症状。湿疹、银屑病、带状疱疹等皮肤病，都是湿邪所致的常见病证。湿邪对皮肤的损害，与免疫炎症反应有关。西医学认为，湿疹是由多种因素引起的皮肤炎症反应，其中的免疫机制非常重要。实验研究显示，湿疹的发病机制可能与1型辅助性T细胞和2型辅助性T细胞的失衡有关，相关的炎症因子参与了这种过敏反应。另外，有证据表明，湿润的生活环境是影响湿疹、银屑病发病的一个独立因素。

　　湿邪外感，侵入肌腠，气血运行不畅，卫气不能滋养，造成肌肉萎缩无力，甚至瘫痪，表现为肌肉酸痛无力等。临床上，重症肌无力、运动神经元病、周期性瘫痪等疾病,都与湿邪有关。西医学认为,重症肌无力是一种由自身乙酰胆碱受体抗体介导、与细胞免疫相关、补体系统参与的自身免疫性疾病。当机体遭受外来病毒感染或发生脓毒症等时,机体产生炎症因子,进一步激活神经内膜的白细胞和细胞因子的 E 选择素,增加微血管的通透性,使神经毒性因子进入神经内膜,造成轴突的损伤。神经毒性因子进入神经内膜的过程,就像湿邪黏滞肌腠,阻碍气血的流通,导致筋脉失养,四肢无力、瘫痪。

筋能连接骨节肌肉并协助运动,骨能储存骨髓、支撑形体、控制运动。中医学认为,湿邪经常与风、寒两邪一起侵害人体;若外感风寒湿三邪,正气不足,邪气阻滞筋络,气血运行不顺,导致血瘀凝滞,筋骨失去滋养,关节僵硬不灵,不灵则痛。临床上,湿邪入侵筋骨的疾病主要有骨关节炎、类风湿关节炎等,多发于中老年人。以膝骨关节炎为例,其发病机制还不清楚,但细胞因子学说得到了广泛认可。在危险因素的刺激下,细胞因子参与破坏关节软骨并促使软骨胶原蛋白降解,导致滑膜增厚,引发关节炎。其产生关节疼痛是由于新生血管和无髓鞘神经纤维的生成,进一步促使血管活性物质释放,从而导致局部炎症。这与血瘀互生、不通则痛的机制非常相似。

当人体正气不足或疾病拖延不愈时,湿邪会渐渐侵入五脏,导致病情恶化。目前,与湿邪相关的致病因素尚未明确,但主要涉及机体的免疫炎症反应、脂质代谢、水液代谢和肠道微环境等方面。脾脏喜欢干燥而厌恶湿润,湿邪对脾脏的危害最大。湿邪阻滞脾脏,损伤脾阳,影响运化功能,致水湿停滞体内,就会出现腹部胀满、腹泻、食欲减退、呕吐、水肿等症状。肠易激综合征是一种与湿邪伤脾有关的临床疾病,主要表现为腹泻。中医认为,这与饮食不节或生活方式和环境不良有关,而脾胃虚弱是腹泻产生的根本原因。西医对肠易激综合征的发病机制还没有完全弄清楚,大部分学者认为,这是肠道环境、神经免疫机制、内脏敏感度、饮食等多种因素共同作用所致。近几年,肠道微环境成为了研究消化系统器质性疾病的一个新的角度。肠道微环境受损可能会导致肠道病原菌增多,也会降低肠道黏膜屏障的调节能力,使外源性代谢物和细菌入侵,干扰肠道正常的免疫,从而引发溃疡性结肠炎。

肺是人体的气之主宰,负责调节水液的运行,将卫气散布于体表。湿邪阻滞肺脏,影响宣降功能,致水液分布不均而内聚,气机运行不顺,因此常见咳嗽、多痰、水肿、舌苔白腻、脉象濡数等症状;这些症状在支气管炎、间质性肺炎等呼吸系统疾病中较为常见。现代研究发现,肺泡上皮细胞可以通过主动或被动的方式参与机体的水液代谢,通过调节上皮钠通道、钠钾泵和水通道蛋白等相关蛋白,来减轻组织水肿。另外,长期生活在湿润环境中,不仅会使肺吸入环境中的呼吸道病原体,还会增加肺瞬时感受器电位离子通道家族香草素受体 4 的激活程度,导致 p38 丝裂原激活蛋白激酶的活化,从而引起肺和呼吸道的炎症反应。

肾储存精气、控制水液,而且人体需要肾阳的作用以蒸化水湿和保藏精气。湿邪随寒或热入侵肾脏,伤害阳气,使水湿停滞体内,精气流失,就会出现尿少、水肿、腰膝酸痛、精神不振等症状。湿邪伤肾导致的临床常见疾病有肾病综合征、慢性肾小球肾炎等。这些肾脏疾病通常伴有蛋白尿，并且肾纤维化是一个重要的病理变化。有学者认为，肾间质纤维化的过程就是肾脏水湿化热、瘀血凝结的过程，故治疗慢性肾脏疾病要注重益肾清利活血。现代病理研究发现，肾纤维化是由多种损伤因素引起的，Wnt/β-联蛋白（Wnt/β-catenin）信号通路的激活导致成纤维细胞的增殖，这与中医络病学说的湿瘀毒互生形成微小癥积的观点非常相似。

第二节　现代医学对湿／湿证的客观评估

　　现代医学已尝试对湿／湿证进行客观评估。客观评估有助于建立标准化的诊断和治疗流程，这对于临床实践和研究至关重要。通过运用算法模型和量化研究，研究者提供了一些可重复的评估方法，以增强中医湿证概念的客观性和科学性。

　　上海中医药大学利用极值随机森林（ERF）算法对 919 例慢性胃炎患者进行了中医证型分类。研究采集了 2008—2010 年通过胃镜和病理组织学确诊的患者数据，包括面色、舌象、脉象等 113 个特征。医师根据问诊量表记录并标记出脾胃湿热、湿浊中阻等 6 个证型。ERF 算法通过考虑标签间的联系和叶节点加权机制处理兼证问题，提高了模型的精确度和可解释性。研究提出了脾胃湿热证和脾胃气虚证的辨证分类规则，比如：如果"苔腻""舌色红""苔黄""口黏腻"这些标签同时存在，那么该患者诊断为脾胃湿热；如果"腻""口气重""乏力""舌色淡白""全舌""苔白""肢体沉重"这些标签同时存在，那么该患者诊断为脾胃气虚。这项研究证实了算法在处理中医多标签数据方面的有效性，为中医湿证诊断的标准化和客观化提供了新思路。

　　广东省中医院粤港澳中医药与免疫疾病研究联合实验室主任卢传坚前期曾组织各相关团队基于医学文献数据库、临床病例资料等，运用文献研究、数据挖掘等方法对具有中医药治疗优势与特色的难治性自身免疫性疾病（包括银屑病、类风湿关节炎、溃疡性结肠炎和肾病综合征）开展了湿证相关中医证候和证素的归纳分析研究。最终纳入符合银屑病的相关文献 2 827 篇，各证候单次出现频次累计 5 565 次，其中湿证类证候累计出现 425 次，占 7.64%，仅次于血热证（36.23%）、血瘀证（21.17%）和血燥证（19.28%）三大主证（表 8-1，图 8-1），是银屑病三大主证以外最主要的证型，提示"湿邪"在银屑病致病与转归中的重要作用日益突出。

　　广东省中医院风湿免疫团队在类风湿关节炎证候分布特点的基础上进行了证候要素提取，最终纳入符合类风湿关节炎的相关文献 18 篇，证候频次累计 612 次，而在中医证候要素分布特征中，"湿"证比重占到了 29.74%，肾虚和瘀同样占比较高，分别为 10.46% 和 8.82%（图 8-2），提示"湿、虚、瘀"是类风湿关节炎的基本病机特点，贯穿疾病发展始终（表 8-2）。

表 8-1 银屑病中医证候分布及出现频次统计列表

序号	中医证候	频次 / 次	百分比 /%
1	血热证	2 016	36.23
2	血瘀证	1 178	21.17
3	血燥证	1 073	19.28
4	湿证类证候	425	7.64
5	其他证候	232	4.17
6	风证类证候	229	4.11
7	血虚证	152	2.73
8	脏腑官窍类证候	142	2.55
9	毒证类证候	118	2.12
累计		5 565	100.00

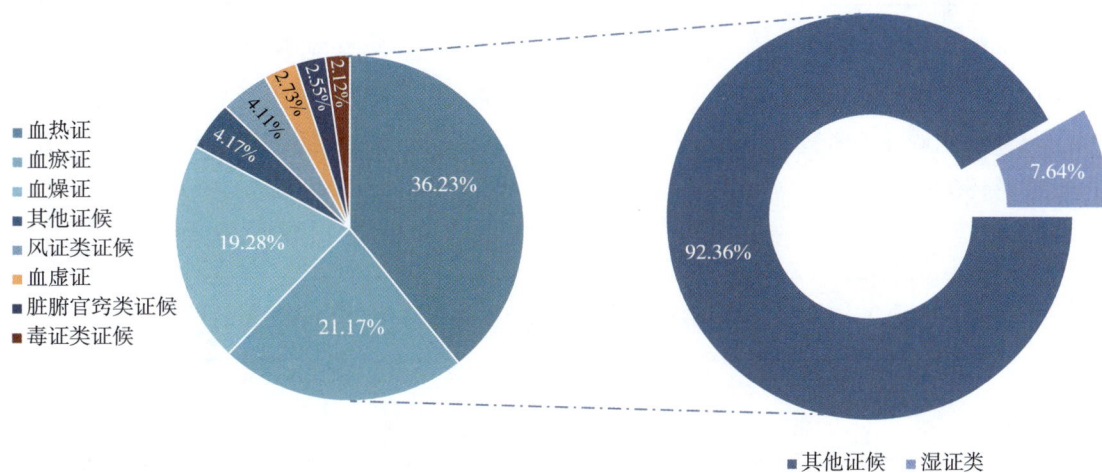

图 8-1 银屑病中医证候分布图

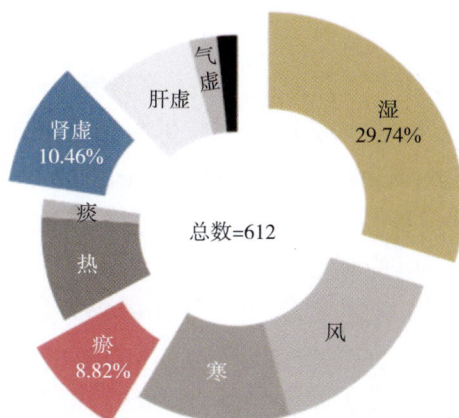

图 8-2 类风湿关节炎中医证候分布图

表 8-2　纳入文献的类风湿关节炎患者中医证型要素分布 [例(%)]

主证	证素	频数
实证	湿	182(29.74)
	风	97(15.85)
	寒	78(12.75)
	瘀	54(8.82)
	热	54(8.82)
	痰	9(1.47)
虚证	肾虚	64(10.46)
	肝虚	50(8.17)
	气虚	14(2.29)
	血虚	10(1.63)
	合计	612(100.00)

广东省中医院消化疾病团队通过回顾 12 792 例溃疡性结肠炎临床病例,将其归纳为 17 个中医证候,其中"湿"证占 6 个;广东省中医院中医药防治膜性肾病创新研究团队通过回顾 68 名肾病综合征患者的 280 个诊次信息,发现标实证中以湿热或湿浊证为主(86.8%)。

第三节　现代医学对湿／湿证的微观认识

系统生物学技术的应用揭示了与湿证相关的多个特异性生物标志物,包括差异表达的基因(包括微 RNA)、蛋白质、代谢物以及微生物群落变化。这些生物标志物有助于识别同一疾病中不同的证型,或是不同疾病中相同的证型,从而为中医湿证的诊断和治疗提供指导。

在基因表达方面,李小会团队在原发性肾病综合征(PNS)湿热证的研究中提出湿热因素可能会增加 PNS 患者血清中超敏 C 反应蛋白(hs-CRP)、白细胞介素 -6(IL-6)、尿单核细胞趋化蛋白 -1(MCP-1)和核因子 -κB(NF-κB)的表达水平。而胡玲团队在研究慢性胃炎脾胃湿热证时发现,该证型的出现与胃黏膜中热休克蛋白 70(HSP70)和核因子 -κB(NF-κB)的炎症反应通路有关。武兴伟对比了人类免疫缺陷病毒／艾滋病(HIV/AIDS)湿热内蕴证组与健康人群的信使 RNA 和微 RNA,发现在湿热内蕴证组中,有 73 个靶基因与组织反应、增殖和凋亡的调节密切相关,其中 *FOS*、*CXCR4*、*CCL4* 这 3 个基因主要涉及趋化因子受体 5(CCR5)在巨噬细胞中的信号传导路径。温国军运用基因芯片技术对 35 例乙型病毒性肝炎肝郁脾虚证和脾胃湿热证患者,以及 30 名健康人进行了研究；在肝郁脾虚证患者中,他们发现了 1 401 个差异表达基因,其中 592 个表达上调,809 个表达下调,这些基因主要参与了对外界刺激的反应、碳水化合物结合、细胞发育和生长等功能；在脾胃湿热证患者中,筛选出了 2 011 个差异表达探针,包括 807 个表达上调和 1 204 个表达下调,这些基因主要关联了解剖学形态结构的形成、细胞迁移、细胞黏附、运动和定位调节以及稳态过程的调节等功能。

在蛋白质表达方面,李合国团队研究发现,在慢性浅表性胃炎湿热证患者中,胃黏膜组织内的水通道蛋白 4(AQP4)的表达水平高于脾虚证患者和正常对照组。而王忆勤团队在研究中观察到,慢性胃炎湿证患者的蛋白质表达谱在 3.2kD、6.4kD、8.1kD 处呈现出高表达,与非湿证患者及正常人相比有显著差异。

在代谢物方面,王爱娟利用超高效液相色谱 - 质谱联用技术对痰湿综合征患者的卵泡液代谢产物进行研究,发现这些代谢产物的差异性受到多种因素的影响,其中包括磷脂、类固醇和氨基酸等物质的特定相关性。

在微生物群落方面,在湿证的发展过程中,舌苔的菌群平衡会发生变化。通过分析这些变化,可以为湿证的科学研究提供新的视角。研究人员已经开始探索湿热证患者舌苔的菌群构成和密度。韩宇斌发现慢性浅表性胃炎脾胃湿热证患者的革兰氏阳性杆菌数量、舌苔菌群密度和多样性存在差异。卓冬婷等观察到脾胃湿热证患者的细菌总数、革兰氏阳性长链球菌和革兰氏阳性小球菌数量存在显著差异。李梢等发现慢性萎缩性胃炎患者白腻苔中有 123 种"致冷菌",如牙髓卟啉单胞菌,而黄厚苔中有 258 种"致热菌",如银色棒杆菌。李福凤等发现慢性胃炎腻苔患者的舌苔中有 5 条显著差异的条带,其中 8 号条带与卡他莫拉菌最为接近,10 号条带则与黏滑罗斯菌相似。这些研究揭示了舌苔微生物群落组成的变化规律,有助于理解舌苔形成的生物学机制,为湿证的舌诊提供科学的理论支持。

第四节 现代医学对湿 / 湿证的微观评价

在现代医学研究中,中医证候的微观评价正逐渐成为连接传统中医理论与现代生物医学的桥梁。通过深入分析临床数据和实验室检测指标,研究者已经能够在分子层面对冠心病、心力衰竭等疾病的中医证型进行更为精确的诊断和分类。本综述将总结近期在冠心病和心力衰竭的中医辨证研究中取得的进展,特别是痰湿证、气虚血瘀证等证型的生物标志物的发现,以及基因多态性与中医证型相关性的研究。这些研究成果不仅为中医提供了客观化的诊断标准,也为临床治疗提供了新的治疗靶点和干预策略,进一步推动了中医现代化的进程。

曲淼等研究显示,气滞痰阻证多见于冠心病发作期,而在冠心病痰阻心脉证临床诊断方面除四诊合参外,一些实验室检测指标如红细胞体积分布宽度(RDW)和

HDL-C 水平降低,hs-CRP、TC、TG、LDL-C 水平升高可作为冠心病中医辨证的客观参考。张秀梅等对比了痰湿瘀阻型及非痰湿瘀阻型冠心病患者血管紧张素转换酶(ACE)基因多态性分布,结果显示,痰湿瘀阻型 DD 基因型及 D 等位基因分布频率高,可能是冠心病中医辨证分型的基础物质。Miao Y 等分析了 134 例慢性心力衰竭患者,结果显示,中医证型以气虚血瘀型、痰瘀交织型、气阴虚型、内湿热滞型和阳虚型为主,证型分布与纽约心脏病协会(NYHA)心功能分级有关。Shi J 等通过回顾分析 1 036 例患者,将慢性心力衰竭的证与 NYHA 心功能分级联系起来,进一步发现与Ⅰ级、Ⅱ级患者相比,Ⅲ级、Ⅳ级患者阳虚、水湿发生率较高,痰浊发生率较低。在对慢性心力衰竭患者的临床研究中,姜坤通过收集和整理冠心病合并心力衰竭在 4 个不同临床阶段的中医诊断信息和实验室检测数据,发现心力衰竭伴随的湿阻气结证与室壁瘤的形成存在正相关性;与此同时,该证型与窦性心动过速、白细胞计数降低、心室容量增大、平板运动试验中耗氧量超过 20ml/(min·kg),以及实际碳酸氢根浓度低于 21.3mmol/L 等指标呈负相关。这些发现为中医对心力衰竭不同阶段的诊断和治疗提供了有价值的参考依据。葛明立的研究揭示了载脂蛋白 ε4 等位基因与痰湿壅盛证之间可能存在一定关联性。在另一项研究中,Zhang C 等对高血压患者中痰湿综合征的体重变化进行了综合分析(该研究结合了蛋白质组学和代谢组学的方法),分析结果表明,公认的生物标志物如磷脂酰胆碱(PC)、补体(如 C3、C4a/C4b)、α2-巨球蛋白(α2M)以及抗凝血酶(SERPINF1)是预测患者体重变化的重要指标。李小兵等进行的临床研究发现,痰湿证患者体内的血清可溶性细胞间黏附分子-1(sICAM-1)和血清可溶性血管细胞黏附分子-1(sVCAM-1)呈现出特异性升高;基于这一发现,他们提出 sICAM-1 和 sVCAM-1 有可能作为原发性高血压患者中痰湿证辨证的客观生物标志物之一。这一研究结果为高血压痰湿证的诊断提供了新的生物标志物,有助于实现中医辨证的客观化和精准化。这项研究通过先进的组学技术,为理解痰湿综合征在高血压患者中的病理机制提供了分子层面的证据,并指出了可能用于临床评估和治疗监测的生物标志物。这些发现对于开发针对性的干预策略,以及改善痰湿综合征高血压患者的临床管理具有重要意义。

系统生物学技术揭示了湿证相关的特异性生物标志物,为中医湿证的内涵和诊断提供新见解。这些发现有助于区分不同疾病的湿证证型,推动中医湿证的现代化研究和治疗。

(卢传坚　邓静文　郭洁　徐瑶)

参考文献

1. 陈浩殷, 李依帆, 汤沁淇, 等. 湿邪侵袭机体不同部位的病机异同及西医学认识 [J]. 北京中医药大学学报,

2023, 46 (7): 954-959.

2. 赵炳南. 中医治疗湿疡性皮肤病的经验 [J]. 人民军医, 1956 (11): 17-18.

3. 赵辨. 临床皮肤病学 [M]. 3 版. 南京: 江苏科学技术出版社, 2001: 1008-1025.

4. 张广中, 王萍, 王莒生, 等. 2651 例寻常型银屑病中医证候分布和演变规律研究 [J]. 中医杂志, 2008, 49 (10): 894-896.

5. 史传奎, 杜锡贤. 皮肤病湿热潜证探讨 [J]. 江苏中医药, 2010, 42 (3): 10-12.

6. 吴先林, 陈孝银. 从中西医免疫观探讨"湿性黏滞"的本质 [J]. 辽宁中医杂志, 2010, 37 (5): 832-833.

7. 张建中. 银屑病的流行病学与危险因素 [J]. 实用医院临床杂志, 2013, 10 (1): 4-6.

8. 闫雪柔, 纪越, 尚懿纯. "地之湿气, 感则害皮肉筋脉"之探讨 [J]. 中国中医基础医学杂志, 2017, 23 (6): 758-759.

9. 李柱一, 张巍. 重症肌无力发病机制和治疗的回顾与展望 [J]. 中国现代神经疾病杂志, 2012, 12 (2): 113-116.

10. 刘哲君, 林新锋, 赵馥, 等. ICU 获得性肌无力的发病与中医"痿证"相关性的探讨 [J]. 中医药导报, 2018, 24 (11): 33-35.

11. 武晏屹, 白明, 田硕, 等. 基于中西医临床病症特点的膝骨关节炎动物模型分析 [J]. 中国中药杂志, 2020, 45 (11): 2481-2485.

12. 袁普卫, 何辉, 康武林, 等. 膝骨性关节炎患者滑膜水通道蛋白-1 表达与血管生成的相关性研究 [J]. 中国矫形外科杂志, 2015, 23 (11): 1025-1032.

13. 中华中医药学会脾胃病分会. 肠易激综合征中医诊疗共识意见 [J]. 中华中医药杂志, 2010, 25 (7): 1062-1065.

14. Ford AC, Sperber AD, Corsetti M, et al. Irritable bowel syndrome [J]. Lancet, 2020, 396 (10263): 1675-1688.

15. 周正华. 肠道微环境与溃疡性结肠炎 [J]. 世界华人消化杂志, 2016, 24 (11): 1695-1700.

16. 孙荣. 宣肺乃治湿之要法 [J]. 吉林中医药, 2011, 31 (3): 191-192.

17. 张迪, 张冬梅, 陆瑞敏, 等. 基于"肺主行水"理论探究小青龙汤调节肺水转运蛋白的作用机制 [J]. 中国实验方剂学杂志, 2022, 28 (8): 1-11.

18. Milanzi EB, Koppelman GH, Smit HA, et al. Timing of secondhand smoke, pet, dampness or mould exposure and lung function in adolescence [J]. Thorax, 2020, 75 (2): 153-163.

19. Duan JF, Xie J, Deng T, et al. Exposure to both formaldehyde and high relative humidity exacerbates allergic asthma by activating the TRPV4-p38 MAPK pathway in Balb/c mice [J]. Environ Pollut, 2020, 256: 113375.

20. 胡宗杰. 基于极值随机森林的慢性胃炎中医问诊证候分类研究 [D]. 上海: 华东理工大学, 2017.

21. 李小会, 谢桂权. 原发性肾病综合征湿热证与促炎因子的相关性研究 [J]. 辽宁中医杂志, 2011, 38 (6): 1096-1098.

22. 胡玲, 崔娜娟, 罗琦. 慢性胃炎脾胃湿热证与热休克蛋白 70 和核因子-κB 炎症通路表达的研究 [J]. 广州中医药大学学报, 2010, 27 (6): 587-590.

23. 武兴伟. HIV/AIDS 湿热内蕴证的转录组学研究 [D]. 郑州: 河南中医学院, 2013.

24. 温国军. 慢性乙型病毒性肝炎肝郁脾虚和脾胃湿热证转录组学研究 [D]. 成都: 成都中医药大学, 2012.

25. 李合国, 李素娟, 高军丽. 慢性浅表性胃炎脾胃湿热证与水通道蛋白及线粒体相关性研究 [J]. 新中医, 2012, 44 (5): 33-35.

26. 王忆勤, 李福凤, 王文静, 等. 慢性胃炎中医湿证血清蛋白组学研究 [J]. 中西医结合学报, 2007, 5 (5): 514-516.

27. 王爱娟. 基于卵泡液代谢组学的中医痰湿证候生物标志物初筛 [D]. 济南: 山东中医药大学, 2017.

28. 韩宇斌. 慢性浅表性胃炎脾胃湿热证与舌苔微生态的关系研究 [D]. 广州: 广州中医药大学, 2005.

29. 卓冬婷, 吕军影, 黄李平, 等. 加味藿朴夏苓汤对脾胃湿热证临床疗效及舌上皮细胞凋亡的影响 [J]. 中国中西医结合杂志, 2011, 31 (2): 168-171.

30. Jiang B, Liang X, Chen Y, et al. Integrating next-generation sequencing and traditional tongue diagnosis to determine tongue coating microbiome [J]. Sci Rep, 2012, 2: 936.

31. 李福凤, 赵洁, 庞小燕, 等. 慢性胃炎患者腻苔的口腔微生物指纹图谱分析 [J]. 中国中西医结合杂志, 2012, 32 (10): 1331-1335

32. 曲淼, 张明雪. 冠心病证候与客观指标的 Logistic 回归分析 [J]. 中华中医药杂志, 2015, 30 (3): 726-731.

33. 张秀梅, 邵静, 邵清蔚. 不稳定性心绞痛高尿酸血症及其痰湿瘀阻型与 ACE 基因插入/ 缺失多态性关系研究 [J]. 中医学报, 2018, 33 (6): 1080-1084.

34. Miao Y, Zhao WJ, Jing L. Retrospective analysis on integrative medicinal treatment of chronic heart failure [J]. Zhongguo Zhong Xi Yi Jie He Za Zhi, 2008, 28 (5): 406-409.

35. Shi J, Luo L, Chen J, et al. Study on the differences between Traditional Chinese Medicine Syndromes in NYHA Ⅰ-Ⅳ Classification of Chronic Heart Failure [J]. Evid Based Complement Alternat Med, 2019, 2019: 2543413.

36. 姜坤. 冠心病合并心力衰竭各阶段中医四诊信息与理化指标的相关性研究 [D]. 沈阳: 辽宁中医药大学, 2019.

37. 葛明立. 载脂蛋白 E 基因多态性与原发性高血压中医证候的相关性研究 [D]. 北京: 北京中医药大学, 2020.

38. Zhang C, Li L, Cheng SP, et al. Weight changes in hypertensive patients with phlegm-dampness syndrome: an integrated proteomics and metabolomics approach [J]. Chin Med, 2021, 16 (1): 54.

39. 李小兵, 冼绍祥, 洪永敦, 等. 高血压患者粘附分子水平异常与痰湿证关系的探讨 [J]. 江苏中医药, 2005, 26 (6): 15-16.

第九章

湿证的基本理论体系

"湿"是多发慢性难治性疾病发病与发展的重要因素,从湿辨识论治是中医干预多种重大疾病、慢性难治病和健康维护等的重要手段。当代湿证的临床诊断、预防治疗以及相关生物学机制等研究的开展,需要建立在湿证基本理论体系的基础之上。本章尝试从湿证基本理论体系研究的现状与需求、面向当代科学的湿证理论体系的初步构建、湿证基本理论体系的构建与展望等三方面来探讨湿证基本理论体系的相关内容。

第一节　湿证基本理论体系的现状与需求

临床实践和科学研究是中医药发展不可偏废的两个主要动力。长期以来,不少中医研究的思路直接来源于临床实践经验的总结,研究者往往缺乏前期系统的理论梳理,而对相关理论的描述十分模糊,从而直接影响了研究结果的解读、研究结论的推导、研究成果的推广。概念是理论的基石,湿证基本理论体系的构建需要了解中医概念研究的现状,把握中医学科特点,针对关键环节,选择恰当的方法开展研究。

一、中医湿证概念现代化面临的挑战

中医术语的概念模糊,容易产生歧义,使中医学与西医学及其他现代学科难以沟通交流,造成国际学术界对中医学的学术认可度降低,影响了中医学术的传播与进步。中医术语的模糊和歧义主要源自中医术语本身的复杂性和变化性。

(一) 中医术语以自然语言为主体

中医药学源远流长,中医理论体系、原则和术语深受中国文化、哲学和历史观念的影响,体现了千百年来中华民族对待生命和健康的独特认识,大量借用了日常生活语言。如具有哲学意味的"阴阳""五行"等术语;"君主之官""将军之官"等以官职来形容脏腑之间的关系;中医方剂中药的功用运用"君、臣、佐、使"来比喻。中医术语以自然语言为主体,言简意赅,表达形式不拘一格,缺少符号及形式化语言,显示出了某

种含糊性、不可通用性等,影响了中医现代化发展进程,阻碍了世界范围的传播。

(二) 中医术语多采用定性描述

中医术语对概念往往采用定性描述,用描述性的语言来刻画事物的特征、性质和特点,而不是依赖于具体的数量或数值。如用恶风、恶寒、微恶寒、畏寒来描述恶寒的轻重,用微热、壮热、潮热来描述热势的高低,用淡红舌、淡白舌、红舌、绛舌、青紫舌来描述舌色,用老嫩舌、胖瘦舌来描述舌形,用薄苔、厚苔、润苔、燥苔来描述舌苔。水、湿、痰、饮都是因津液输布和排泄障碍而形成的,四者同源异流,在性状、致病特点、临床表现等方面又有所区别,而且四者可以相互转化,难以绝然划分。这些术语的描述界限是模糊的,从科学语言角度来看,便缺乏明确的所指,其语义往往是含糊和不确定的。

(三) 中医术语具有隐喻性

中医语言是一种基于隐喻认知的语言。中医术语的形成和语义延伸体现了象思维,即以客观事物自然整体显现于外的现象为依据,以物象或意象(带有感性形象的概念、符号)为工具,运用直觉、比喻、象征、联想、类推等方法,以表达对象世界的抽象意义,把握对象世界的普遍联系乃至本原之象。隐喻存在于中医术语和医理的各个方面。如中医五行学说中将"木、火、土、金、水"五种基本物质抽象到哲学层面,形成了五行特性的抽象概括,通过取象比类的方法,以五行特性为基准进行比较,将自然界各种事物或现象进行五行归类。中医学用五行学说类比人体,形成了中医五脏生理病理系统,如脾主运化,化生精气血津液,以奉生身,与土爱稼穑的特性相似,故脾属土。六淫病因运用了取象比类的思维方法,如湿性重浊,故头身困重、四肢酸楚沉重且附着难移等以沉重感及附着难移为特征的临床表现可提示为湿邪侵袭,治疗上可考虑以祛湿为法。隐喻性的语言表达的局限在于难以清晰指出概念的内涵。

(四) 中医术语具有多义性

由于受到地域、社会、文化、科学等多种因素的影响,概念的内涵和外延会随着时间的推移而发生变化,常出现多个名词表达同一个概念,一个名词表达不同的概念的现象。如"山药""怀山""薯蓣"等不同名词指代的是同一个概念。"肉"在不同语境下表达的概念有所差异,在"是以知病之在肉也"中代表"肌肉",在"备化之纪……其果枣,其实肉"中表示为"果子的肉质部分",在"肺属金,土生金,故肉生肺"中指代"脾土"。当一个名词有多重不同含义时,可能会使信息传递不够准确和完整,造成误解和混淆,使专业交流和学术研究面临挑战。

二、通过有效争鸣形成湿证基本理论知识的共识

中国幅员辽阔,地形复杂,气候类型多种多样,导致了中医的地域多样性和差异

性。在中医学长期发展过程中,不同地缘的文化发生碰撞与交融,并随着医家们不断开展的理论与实践相结合的研究,逐渐形成了各家学说、各种流派学术纷呈的景象,且通过不间断的活态传承一直延续至今,形成了中医学"一源多流"的发展格局。诚然,作为一门医学,共识一直是中医的追求。长期以来,对中医药学存在这样的看法,那就是"理论-临床-研究"三者之间的脱节。从研究视角来看,具体包括理论研究与临床实践脱节、临床研究与临床实践脱节、实验室基础研究与临床实践脱节,而造成以上各种脱节的一个重要原因是缺乏对研究客体的共识。

(一)有效的学术争鸣促进知识的创新与共识

毋庸置疑,学术争鸣一直伴随着中医药学的发展。特别是自金元时期起,各种代表性的中医学派逐渐形成并成熟,学派之间对生命医学观点的理解与争论也日渐增多。如孙思邈提出了风毒脚气由久坐久立湿冷之地或汗出当风取冷所致;朱肱提出了湿病不可发汗的见解,为湿温病的治疗理论奠定了基础;刘完素提出了湿自热生的观点;李杲创造性地提出了"升阳除湿"的治疗大法;薛雪的《湿热病篇》将湿热病从温病学中独立出来而自成体系;吴瑭的《温病条辨》对湿邪致病多有创见,从三焦辨治而创制的三仁汤等至今仍被推崇。湿证理论和临床在各家学术观点的交融中得到蓬勃发展。

《四库全书总目提要·子部·医家类》云:"儒之门户分于宋,医之门户分于金元。观元好问《伤寒会要》序,知河间之学与易水之学争;观戴良作《朱震亨传》,知丹溪之学与宣和《局方》之学争也。"医家与流派之间有效的学术争鸣,催生了一次又一次的创新,使得中医学理论与实践的发展不断攀升到新的高度。我们要清醒地认识到,中医学术的发展,是创新的学术观点通过有效的争鸣转化为业界普遍共识的过程。正如《四库全书总目提要·经部总叙》所云:"消融门户之见而各取所长,则私心祛而公理出,公理出而经义明矣。"传统文化如此,中医药学也概莫能外。共识的基础在于对研究客体的概念的明确;一个概念的确定,内容包括定义、条件、关系;当这些因素被确定下来,就形成了术语。因此,对术语本身的研究以及厘清术语间关系的本体研究,是创新知识能被广泛共识的基础。

(二)发挥学术争鸣的有效作用——建立临床实践证治共识的理念与方法

学术争鸣是学术共识的前提,但并非所有的学术争鸣都能促进学科的进步。只有那些基于共同的学术语言,并以新的或者更大的共识为目标的学术争鸣才是有效的争鸣,或者说是有益的争鸣。随着时代的发展,中医群体化诊疗、教学、科研的模式已经形成,以科研课题招标立项为主要形式,以科研团队为主开展的中医研究也越来越多,但来源于历史的学术争议问题并未因此而自然解决。相反,学术共识基础的薄弱,严重影响了中医研究工作的深入开展,阻碍了研究成果的推广,尤其是在临床实践中的应用。

一方面,缺乏共识基础的无效争鸣过度,从而导致大量的研究成果论证强度不足,无法应用于临床。另一方面,尚缺乏成熟的机制,用以开展高效的争鸣而促进共识的形成。如何减少无效的争鸣,或者把无效的争鸣转化成有效的争鸣,既是各种中医研究起步前应该考量的问题,更是研究告一段落后需要认真审视的问题。

第二节　面向当代科学的湿证理论体系的初步构建

面向当代科学的湿证理论体系构建的系统研究思路如下:首先,厘清湿证的概念与范畴,在对中医湿证理论体系的梳理与研究基础上,通过比对概念的基本含义,将不同概念划分到不同的层次与类别,然后根据类别间内在逻辑性与系统性的需求对概念分类进行高度概括,从而形成明确的中医湿证理论范畴。其次,在中医湿证理论范畴内自上而下不断具化,形成中医湿证理论体系。中医湿证理论体系框架如图 9-1 所示:

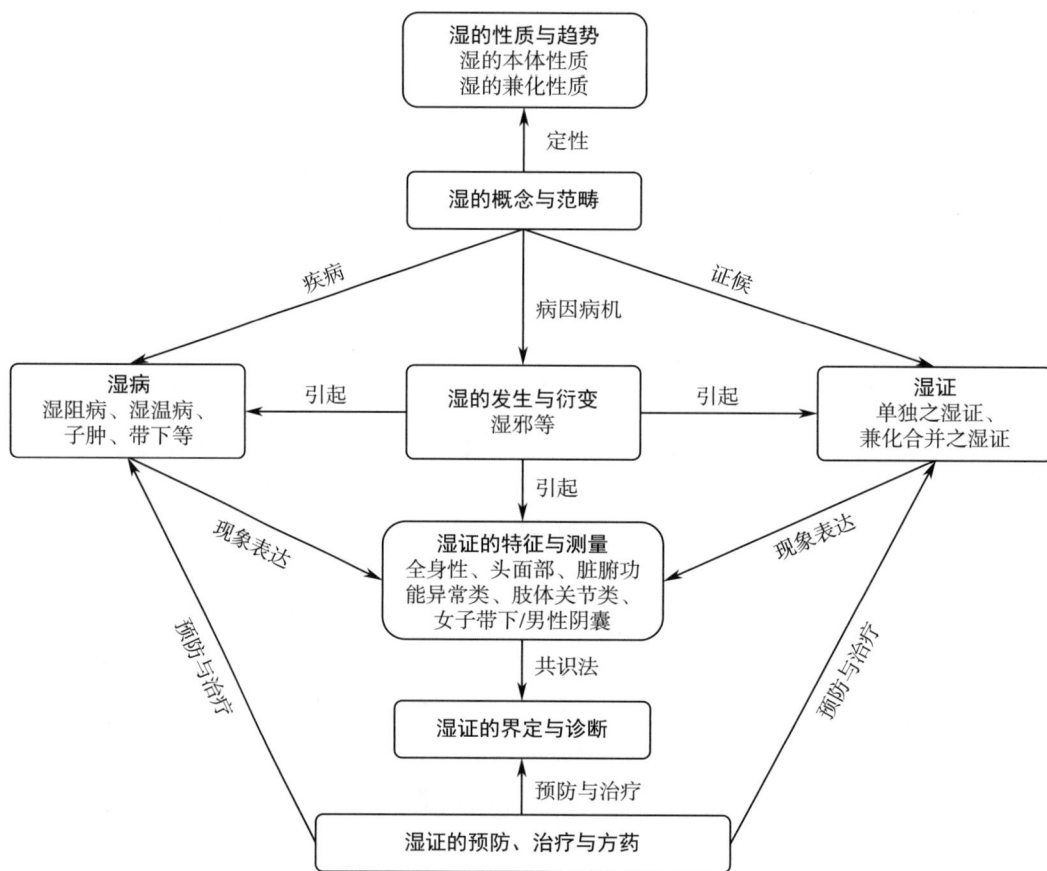

图 9-1　湿证理论体系框架

一、厘清湿证的概念与范畴

在对中医湿证理论体系的梳理与研究基础上,辨析"水、湿、痰、饮"类证概念的相似性和差异性,以确保中医"湿"概念的相对独立性,形成明确的中医湿证理论范畴。"湿"的核心概念包括湿气、湿邪、湿病、湿证。

二、解析湿证的发生与衍变

"湿邪"的产生途径主要为津液生成增加和津液代谢减慢。辨别外邪、饮食、情志、过劳、失治误治等因素引发"湿邪"的途径,探求湿证衍化成急危重症、痼疾沉疴、欲病体质等倾向,以判断湿证的预后和影响。

三、湿的性质与趋势

按中医独立原则对湿证的性质进行划分,明确湿的本体性质与兼化性质特点,分析湿证的致病特征趋势,进而厘清湿邪侵袭人体不同部位的复杂临床表现。

(一)湿的性质

湿的性质包括湿的本体性质和湿的兼化性质。

1. 湿的本体性质　包括湿性沉重、湿性黏腻、湿性滞浊、湿阻气机、湿性肿满。

2. 湿的兼化性质　包括湿兼夹风、湿兼夹热、湿兼夹暑、湿兼夹寒、湿兼夹瘀毒、湿兼夹虚、湿兼夹燥、湿兼夹停食、湿兼夹同类性质的病理产物;其中,湿兼夹同类性质的病理产物包括湿兼夹水饮、湿兼夹痰。

(二)湿的特征趋势

湿的特征趋势包括趋下性、兼夹性、弥散性、隐蔽性、缠绵性。

四、把握湿证的特征与测量

根据患者的自我感觉及医师的检查和观察,将其分为主观症状和客观症状/体征;对中医湿证的特征进行归类并逻辑穷举,按照症状病位可将症状/体征划分为全身性、头面部、脏腑功能异常类、肢体关节类、女子带下/男性阴囊。

(一)主观症状

1. 全身性主观症状　包括身体困重、身体重痛、昏昏欲睡/思睡、倦怠、身热不扬、汗出黏腻,共 6 个。

2. 头面部主观症状 包括头重如裹、头昏蒙、头胀痛、眼睛分泌物多、头发油腻、面部油腻、面部秽浊、口黏腻、口气重,共 9 个。

3. 脏腑功能异常类主观症状 脏腑功能异常类主观症状的部位主要涉及肺、脾、肾、肝、胃、大肠、膀胱,共 7 个。

(1)肺功能异常类主观症状:包括胸闷、喘息、痰多。

(2)脾功能异常类主观症状:包括口不渴饮、口中黏腻、口泛清涎、口淡乏味。

(3)肾功能异常类主观症状:包括腰部困重、腰部酸痛、腰部重痛。

(4)肝功能异常类主观症状:包括胸胁胀痛、少腹胀满。

(5)胃功能异常类主观症状:包括脘腹痞满、恶心呕吐、纳呆、腹胀。

(6)大肠功能异常类主观症状:包括大便不爽、大便黏滞。

(7)膀胱功能异常类主观症状:包括小便不利。

4. 肢体关节类主观症状 包括肢体关节困重、肢体关节酸痛、肢体关节重痛、关节屈伸不利。

5. 生殖器主观症状 包括女子带下量多、带下黏稠,男性阴囊潮湿。

(二)客观症状/体征

1. 全身性客观症状/体征 包括形体肥胖、肌肤肿胀。

2. 头面部客观症状/体征 包括面部浮肿、目胞浮肿、鼻流浊涕。

3. 脏腑功能异常类客观症状/体征 包括水肿、便溏、肠鸣、泄泻、小便混浊。

4. 皮肤关节类客观症状/体征 包括皮肤溃烂、水疱、疮疡、四肢水肿。

5. 舌象 包括舌苔腻、舌苔厚、舌苔水滑、舌体胖大、舌有缨线。

6. 脉象 包括脉濡、脉滑、脉缓。

五、明确湿证的界定与诊断

结合文献调研和专家意见,运用结构化分析工具提取湿病证相关症状、体征,对辨证依据集进行临床优化,按照标准化程序制定湿证症状术语标准,包括定名、定义以及症状分级量化标准,基于共识法建立湿证诊断标准。具备任意 1 类特异性指标或 3 项敏感性指标即可诊断湿证。

(一)特异性指标

1 类包括舌苔腻、舌苔水滑、舌苔厚;2 类包括头重如裹、周身沉重、四肢困重、关节重着不利;3 类包括大便黏腻不爽、口中黏腻、阴囊潮湿/带下量多、头发油腻。

(二)敏感性指标

敏感性指标包括形体肥胖、思睡、怠惰懒动、汗出不畅、面部秽浊、头昏蒙、胸部满闷、痰多、脘腹痞满、少腹胀满、腰膝酸困、关节肌肉酸楚／酸痛、口不渴饮、纳呆、便溏、口气重、舌体胖大、脉濡、脉滑。

六、提出湿证的治疗与预防

根据湿证产生与发展的病因病机,提出了相应的预防措施与治疗方法。

（一）湿证的预防措施

湿证的预防措施:顺自然;养心性;改善居处和工作环境;合理的膳食结构;勤锻炼,强体质。

（二）湿证的治疗方法

湿证的治疗方法包括基本治疗方法和辅助疗法。

1. 基本治疗方法　包括祛风胜湿法、散寒祛湿法、渗利除湿法、上下分消法、理气除湿法、升阳除湿法、补中除湿法、辛开苦降法、清热燥湿法。

2. 辅助疗法　主要包括饮食疗法、情志疗法、外治法、传统疗法、气功疗法、音乐疗法。

七、"药物与临床角度"的湿证认识

从药物治"湿"与致"湿"两个角度阐明了中药对"湿"的影响及其作用的基本原理。并且,从治湿药物的分类、性味归经、功效、临床运用等进展出发,反推出中医湿的类型、性质、兼夹、病情部位、传变规律,加深了从中药角度反向认识中医湿证。

（一）治"湿"类药物

治"湿"类药物主要分为主治"湿"类药物和兼治"湿"类药物。

1. 主治"湿"类药物　依据湿的本体性质,主治"湿"类药物可分为芳香化湿药、利水渗湿药。

2. 兼治"湿"类药物　依据湿的兼化性质,兼治"湿"类药物可分为解表祛湿药、清热利湿药、苦温燥湿药、泄下逐湿药、祛风胜湿药、温阳化湿药。

（二）致"湿"类药物

致"湿"类药物主要包括苦寒类药物、滋腻类药物、收敛固涩类药物。

通过前期研究,形成了湿证相关概念间的逻辑结构与层次关系,明确了湿证理论体系框架结构基本特征,初步构建了科学规范的中医湿证理论体系,可在一定程度上降低中医湿证理论研究的盲目性和不确定性,以期能切实指导湿证理论研究的重点领域及发展方向。

第三节　湿证基本理论体系的构建与展望

　　中医药基础理论创新与发展滞后是制约中医药发展的首要科学问题。在开展中医临床证治研究时,首先需要依据中医基本理论体系建立科研假说,并对其进行恰当的中医理论阐释。中医基本理论体系的构建,既要传承古代经典知识精华,还要融合当代临床与基础研究的创新成果,更要承担突破当代医学难题的任务。本节从中医理论体系构建的常用方法、中医理论体系的命题集成、湿证基本理论体系构建的原则和湿证基本理论体系的完善等方面展开论述。

一、中医理论体系构建的常用方法

　　中医理论体系的构成要素主要包括概念与命题两方面,其中明确概念是建立命题的基础;在湿证基本理论体系构建过程中,同样如此。概念是理论的基本构成单元。中医理论体系构建常结合发生学、诠释学、逻辑学等方法。

(一) 中医理论的发生溯源

　　发生学方法是反映和揭示自然界、人类社会和人类思维形式发展、演化的历史阶段、形态和规律的方法。中医理论的发生学研究,就是运用发生学方法,尽可能地把中医的概念、命题回置于其发生发展的特定历史条件下,即概念、命题得以产生的实践经验、思想文化、科学技术水平等背景下加以综合的动态的考察,以明确中医学基本概念的初始内涵,弄清基于这些概念所进行的原始的逻辑运演过程,厘清中医理论体系结构框架、思维模式,揭示中医理论的发生、发展规律,为中医理论的规范、构建、创新提供前提保障。

　　如"脾胃湿热证"的概念溯源:战国秦汉时期《黄帝内经》对"湿""热"单独邪气蕴结侵袭脾胃的症状表现进行了阐述;宋金时期提及了"脾胃湿热"病因、病机、诊断、治法、方药等相关内容;元代朱震亨首次提出"脾胃湿热"一词;明清时期"脾胃湿热"含义的症状表现延伸到脾胃相关的形体官窍部位,还可以表现为脾胃经络循行部位出现相应症状。随着中医证候规范化工作的持续推进,"脾胃湿热证"的内涵与先前有所分离,现在特指脾胃脏腑症状表现,而脾胃经络湿热相关症状则分离于经络辨证中。现定义为"湿热内蕴,脾胃失运,以脘腹痞闷,食少纳呆,恶心呕吐,肢体困重,便溏不爽,或面目发黄,或身热不扬,汗出热不解,渴不多饮,舌红苔黄腻,脉濡数等为常见症的证候"。

　　梁茂新指出,中医发生学研究思路具体分为三步进行:首先,要明确中医学基本概念的初始内涵;其次,要弄清基于这些概念所进行的原始的归纳、综合、推理、演绎的繁复的运演过程;最后,从概念的归类、规范、精确化、内涵和应用范围的确立以及创立新概念等方面对中医学基本概念进行改造和更新。

(二)中医理论的现代诠释

诠释学又称解释学,是一个解释和了解文本的哲学技术。关于与文本相关联的理解与解释过程的理论,诞生于19世纪西方哲学界。近代以来,随着社会科学的发展,诠释学方法在中国学界被广泛应用。有学者认为,从诠释学角度来讲,中国古代所特有的训诂与注疏的方法,就是中国古人对诠释学不自觉的运用,因而实际上所有对中医理论的研究都可以归入诠释学的视野之中。邢玉瑞认为,傅伟勋提出的创造诠释学与中医学概念的研究关系最为密切。创造诠释学共分为5个辩证层次:①"实谓"层次:通过考证、版本解析等查找原本或至少几近真实的版本。②"意谓"层次:"如实了解"原典或原思想的诠释学态度的愿望。经过脉络分析、逻辑分析以及层面分析来达到尽量"客观"的语义分析。③"蕴谓"层次:通过分析探讨思想史上已有过的许多原典诠释途径,在归纳出几个较有诠释学分量的进路或观点中能发现原典思想所表达的深层义理,以及依此安排出高低来的多层诠释蕴涵。④"当谓"层次:为原思想家说出他本应说出的话,为他澄清表面矛盾,发掘思想体系的深层结构,发现终极义理,借以重新安排其思想体系中的多层意蕴。⑤"必谓"层次:创造的诠释学家的学问人格从批判的继承者转变成创造的发展者。

中医学者从诠释学的视角出发考察了"水毒"概念传承与创新之历程,发现"水毒"作为被诠释的对象、诠释他者的工具,其概念经历了由外向内之转变。日本学者应用理化指标赋予"水毒"现代科学内涵,推动了"水毒"概念的传承与创新诠释。传统中医对风湿的认识普遍是风湿邪气侵袭体表致病,部分提及了风湿邪气侵袭脏腑致病。仝小林院士在《黄帝内经》"痹证"理论的基础上创新性提出"脏腑风湿"学说,认为风湿不仅可以通过侵袭五体进而传至脏腑,还可以通过官窍直中脏腑,形成伏邪进而发病,可谓对"脏腑风湿"进行了创新诠释。

(三)逻辑概念与定义

1. 逻辑概念及其分类　概念是反映对象本质属性的思维形式,也是科学理论构建的基石。构建中医理论体系也是如此。内涵和外延是概念的两个基本逻辑特征。概念的内涵是概念所指称对象的特有属性,通常称之为概念的含义。概念的外延就是概念所指称的那类对象,通常称之为概念的适用范围。在特定的科学理论研究中,概念指称的是具有特定属性的对象,概念的内涵和外延是唯一和确定的。

2. 概念的定义方法　定义是揭示概念的内涵和外延,使人们明确它们的意义及其使用范围的逻辑方法。定义由被定义项、定义项和定义联项三部分组成。一个好的定义需要遵守一定的规则:①定义必须揭示被定义对象的区别性特征;②被定义项的外延和定义项的外延必须是全同关系；③定义项中不得直接或间接包含被定义项；④定义项中不得有含混的、晦涩的、歧义的词语；⑤定义不能用比喻；⑥定义尽量不用否定；⑦定义应该避免情感的用词。定义方法根据概念的两个逻辑意义的特征可分成外延定义和内涵定义。

（1）外延定义：外延定义通过列举一个概念所指称对象的实例，明确该概念的意义和适用范围。中医药学中存在许多外延定义，如"五行"定义为"木、火、土、金、水五类物质属性及其运动变化"，"六淫"定义为"风、寒、暑、湿、燥、火（热）六种外感病邪的统称"，"五脏"即"心、肝、脾、肺、肾的合称"，"六腑"是"胆、胃、小肠、大肠、膀胱、三焦的合称"。外延定义能够为概念提供明确的范围和划分，容易进行界定和分类。但是，对于范围广泛的概念，列举其所有外延是不可能的；还有些概念是没有外延的，无法用外延来进行定义。另外，外延定义难以捕捉概念的本质属性，理解不够准确。

（2）内涵定义：内涵定义是确定被定义概念所具有的特有属性的定义，包括同义定义、操作定义和属加种差定义等方法。

1）同义定义：同义定义是提供另一个意义已经被理解的具有相同意义的词，在解释另一种语言时比较常用。中医药学存在很多古汉语概念，现代较少使用，可用现代人们熟知的概念来进行说明，如"目内眦"的同义定义为"眼内角"，"目外眦"的同义定义为"眼外角"。同义定义有很大的局限性：首先，很多词汇并没有真正的同义词，无法使用同义定义；其次，同义定义受限于语言的表达能力，可能会出现歧义或误解。

2）操作定义：操作定义是通过一整套相关的操作程序或操作标准的描述，来给被定义项下定义。抽象的概念和抽象的定义难以反映到现实世界中，出于科学研究目的，只有使用操作定义才能使理论概念具体化，而且定义的客观性和可重复性确保了理论在实践中有比较客观、一致、准确的要求。相关学者开展了湿证症状术语标准化研究，赋予症状术语操作定义，针对症状特点制定分级量化标准，使湿证诊断、评估等具有真正的可测量性，可更好地服务于湿证的一系列基础、应用等规范化研究。但操作定义可能过于刻板，缺乏灵活性，并不能完全适应各种实际情况和需求变化。

3）属加种差定义：属加种差定义即通过确定被定义项的邻近属词项，并揭示其与同层次其他种词项之间的差别，来明确其内涵的逻辑方法。第一步，先找出被定义项的属，即比被定义项更大的类，而被定义项是这个更大类的种。第二步，找出种差，即被定义的种元素与那个属的其他种元素之间的区别。属加种差定义根据种差类型的不同分为3种：①发生定义：以某类事物所特有的产生或形成的过程揭示种差的定义；②关系种差：以某类事物与他类事物所特有的关系为种差的定义；③功用种差：以某类事物所特有的功用为种差的定义。属加种差定义具有广泛的可应用性。例如在给"心"这个概念下定义时，先找出被定义项的属概念"五脏"。然后找出"心"与"五脏"的其他种元素"肝、脾、肺、肾"之间的区别，主要体现在三点：一是所居位置的差异，即心位于胸腔之内，膈之上，外有心包络卫护；二是生理功能的特殊性，即主血脉、主神志是心的生理功能；三是五行属性上差异，即心在五行属火，心系统上的联系包括心藏神,在志为喜,在体合脉,其华在面,在窍为舌,在液为汗,与夏气相通应。综合以上,心的定义为"心是五脏之一,位居胸腔之内,膈之上,有心包卫护于外,其主要生理功能是主血脉、主神志,并与舌和汗液密切相关"。属加种差定义是很有用的一种内涵定义方法,但仍有其局限性,如对单独概念和最高范畴就不能采用这种方法下定义。单独概念的性质不可分解,只有一个外延对象,无法确定其种差,无法对其作出属加种差定义,故常用特征描述的方法来进行说明。最高范畴的外延是最大的类,没有比它层次更高的属概念,不可能采用属加种差定义。

二、中医理论体系的命题集成——以中医湿证理论为例

中医理论命题是中医理论的最小单位,具有解释概念、建立关系、说明原理、揭示规律和制定法则等作用。中医药之所以绵延数千年,不断发展壮大,最重要的在于传承与创新,其中传承是基础,创新和发展是归宿。

(一)中医湿证理论的传承研究

1. 古代文献传承研究　中医药学是数千年发展中逐步形成的内涵深远、实践经验丰富、诊疗技术独到的医学科学体系,是中华民族优秀文化的重要组成部分。中医古籍是承载古代中医学知识的主要载体,是古代中医学传承的重要形式。传承是发展的源泉、基础和前提。我们应系统梳理古籍文献所载中医湿证相关论述,对中医湿证学术发展脉络进行溯本求源,比较、分析和融合不同学术观点,从而推动中医湿证理论整体性发展。

2. 学术流派传承研究　中医学术流派的形成和演化代表了中医学理论和实践的发展历程,丰富了中医学的学术内容和框架,指导了中医临床实践,促进了中医学界的学术交流和合作,并保持了中医学术传统的延续与发展。深入研究古代学术流派对中医"湿"的特点的认识和发展,阐明"湿"的共性诊疗理论,精炼阐释主要病证的诊疗理论内涵,可促进中医湿证理论的传承和发展。

3. 当代名中医经验研究　当代名中医的学术思想与临床经验研究是当代中医学术特点与理论成就的集中体现。对当代名中医从湿论治的学术经验进行研究和传承,是中医湿证理论传承的重要内容,是推动中医湿证学术进步和理论创新的需要。

(二)中医湿证理论的创新研究

1. 发挥中医药的原创优势　中医药学科的进步和事业发展需要创新。中医药学是最具有原始创新的科学,具有原创思维和原创成就。中医湿证理论的创新研究,首先是传承基础上的创新,而发挥中医药的原创优势,是中医药原始创新的重要形式。

2. 结合现代科学技术的交融创新　加强用中西医结合和多学科、现代科学手段进行中医药基础和临床、实验研究,使中医药研究的科学性、实践性和先进性更为突

出。利用分子生物学、计算机、信息科学、物理、化学等现代科学技术手段开展中医湿证理论的基础、临床和实验研究。与现代科学技术不断交叉、渗透、融合,是中医湿证理论引进消化吸收再创新的重要方式。

三、湿证基本理论体系构建的原则

湿证基本理论体系的构建,以独立规则为逻辑准则,基于现代诠释的比较学方法,系统集成、对比分析各要素之间的差异与关系,同时注重理论体系的内在逻辑性与系统性需求。

(一) 独立性

独立性原则指的是中医理论体系内部各要素的相对独立性和自主性,即各要素有自己独特的功能和作用,不会相互干涉、替代或混淆,这保证了理论体系内部各要素不会过于依赖或受制于其他要素。然而,独立性原则并非要求各要素孤立发展,而是强调各要素在相互独立的基础上能够互相协同、互相补充、互相促进,形成一个有机的整体。

(二) 逻辑性

为了建立一个准确、清晰、有序和完备的中医湿证理论体系,概念的划分和分类有一些基本的逻辑要求,包含以下几方面:①穷尽性:该外延对象的每个成员,经过分类之后,都被放置在某个子类之中,避免遗漏任何一个成员。②互斥性:分类中的各个子类之间应该是互相独立且没有交集的,一个子类成员只能属于某一类别,不能同时属于多个类别。③清晰性:即分类的依据是清晰的,使人们可以明确地理解每个类别所包含的对象和特征。

(三) 系统性

系统性原则强调对中医理论体系整体结构和整体观念的重视,要求从整体中考虑问题、研究问题。系统性原则要求理论体系内的各要素之间存在内在联系和相互作用,具有逻辑上的连贯性和相互衔接,不是孤立的、碎片化的概念,而是通过内在关联形成一个有机整体,确保理论体系的内在逻辑关系能够清晰地展现出来。

(四) 科学性

科学性指的是中医理论体系必须符合科学方法和科学规律的要求,具有科学性、客观性和可验证性。中医理论体系必须建立在客观实践和临床经验的基础上,避免主观臆断和主观偏见的影响,确保其真实性和客观性。科学性原则鼓励结合现代科学技术的成果和方法,通过实践检验和临床验证,不断检验其有效性和可靠性,在传承中医传统理论和经验的基础上不断进行创新和完善,提高其科学性和实用性。

四、湿证基本理论体系的完善

中医湿证理论研究已开展了大量的研究工作,取得了一定的进展。然而,中医湿证理论体系的部分关键问题尚待进一步深入研究。

(一)开展基于临床实践的"湿"相关概念内涵与外延研究

当前对"湿"相关概念内涵和外延已初步进行了界定,对"水、湿、痰、饮"等概念已经初步进行了区分。目前已经完成了中医湿证相关症状术语的定名、定义及症状分级量化,为开展湿证基础、应用等规范化工作奠定了基础。但是,大量的工作主要还是通过文献的比较和调查等形式获取证据,信息的来源具有局限性。因此,需要较长一段时间的实践应用,并在实践中进一步获得丰富的"证据",才能逐步完善,最终形成标准规范。

(二)探索结合中医基础理论的湿证生物学属性认识

针对中医湿证已经开展了现代生物学研究,而且随着现代系统生物学技术的引入,已经发现某些与湿证相关的特异性指标,如湿证不同证型中患者肠杆菌、乳酸杆菌、双歧杆菌等的改变,有氧菌与厌氧菌的比值等,加深了对湿证生物学属性的认识。中医药治疗具有针对多个因素、采用多个活性成分、面向多个靶点、进行多个环节、动态整体治疗的特征。现有的湿证生物学研究缺乏从中医基础理论的复杂性、整体性、非线性、动态性角度对结果的分析和归纳,还不能完全揭示中医药学的独特规律。探索基于系统思维上的还原分析与基于还原分析基础上的系统归纳相结合的研究方法,才能发现规律,促进湿证理论的现代化发展。

(三)开展湿证理论本体构建及应用研究

本体是对概念体系的明确的、形式化、可共享的规范说明。为实现领域知识的规范化及有效的知识共享,在中医基础理论指导下构建一个领域知识本体体系,明确描述领域内概念及概念间的关系,是知识库构建方法拓展的重要趋势。中医本体的构建是通过对中医概念的提取、关系的分析,将中医知识明确、规范地表达,以便于知识的共享和传承。构建本体的重要性,在中医临床研究中表现得尤为突出。中医临床科研包括病因学研究、病程证候研究、治疗干预研究、预防效果研究、流行病学研究等等。从根源上讲,以上研究无一不与中医基础理论的解读与运用有关,与诊断手段和标准有关,从而与各种中医概念自身的内涵外延,以及各种概念之间的关系有关。因此,中医药学需要通过建立本体来解决(减少和避免)中医临床实践证治中产生的不必要的争议问题,而这可以极大地提高中医临床科研取得共识的效率。

由于本体论引入中医学研究的时间不长,大部分中医从业人员,尤其是中医临床工作者对此十分陌生。从发展的角度而言,中医临床科研人员很有必要了解本体的相关知识进而掌握本体的构建方法,熟练应用相关工具,构建中医湿证理论本体知识库。基于本体方法,依照中医湿证理论体系的特点,设计语义与学科相结合的分类体系与概念关系,在中医基础理论指导下,清晰、准确地刻画中医概念与概念关系,充分展示中医药语言的特性与内在的关联关系,支持多维度、可视化、动态地模型表达和组织中医药知识和相关信息资源,可以体现出中医药的特点及其与西医的差异,促进中医药信息交互与数据分析挖掘利用,为临床提供文献挖掘研究及应用服务。

(四)结合现代医学的交融创新研究

以中医理论为指导,积极吸收和利用中医药及现代医学的理论、技术和方法,通过多学科的交叉、渗透与融合,深入探索中西医的结合点。借助现代科学技术方法和多学科手段,加强中西医结合的基础、临床和实验研究,在医疗实践中不断探索,努力完善和发展中西医结合防治的新理论、新方案和新方法,促进中西医结合学术创新,使之更加有效地指导临床实践。

(刘　琴　老膺荣)

参考文献

1. 邢玉瑞. 中医学概念问题研究 [M]. 北京: 中国中医药出版社, 2017: 8.
2. 邢玉瑞. 中医象思维的概念 [J]. 中医杂志, 2014, 55 (10): 811-814.
3. 刘文平, 王庆其. 中医理论研究方法论现状及策略 [J]. 中华中医药杂志, 2019, 34 (1): 23-28.
4. 邢玉瑞. 中医概念研究的方法学探讨 [J]. 中医杂志, 2017, 58 (9): 721-723.
5. 张华敏, 郭凤鹏, 崔利宏, 等. 中医名词考证与规范 第 2 卷 诊断、治法 [M]. 上海: 上海科学技术出版社, 2021.
6. 梁茂新. 开展中医发生学研究的基本构想 [J]. 中医研究, 1994, 7(2): 3-5, 2.
7. 张宇鹏. 从诠释学方法看中医理论研究的路径 [J]. 中国中医基础医学杂志, 2017, 23 (6): 777-779, 794.
8. 傅伟勋. 创造的诠释学及其应用 [J]. 时代与思潮, 1990 (2): 239-257.
9. 陈一凡, 杨东方. 诠释学视域下的中医 "水毒" 概念流变研究 [J]. 安徽中医药大学学报, 2024, 43 (1): 5-8.
10. 周建武. 科学分析: 逻辑与科学演绎方法 [M]. 北京: 化学工业出版社, 2020.
11. 李倩, 吴文珍, 杨小波. 中医湿证症状术语的规范刻画研究 [J]. 世界科学技术: 中医药现代化, 2023, 25 (7): 2281-2286.
12. 李振吉, 李昱, 彭以祺. 973 计划中医理论基础研究专题十年成果集萃 [M]. 北京: 中国中医药出版社, 2023.
13. 何庆勇, 王阶, 熊兴江, 等. 试论中医的创新与发展 [J]. 中华中医药杂志, 2009, 24 (10): 1316-1318.
14. 刘尚义, 崔瑾. 中国医学大家经验集萃: 第六卷 [M]. 贵阳: 贵州科技出版社, 2020.
15. 卢月, 吴晶晶, 黎莉, 等. 基于肠道菌群探讨中医湿证的生物学基础 [J]. 时珍国医国药, 2022, 33 (10): 2469-2471.
16. 张方, 黄泰康. 中医药现代化研究方法论 [M]. 沈阳: 辽宁科学技术出版社, 2010.
17. 李振吉, 邹健强, 苏钢强. 中医药现代化发展战略研究 [M]. 北京: 人民卫生出版社, 2009.

第十章

湿证生物学模型的研制

第一节 总 述

湿证生物学模型是支撑中医湿证发病及疗效机制研究重要的、不可或缺的工具。合适的湿证生物学模型应该较好地模拟人类湿证发生和发展规律、体内环境变化及病理生理特点,并能够模拟人类湿证对疾病发生、发展进程的影响。

一、开展生物学模型、中医证候生物学模型研究的意义

人类疾病的生物学模型,尤其是动物模型,是指生物医学科学研究中所建立的具有人类疾病模似性表现的动物实验对象和材料。动物模型的使用是现代生物医学科学研究中的一个极为重要的实验方法和手段,有助于更方便、更有效地认识人类疾病的发生、发展规律和研究防治措施。在生命医学科学发展的进程中,动物模型对于揭示生命现象的普遍规律、疾病发生和发展的内在基础以及药物的作用机制等均作出了不可磨灭的贡献。

与之相仿,中医证候生物学模型乃中医药研究者或其他相关研究者选取人工饲养的特定动物如大鼠、小鼠、果蝇、小型猪等,通过施加人为干预因素或采用基因编辑、修饰等现代生物技术等方式,建立的具有中医证候模拟性表现的动物实验对象和材料。中医证候生物学模型可广泛运用于中医药相关的疾病防治、疾病预防与康复等生命医学科学研究领域。借助中医证候模型、中医证候病证结合模型,研究者可更加便捷、精准、高效地开展中医病因病机、证候物质基础、中医病 - 证 - 方 - 药证治规律、中医药防治疾病的药效机制与内在机制等相关领域的基础研究,为阐明中医药防病治病的科学内涵提供依据,为提高中医药基础研究的整体水平以及用现代科学语言阐释中医药深邃的理论内涵提供强有力的支撑。

二、中医证候生物学模型的研究发展历程

中医证候生物学模型的研究始于 20 世纪 60 年代。最早的中医证候生物学模型

是由邝安堃等采用氢化可的松建立的阳虚证模型;此模型也是最具代表性的中医证候生物学模型之一。在此基础上,成都中医药大学王米渠团队依据中医"恐伤肾"理论研制了肾虚证动物模型。黑龙江中医药大学研究团队运用代谢组学的研究方法,观察功能衰退的老年小鼠在经过补气(四君子汤)、补血(四物汤)、补阴(六味地黄汤)、补阳(金匮肾气汤)等治疗后,机体的内源性代谢变化,通过以方测证总结出气、血、阴、阳亏虚有关的标志物:每种虚证证候都存在特异性代谢标志物,其中气虚证可以影响机体内癸酸等6种代谢物的表达,血虚证可以影响硬脂醛等10种代谢物,阳虚证可影响左旋肉碱等3种代谢物,阴虚证可影响硫酸苯酚等6种代谢物,这为中医"虚证"证候模型的多组学研究提供了生物学依据。经过半个多世纪的发展,中医证候生物学模型的研究取得了一定进展,为中医药发病机制、药效学研究和药物作用机制等基础研究提供了工具和平台。

三、中医湿证生物学模型的建立

现有的生物学模型造模方法大致可以划分为西医病因病理、中医病因病机和病证结合3类,亦可根据处理因素的多寡分为单因素造模和复合因素造模。具体的造模方法多种多样,包括使用生化制品或中药制剂、调控饲养环境、情志刺激等方法。经过50多年的不断探索,目前已报道了通过200多种方法建立的100余种中医证候生物学模型,覆盖八纲辨证、脏腑辨证、六淫辨证、情志辨证、气血津液辨证等,对揭示"证"本质及中医方药、药理的研究起到了巨大的推进作用。

(一)经典湿证动物模型建立方法概述

湿证生物学模型的建立方法也时有报道。报道较多且多被采用的"经典"湿证模型包括外湿、内湿(饮食、饮食+劳累以及致病因子等)生物学模型。例如,山西中医药大学郭彩云通过对风速(外风)、温度(外寒、外热)和湿度(外湿)进行不同组合,模拟出不同的气候环境刺激小鼠,复制了风寒、寒湿和湿热3个证候模型;广州中医药大学基础医学院基于中医学"外湿引动内湿"理论,通过人工气候舱模拟长夏湿热环境造成外湿,通过饲喂大鼠"猪脂加蜂蜜"损伤脾气而使脾胃运化失常造成内湿,从而将二者相互结合,制备湿热证候模型,并在此基础上衍生出多种湿热证、疾病湿热证病证结合模型等。

此外,还有一些研究者在运用病原体等生物因子建立中医湿证、湿热证模型方面进行了有益的探索,为中医药基础研究的广泛开展和能力提升提供了有力的支撑。

(二)湿证病证结合动物模型建立方法概述

根据中医辨证论治的特点,疾病与证候之间既具有相关性又具有差异性,同一种疾病会表现出不同证型,而同一个证型可能又见于不同疾病。因此,病证结合动物模型的关键在于模型既能反映疾病,又能符合证型,并且由于先证后病、病证同时、先病后证的造模方法不同,反映疾病与证候之间相互作用的关系也不同,其揭示的内涵自然也有差异,故应根据实验所需选用合适的造模方法。

例如,在皮肤屏障系统疾病湿证动物模型建立方面,以高脂低蛋白喂养方法建立脾虚湿阻证,并在此基础上用咪喹莫特涂抹皮肤数天,可以建立银屑病脾虚湿阻证动物模型;以内外湿双因素造模方法建立复合湿证模型,并在此基础上给予200μl 1.0%的1-氯-2,4-二硝基苯(DNCB)溶液致敏后,再用0.5%的DNCB溶液每周刺激3次,可以建立特应性皮炎/湿疹湿证动物模型。

在消化系统疾病湿证动物模型建立方面,以高脂低蛋白喂养方法建立脾虚湿阻证,在此基础上运用2,4,6-三硝基苯磺酸(TNBS)/乙醇与免疫复合物联合诱导,可以建立溃疡性结肠炎脾虚湿阻证动物模型。

在心血管系统湿证动物模型建立方面,在内外湿双因素造模方法建立的复合湿证模型基础上,给予心肌梗死、压力超负荷以及阿霉素诱导,可以建立心衰湿证动物模型;在内外湿双因素造模方法建立的复合湿证模型基础上,给予高脂饲料饲喂加髂动脉壁胆固醇注射,可建立动脉粥样硬化湿证动物模型。

在泌尿生殖系统疾病湿证动物模型建立方面,在内外湿双因素造模方法建立的复合湿证模型基础上,给予抗Fx1A血清尾静脉注射,可建立膜性肾病湿证动物模型;在内外湿双因素造模方法建立的复合湿证模型基础上,给予链脲佐菌素(STZ)腹腔注射,可建立糖尿病肾病湿证动物模型。

在肿瘤疾病湿证动物模型建立方面,在慢性心理应激方法建立湿郁证模型基础上,接种乳腺癌细胞,可建立乳腺癌湿郁证动物模型。

(三)湿证生物学模型建立研究现状及难点

随着研究的深入,研究者们发现,经典湿证生物学模型与临床"湿邪致病"真实特征的拟合度并不明晰。现阶段的研究缺乏对湿证生物学模型病理生理学等特征的研究及不同湿证生物学模型的对比研究,而研究者无法把握所建立的湿证生物学模型是否能够模拟人类"湿邪致病"特征,也无法回答不同湿证模型之间是否存在生理、病理及内环境等方面的一致性/差异性。湿证生物学模型研究仍然是中医药研究的一个瓶颈问题。

有学者提出,最重要的一个原因是湿证生物学模型的建立研究与临床脱节。湿证生物学模型的建立大多采用物理、化学或药物干预模拟证候的临床表现,而临床上,湿邪在疾病不同阶段的易感致病物质、致病分子机制及病理产物存在差异,即"湿"在疾病变化的不同阶段,既可能是致病因素,也可能是病理产物,具有不完全相同的病理机制。单个疾病湿证模型仅能模拟其病证的某个阶段,在阐释病证科学内涵上有一定局限性。

中国中医科学院西苑医院刘建勋团队在2014年提出"病证结合动物模型逆临

床研究"这一概念,建议研究者在进行中医证候/病证结合生物学模型研究时,与临床密切结合,建立可以反映临床证候的一些客观变化的生物学模型,以此为基础,开展模型与具体临床证候或病证的相关性分析研究,评价模型与临床证候的表征、与疾病的生物学基础是否相关,促进证候生物学模型得到行业认可。

(四)湿证生物学模型建立研究进展

随着对湿证生物学模型研究的深入,研究者从经典湿证动物模型着手探索,逐渐扩展到创新湿证生物学模型研究。根据模型研究维度的不同,创新湿证生物学模型大体包括3类:拟合临床"湿-病"真实特征的创新湿证动物模型、创新湿证类器官模型、创新湿证细胞模型。从"整体-器官-细胞"不同维度模拟"湿邪致病"的病理过程,可为中医湿证研究提供贴合临床的、合适的模型评价工具。

拟合临床"湿-病"真实特征的创新湿证动物模型,是以临床生物信息为基础,模拟贴合人体反应的病、证状态下"整体-脏腑-细胞-分子"变化过程。根据临床信息筛选出的动物模型,对应病-证不同阶段的变化特征,形成病证研究的全链条生物学工具体系,全景展示病-证演变规律及变化过程,为中医药发病机制、药效学研究和药物作用机制等基础研究提供了工具和平台。开展湿证病证结合模型研究时,要注意"湿"因素在具体疾病中的作用,"湿"与其他证候之间的关系,综合考虑疾病证候的病因病机、演变规律等,致力于建立以"湿"为主证的疾病病证结合模型,缩小模型研究与临床的差距,以期建立的模型更确切地反映临床疾病过程。

拟合临床"湿-病"真实特征的创新湿证类器官模型,能够排除体内复杂因素的影响,在体外定向模拟符合临床"湿邪致病"的器官损伤机制及分子变化,形成类器官生物模型库,帮助研究者探索更多的发病机制、分子标志物和治疗靶点,能够高效精准地展现病证机制并测试候选药物和其他疾病治疗干预措施的功效,为中医湿证生物学研究提供更好的载体。

拟合临床"湿-病"真实特征的创新湿证细胞模型,可以在微观上展现符合临床"湿邪致病"的不同种类细胞中细胞膜、细胞浆及细胞核内"蛋白-基因-代谢"变化情况,很好地排除细胞之间及细胞与外基质之间的串扰,定向观察"湿-病"状态下的细胞微环境变化机制及疾病干预措施的功效机制,为中医湿证生物学研究提供微观研究及评价工具。

(五)湿证生物学模型建立研究展望

研究者普遍建议,在湿证生物学模型研究初期,将研究重点集中在以湿证为主证的病证结合动物模型的建立研究;将以湿证为主证的病证结合动物模型作为基石,结合临床,进行反复验证,使建立的湿证动物模型得到行业认可。后期进行"湿邪致病"机制探索时,再引入湿证类器官模型、细胞模型,从细胞、分子层面进行深入的机制研究。另外,随着时空组学等新技术的发展,时空组学技术不失为一种可靠的研究方法,用来阐释"湿邪致病"整体性变化下的时空特征,以期全面解析湿证生物学模型特征及其与临床病证的拟合度,形成病证研究的全链条生物学工具体系。

四、中医湿证生物学模型的评价

中医证候生物学模型的研制给中医的"象"赋予现代指标体系,因能突出影响因素,排除干扰,最大限度减少误差,结论相对可靠,使中医理论具备验证性。证候生物学模型评价是模型发展的基础,是体现中医证候动物模型的重复性、客观性、公认性的首要环节。因此,中医湿证生物学模型的建立及评价方法是湿证基础研究的核心组成部分。而基于宏观和微观双体系下的湿证生物学模型评价工具标准化研究,能够为"湿邪致病"生物学机制研究提供一系列客观、准确、适用性强的评价工具,是保证中医药现代化研究真实性、可靠性、重现性、创新性、先进性的基本前提,可为中医湿证发病机制、疗效机制的动物实验研究提供支撑。

(一)湿证生物学模型的评价研究现状

由于湿证生物学模型的建立涉及多因素干预,模型评估涉及多指标检测,且各个造模因素配比无统一标准、动物个体间存在差异等,使得建立的湿证动物模型的重复性较差。虽有众多的文献报道了多种方法建立的湿证动物模型,但湿证生物学模型尚缺乏公认的模型评价标准,难以对建立的湿证动物模型的稳定性、均一性、适用性、可重复性等性能作出评估。

(二)湿证生物学模型的评价研究进展

随着西医多领域量化研究的开展,评价量表的实用性和科学性不断被临床证实。在中医理论指导下,运用中医的传统思维和辨治思路,对动物外在表征进行量化分级,建立证候模型量表评价体系,逐渐被认为是实现中医证候动物模型评价的一种可靠工具。例如,乔明琦团队通过对猕猴各种表情行为进行长期观察分析,建立《雌性实验猕猴情绪评价量表》,并对其信度和效度进行了评价,为情志病证猕猴模型的情志评价提供了客观衡量工具。

然而,查阅文献发现,聚焦于中医湿证生物学模型评价的系统研究鲜有涉及。其中,省部共建中医湿证国家重点实验室发病机制与规律方向的团队开展了湿证生物学模型评价工具构建相关研究,经过 3 年多的探索研究,构建了《中医湿证动物(大/小鼠)模型评价表》,从宏观指标模块的 7 个维度、微观指标模块的 3 个维度对经典湿证动物模型、各病证结合湿证动物模型的造模过程及成模性进行了评估。目前,该评价表已经获得作品著作权,在省部共建中医湿证国家重点实验室颁布及使用,同时也正在开展量表的效度和信度评价,为其推广使用提供更多科学依据。

综上,本章在广泛收集、整理文献的基础上,将目前已见诸报道,并较为广泛应用的各种中医湿证动物模型的建立及评价方法归纳如下,并基于省部共建中医湿证国家重点实验室湿证动物模型研究的实践,对其加以简要论述,以供同道参考。

第二节　湿证动物模型的建立

目前,文献可检索到的中医湿证模型从动物品系到建立方法都不尽相同。通过系统梳理可以发现,涉及最多的动物是大鼠、小鼠,而模型建立的方法可以归纳为:①借助特定设备模拟六淫外邪中的"湿邪",建立湿邪侵袭的外湿模型;②借助高脂、高糖等"肥甘厚腻"之品,建立"饮食内伤"的内湿模型;③在过度劳倦的同时,给予高脂、高糖等"助湿碍脾"的饮食因素,建立劳倦伤脾、湿浊内蕴的"内湿证";④综合上述建立外湿、内湿模型的多种方法,建立内外湿因素交困的复合湿证模型。

一、外湿动物模型的建立

(一)常用动物种类及品系

Wistar 大鼠、SD 大鼠、昆明小鼠等。

(二)模型建立的基本原理

外湿致病是指机体感受外感六淫之湿邪,导致机体阴阳失衡、功能紊乱以及脏腑损伤等。外湿多缘于气候潮湿,或涉水淋雨,或冒受雾露,或水中作业,或久居湿地等,从而侵袭人体而致病。正如《杂病广要》所言:"湿者,天之阴雨宿雾,地之山泽蒸气,人或中之,必溢于血脉而流于关节也。其或久处卑湿,常住水湿,或冒雨露而行,劳伤汗出,衣里冷湿,皆能为病。"基于中医学对外湿致病机理的认识,研究者们在外湿动物模型的研制和建立中着力于对自然界"湿性"气候和"湿性"环境的模拟与打造,主要通过使用加湿器、人工气候箱等设备调节饲养环境湿度造就潮湿环境以模拟"天之湿气",采用潮湿垫料或水浴等方法模拟"地之湿气",从而使受试动物笼罩于人工建立的"天之阴雨雾露"、置身于人工打造的"地之山泽蒸汽"之中,模拟人体外感湿邪而受病的过程与情景,建立外湿动物模型。

(三)模型建立的具体方法举例

1. 外湿模型建立举例 1

(1)模式动物:Wistar 健康雄性大鼠,体重 140~180g。

(2)建立方法与步骤:采用聚乙烯塑料自制造型箱(规格 85cm×50cm×50cm),

箱盖用有机玻璃制作以便观察,侧壁及箱底分别设通气孔,箱内置加湿器。将大鼠置于自制造型箱中,调节箱内相对湿度(RH)(空气中实际含量占同等温度下饱和含水量的百分比)>90%,温度(T)为18~25℃,鼠笼底铺垫2cm厚湿锯末(每日更换),每日连续刺激12小时。自由饮食。

(3)判别标准:未设置。

(4)主要观测结果

1)宏观表征方面:造模次日,与对照组比较,外湿模型大鼠饮水量、进食量减少($P < 0.01$);体重增长速度减慢、消瘦,外湿模型大鼠在108天的模型建立过程中,定基增长速度(增长后体重/最初体重×100%-1)一直低于正常组。并出现趾关节肿大,足背皮肤水肿、破溃,烦躁不安,撕咬打斗,大便不成形或稀便,精神萎靡,嗜卧懒动,呼吸粗重,毛发疏松粗糙、晦暗无光泽等表现。

2)微观指标检测方面:①免疫功能:造模18天、50天,外湿模型大鼠粪便分泌型免疫球蛋白A(SIgA)水平均较正常组升高($P < 0.01$,$P < 0.01$);造模40天,外湿模型大鼠外周血T淋巴细胞亚群Th/i降低,Th/s比值有增高趋势;造模108天,外湿模型大鼠脾细胞白细胞介素-2(IL-2)水平降低,提示外湿可降低细胞免疫功能。②能量代谢:造模42天,外湿模型大鼠骨骼肌线粒体氧化磷酸化效率(ADP/0)和呼吸控制率(RCR)均较正常组降低($P < 0.05$,$P < 0.05$),表明外湿导致模型大鼠能量代谢紊乱,ATP合成减少,能量来源不足,能源物质储存减少,因此,机体处于一种低能消耗状态,肌肉不能获得足够的能源。③肠道菌群:造模7天,外湿模型大鼠粪便总菌落数较正常组升高($P < 0.01$);造模18天、25天,外湿模型大鼠大肠杆菌数均较正常组升高($P < 0.01$,$P < 0.01$);造模105天,外湿模型大鼠双歧杆菌数较正常组明显降低($P < 0.01$)。④病理检查方面:外湿模型大鼠趾关节肿大、活动受限,光镜下关节滑膜细胞轻度增生;软组织充血、水肿、炎细胞浸润,纤维组织轻度增生;电镜下关节成纤维细胞及滑膜细胞增生,粗面内质网增多。胃与大小肠主要表现为黏膜糜烂,小肠绒毛上皮变性、坏死、脱落以及炎细胞浸润的慢性炎症反应。电镜下见肝线粒体肿胀,嵴短缺甚至消失,有的完全呈空泡化。[张六通,梅家俊,黄志红,等.外湿致病机理的实验研究[J].中医杂志,1999,40(8):496-498;张六通,梅家俊,黄志红.潮湿环境对大鼠骨骼肌线粒体呼吸控制率和氧化磷酸化效率的变化[J].中医研究,1994,7(2):22-24;张六通,梅家俊,黄志红,等.外湿大鼠关节、肺、大小肠和肝病理学研究[J].中国中医基础医学杂志,1996,2(3):35-37]

2.外湿模型建立举例2

(1)模式动物:SPF级健康Wistar大鼠,体重(180±20)g,雌雄各半。

(2)建立方法与步骤:将大鼠置于人工气候箱,设定相对湿度(RH)为90%±4%,温度(T)为21℃±2℃。每日8小时,其余时间置于RH 50%±4%、T 21℃±2℃的正常饲养环境,自由饮食进水,连续30天。

(3)判别标准:未设置。

（4）主要观测结果

1）宏观表征方面：与正常组相比，进食量、饮水量减少（$P<0.01$，$P<0.01$）；造模3天后，出现精神萎靡、嗜卧懒动、夜间活动减少、呼吸粗重，毛发疏松粗糙、晦暗无光泽，以及粪便不成形或稀便；造模5天后开始出现足背水肿，造模5天、30天体重增长相对减缓（$P<0.01$，$P<0.01$）。

2）微观指标检测方面：①胃肠道激素检测：造模30天，胃泌素、胃动素水平较正常组明显降低（$P<0.01$，$P<0.01$）。②肠道菌群：造模30天，外湿模型大鼠大肠杆菌数较正常组升高，乳杆菌、双歧杆菌、肠球菌较正常组减少，提示一定程度的菌群失调。③细菌黏附性测试：大肠杆菌对大鼠肠细胞的黏附性较正常组升高（$P<0.01$），双歧杆菌对大鼠肠细胞的黏附性较正常组降低（$P<0.01$）。[章敏,陈刚,张六通,等.六淫湿邪动物模型研究[J].湖北中医杂志,2007,29(9):5-7;章敏,陈刚,张六通,等.外湿模型大鼠肠道菌群及其黏附性研究[J].中医研究,2007,20(9):9-11]

（四）模型存在的问题及改良建议

模型存在的问题：①人工气候箱只能模拟局部环境条件，与实际自然社会条件存在一定差异；②将动物长期置于人工气候箱易致其死亡，且模型建立过程中只能按照高湿环境与正常环境交替的方法造模，与人类长期处于湿性环境的现实情况有一定出入；③人工气候箱使用成本较高，使用范围受到一定限制。

改良建议：①扩大高湿环境面积，尽可能贴近自然社会环境；②调整人工气候箱设备参数及结构，使其适用于外湿动物模型的建立；③有人工气候箱的研究机构/公司开源共享。

（五）应用场景建议及注意事项

应用场景：①疾病机制研究；②药效机制探索；③药物筛选。

注意事项：外湿动物模型是可自愈模型，实际应用过程中应考虑干预因素和造模过程同时进行，或者先给予干预因素后造模。

二、内湿动物模型的建立

（一）常用动物种类及品系

SD大鼠等。

（二）模型建立的基本原理

湿证的成因有外感、内伤之分。内湿的形成，多缘于素体肥胖，痰湿过盛；或饮食失节，恣食生冷，过食肥甘，纵饮酗酒；或饥饱不节，内伤脾胃，以致脾的运化、输布津液的功能障碍。正如《医学正传》所言："夫湿之为病,所感不同,有从外感而得之者,有从内伤而得之者。若居处卑湿之地,与夫道途冲斥风雨,或动作辛苦人,汗沾衣裳,皆湿从外感者也。或恣饮酒浆醴酪,多食柑橘瓜果之类,皆湿从内伤者也。"《证治汇补》明确指出:"饮食之湿,酒饮奶酪是也。胃为水谷之海,故伤乎脾胃。"由此可见,饮食内伤脾胃,是湿邪内生,蕴而为害的主要原因。其中,恣食肥腻厚味、酒浆乳酪、生冷甘甜是目前公认的最为重要的诱发内湿的因素。诸多研究者正是基于这种认识,采用不同配方,通过喂养或灌胃的方式,模拟"肥甘助湿、厚腻碍胃伤脾,导致运化失常,湿邪内生"的病理过程,达到建立内伤湿邪证候模型的目的。尽管各家的饮食配方不尽相同,但最常用的配方原料不外乎高脂食物(如猪油)、高糖食物(如白糖、蜂蜜、糖浆等)、高蛋白质食物(如奶粉)以及白酒等。不同研究者采用的配方在原料组合、搭配比例等方面存在差异。

(三) 模型建立的具体方法举例

1. 模式动物 清洁级 10 周龄雌性 SD 大鼠,体重 220~240g。

2. 建立方法与步骤 将大鼠放入自然环境中(温度 22℃,湿度 65%),以高脂高糖饲料喂养 20 天,每天以冷冻自来水 15ml/kg 灌胃 1 次。

3. 判别标准 ①精神萎靡,嗜卧懒动(扎堆);②食欲不振;③便溏(肛周不洁);④饮水减少。

4. 主要观测结果

(1)宏观表征方面(症状、体征变化情况):造模 5~7 天后,内湿模型大鼠开始出现精神萎靡、毛色萎黄无光泽、嗜卧懒动、食欲不振、饮食减少、便溏等湿证表现。实验过程中,内湿模型大鼠出现部分死亡。死亡前,大鼠具有典型的湿证表现,甚至关节肿大或糜烂。

(2)微观指标检测方面(TCRVβ 亚家族基因谱系表达水平变化情况):通过实时荧光定量聚合酶链反应检测 T 淋巴细胞受体 β 链可变区(TCRVβ)亚家族基因谱系的表达,结果显示,与正常组相比,内湿模型大鼠 TCRVβ8、TCRVβ14、TCRVβ18 表达降低(分别 $P<0.05$,$P<0.01$),TCRVβ9 表达升高($P<0.05$);提示在内湿环境中,TCRVβ 亚家族基因谱系的选择性表达受到抑制,机体可能对外在相关抗原相对不敏感,可能与中医内湿之邪具有"蒙蔽性"有关,进而导致湿邪致病大鼠免疫功能障碍,从而导致湿邪致病的病情迁延。[Carlini Fan Hardi,张诗军,陈泽雄,等. 湿邪致病大鼠相关 T 淋巴细胞受体 β 链可变区基因谱系的研究[J]. 中华中医药杂志,2010,25(2): 304-307]

(四) 模型存在的问题及改良建议

模型存在问题:①肥甘厚味饮食动物的死亡率高;②肥甘厚味饮食对动物体重影响较大;③由于动物胃内容量限制,造模食物和干预因素饮食/灌胃量受限。

改良建议:改良肥甘厚味造模食物,减少对动物体重的影响。

（五）应用场景建议及注意事项

应用场景：①疾病机制研究；②药效机制探索；③药物筛选。

注意事项：肥甘厚味饮食易引起模型动物体重下降，应选择受体重影响较小的检测指标进行评价。

三、复合湿证动物模型的建立

（一）常用动物种类及品系

SD 大鼠。

（二）模型建立的基本原理

尽管有外湿、内湿之分，但在临床实践中不难发现，湿证的形成与外界潮湿气候或潮湿环境、内伤饮食、情志不遂、劳逸失度等因素密不可分，往往是多种病因、多种因素交错混杂、协同作用的结果。因此，为了更加真实、客观地模拟人类湿证的形成场景，提高模型对人类证候形成、发展及病理特性的拟合性能，不少研究者采用复合因素建立湿证动物模型，其中最为常见的复合因素组合包括高湿环境配合内伤饮食、高湿环境叠加情志刺激与内伤饮食，以及过度劳累叠加饮食内伤与高湿环境等。究其目的，在于以高湿环境模拟自然界"天之阴雨雾露，地之山泽蒸汽"，营造外感湿邪的情境；以高脂饮食等异常饮食结构、冰冷饮食等饮食寒温失宜以及饥饱失度等因素模拟食伤脾胃，湿邪内生；以超负荷运动模拟劳倦伤正，外湿乘虚而入，以及劳伤脾胃，湿邪内蕴；以干预睡眠等情志刺激因素，模拟情志不遂，枢机不利，运化失常而致湿邪留滞、中阻，正如《灵枢·刺节真邪》所言"喜怒不时，津液内溢"。

（三）模型建立的具体方法举例

1. 复合湿证动物模型建立举例 1

（1）模式动物：清洁级 SD 大鼠，雌雄各半，体重 180~220g。

（2）建立方法与步骤：采用自制造型箱模拟湿气弥漫的"潮湿居处"，采用单日禁食、双日饱餐并灌服猪油的方式模拟过食肥腻和饥饱失宜的情景，采用干扰睡眠等方法进行情志干预，旨在通过上述 3 种措施的综合运用模拟外湿过盛、饮食不节、情志不遂三大致湿病因，建立湿阻中焦的湿证大鼠模型。具体步骤：将造模大鼠置于温度 18~25℃、湿度（90±5）% 的造模箱内饲养，模拟"久居湿地，外湿过盛"；造模大鼠单日禁食并给予 4℃冰水（2ml/只）灌胃 1 次，双日供应充足饲料并给予猪油（4ml/只）灌胃 1 次，模拟"饮食不节，饥饱失常"；每日 9:00—16:00 令造模大鼠站在 4cm 深的水中（即向鼠笼里加入 4cm 深的水，大鼠四肢着地），控制睡眠时间

7小时,打乱其生物钟,模拟"情志不遂"。连续20天。

(3)判别标准:未设置。

(4)主要观测结果

1)宏观表征方面:造模后大鼠体重减轻,活动量小,皮毛色泽晦暗,毛发打绺;造模第1周,大鼠见脂肪包被样和脂肪样便;造模第2周,大鼠见脂肪样便和黄褐色稀溏便,体重基本停止增长甚至下降,饮水、进食量明显下降;造模第3周,大鼠便质较第2周稍干,以黄褐色软便为主,体重有增长趋势,饮水、进食量基本与第2周持平。

2)微观指标检测方面:与正常组相比,模型组大鼠水通道蛋白2(AQP2)在胃体中间黏膜的分布减少,在小肠中段和大肠黏膜的分布增加,在小肠中段肌层和外膜的分布增加。大肠中段黏膜下组织中AQP2水平均降低($P<0.05$);大肠末端黏膜下组织中AQP2水平均升高($P<0.01$)。研究提示,AQP2在胃肠道的特征性表达与分布,使水通透性升高,促使水转运到肠细胞,这可能是湿阻中焦证候的内在分子机制之一。模型大鼠结肠中AQP2的表达上升,磷脂酶C(PLC)、肌醇三磷酸(IP3)、钙调蛋白(CaM)含量升高,提示该方法建立的湿证模型大鼠可能通过升高结肠黏膜层信号转导途径中的PLC、IP3、CaM含量,来升高AQP2的表达及活性,从而影响水液在结肠黏膜细胞内外的分布状态,打乱正常的水液稳态而引起湿阻。[彭晋,王良,黄秀深,等.湿阻中焦证模型胃肠水通道蛋白2的表达分布谱及平胃散的干预作用[J].中医杂志,2011,52(21):1856-1858;陈继兰,张慧慧,黄秀深,等.平胃散对湿阻中焦证模型大鼠结肠PLC-IP3/DG-CaM/PKC信号通路的影响[J].时珍国医国药,2014,25(7):1769-1771]

2. 复合湿证动物模型建立举例2

(1)模式动物:清洁级成年健康SD大鼠,体重(200±20)g,雌雄各半。

(2)建立方法与步骤:取造模大鼠,先灌胃4℃番泻叶液10g/kg(每日1次),然后皮下注射利血平0.5mg/kg(隔日1次),游泳10分钟(水温38℃,隔日1次),且注射利血平与游泳交替进行(共28天),随后置于人工气候箱[温度(20±2)℃,相对湿度(90±4)%]每天刺激4小时,其余时间置于常规动物饲养环境[温度(20±2)℃,相对湿度(50±5)%]给予常规饲料自由摄食。

(3)判别标准

1)评定标准:①体重增加缓慢或下降,同比消瘦;②倦怠、懒动、扎堆、神疲(眼睛无神,反应不灵敏);③大便溏泻,肛门周围有污物;④食量减少;⑤弓背,背毛无光泽,沾有污物;⑥游泳耐力明显下降。

2)评分标准:①蜷缩扎堆1分;②弓背,背毛无光泽1分;③食量减少1分;④体重减轻1分;⑤便形质软1分,便形溏稀2分,久泻不止、脱肛4分;⑥游泳耐力下降1分,游泳耐力明显下降2分,活动正常记为0分。评分增加,提示症状加重。评分在5分以上者,提示模型制作成功。

(4)主要观测结果(宏观表征方面):①实验大鼠死亡率的比较:模型组大鼠死亡

率与正常组大鼠无明显差异（$P>0.05$）。②大鼠体重变化：与正常组相比，本方法建立的脾虚湿阻模型大鼠体重明显下降（$P<0.05$）。③大鼠进食量、饮水量：模型大鼠进食量、饮水量均较对照组降低（$P<0.01$，$P<0.01$）。④大鼠宏观证候评分：大鼠造模期间出现情绪逐渐改变，呈现易激怒、好争斗状态，放在泳池中游泳时，纷纷跃起。造模后逐渐出现精神萎靡不振，扎堆，嗜睡，反应迟钝，行动迟缓，毛色枯槁，消瘦，粪便软、不成形，甚至稀溏。与脾阳虚大鼠相比，模型组大鼠宏观证候评分升高（$P<0.01$）。[刘芳芳，王平，李俊莲，等．脾阳虚加湿邪大鼠内外合邪模型建立的研究[J]．中华中医药杂志，2016，31（1）：226-228]

（四）模型存在的问题及改良建议

模型存在的问题：①内外湿双因素造模存在模型评价方法单一或者没有评价方法的问题；②在目前没有内外湿双因素造模方法统一标准的情况下，无法与单因素方法进行对比和评价，既不能证明双因素较单因素造模更具优势，也无法评估成模是由于双因素刺激中某种刺激发挥主要作用还是联合刺激发挥协同作用，这给机制的深入研究和高质量模型建立带来诸多困难；③双因素刺激会增加操作步骤的复杂性，操作上容错率更低，失误的积累会导致实验结果和真实值偏差更大，事件和成本花费相对越多。

改良建议：①构建适用于内外湿双因素造模的模型评价标准；②整合改善双因素造模方法，提高操作容错率、降低失误率。

（五）应用场景建议及注意事项

应用场景：①疾病机制研究；②药效机制探索；③药物筛选。
注意事项：停止造模后的模型恢复问题。

第三节　湿兼夹证动物模型的建立

临床疾病证候往往是夹杂的，而湿邪伤人，往往与寒邪、热邪等相互兼夹，裹挟为患而成复合证候。湿兼夹证动物模型包括寒湿证动物模型、湿热证动物模型、痰湿证动物模型。

一、寒湿证动物模型的建立

（一）常用动物种类及品系

CD-1（ICR）小鼠、Wistar大鼠、昆明小鼠。

（二）模型建立的基本原理

寒湿证是寒邪与湿邪相互兼夹，裹挟为患而成的复合证候。《证治汇补》曰："伤湿又兼寒，名曰寒湿。因先受湿气，又伤生冷。"明确指出，寒湿证的形成原因在于伤于湿而复感寒。中医认为，寒邪、湿邪俱为阴邪，容易损伤阳气，"阳虚则寒"，故寒湿证不仅有外感寒湿合邪的外感寒湿证，也有阳气受损的内伤寒湿证。因此，在寒湿证模型的研制用户建立过程中，借助人工气候箱设置高湿低温模拟外界寒湿环境建立外感寒湿证模型的方法最为常用，同时，也有研究者利用高脂饮食、冰冷饮食以及苦寒泻下中药等方法，从不同维度模拟外感湿邪、饮食内伤脾胃、苦寒败胃伤阳，使寒湿内生，从而建立不同类型的寒湿证模型。

（三）模型建立的具体方法举例

1. 寒湿证动物模型建立举例 1

（1）模式动物：SPF 级 CD-1（ICR）小鼠，雌性，6~8 周龄，体重（28 ± 5）g。

（2）建立方法与步骤：让小鼠每日上午 9 点开始于（14.0 ± 0.5）℃的水中游泳（至力竭下沉时捞出），下午 2 点将小鼠置于人工气候箱［温度（4 ± 0.5）℃，湿度 90%~95%］中 4 小时，连续刺激 15 天。

（3）判别标准：未设置。

（4）主要观测结果（宏观表征方面）：①症状体征：寒湿证小鼠造模期间，逐渐出现大便变稀，体重增加变慢，毛发颜色变暗。造模 15 天后，模型组小鼠毛发不泽甚至稀疏粗糙，状态萎靡，嗜睡，对外界刺激反应较慢，饮食减少，体重增加较慢，足趾及尾巴颜色变浅甚至出现瘀斑，大便稀。②尾巴情况：造模第 7 天，寒湿证模型小鼠尾巴皮肤均变暗，颜色发青。造模第 15 天，寒湿证模型小鼠尾尖颜色变青，甚至出现尾尖坏死情况。③关节、皮肤变化：造模第 7 天，寒湿证模型小鼠出现足背颜色变深，有水肿表现；造模第 15 天，更多小鼠出现足背水肿情况，甚至部分小鼠出现趾端坏死情况。④造模第 5 天，部分寒湿证模型小鼠出现粪便不成形或稀溏。［靳荃，青千裕，郜宪明，等．甘草附子汤对小鼠疼痛模型及寒湿证疼痛模型止痛作用比较研究［J］.山西中医药大学学报，2018，21（5）：338-341］

2. 寒湿证动物模型建立举例 2

（1）模式动物：Wistar 大鼠，雄性，体重 180~200g。

（2）建立方法与步骤：自制鼠笼，大小为 50cm × 40cm × 40cm，底部设有排水控制孔，距鼠笼底部 5cm 处安置网格式隔板，距隔板上 2cm 处设置溢水小孔；鼠笼顶部为可开关的盖，上开直径为 3cm 的孔以通风。实验时，在鼠笼里放入 5℃左右的水（大约 30 分钟换 1 次水），使液平面达溢水小孔处；将大鼠放在鼠笼内的网格式隔板上，浸水深度为 2cm 左右。将大鼠放入上述自制的寒湿环境鼠笼中，每次 1.5 小时，上、下午各 1 次，2 次寒湿刺激时间间隔至少 4 小时，每晚每只大鼠灌 8℃左右的 50% 熟面糊

（15ml/kg 体重），日常均以高脂鼠料饲养。造模时间为 21 天。

（3）判别标准：未设置。

（4）主要观测结果

1）宏观表征方面：①一般形态学表现：模型大鼠精神萎靡不振，反应迟钝，行动迟缓，懒动，拱背，喜眯眼和扎堆，喜静卧，形体瘦小，毛发疏松、枯黄、无光泽，摄食减少，肛门污秽，大便稀溏；②体重变化：寒湿证模型大鼠体重较正常大鼠明显降低（$P<0.01$）。

2）微观指标检测方面：①尿 D- 木糖排泄率的变化：造模 21 天后，寒湿证模型大鼠尿 D- 木糖排泄率较正常组降低（$P<0.01$）；②血浆胃动素的变化：造模 21 天后，寒湿证模型大鼠血浆胃动素水平较正常大鼠升高（$P<0.05$）；③血清胃泌素的变化：造模 21 天后，寒湿证模型大鼠血清胃泌素水平较正常大鼠降低（$P<0.01$）。［王常松，吴同玉，陈学习，等 . 寒湿困脾证动物模型的建立和评价［J］. 上海中医药大学学报，2011，25（5）：75-77］

（四）模型存在的问题及改良建议

模型存在的问题：①人工气候箱只能模拟局部环境条件，与实际自然社会条件存在一定差异；②将动物长期置于人工气候箱易致其死亡，且模型建立过程中只能按照低温高湿环境与正常环境交替的方法造模，与人类长期处于寒湿环境的现实情况有一定出入；③人工气候箱使用成本较高，使用范围受到一定限制。

改良建议：①扩大高湿环境面积，尽可能贴近自然社会环境；②调整人工气候箱设备参数及结构，使其适用于寒湿证动物模型的建立；③有人工气候箱的研究机构 / 公司开源共享。

（五）应用场景建议及注意事项

应用场景：①疾病机制研究；②药效机制探索；③药物筛选。

注意事项：停止造模后的模型恢复问题。

二、湿热证动物模型的建立

（一）常用动物种类及品系

新西兰大白兔、Wistar 大鼠、SD 大鼠、BALB/c 小鼠。

（二）模型建立的基本原理

湿热证是湿、热邪气相互裹挟为患的临床常见兼夹证候，成因复杂，临床表现多端，与多种疾病的发生、发展密切相关。湿热证动物模型的研究是中医证候模型研究的热点,造模方法多种多样。其基本原理包括:①利用人工气候箱等设施调控温度、湿度,营造模拟自然界湿热交蒸的气候环境,让造模动物置身于"人工湿热环境"之中,以拟合人体外感湿热的情境;②通过高脂、高糖、高热量饮食饲养,以及采用油脂、糖类和酒类等方式,根据"肥甘厚味,内伤脾胃,助湿生痰"的认识,模拟饮食内伤,湿热内生;③在现代研究发现感染性疾病、炎症与湿热证密切相关的前提下,采用大肠杆菌、脂多糖、病毒等外源性致病因子作为造模因素,施加于造模动物以模拟湿热浸润导致的湿热证。

但是,大量的探索研究发现,单一造模因素往往难以成功建立湿热证动物模型,因此,目前常采用的方法多基于复合因素,如湿热环境叠加致病因子、湿热环境配合肥甘饮食,或湿热环境、肥甘饮食与致病因子共用。

(三)模型建立的具体方法举例

1. 湿热证动物模型建立举例 1

(1)模式动物:10 周龄 SPF 级 SD 大鼠,雌雄各半,体重 180~200g。

(2)建立方法与过程:取模型大鼠,给予肥甘及辛辣饮食喂养。自由摄取普通饲料,同时给予 18% 蔗糖水自由饮用,自制辣椒加干姜油(1.4g/kg 体重)及白酒(56 度红星二锅头,2.1ml/kg 体重)灌胃,每日 1 次;每日置于人工气候箱中 6 小时,气候箱温度 35℃、湿度 95%,其余时间置于自然饲养环境中(室温 20℃ ±2℃,相对湿度 50% ±5%,12 小时明暗交替)。造模第 30 天给予克林霉素磷酸酯 250mg/kg 体重灌胃,每日 1 次,连续 7 天。造模第 37 天以侵袭性大肠杆菌混悬液(1.0×10^9CFU/ml)2ml/ 只灌胃,4 小时后重复灌胃 1 次,自然环境下继续喂养 1 天。

(3)判别标准:未设置。

(4)主要观测结果

1)宏观表征方面:①症状与体征:大鼠造模 1 周后,精神萎靡,嗜睡倦卧,喜扎堆,摄食量减少,体重增长缓慢,被毛稀疏、无光泽,粪黏腻;灌胃克林霉素磷酸酯后,大鼠腹泻明显,粪稀溏,肛周污秽伴充血红肿,体重明显下降,肛温升高。②大鼠内脏敏感性检测:采用腹壁撤退反射(abdominal withdrawal reflex,AWR)评分进行评估。大鼠禁食不禁水 12 小时后,用自制扩张球囊对大鼠进行结直肠扩张(colorectal distension,CRD)刺激,具体操作步骤为:轻提大鼠尾部,排出肠内余粪,用乙醚轻度麻醉,将涂有液体石蜡的扩张球囊插入直肠与结肠内,使球囊末端深入肛门内约 1cm处,在肛门外用胶布将延长管固定于大鼠尾根部,以防滑脱,同时限制大鼠活动,待大鼠完全清醒并适应 20 分钟后开始实验。通过注射器给予恒定压力的扩张刺激,维持肠道压力为 40mmHg,保留 1 分钟,然后放气。每次刺激持续 25 秒,每 5 分钟测量 1 次,重复 3 次。取平均值作为最后的评分值(AWR 评分标准:CRD 刺激无行为反应,0 分;刺激后,大鼠有动作停顿,并伴有短暂的头部轻微运动,1 分;腹部肌肉收缩者,2 分;腹部抬起者,3 分;身体拱起,并抬起盆腔者,4 分)。结果显示,与正常大鼠相比,湿热证模型大鼠 AWR 值显著升高($P<0.01$)。③大鼠粪便性状评分:采用大鼠粪便分型评分标准。便秘:1 型,粪便呈坚果型分散硬块,1 分;2 型,粪便为成形的团块状,2 分。大便正常:3 型,粪便呈干裂的香肠状,3 分;4 型,粪便呈光滑柔软的香肠状,4 分。腹泻:5 型,粪便呈边缘清楚的柔软团块状,5 分;6 型,粪便呈边缘不清的泥浆状,6 分;7 型,水样便,7 分。结果显示,造模前,大鼠粪便均为光滑柔软的香肠状,与正常大鼠相比,粪便评分无显著差异;造模后,大鼠均出现稀便和无定形软便,尤其灌胃克林霉素磷酸酯后,泥浆状及水样便增多,粪便分型积分在 5~7 分,较正常组显著升高($P<0.01$)。④大鼠粪含水量测定:将大鼠禁食 2 小时后,用单笼置于铺有滤纸的大鼠笼中,观察各大鼠 4 小时内排粪情况,并收集粪便,对其称湿重后置烘箱内(60℃)烘烤 24 小时,再称重,然后计算粪含水量。粪含水量 =(粪便湿重 − 粪便干重)/ 粪便湿重 ×100%。与正常大鼠相比,湿热证模型大鼠 44 小时排便次数明显增多,粪含水量显著升高($P<0.01$)。宏观表征的观察结果显示,模型大鼠体重减轻、摄食量减少,并具有腹泻症状,表明其脏腑功能失调、胃肠功能受损;肛温升高、肠道敏感性增加,表明模型大鼠无体温升高及内脏疼痛。上述症状行为学表现与大肠湿热证一般临床表现相符。

2) 微观指标检测方面:①血清肿瘤坏死因子 α(TNF-α)、白细胞介素 -1β(IL-1β)、二胺氧化酶(DAO)和 D- 乳酸含量测定:与正常组比较,湿热证模型大鼠 TNF-α、IL-1β、DAO 和 D- 乳酸含量显著升高(均 $P<0.01$)。②肠黏膜 SIgA 及结肠组织髓过氧化物酶(MPO)水平的测定:与正常组比较,湿热证模型大鼠结肠 MPO 水平显著升高($P<0.05$),SIgA 水平显著降低($P<0.01$)。③结肠内容物中乳酸杆菌、双歧杆菌、肠球菌、大肠杆菌含量的测定:与正常组比较,湿热证模型大鼠结肠内容物中乳酸杆菌、双歧杆菌显著减少($P<0.05$,$P<0.05$),肠球菌、大肠杆菌显著增多($P<0.01$,$P<0.01$)。④结肠组织病理形态观察及组织病理学评分(histopathological score,HPS):参考 Neurath MF 评分标准进行 HPS。正常形态,没有损伤,无炎症迹象,0 分;极少白细胞浸润,1 分;少量白细胞浸润,2 分;较多白细胞浸润,伴随轻微水肿,血管密度增高,结肠壁增厚,3 分;结肠壁有白细胞广泛浸润,黏膜下层严重水肿,杯状细胞丢失,血管密度增高,结肠壁增厚,4 分。结果显示,湿热证模型大鼠肠壁充血、水肿、增厚,上皮细胞部分脱落、坏死,腺体萎缩、排列紊乱,黏膜下杯状细胞减少,有较多炎症细胞浸润,毛细血管轻度扩张,呈浅表损伤性改变;与正常大鼠比较,HPS 显著升高($P<0.01$)。[王瑞琼,郭超,王志旺,等 . 内外合邪诱导抗生素相关性大肠湿热证大鼠模型的建立与评价[J]. 中兽医医药杂志,2019,38(1):5-10]

2. 湿热证动物模型建立举例 2

(1)模式动物:SPF 级 BALB/c 小鼠,雄性,体重 18~22g。

(2)建立方法与过程:①湿热环境 +ETEC 法:肠产毒性大肠埃希菌(Enterotoxigenic Escherichia coli,ETEC)经麦氏培养基选择性培养 24 小时后采用 LB 固体培养基培养,挑取第 5 代菌落至无菌生理盐水中混悬,采用麦氏比浊法测得浓度为 10^9/ml,现配现用。将造模小鼠置于人工气候箱,设置温度 30.5~31.5℃、湿度 85%~95%,每日连续 10 小时,饲喂高脂饲料,自由摄食及饮用 20% 蔗糖溶液,连续 20 天;第 20 天按 0.04ml/g 体重的剂量灌服 ETEC 菌液感染小鼠,24 小时后重复感染 1 次。灌胃后继续每日放于人工气候箱内 10 小时,密切观察 10 天。②湿热环境 + LPS 法:将脂多糖(LPS)冻干粉用生理盐水配制成浓度为 1mg/ml 的溶液,分装后置于 −20℃冰箱保存待用;使用时用生理盐水将其浓度稀释为 0.1mg/ml,现配现用。将造模小鼠置于人工气候箱,设置温度 30.5~31.5℃、湿度 85%~95%,每日连续 10 小时,饲喂高脂饲料,自由摄食及饮用 20% 蔗糖溶液,连续 20 天;第 20 天按 1mg/kg 体重的剂量腹腔注射 LPS 溶液,腹腔注射后继续每日放于人工气候箱内 10 小时,密切观察 10 天。

(3)判别标准:观察并记录模型小鼠的体重、进食量、精神状态、活动度、形体、被毛、爪、尾、肛门情况、二便性状等症状、体征变化,采用症状积分法判断湿热证小鼠模型建立成功与否,并按症状无、轻、中、重程度分别记为 0 分、1 分、2 分、3 分。评分规则见表 10-1。

表 10-1　湿热证小鼠模型症状量化积分表

积分	症状							
	精神状态	活动度	形体	被毛	爪、尾	肛门	大便	小便
0 分	好探究,眼睛有神	反应敏捷,活动有力,攀爬、立身、昂头	肌肉丰满,体格健壮	皮毛光泽亮丽,致密整齐且紧贴身体	大小适中,红润,饱满,有光泽	色淡红,外观洁净	粪便黑褐色,呈麦粒状	小便色淡黄、清亮
1 分	拱背	活动减少	体重减轻	无光泽/耸毛	偏红/无光泽	红肿充血	大便湿/软	小便短少/色黄
2 分	精神不振,嗜卧欲睡	行动迟缓,倦怠乏力	消瘦	皮毛湿	红,肿胀	脱垂	黏液便	小便黄赤/色深黄
3 分	精神萎靡,呼吸微弱	反应迟钝,步态不稳	羸瘦	毛污秽	绛,污秽	污秽	便溏	小便混浊/色如浓茶

(4)主要观测结果

1)宏观表征方面:①造模前小鼠一般情况良好,反应灵敏,皮毛柔顺有光泽,致密整齐且紧贴身体,粪便黑褐色呈麦粒状。造模开始后,2 种湿热证模型小鼠进食减少,其粪便总体比正常小鼠湿软臭秽,置于滤纸上可见粪便周围有少量水痕,部分小鼠粪便夹有白色黏稠液体。造模第 20 天分别给予致病因子 ETEC、LPS 后,湿热环境 + LPS 法湿热证模型小鼠精神萎靡不振,喜扎堆,明显嗜卧懒动,耸毛,被毛无光泽,纳呆,黏液便,个别小鼠出现便溏;湿热环境 + ETEC 法湿热证模型小鼠活动度减少,被毛无光泽,纳呆,亦可见粪便湿软及黏液便,部分小鼠在排便过程中出现肛门脱垂现象,但精神状态较湿热环境 +LPS 法湿热证模型小鼠好。3 天后 2 种湿热证模型小鼠除精神状态、活动度好转外,粪便湿软、黏液便等症状仍持续存在。从造模第 25 天开始,2 种湿热证模型小鼠逐渐出现耳红、爪红及肛门红肿充血现象。根据现有实验小鼠的湿热证证候诊断标准,至第 25 天 2 种湿热证小鼠模型建模成功,湿热症状持续 3 天以上。至实验结束,2 种湿热证模型小鼠仍有粪便湿软、黏液便现象,以湿热环境 +ETEC 法湿热证模型小鼠更为明显。②症状积分变化情况:每 5 天进行小鼠症状积分评估,结果提示,与正常小鼠相比,2 种湿热证模型小鼠在造模前 10 天(单纯湿热环境干预阶段)症状积分小幅增高($P<0.05$,$P<0.05$)后下降至正常水平($P>0.05$),给予相应的致病因子后 2 种湿热证模型小鼠症状积分升高且后续积分在较高水平波动,均高于正常小鼠($P<0.05$,$P<0.05$)。

　　2)微观指标检测方面:①肠道菌群实时荧光相对定量 PCR 检测:在大肠杆菌属方面,2 种湿热证模型小鼠粪便中大肠杆菌属含量先降低后增多,在造模第 20 天分别给予致病因子 ETEC、LPS 后,大肠杆菌属含量均显著增多($P<0.05$),并在造模第 25 天后逐渐回落。在拟杆菌属方面,造模第 20 天分别给予致病因子干预后 2 天(造模第 22 天),2 种湿热证模型小鼠肠道拟杆菌属含量升高并达峰($P<0.05$),第 25 天可回落至与正常小鼠相仿的正常水平($P<0.01$)。在肠球菌属方面,湿热证模型小鼠肠球菌属含量均高于正常小鼠($P<0.05$)。从造模第 1 天起,2 种湿热证模型小鼠肠球菌属含量逐渐增多($P<0.05$);在第 20 天分别给予不同致病因子后,2 种湿热证模型小鼠肠球菌属含量均下降,第 22 天降至最低,第 25 天又出现一峰值,二者变化趋势大致相同,其中湿热环境 + LPS 法湿热证模型小鼠变化幅度更大。在梭菌属方面,2 种湿热证模型小鼠与正常小鼠相比,变化不明显。以小鼠粪便中所测各细菌造模前的基因含量为参照,将各细菌不同时间点的增长倍数在各组中所占的百分比绘制成堆叠图,以直观地反映各模型不同时间点不同细菌的变化情况,结果表明上述 2 种湿热证模型小鼠在造模第 21、22 天出现大肠杆菌属和拟杆菌属特异性增多。②结肠病理切片观察形态学改变:与正常小鼠相比,2 种湿热证模型小鼠总体肠内皱襞减少。湿热环境 +ETEC 法湿热证模型小鼠肠黏膜上皮细胞破碎缺损,固有层中可见淋巴小结及炎症细胞浸润,黏膜下层结缔组织疏松水肿明显;湿热环境 +LPS 法湿热证模型小鼠肠黏膜上皮见空泡样变性,固有层与黏膜下层结缔组织疏松,固有层中可见炎症细胞浸润及淋巴滤泡形成。③实时荧光定量 PCR 检测结肠组织中 TNF-α、IL-6 基因表达量变化:与正常小鼠相比,2 种湿热证模型小鼠结肠组织 TNF-α 表达均增高($P<0.01$),其中湿热环境 +LPS 法湿热证模型小鼠结肠 TNF-α 表达水平高

于湿热环境 +ETEC 法湿热证模型小鼠（$P<0.01$）。2 种湿热证模型小鼠结肠 IL-6 表达水平均较正常小鼠升高（$P<0.05$）。[陈弋,王琛,徐秋英,等.两种岭南湿热证小鼠模型肠道菌群动态变化的研究[J].世界科学技术:中医药现代化,2020,22(7):2186-2197]

（四）模型存在的问题及改良建议

模型存在的问题:①人工气候箱只能模拟局部环境条件,与实际自然社会条件存在一定差异;②将动物长期置于人工气候箱易致其死亡,且模型建立过程中只能按照高温高湿环境与正常环境交替的方法造模,与人类长期处于湿热环境的现实情况有一定出入;③人工气候箱使用成本较高,使用范围受到一定限制。

改良建议:①扩大高湿环境面积,尽可能贴近自然社会环境;②调整人工气候箱设备参数及结构,使其适用于湿热动物模型的建立;③有人工气候箱的研究机构 / 公司开源共享。

（五）应用场景建议及注意事项

应用场景:①疾病机制研究;②药效机制探索;③药物筛选。

注意事项:停止造模后的模型恢复问题。

三、痰湿证动物模型的建立

（一）常用动物种类及品系

Wistar 雄性大鼠、SD 雄性大鼠。

（二）模型建立的基本原理

中医认为,痰湿来源于水谷津液,其形成与脾胃运化失常密不可分。如张介宾所言:"痰,即人之津液,无非水谷之所化。此痰亦既化之物,而非不化之属也。但化得其正,则形体强、营卫充,而痰涎本皆血气。若化失其正,则脏腑病、津液败,而血气即成痰涎。此亦犹乱世之盗贼,何尝非治世之良民。……盖痰涎之化,本由水谷,使果脾强胃健如少壮者流,则随食随化,皆成血气,焉得留而为痰?"《证治汇补》曰:"人之气道,贵乎清顺,则津液流通,何痰之有? 若外为风暑燥湿之侵,内为惊恐忧思之扰,饮食劳倦,酒色无节,荣卫不清,气血浊败,熏蒸津液,痰乃生焉。"明确指出痰湿证的产生与饮食劳倦、外感六淫、内伤情志等因素有关。因此,在痰湿证动物模型的建立中,研究者多采用肥甘厚腻饮食,滞碍脾胃运化功能,诱发"化失其正,津聚为痰"的痰湿证模型。

（三）模型建立的具体方法举例

1. 模式动物 SPF 级 6 周龄 SD 雄性大鼠，体重 150~180g。

2. 建立方法与步骤 将大鼠放入自然环境中以高脂饲料喂养（高脂饲料成分构成：基础饲料 55%、猪油 15%、蔗糖 21%、蛋黄粉 9%、胆酸盐 0.5%），自由进食、饮水，共喂养 12 周。

3. 判别标准 肥胖、活动度下降，食欲下降，皮毛无光泽、蓬松，便溏，对外界反应能力下降，饮水量减少。

4. 主要观测结果

(1) 宏观表征方面：在喂养过程中，高脂饮食动物的性情较正常对照组温顺，活动减少，对外界反应能力下降，皮毛蓬乱、无光泽；喂养至第 8 周末，痰湿证模型大鼠食量较正常对照组减少，体重增加，饮水量减少，便溏。符合模型判别标准，提示痰湿证模型成模。

(2) 微观指标检测方面：①血脂检测：与正常组相比，痰湿证模型大鼠血清总胆固醇（TC）、甘油三酯（TG）、低密度脂蛋白（LDL）水平升高（$P<0.01$，$P<0.05$，$P<0.01$）；高密度脂蛋白（HDL）水平降低（$P<0.05$）。②肝肾组织中有机阴离子转运肽 oatp2b1 基因和蛋白表达：与正常对照组比较，模型组动物肝组织及肾组织中 oatp2b1 mRNA 表达量显著降低（$P<0.01$；$P<0.05$）；痰湿证模型大鼠肝、肾组织中 oatp2b1 蛋白表达量与正常大鼠相比有所降低，但差异无统计学意义（$P>0.05$）。研究提示，oatp2b1 在痰湿转运方面可能发挥作用。［潘爱珍，武志娟，易伟民，等. 人参总皂苷对痰湿证大鼠肝肾组织中有机阴离子转运肽 oatp2b1 基因和蛋白表达的影响［J］. 中药材，2014，37（5）：859-861］

（四）模型存在的问题及改良建议

模型存在的问题：①痰湿双因素造模存在模型评价方法单一或者没有评价方法的问题。②在目前没有痰湿双因素造模方法统一标准的情况下，无法与单因素方法进行对比和评价，既不能证明双因素较单因素造模更具优势，也无法评估成模是由于双因素刺激中某种刺激发挥主要作用还是联合刺激发挥协同作用；③高脂饮食用于模拟体内痰湿证的适用性有待进一步商榷；④双因素刺激会增加操作步骤的复杂性，操作上容错率更低，失误的积累会导致实验结果和真实值偏差更大，事件和成本花费相对越多。

改良建议：改良痰湿双因素造模方法及评价标准，提升容错率，降低失误率。

（五）应用场景建议及注意事项

应用场景：①疾病机制研究；②药效机制探索；③药物筛选。

注意事项：造模方法对体重的影响及模型恢复问题。

第四节 湿证病证结合动物模型的建立

根据湿邪"犯于肌表-流注关节-阻塞脉道-损伤脏腑"的特点,湿邪侵犯皮肤腠理多引发银屑病、湿疹等疾病,流注关节多引起炎症性关节炎等疾病,阻滞脉道引发动脉粥样硬化,损伤脏腑往往兼夹其他致病因素而引发心力衰竭、乳腺癌、高尿酸血症肾病、糖尿病肾病、膜性肾病、肾病综合征、溃疡性结肠炎、结直肠癌等疾病。现阶段关于湿证病证结合动物模型的研究也往往集中在这些疾病中。以下为常见湿证病证结合动物模型。

一、银屑病脾虚湿阻证动物模型的建立

(一)常用动物种类及品系

Wistar 雄性大鼠、SD 雄性大鼠、C57BL/6 小鼠。

(二)模型建立的基本原理

银屑病的中医特定证型主要包括血瘀证、脾虚证、湿热证和血热证。文献调研显示,已知的银屑病证候动物模型中,造模方法主要是模拟银屑病的临床病理特征,而银屑病疾病动物模型包括自发性动物模型、急性炎症动物模型、转基因动物模型和异体移植动物模型。脾虚证通常是"脾虚"和"湿"相互影响,"脾虚"可以生"湿",而"湿"也易困脾,导致"脾虚"的出现。其对应动物实验模型多以"脾虚"或"湿阻"单独因素建立。目前建立"脾虚"动物模型的方法有耗气破气法、过劳加饮食失节法、秋水仙碱法、X 线照射法、利血平法和苦寒泻下加劳倦法。建立"湿"动物模型主要通过肥甘厚腻饮食法诱导。

(三)模型建立的具体方法举例

1. **模式动物** SPF 级 C57BL/6 小鼠,雄性,10 周龄,体重(22±2)g。
2. **建立方法与步骤** 对照组采用普通饲料喂养,脾虚湿阻证组采用45%高胆固醇高脂饲料喂养,共喂养 8 周,通过内湿法建立脾虚湿阻证小鼠模型。第 9 周,将鉴定为脾虚湿阻证模型建立成功的小鼠,按体重随机挑取,使用电动剃毛刀脱去其背部 2cm×3cm 区域的毛发,涂抹温和型脱毛膏以去除底部绒毛;每日于小鼠背部涂抹5% 咪喹莫特软膏 50mg,连续涂抹 7 天建立银屑病小鼠模型。
3. **判别标准** 当喂养高脂饲料组小鼠体重高于正常饲料组体重的20%,并出现

精神萎靡不振、扎堆蜷缩、反应迟钝懒动、大便质软以及毛发污秽油腻等表现时,说明脾虚湿阻证小鼠模型建立成功。当小鼠背部涂抹咪喹莫特软膏区域出现与临床银屑病相似的特征,肉眼可观察到小鼠背部出现明显的红斑、鳞屑,皮肤有明显增厚时,说明银屑病小鼠模型建立成功。同时出现上述 2 种情况时,被认定为脾虚湿阻型银屑病小鼠模型建立成功。

4. 主要观测结果

(1)宏观表征方面:用高脂饲料喂养 8 周后,与正常组比较,脾虚湿阻证组小鼠体重明显升高($P < 0.001$),且出现倦怠少动、扎堆蜷缩、反应迟钝等脾虚湿阻证指征;结合咪喹莫特软膏诱导后,脾虚湿阻型银屑病组小鼠体重、体长与寻常型银屑病组比较有明显升高($P < 0.05$),仍可观察到脾虚湿阻证指征,表明脾虚湿阻型银屑病小鼠模型建立成功。

(2)微观指标检测方面:①与正常组比较,寻常型银屑病组小鼠背部皮肤明显增厚、出现红斑,脾指数升高($P < 0.001$);与寻常型银屑病组小鼠比较,脾虚湿阻型银屑病组小鼠皮损明显加重,红斑评分及银屑病皮损面积和严重程度指数(PASI)总分明显升高($P < 0.05$,$P < 0.01$),表皮增厚伴有角化细胞增殖过度及炎症细胞浸润、增殖细胞核抗原(PCNA)阳性表达明显升高,且脾指数明显升高($P < 0.001$)。②与正常组小鼠比较,寻常型银屑病组及脾虚湿阻型银屑病组小鼠皮肤中兜甲蛋白(loricrin,LOR)、内披蛋白(involucrin,INV)和密封蛋白 1(claudin-1)表达明显降低($P < 0.05$),表明小鼠皮肤屏障功能受损;炎症因子白细胞介素 -1β(IL-1β)、S100 钙结合蛋白 A8(S100A8)、S100 钙结合蛋白 A9(S100A9)表达升高($P < 0.05$,$P < 0.01$),p38 MAPK 蛋白磷酸化水平明显升高($P < 0.05$)。[张雅婷,张骏鸿,汪晴,等 . 高脂饮食诱导脾虚湿阻型(内湿型)银屑病小鼠模型的建立及评价[J]. 中药新药与临床药理,2023,34(9):1255-1264]

(四)模型存在的问题及改良建议

模型存在的问题:银屑病脾虚湿阻证动物模型由于动物个体差异性等因素,其成模率约 80%,即动物对造模因素干预后的反应存在差异。

改良建议:建议加大各组间动物样本量,缩小因动物个体差异引起的实验误差。

(五)应用场景建议及注意事项

应用场景:①脾虚湿阻型银屑病病理机制探讨研究;②中药复方药效评价药理机制探讨;③药物筛选。

注意事项:停止造模后的模型恢复问题。

二、湿疹脾虚湿蕴证动物模型的建立

（一）常用动物种类及品系

昆明小鼠、C57BL/6 小鼠、白化豚鼠。

（二）模型建立的基本原理

中医认为，湿邪是湿疹/特应性皮炎（atopic dermatitis，AD）主要的致病因素。在临床上，中医对湿疹的分型有心脾积热证、心火脾虚证、风湿热蕴证、脾虚血燥证、脾肾阳虚证和脾虚湿蕴证。其中，脾虚湿蕴证多见于婴儿期和儿童期，在临床上也是最为常见的证型。目前，湿疹脾虚湿蕴证动物模型的建立主要采用多因素复合造模法，主要为脾虚湿蕴证候造模因素叠加湿疹造模因素。脾虚湿蕴证的动物造模方法较为成熟，多从久居湿地、饮食不节及嗜食肥甘等要点入手模拟脾虚的病因和内外湿环境。湿疹疾病造模多应用化学试剂，如丙酮和橄榄油以 4∶1 的比例作为基质，制成5% 或 1%DNCB 溶液，涂抹实验动物皮肤诱发疾病。

（三）模型建立的具体方法举例

1. **模式动物** 健康昆明种小鼠，雄性，体重 18~24g。
2. **建立方法与步骤** 实验第 1 日，使用剃毛器将小鼠腹部毛发剃除（面积约 2cm×2cm），将 5%DNCB 溶液 0.1ml 均匀涂抹于小鼠腹部剃毛处诱发小鼠腹部致敏；实验第 3 日，用同样方法再次强化涂抹 1 次。实验第 7 日，开始在小鼠右耳双面分别涂 1%DNCB 溶液 0.1ml；实验第 9 日，用同样方法再次强化涂抹 1 次。观察各组造模小鼠的皮疹及状态，若小鼠出现皮肤潮红、丘疹、糜烂、渗出、瘙痒，小鼠舔舐患处频繁，即为湿疹小鼠模型造模成功。湿疹小鼠模型造模成功以后，第 16 日开始使用中药番泻叶诱发小鼠脾虚的方法制作脾虚型湿疹小鼠模型。对小鼠灌饲 100% 的中药番泻叶溶液，每日 1 次，每次灌饲 0.4ml，连续灌饲 7 天。
3. **判别标准** 观察小鼠的形态变化：①腹胀便溏；②纳食减少；③形体消瘦；④精神倦怠；⑤毛色晦暗；⑥体重易卧。①②项为主要症状，③～⑥项为兼症。若小鼠出现所有主要症状和 2 项及 2 项以上兼症即认为造模成功。
4. **主要观测结果**
（1）宏观表征方面：正常组小鼠活动敏捷，排便正常，毛发光亮。模型组小鼠出现腹部皮肤增生肥厚，毛发稀疏晦暗，大便稀溏，倦怠易卧现象。
（2）微观指标检测方面：①与正常组小鼠比较，模型组小鼠血清 IL-2 水平下降、IL-4 水平升高（$P<0.01$，$P<0.01$）。②与正常组小鼠比较，模型组小鼠腹部组织真皮中性粒细胞数及淋巴细胞浸润数升高（$P<0.05$）。③腹部皮肤组织病理学检测：正常

组小鼠表皮未见明显增厚和萎缩,细胞排列规则,基底层完整;真皮浅层血管周围未见明显炎症细胞浸润。模型组小鼠可见角化过度、呈网状排列表皮增厚,棘层肥厚,细胞间及细胞内水肿;真皮血管扩张,血管周围多量炎症细胞浸润。[杨海东.参苓白术散加减方对脾虚湿蕴型湿疹样小鼠模型复发干预的实验研究[D].大连:大连医科大学,2021]

(四)模型存在的问题及改良建议

模型存在的问题:①湿疹脾虚湿蕴证动物模型多从宏观、理化角度评价,再用"以方测证"佐证。总体来说,此类动物模型研究较少,其造模标准有待进一步探索确认。②湿疹的皮损具有多形性、对称性特点,常常反复发作,病程较长。建立模型时可从先病后证、先证后病和病证同时3个层面建立及优化病证结合动物模型,使建立的模型拟合临床疾病特点。

改良建议:①建议进一步探索此模型,加大各组间动物样本量,缩小个体差异对模型评价的影响。②湿疹脾虚湿蕴证动物模型检测指标较少,下一步可从分子、蛋白质层面扩充模型检测指标。③临床研究发现,湿疹患者的肠道菌群、免疫细胞因子及血液代谢情况发生变化,因此湿疹脾虚湿蕴证动物模型的现代研究可应用微生物组学、代谢组学及生物信息分析等技术进行探讨。

(五)应用场景建议及注意事项

应用场景:①疾病机制研究;②药效机制探索;③药物筛选。
注意事项:停止造模后的模型恢复问题。

三、溃疡性结肠炎脾虚湿困证动物模型的建立

(一)常用动物种类及品系

Wistar 雄性大鼠、SD 雄性大鼠。

(二)模型建立的基本原理

溃疡性结肠炎(ulcerative colitis,UC)是一种累及直肠、结肠的黏膜和黏膜下层的慢性非特异性炎症。研究表明,"湿"是溃疡性结肠炎的关键病理因素,"脾"和"湿"是溃疡性结肠炎最主要的病位和病性证素,脾虚湿困证既是溃疡性结肠炎的主要证候类型也是溃疡性结肠炎"湿留肠腑"的主要表现形式。根据中医"两虚相得,乃克其形"的理论及湿邪致病特点,使动物处于潮湿环境中,模拟外湿侵袭,致湿困脾阳,脾失运化,引动内湿而出现大便稀溏或夹有黏液、浮便率升高、饮食减少、体重或下降;通过大量运动消耗动物体力来耗其正气或使动物情志不遂致气机紊乱,出

现倦怠、自发活动减少、蜷缩聚堆、胃肠胀气明显;灌胃冷水、猪油或饲养高脂饲料则是通过饮食不节来损伤脾胃,以致脾胃虚损,湿邪自内而生,出现小便量减少、神态萎靡、毛色枯槁、易脱毛等。在动物饱食情况下予高脂饮食,在动物饥饿情况下灌胃冰水,将"肥甘厚味、过食生冷、饥饱失常"结合起来,比单纯考虑肥甘厚味更为全面,更接近临床发病原因。因此,以"久居湿地、饮食不节、劳倦"为原则均可制备较为贴近中医临床脾虚湿困证的证候模型。溃疡性结肠炎动物模型的制备方法包括免疫法、化学刺激法、复合法、基因修饰法及病证结合动物模型方法等。溃疡性结肠炎脾虚湿困证动物模型的建立多以"内外因 +TNBS/ 乙醇"为原则,采用湿邪困脾合并饮食不节法(即潮湿环境 + 单双日分别给予冷水与猪油灌胃),或采用湿邪困脾合并劳倦过度法(即潮湿环境 + 强迫游泳 + 冰水灌胃),或采用饮食失节合并劳倦过度法(即负重游泳 + 高脂低蛋白饮食)。

(三) 模型建立的具体方法举例

1. 模式动物 SPF 级 SD 大鼠,雄性,体重(220 ± 20)g。

2. 建立方法与步骤 正常组和单纯溃疡性结肠炎模型组均正常供给饲料、饮水。脾虚湿困型溃疡性结肠炎模型组大鼠以病证结合法复制脾虚湿困型溃疡性结肠炎大鼠模型:单日给予冰水灌胃(空腹,每只 2ml/d)并置于 2cm 深的水中(8h/d)使其保持站立、游泳状态,双日给予精炼猪油灌胃(每只 3ml/d)并给予充足饲料和饮水,连续 48 天。在此期间,每隔 7 天测定悬空拉尾抵抗时间(手提大鼠尾巴,呈悬空状,从大鼠挣扎即开始计时,直至大鼠无力旋转挣扎;统计时间,可反映其乏力程度)。每天上午称体重 1 次,并计算每日饮食量。脾虚湿困证大鼠模型复制成功后,除正常组大鼠外,其余各组大鼠灌胃 5% 葡聚糖硫酸钠 [0.2g/(kg·d)],复制溃疡性结肠炎大鼠模型,连续 8 天;继续体重和饮食量的测定,以及观察大鼠粪便隐血情况和性状。

3. 判别标准

(1)脾虚湿困证大鼠模型宏观评估标准:①粪便时软、时溏;②食少纳呆;③消瘦,体重减轻;④神态萎靡,四肢不收,毛色枯槁;⑤蜷缩聚堆;⑥易疲劳。第①②项为主症,第③ ~ ⑥项为兼症。具备 2 项主症和 2 项兼症时,即可认为脾虚湿困证大鼠模型复制成功。

(2)脾虚湿困证大鼠模型症状积分评分标准:见表 10-2。根据脾虚湿困证的临床表现及宏观体征诊断标准,拟定脾虚湿困证大鼠模型症状量化积分表。具有大便稀溏、食少 2 项症状,且总积分 ≥ 4 分,认为脾虚模型复制成功。其中 ≤ 5 分为轻度,6~10 分为中度,>10 分为重度。

(3)记录大鼠的体重、大便变化情况,应用疾病活动指数评估疾病模型情况。疾病活动指数 =(大便出血情况评分 + 体重下降百分数评分 + 大便性状评分)/3

表 10-2 脾虚湿困证大鼠模型症状量化积分表

分数 / 分	症状				
	大便稀溏	食少	体重增长率 /%	倦怠	皮毛
0	无或成形	无	>10	无倦怠,反应灵敏,拉尾抵抗持续时间>1 分钟	皮毛光泽
1	半成形,稍稀,拉尾排便反应阳性	食欲较差,食量减少 10%~20%	7~10(含 7)	肢体稍倦,反应较灵活,拉尾抵抗持续时间 30~60 秒	稍荣,少光泽
2	稀便,拉尾排便反应阳性	食欲不佳,食量减少 20%~40%	4~7(含 4)	少动,乏力,拉尾抵抗持续时间 5~30 秒	蓬松不荣
3	溏便,肛周污浊,拉尾排便反应强阳性	终日不欲进食	<4	无力,扎堆,拉尾抵抗持续时间<5 秒	枯槁无光泽

4. 主要观测结果

(1)宏观表征方面:①正常组大鼠皮毛光泽,反应灵敏,大便正常,体重稳步增加,精神状态良好。脾虚湿困证模型组大鼠逐渐出现饮食量减少,体重增长减慢;精神萎靡,嗜卧懒动,蜷缩聚堆,拱背、眯眼;皮毛枯槁无光泽;阴囊松弛下垂,小便黄,大便软或溏,上述症状与中医脾虚湿困证相似。②脾虚湿困证大鼠模型症状量化积分结果:脾虚湿困证大鼠模型复制阶段结束后,对脾虚湿困情况进行评估,发现脾虚湿困证大鼠模型组评分明显高于正常组($P<0.01$)。③与正常组比较,脾虚湿困型溃疡性结肠炎大鼠模型组的疾病活动指数评分均明显升高($P<0.01$),饮食增长率均明显降低($P<0.05$)。

(2)微观指标检测方面:①病理学检测结果:HE 染色显示,正常组大鼠黏膜层肠上皮结构完整,上皮细胞形态结构正常、排列紧密;固有层肠腺丰富,可见较多杯状细胞,未见明显炎症。脾虚湿困型溃疡性结肠炎模型组大鼠黏膜层局部可见溃疡,较多肠上皮细胞脱落,固有层肠腺数量减少,结缔组织增生,并伴有少量淋巴细胞浸润。②与正常组比较,脾虚湿困型溃疡性结肠炎模型组大鼠血清 PCT 和 CRP 含量均明显升高($P<0.05$,$P<0.01$),iNOS、MPO 含量均明显下降($P<0.05$)。③与正常组比较,脾虚湿困型溃疡性结肠炎模型组大鼠血清 SOD 含量明显下降($P<0.05$),MDA 含量亦明显下降($P<0.01$)。④与正常组比较,脾虚湿困型溃疡性结肠炎模型组大鼠的 EPO、HIF-1α 含量均明显升高($P<0.01$,$P<0.05$)。(PCT,降钙素原;CRP,C 反应蛋白;iNOS,诱导型一氧化氮合酶;MPO,髓过氧化物酶;SOD,超氧化物歧化酶;MDA,丙二醛;EPO,红细胞生成素;HIF-1α,缺氧诱导因子 -1α)[熊艳玲,钟薏文,陈雅茜,

等.基于抗炎和氧化应激角度研究参苓白术颗粒对脾虚湿困溃疡性结肠炎大鼠的作用机制［J］.中药新药与临床药理,2021,32(2):149-157］

(四)模型存在的问题及改良建议

模型存在的问题:①模型要进一步与临床拟合,如通过设立"湿证"造模措施暂停和持续的亚组,比较评估不同亚组模型证候的动态变化和该变化对疾病进展的影响;②溃疡性结肠炎病证结合动物模型仍存在造模方式复杂而缺乏统一的规范,模型评价缺乏客观指标等问题。

改良建议:①建议加大各组间动物样本量,缩小因动物个体差异带来的实验误差;②可适当引入人源化小鼠模型工具,在免疫缺陷小鼠体内重建人的免疫系统和肠道微生态以模拟供体患者的病理状态。

(五)应用场景建议及注意事项

应用场景:①疾病机制研究;②药效机制探索;③药物筛选。
注意事项:停止造模后的模型恢复问题。

(毛炜　王晓婉　王娟娟　黄燕)

参考文献

1. 邝安堃,吴裕,丁霆,等.某些助阳药对于大剂量皮质激素所致耗竭现象的影响[J].中华内科杂志,1963,2 (2):113.

2. 王米渠,王宇,骆永珍."恐伤肾"对小鼠红细胞免疫及免疫器官的影响[J].成都中医药大学学报,1996,19 (2):2.

3. 西旺,宋楠楠,闫起,等.从代谢组学角度初探中医"虚证"证候模型评价指标的建立[J].中华中医药杂志,2020,35(5):2234-2239.

4. 郭彩云,高鹏,李俊莲,等.人工模拟不同外邪环境对正常及免疫低下小鼠一般情况的影响[J].中医杂志,2011,52(23):2034-2036.

5. 郭金龙,颜正华.湿阻证病理造型的实验研究[J].中医杂志,1988(8):59-61.

6. 钟森杰,李静,李琳,等.心衰病动物模型的研究现状述评[J].中国中医急症,2021,30(1):179-181,188.

7. 汪晶,潘永明,徐孝平,等.高脂诱导五指山小型猪动脉粥样硬化模型的建立及 $Lp-PLA_2$ 的表达调控[J].中国实验动物学报,2017,25(2):194-200.

8. Juping Zhang, Neng Wang, Yifeng Zheng, et al. Naringenin in Si-Ni-San formula inhibits chronic psychological stress-induced breast cancer growth and metastasis by modulating estrogen metabolism through FXR/EST pathway [J]. J Adv Res, 2023, 47: 189-207.

9. 刘建勋.病证结合动物模型拟临床研究思路与方法[M].北京:人民卫生出版社,2014.

10. 王少贤,白明华,陈家旭,等.关于建立中医证候模型评价量表的思考[J].中华中医药杂志,2011,26(3):531-534.

11. 陈弋, 王琛, 徐秋英, 等. 两种岭南湿热证小鼠模型肠道菌群动态变化的研究 [J]. 世界科学技术: 中医药现代化, 2020, 22 (7): 2186-2197.

12. 张六通, 梅家俊, 黄志红, 等. 外湿致病机理的实验研究 [J]. 中医杂志, 1999, 40 (8): 496-498.

13. 张六通, 梅家俊, 黄志红. 潮湿环境对大鼠骨骼肌线粒体呼吸控制率和氧化磷酸化效率的变化 [J]. 中医研究, 1994, 7 (2): 22-24.

14. 张六通, 梅家俊, 黄志红, 等. 外湿大鼠关节、肺、大小肠和肝病理学研究 [J]. 中国中医基础医学杂志, 1996, 2 (3): 35-37.

15. 章敏, 陈刚, 张六通, 等. 六淫湿邪动物模型研究 [J]. 湖北中医杂志, 2007, 29 (9): 5-7.

16. 章敏, 陈刚, 张六通, 等. 外湿模型大鼠肠道菌群及其黏附性研究 [J]. 中医研究, 2007, 20 (9): 9-11.

17. Carlini Fan Hardi, 张诗军, 陈泽雄, 等. 湿邪致病大鼠相关 T 淋巴细胞受体 β 链可变区基因谱系的研究 [J]. 中华中医药杂志, 2010, 25 (2): 304-307.

18. 彭晋, 王良, 黄秀深, 等. 湿阻中焦证模型胃肠水通道蛋白 2 的表达分布谱及平胃散的干预作用 [J]. 中医杂志, 2011, 52 (21): 1856-1858.

19. 陈继兰, 张慧慧, 黄秀深, 等. 平胃散对湿阻中焦证模型大鼠结肠 PLC-IP3/DG-CaM/PKC 信号通路的影响 [J]. 时珍国医国药, 2014, 25 (7): 1769-1771.

20. 刘芳芳, 王平, 李俊莲, 等. 脾阳虚加湿邪大鼠内外合邪模型建立的研究 [J]. 中华中医药杂志, 2016, 31 (1): 226-228.

21. 靳荃, 青千裕, 郜宪明, 等. 甘草附子汤对小鼠疼痛模型及寒湿证疼痛模型止痛作用比较研究 [J]. 山西中医药大学学报, 2018, 21 (5): 338-341.

22. 王常松, 吴同玉, 陈学习, 等. 寒湿困脾证动物模型的建立和评价 [J]. 上海中医药大学学报, 2011, 25 (5): 75-77.

23. 潘爱珍, 武志娟, 易伟民, 等. 人参总皂苷对痰湿证大鼠肝肾组织中有机阴离子转运肽 oatp2b1 基因和蛋白表达的影响 [J]. 中药材, 2014, 37 (5): 859-861.

24. 张雅婷, 张骏鸿, 汪晴, 等. 高脂饮食诱导脾虚湿阻型 (内湿型) 银屑病小鼠模型的建立及评价 [J]. 中药新药与临床药理, 2023, 34 (9): 1255-1264.

25. 杨海东. 参苓白术散加减方对脾虚湿蕴型湿疹样小鼠模型复发干预的实验研究 [D]. 大连: 大连医科大学, 2021.

26. 熊艳玲, 钟蕙文, 陈雅茜, 等. 基于抗炎和氧化应激角度研究参苓白术颗粒对脾虚湿困溃疡性结肠炎大鼠的作用机制 [J]. 中药新药与临床药理, 2021, 32 (2): 149-157.

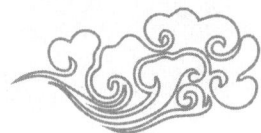

下　篇

病证结合的湿证理论体系与临床应用

第十一章

脾系统疾病的湿证认识与应用

第一节 总 论

中医认为,人体是一个有机的整体,各脏腑、组织、器官的功能活动是相互关联的。脾与胃通过经络相互络属而构成表里关系。脾主运化,胃主受纳,脾胃共同完成饮食物的消化吸收及其精微的输布,滋养全身。同样,脾胃与小肠、大肠的关系也相当密切,它们在饮食物的消化、吸收和排泄过程中密切配合。脾、胃、大肠、小肠构成脾系统,成为机体活动的重要的一部分。脾系统是津液代谢的关键环节,与湿密切相关。

一、脾系统对湿的影响

(一) 脾系统对津液代谢的生理影响

津液来源于饮食。津与液虽同属水液,但在性状、功能及分布部位方面又有一定的区别。一般地说,性质清稀,流动性大,主要布散于体表皮肤、肌肉和孔窍等部位,并渗入血脉,起滋润作用者,称为津;性质较为稠厚,流动性较小,灌注于骨节、脏腑、脑、髓等组织器官,起濡养作用者,称为液。《灵枢·五癃津液别》言:"温肌肉,充皮肤,为其津;其流而不行者,为液。"津液为脾主导下,胃、小肠和大肠共同运化水谷精微而来。脾胃为后天之本,气血生化之源。脾主运化,主升清。胃与脾相表里,同属中焦,主受纳腐熟水谷,主通降。脾胃蒸水谷之精微,化为气血,行于经络。《读医随笔·燥湿同形同病》曰:"水之入胃,其精微洒陈于脏腑经脉,而为津液。"大肠、小肠同属六腑。小肠分清泌浊,协脾气之升清,主液。大肠承胃气之降,主津。肠腑吸收之津液上输于脾。如《素问·经脉别论》所言:"饮入于胃,游溢精气,上输于脾。脾气散精,上归于肺,通调水道,下输膀胱。水精四布,五经并行,合于四时五脏阴阳,揆度以为常也。"

中医"液"的概念并无对应的西医概念。中医学中的"液"虽与消化液的概念不同,但与诸如唾液、胃液、胰液等消化液在功能上却存在紧密的联系,在胃肠功能的正常运行及食物的消化吸收中发挥重要作用。涎为脾之液,为口津。唾液中较清稀的称作涎。涎具有保护和清洁口腔的作用。在进食时涎分泌增多，可以湿润和溶解食物，使之易于吞咽和消化。这与西医学中的唾液具有类似作用。胃主受纳与腐熟，喜润而恶燥。胃中津液充足，才能更好地腐熟水谷。胃中津液功能与西医学中由分布于胃黏膜的贲门腺、幽门腺、胃底腺分泌的无色、酸性胃液的功能相对应。小肠泌别清浊的功能则与小肠液在小肠中对食物的消化吸收功能相似。

总之，津液的生成取决于如下两方面因素：其一是充足的水饮类食物，这是生成津液的物质基础；其二是脏腑功能正常，特别脾胃功能的正常是津液生成、输布的重要保证。其中任何一方面的异常，均可导致津液生成不足，引起津液亏乏的病理变化。

（二）津液代谢失常的病理表现

湿是体内津液代谢失常的产物。人体正常的水液代谢主要依赖于肺、脾、肾、三焦以及膀胱的功能的正常发挥。若胃失腐熟，水液不能受纳；脾失运化，无法"散精""以灌四傍"；肺失宣降，不能通调水道；肝失疏泄，气机不畅，三焦水道不通；肾的蒸腾气化功能减退，则气不化水，水道失调而水气储于内；小肠失于分清泌浊，大肠失司，则水液出入失常。津液代谢失常与肺、脾、肾等脏腑相关，其中脾胃运化失常是其发生的关键。

在临床上，津液生成障碍主要表现为机体津液亏少，脏腑、形体、官窍、皮毛等失其滋养、濡润和充盈，从而产生一系列干燥枯涩的病理状态。若津液输布、排泄障碍，则易形成涉及各脏腑的湿证病变。涎液分泌不足，则口腔保护、清洁、消化功能下降，易导致进食难以吞咽，食物消化不良。胃液亏虚，则受纳和腐熟功能异常，胃内容物的有效分解和消化将减慢，会出现消化不良、细菌的生长繁殖。若小肠液亏，清浊不分，均经阑门进入大肠形成粪便，则导致食物的消化吸收障碍。若涎液增多，则口涎淋漓，呛咳频频，口淡无味，喜唾。胃液过多，则反酸嗳气，呃逆胃反，胃中嘈杂。小肠津液过多，则腹泻腹胀，肠鸣，小便量少。大肠津液增多，则腹痛便溏，里急后重。

二、湿在脾系统疾病中的病理表现

湿邪因其病因、病机、兼夹变化多样，具有独特的致病特点和转归。

（一）湿邪致病特点

从外因来看，湿邪缘于气候潮湿、涉水淋雨、居住潮湿、感受疫疠等，或从口鼻或从皮肤伤人，从而使脏腑经络受损、气血阴阳失调而致病。尤其在梅雨季节、夏末秋初湿盛时节等湿较重的环境中，感受更为明显。金代医家李杲所著《脾胃论》指出："百病皆由脾胃衰而生也。"湿邪直中脾胃，脾失运化则发百病。

若饮食不洁，或外感湿邪，则发为呕吐、泄泻。如急性胃肠炎多因外感寒湿、湿热、湿浊之邪,或夏令感受暑湿,或外来饮食之湿直中脾胃而发。湿邪停滞于胃,故呕吐;邪入肠腑,故泄泻。

或禀赋不足,或饮食失节,或情志失调等,致脾胃虚弱,亦可内生湿邪。脾胃虚弱,水液运化失司,则湿浊内生,阻滞气机,耗伤阳气。脾胃运化失常,气血生化乏源,久而久之导致气虚,而脾主运化水湿,脾气虚则运化水湿无力,又会进一步促进湿邪内生。脾气不足,湿浊困阻肌肉,可见少气懒言、肢困身重;湿浊困脾,则见胃脘痞闷、饮食减少;鼓动血行之力不足,故脉象沉缓。湿阻气机,阳气郁闭,卫外失固,则不能耐受风、寒、暑、湿等邪气。如慢性泄泻、溃疡性结肠炎、克罗恩病等疾病的发病均与脾虚引发湿浊内生有关。其中,慢性泄泻具备典型湿证表现。《黄帝内经》曰:"湿胜则濡泻。"脾胃虚弱,不能受纳水谷和运化精微,以致水聚成湿,谷反成滞,湿滞内停,清浊不分,混杂而下,遂成泄泻。且久泻往往湿盛与脾虚互为因果,湿盛可以困遏脾运,脾虚又易生湿,致使泄泻反复发作,影响预后。

湿邪重浊黏滞,难以速除,常伏于体内而成伏邪,从而成为脾胃病变反复发作之宿根。湿性重浊、黏滞、趋下。脾喜燥恶湿,外湿侵体,易犯脾胃,致脾失健运,气血生化无源,升降出入气机紊乱。湿泛于口鼻,则见口中甜腻、不识香臭;湿蕴于中焦,则见脘腹胀满、纳呆食少、痞闷不适;湿注下焦,则可见大便黏滞等;湿阻气机,可出现脘腹痞塞、呕恶纳呆、食入难化等症状。

综上可知,外湿与内湿引起的湿证虽然成因不同,但在发病中常相互影响。湿邪入侵会影响脾的运化而导致湿自内生,反之,脾虚运化水湿无力而生湿,又常易招致湿邪的入侵。

(二)湿邪致病转归

湿邪因人、因时、因地之不同,常发生转化或夹杂其他多种因素作用于人体,导致人体出现不同的疾病状态,对个体的健康产生不同程度的影响。

湿邪致病,阳盛者,湿多从热化而偏湿热;阴盛者,湿多从寒化而偏寒湿。湿邪寒化,寒湿困脾,可见脘腹闷胀、胃脘冷痛、泛恶欲吐、口淡不渴、头身困重、面色晦黄、便溏等症状;湿邪热化,湿热壅滞,可见脘腹痞闷、纳呆呕恶、便溏尿黄、肢体困重,或面目肌肤发黄、色泽鲜明如橘子,皮肤发痒,或身热起伏、汗出热不解等;湿阻气机,气滞血瘀,湿瘀互结,蕴结于大肠,损伤肠络,则便血、腹痛、里急后重;湿热瘀互结,则化为毒,湿毒内侵,则肠痈内生;若湿滞日久,可化热伤阴,出现口干喜饮、便干等阴虚表现;湿邪亦可伤脾阳及肾阳,而见腹胀纳少、腹痛喜温喜按、畏寒肢冷、大便溏薄清稀、五更泻、久泻、腰膝酸软等。种种不同,不胜枚举。

在湿证早期阶段,患者舌质舌苔变化较为明显,多为不同程度的滑腻苔,或白腻苔、黄白腻苔、黄腻苔;中期化热转为燥苔、腐腻苔;晚期进一步化热伤阴或伤阳,出现少苔、花剥苔甚或无苔。舌质也有淡红、红、暗红、紫暗、暗淡等相应变化。由此可知,不同病变阶段,与湿相关的疾病的特点不同。

此外,天时亦是影响湿邪致病转归的重要原因。夏日炎炎,湿热蒸腾,多发湿热,湿邪多从热化;冬日苦寒,多发寒湿,湿邪多从寒化等。用药亦当谨记用寒远寒,用热远热。寒时治湿热,热时治寒湿,可取事半功倍之效。

(三)湿证防治

湿证防治当以祛湿为中心。祛湿必先健脾,脾气健运则水湿得化;健脾又必须调气,气机调畅则脾胃升降有序。脾为气机升降的枢纽,气行则水行,气滞则水停;调畅脾胃之气机,使脾气健运,胃气通降,清升浊降,则水湿自消。因此,祛湿健脾为脾胃病湿证的治疗大法,再结合患者舌质、舌苔的变化,有针对性地辨证用药,从而达到湿去正气恢复之目的。但祛除体内的湿不能只依靠药物,也需配合自我调养,改掉不良生活习惯,加强锻炼,保持良好心情,避免湿的产生,提升正气以排出体内之湿。

综上所述,脾系统影响人体津液代谢,与湿密切相关。湿邪因其不同病因病机、兼夹变化,在脾系统疾病中表现出独特的症状特点及转归。本章节将从湿性体质、外湿所致脾胃系统疾病、胃食管反流病、慢性胃炎、结直肠腺瘤、慢性腹泻、溃疡性结肠炎、克罗恩病等方面来论述脾系统疾病湿证的成因、临床表现、诊断和治疗。

第二节　分　论

一、湿性体质

体质(constitution)是指个体在先天禀赋和后天获得的基础上,所形成的在形态结构、生理功能和心理状态等方面综合的、相对稳定的固有特质。湿性体质是中医的体质类型之一,系由脾胃虚弱,无力运化水液,导致水湿内停而成,从而出现身体困重、食欲不振、口中黏腻等一系列代谢紊乱的特征表现。湿性体质易发生心脑血管疾病、代谢性疾病、肿瘤、不孕不育等,与亚健康和冠心病、高血压、糖尿病、高脂血症、卒中等多种生活习惯疾病的发生、发展有着密切关系。

以临床证候辨别而言,有因体质阳盛,湿从热化而偏湿热者;有因体质阴盛,湿从寒化而偏寒湿者。无论寒湿或湿热,其基本病机皆为水湿停滞,气机失常。"湿"贯穿湿性体质的发生、发展及预后,是湿性体质病机的主要因素。

(一)湿性体质的内涵与成因

体质的形成是一个复杂的过程,涉及多个因素的综合作用。在中医理论中,湿性体质通常是由于人体内部环境失衡,导致体内湿气过重而形成的。这种失衡与先、后

天多种因素相关。其核心病机为脾胃功能失调,水湿内生。具体病因可分为:

1. 先天禀赋不足,脾胃虚弱　脾有运化水液的作用,若先天禀赋不足,素体虚弱,脾脏健运之力减弱,导致水液潴留,则易形成湿性体质。

2. 饮食不节　恣食肥甘厚腻,或过食生冷、过饱,或嗜食烟酒,均可损伤脾胃,导致脾胃运化失节,湿浊内停,逐渐形成湿性体质。

3. 环境因素　久居潮湿环境,通风不良,或长期处于气候潮湿、寒冷多雨等环境条件下,会增进湿气的形成。以上环境因素长期作用于人体,易发展为湿性体质。

4. 精神因素　长期精神不协调,如喜怒无常、焦虑、烦躁,容易导致脏腑功能紊乱,使体内聚湿生痰,形成湿性体质。

5. 生活习惯不良　过度安逸,缺乏运动,或过度疲劳,过度熬夜等不良生活习惯,会影响人体的正常代谢,使湿气聚积,日久形成湿性体质。

(二)湿性体质的表现与影响

"湿"是形成湿性体质的主要因素。湿性体质人群在形体、症状表现、舌脉、心理特征、发病倾向以及对外界的适应能力等各方面也呈现出"湿"的特征。

湿泛于肌肤,故见体形肥胖,皮肤及头发油腻,面部秽浊,多汗且黏;湿上泛于口,则可见口中黏腻或甜;湿弥漫上焦,则见胸闷,痰多;湿蕴于中焦,则见纳呆食少,脘痞不舒;湿浊下注,则可能出现阴囊潮湿,或带下量多,大便黏滞等;舌体胖大,舌苔厚腻、水滑,脉濡或脉滑,也为湿浊内蕴之象。同时,湿还具有重浊的性质特点,易使人困倦、沉重、怠惰懒动;湿性体质人群在性格上多偏温和、稳重,多善于忍耐,湿蕴而化热者则易急躁。湿性体质人群对湿较重的环境如梅雨季节、夏末秋初湿热交蒸气候尤难适应。

湿作为一种常见且复杂的病理因素,常转化或夹杂多种因素作用于人体,导致人体出现不同偏颇的体质状态,对个体的健康产生不同程度的影响。

1. 痰湿体质的表现与影响　痰湿体质是指由于先天禀赋不足,加之过食肥甘、环境因素,或长期久病、缺乏运动等因素导致脏腑气化功能失调,津液运化失司,水湿停聚在体内,聚湿成痰,迁延日久而逐渐形成的以黏滞重浊为主的偏颇体质状态。《丹溪心法》提出:"肥白人必多痰。"痰湿五行属土,同气相求,故痰湿喜居五行属土的部位如肌肉、大腹等处,致该体质人群多体形肥胖,尤以腹部肥胖为主;如痰湿上泛面部,则面部皮肤油脂多;如痰湿阻遏清阳上升,则可能出现面色偏黄、晦暗之象。

2. 寒湿体质的表现与影响　湿为寒之体,寒为湿之性。《医原》曰:"寒湿为湿之本气,本气为阴邪。"湿为阴邪,易于寒化。阴寒偏盛,水湿不化,水泛肌肤则肢体水肿,未伤津液则口淡不渴。若寒湿内阻,湿困脾胃,致水湿不运,气机壅滞,则脘腹痞闷;胃不受纳,则不思饮食;脾气不运,水湿不化,清浊不分,并走大肠,则大便溏薄。寒湿困于关节经络,则见肢体沉重、关节肌肉酸痛、四肢活动不利。

3. 湿热体质的表现与影响　随着气候变化以及生活方式的改变,人的体质也发生了极大变化。古时气候环境恶劣,人多寒湿体质,而今人多湿热体质。《临证指南医案》首次提出湿热体质,并载"若其人色苍赤而瘦,肌肉坚结者,其体属阳,此外感湿邪,必易于化热;若内生湿邪,多因膏粱酒醴,必患湿热、湿火之症",详述了湿热体质的特征。湿热体质是湿与热相互交织酝酿而成的一种体质类型。湿热熏蒸于外,泛于肌肤,则见面垢油光,易患疮疖、痤疮等;湿热偏于上焦,则口干口苦;湿热内阻,阻滞气机,则身重困倦;湿热趋下,则影响大肠与膀胱,出现小便短赤、大便黏滞或燥结之象;湿热扰心则易心烦气躁,其人不耐高温潮湿环境。

4. 气虚湿质的表现与影响　湿浊蕴于机体,困于脾胃,影响其运化功能,致使气血生化乏源,久而久之导致气虚,而脾主运化水湿,脾气虚则运化水湿能力下降,又会进一步促进湿邪内生,形成气虚湿质。气虚体质者因脾气不足,湿浊困阻肌肉,可表现为少气懒言、肢困身重;脾虚无力运化,则出现胃脘痞闷、饮食减少;鼓动血行之力不足,故脉象沉缓。气虚湿质者卫外失固,不能耐受风、寒、暑、湿等邪气。

5. 阳虚湿质的表现与影响　湿属阴,具有沉重、混浊的特性,易下注并凝滞在人体下部。湿浊长期困阻,阴气过盛,消耗人体阳气,使阳气逐渐亏虚,从而形成阳虚湿质的体质状态。阳气亏虚,加之湿浊内阻气机,机体失于温煦,故可见肌肉松软、畏寒肢冷;阳气不能蒸腾、气化水液,则见水肿、小便清长、夜尿频多。此种体质人群易患痰饮、肿胀、泄泻等病证。

(三) 湿性体质的辨识与鉴别诊断

湿性体质的机体功能仍在代偿阶段,尚未出现明显的功能性或器质性病变。但通过中医四诊仍可找到湿证的相关证据,尤其在舌象、脉象以及常见症状等方面。

1. 辨识要点

(1)总体特征:以形体肥胖、口黏苔腻等湿性表现为主要特征。

(2)形体特征:体形肥胖或消瘦,腹部肥满松软。

(3)舌脉特征:舌体胖大,舌苔厚腻或水滑,脉濡或脉滑。

(4)常见表现:皮肤及头发油腻,面部秽浊,多汗且黏,易困倦,周身沉重,怠惰懒动,胸闷脘痞,纳呆食少,口中黏腻或甜,喜食肥甘甜黏。

(5)心理特征:性格偏温和、稳重,多善于忍耐,或性情急躁。

(6)发病倾向:易患消渴、痤疮、痹病等病。

(7)对外界环境适应能力:对梅雨季节及湿重环境适应能力差。

2. 鉴别诊断要点　除上述共性特征外,湿性不同偏颇体质状态在临床表现上亦呈现出差异性。

(1)痰湿体质:面部皮肤油脂较多,多汗且黏,胸闷,痰多,面色淡黄而暗,眼胞微浮,容易困倦,口黏腻或甜,平素舌体胖大,舌苔白腻或甜,身重不爽,喜食肥甘甜腻。

（2）寒湿体质：脘腹痞闷，口腻纳呆，口淡不渴，关节肌肉酸痛，肢体沉重，妇女则白带量多质稀，易腹泻，舌质淡胖，苔白滑腻，脉沉濡缓等。

（3）湿热体质：身热不扬，口渴不欲多饮，口干口苦，口臭，小便短黄，大便黏滞不爽，里急后重或便秘，舌质红，苔黄腻，脉滑数等。

（4）气虚湿质：少气懒言，胃脘痞闷，饮食减少，或口黏纳呆，肢困身重，面色萎黄，甚者微肿，妇女白带量多，舌质淡胖，舌苔薄白腻，脉沉缓等。

（5）阳虚湿质：畏寒肢冷，面色苍白，肢体困重，水肿，食少腹胀，小便清长、夜尿频多，大便溏泻，舌质淡胖，苔白腻或白滑，脉沉迟而滑等。

（四）湿性体质的预防与治疗

基于"治未病"理念，针对中医湿性体质，采用祛湿利湿法进行调理治疗。同时治疗重点应放在平时的养护和调摄上，调整个体体质的偏颇，纠正个体亚健康状态，以达到预防疾病的目的。

1. 痰湿体质

治法：健脾祛湿，化痰泄浊。

推荐方剂：二陈汤（《太平惠民和剂局方》）合平胃散（《简要济众方》）。

常用药物：苍术、厚朴、陈皮、半夏、白茯苓、甘草等。

痰湿体质者宜平时保持清淡饮食，多吃新鲜的蔬菜，避免食用肥甘甜腻食物；养成良好的生活习惯，注意休息，避免过度劳累，避免熬夜，保持充足的睡眠。

2. 寒湿体质

治法：散寒化湿。

推荐方剂：藿香正气散（《太平惠民和剂局方》）。

常用药物：大腹皮、白芷、紫苏、茯苓、半夏曲、白术、陈皮、厚朴、苦桔梗、藿香、甘草等。

寒湿体质者可适当食用羊肉、牛肉、葱、姜、蒜、辣椒等具有温阳作用的食物，有助于通过出汗将寒湿从毛孔排出，帮助寒湿体质者改善体质。

3. 湿热体质

治法：清热燥湿。

推荐方剂：甘露消毒丹（《医效秘传》）。

常用药物：滑石、茵陈、石菖蒲、木通、射干、白豆蔻、连翘、黄芩、川贝母、藿香、薄荷等。

湿热体质者应避免食用肥甘厚腻和辛辣的食物，可适当食用具有清热利湿、健脾作用的食物，如冬瓜、绿豆、苦瓜、薏苡仁等，辅助改善湿热体质。

4. 气虚湿质

治法：健脾化湿。

推荐方剂：参苓白术散（《太平惠民和剂局方》）。

常用药物：人参、茯苓、白术、山药、白扁豆、莲子、薏苡仁、砂仁、桔梗、甘草等。

气虚湿质者可食用具有健脾利湿功效的食物，如山药粥、芡实山药粥、绿豆汤、赤小豆汤或薏仁粥等。忌劳累太过，饥饱失宜。

5. 阳虚湿质

治法：温阳化湿。

推荐方剂：理中汤（《伤寒论》）。

常用药物：人参、干姜、甘草、白术等。

阳虚湿质者可适当食用温阳祛湿的食物，如牛肉、鸡肉、韭菜、茯苓等。也可以采用中医外治法，如拔罐、艾灸等，以达温阳散寒、利水化湿、调理阳虚湿质的目的。

（五）现代研究

湿性体质是一种介于疾病与正常生理之间的偏颇体质状态，其形成过程、特征表现具有多元性、相关性和整体性等特点，是一种相对稳定的固有特质。湿性体质与心血管疾病、内分泌疾病及代谢性疾病等多种疾病的发生密切相关。研究发现，痰湿体质者在多囊卵巢综合征患者中占比较高，且痰湿体质明显引起高雄激素血症和高胰岛素血症，进而导致多囊卵巢综合征的形成。糖尿病在中国古代多认为是阴虚内热所致，但现代调查研究表明，糖尿病与湿性体质也有密切关系。有学者对不同地区的糖尿病患者进行体质调查，发现糖尿病患者的常见体质类型中以痰湿体质为主，而且痰湿体质可明显导致糖调节受损和糖耐量异常。也有研究发现，糖尿病肾病患者从早期至晚期，湿热证、痰热证、瘀热证、浊热证患者的比例逐渐增高。有研究通过对比正常高值血压人群与正常血压人群发现，在偏颇体质人群中，正常高值血压发生的主要体质危险因素为痰湿质、湿热质、血瘀质，其代谢指标紊乱情况明显高于正常血压人群。对青春期痤疮与中医体质类型的相关性进行研究时发现，湿热体质发病的可能性是非湿热体质的 1.849 倍。还有学者通过文献计量研究发现，湿热体质在高尿酸血症、慢性胃炎、少弱畸形精子症、湿疹、乙肝、便秘、胆石症、痛风等疾病中也分布较高。

中医理论认为，脏腑功能失调是形成湿性体质的基础，其中与肺脾肾肝的关系最为密切，然此四脏中，脾为生湿之源，故湿性体质的调理应以健脾化湿为要。早在《金匮要略》中就提出"未病先防""既病防变"的理念。在实践中应当结合因人制宜、标本兼顾原则，采取药物调理与养生保健相结合的方式，调理人体脏腑阴阳，使其达到平衡，从而改善湿性体质。此外，湿邪蕴于体内阻滞气机，气机不畅则湿邪难除，久而导致湿性体质的形成，而针灸等疗法可以疏通人体经络、调畅气机，从而达到调理湿性体质的目的。有医家整合各类针灸疗法的治疗层次与优势，将刮痧、常规针刺以及刺血拔罐等多种手段相结合，对湿热体质的痤疮患者进行综合调理，取得了显著疗效。

（六）实践举例

李某,女,45 岁。初诊:2020 年 11 月 24 日,小雪。身高 168cm,体重 98kg,体重指数 34.7。

主诉:腹痛、腹胀月余。

现症见:上腹部胀痛,食欲不振,乏力身重,纳食欠佳,无恶心、呕吐,无口干、口苦,无反酸、烧心,无心慌、胸闷,精神、情志可,睡眠欠佳,二便调,舌淡红,苔白腻,脉滑。

既往有 10 年"吸烟史",1 包 /d,已戒烟。

查体:腹型肥胖。辅助检查:血脂 19.2mmol/L,尿酸 510μmol/L。

中医诊断:痰湿体质,肥胖。

西医诊断:代谢综合征。

中医治法:益气健脾,燥湿和中。

方剂:二陈平胃散加减。

处方:苍术 15g,厚朴 10g,陈皮 10g,茯苓 20g,白术 15g,枳壳 10g,猪苓 20g,甘草 5g。7 剂,水煎内服,每日 1 剂,每次 200ml,每日 3 次。

嘱患者少食肥甘厚味,保持良好情绪,适当合理锻炼,避免损伤关节。

二诊:患者诉腹痛、腹胀减轻,乏力倦怠明显缓解,胃口稍好转,仍伴有肢软身重,二便调。舌淡红,苔白微腻,脉滑。患者症状减轻,考虑仍有痰湿内停,仍拟原方案加减治疗。

按语: 本案应重视脾虚与湿邪的关系。嗜食肥甘厚味、饮食不节或饮食不洁等均会损伤脾胃,使脾胃运化失职,津液转输障碍,停聚而生湿,酿生痰浊,致脂肪的产生及堆积。脾为湿土,不论外湿、内湿伤人,必同气相求,故湿必归脾而害脾,治疗上多以健脾化湿为治则。本病以脾胃虚弱为本,痰湿为标,治疗时紧抓"本虚标实"这个病机关键,立足脾胃,从痰湿论治。一方面通过健运脾胃以正本源,使脾胃升降得司,气血调畅,从而杜绝痰湿的产生;另一方面辅以化痰祛湿等法,以祛除多余的痰湿、水浊等。此外,代谢综合征要遵循防重于治、防治结合的治疗原则。随着生活水平的提高,以高血压、高血脂、高血糖等为主要表现的代谢综合征患者日渐增多,而且逐渐呈年轻化趋势。应改善饮食方式,以"低能量、低脂、适量蛋白质饮食,限制热量摄入、长期平衡膳食、个体化"为饮食原则,加上适当合理的运动锻炼,才能取得较好的疗效。

二、外湿所致脾胃系统疾病

凡具有重着、黏滞等特性的邪气称为湿邪。湿邪是六淫之一。湿邪常常与暑邪、寒邪、热邪等相兼为病。外湿直中脾胃,导致脾胃系统疾病,常表现为恶心、呕吐、腹痛、腹泻,好发于梅雨季节、夏末秋初等湿盛时节。外湿所致脾胃系统疾病的代表病种是西医学的急性胃肠炎,故以急性胃肠炎作为代表病种进行论述。

(一)急性胃肠炎湿证的内涵与成因

急性胃肠炎往往急性起病,感受外湿是其根本发病原因。外湿可分为外感环境之湿、外来饮食之湿。

1. 外感环境之湿　缘于气候潮湿、涉水淋雨、居住潮湿、感受疫疠等,寒湿、暑湿、湿热等外湿或从口鼻或从皮肤侵袭人体,若直中脾胃,引发正气驱邪外出,邪在胃则呕吐,邪入肠腑则泄泻。湿邪损伤脾胃,脾胃功能失调,胃气不降,故呕吐;脾气不升,水谷走肠间,故泄泻。

2. 外来饮食之湿　若食入生冷腐馊、秽浊不洁的食物,外来饮食之湿随之直中脾胃,以致胃气不降,则呕吐;脾失健运,清气不升,小肠清浊不分,大肠传导失司,则泄泻。《景岳全书·杂证谟·泄泻》曰:"若饮食失节,起居不时,以致脾胃受伤,则水反为湿,谷反为滞,精华之气不能输化,乃致合污下降,而泻痢作矣。"

(二)急性胃肠炎湿证的表现与影响

外湿直中脾胃,使脾胃功能失调,运化不足,而致水湿停滞于胃肠,表现为恶心、呕吐、腹痛、腹泻。外湿常常与暑邪、寒邪、热邪等相兼为病,故又可细分为湿浊中阻、暑湿中阻、湿热中阻、寒湿中阻及饮食积滞等证候。各证候表现如下:

1. 湿浊中阻　湿浊困阻中焦脾胃,郁遏气机,则表现为呕恶厌食、胸闷脘痞;湿浊流注周身,困阻气机,则见身重疼痛、肢体倦怠;湿浊郁遏营卫,经气不利,则头痛恶寒;湿性黏滞,壅滞肠腑,则泻而不爽、小便短涩;苔白腻,脉濡数或细缓。

2. 暑湿中阻　夏令感受暑湿之邪,伤及肠胃,致传化失常,胃失和降,则呕恶、胃脘不适;肠中暑湿郁热,热迫于肠,故见泻下急迫;湿性黏滞,则泻而不畅;暑湿郁于肌表,则见发热;暑热伤津,则可见口渴面赤、小便短赤灼热之候;舌苔腻,脉浮而数。

3. 湿热中阻　素体阳盛,或者嗜食肥甘厚腻及辛辣之品,则湿容易与热相结,且湿久亦郁而化热,或因外感湿热之邪,郁遏中焦,使胃失和降,胃气上逆则恶心呕吐;湿热秽浊之气内盛,湿热交结,则见发热;肠腑传化失常,则见泻下急迫、泻而不爽、粪色黄褐臭秽、肛门灼热、小溲短黄;秽浊之气上蒸,故见烦热口渴;舌质红,苔黄腻,脉滑数或濡数。

4. 寒湿中阻　素体脾阳不足或过食生冷,导致寒与湿相合,或感受寒湿秽浊之气,壅滞中焦,使胃失和降,胃气上逆则呕恶;困脾伤肠,则见脘闷食少、腹痛肠鸣;寒气偏胜,则泻下清稀甚则如水样;寒湿郁于肌表,正邪交争,则见恶寒发热、头身疼痛;舌苔白腻,脉濡缓。

5. 饮食积滞　饮食失节致食滞内停,气机不畅,传导失职,运化失司,胃肠不和,食物停滞不化而腐败,使湿浊内生,阻滞气机,胃失和降,胃气上逆则呕恶;肠腑失和,故腹痛肠鸣、泻下臭如败卵;泻后浊气下泄,故泻后痛减。食滞胃肠,中焦失运,受纳无权,故腹痛胀满、不思饮食。舌苔垢浊或厚腻,脉滑或沉实。

影响: 外感湿邪,引发机体驱邪外出,因势利导,邪在胃则呕吐,邪在肠则泄泻。饮食所伤,致脾胃功能失调,亦可出现呕吐、腹泻。亦有素体脾胃虚弱,水湿内生,加之感受外湿,外湿引动内湿,阻滞气机而发病。以上情况,"湿"是导致急性胃肠炎的重要原因,并贯穿疾病发生、发展的始终。只有当湿邪得祛,病因得除,疾病方可痊愈。若外感湿邪过盛,亦可损伤脾胃,形成虚实夹杂之证。

(三)急性胃肠炎湿证的诊断要点

1. 疾病诊断要点

(1)以恶心、呕吐、腹泻(排便次数增多、大便粪质稀溏或粪如水样)、腹痛为主症,部分患者可有发热。

(2)发病有明显季节性,夏暑时节多见,起病急骤,上吐下泻,泻下急迫而量多。

(3)发病有明显诱因,或因感受外邪,或因饮食失节。

2. 证型诊断要点

(1)湿浊中阻证:腹痛肠鸣,泻而不爽,呕恶厌食,胸闷脘痞,头痛恶寒,汗出不畅,身重疼痛,肢体倦怠,小便短涩,苔白腻,脉濡数或细缓。

(2)暑湿中阻证:夏令之时,呕吐,泄泻腹痛,泻下急迫,或泻而不爽,粪色黄褐臭秽,肛门灼热,发热头重,口渴面赤,恶寒无汗,胸闷不舒,尿短赤灼热,舌苔腻,脉浮而数。

(3)湿热中阻证:呕吐,泄泻腹痛,泻下急迫,或泻而不爽,粪色黄褐臭秽,肛门灼热,发热,烦热口渴,小便短黄,舌质红,苔黄腻,脉滑数或濡数。

(4)寒湿中阻证:恶心呕吐,泄泻清稀、甚则如水样,脘闷食少,腹痛肠鸣,或兼恶寒,发热,头痛,肢体酸痛,舌苔白或白腻,脉濡缓。

(5)饮食积滞证:腹痛肠鸣,泻下粪便臭如败卵,泻后痛减。脘腹胀满或疼痛,嗳腐吞酸,或呕吐酸腐食物,不思饮食,舌苔垢浊或厚腻,脉滑或沉实。

(四)急性胃肠炎湿证的预防与治疗

急性胃肠炎湿证治疗的关键在于及时祛除湿邪。根据湿热、暑湿与寒湿的不同,分别采用清热化湿、清暑祛湿、温化寒湿的不同治法,结合健运脾胃。

1. 中医内治法

(1)湿浊中阻证

治法:宣畅气机,清利湿热。

推荐方剂:三仁汤(《温病条辨》)加减。

常用药物:杏仁、飞滑石、白通草、白蔻仁、生薏苡仁、竹叶、厚朴等。

(2)暑湿中阻证

治法:祛暑解表,清热化湿。

推荐方剂:新加香薷饮(《温病条辨》)加减。

常用药物:香薷、金银花、鲜扁豆花、厚朴、连翘等。

(3)湿热中阻证

治法:清热利湿止泻。

推荐方剂:葛根芩连汤(《伤寒论》)。

常用药物:葛根、黄芩、黄连、炙甘草等。

(4)寒湿中阻证

治法:芳香化湿,疏表散寒。

推荐方剂:藿香正气散(《太平惠民和剂局方》)。

常用药物:藿香、大腹皮、白芷、紫苏、茯苓、半夏曲、白术、厚朴等。

(5)饮食积滞证

治法:消食导滞,和中止泻。

推荐方剂:保和丸(《丹溪心法》)。

常用药物:山楂、神曲、半夏、茯苓、陈皮、连翘、莱菔子等。

2. 中医外治法

(1)针刺法

主穴:天枢、神阙、大肠俞、上巨虚、三阴交。

配穴:寒湿者,可选用合谷、列缺、阴陵泉、上巨虚(灸法),用平补平泻法,可灸;或可艾灸或隔姜灸足三里、神阙等穴位,以温中健脾。湿热者,可选用曲池、阴陵泉、内庭,用泻法。食积者,可选用中脘、足三里、气海、曲池,用泻法。

操作方法:使用 0.50mm×50mm 毫针,取主、配穴进行治疗,根据穴位部位不同选择进针角度及深度,根据病情使用补、泻手法,留针 30 分钟。

疗程:每天 1 次,7 天为 1 个疗程。一般治疗 3~4 个疗程。

(2)艾灸法

常用穴位:天枢、神阙、中脘、足三里、脾俞、胃俞等,灸 15 分钟左右,至皮肤潮红为度。

3. 预防　避免冒雨受寒;暑热之时避免长期户外暴晒,及时补充水分;调饮食,食有节律、饥饱适中、谨和五味;勤运动,习练中医传统养生保健术如五禽戏、八段锦、太极拳等,使得百脉通畅,气血调和,以增强体质;调情志,勿过度思虑,以防肝郁伤脾。

(五) 现代研究

急性胃肠炎是一种常见的消化系统疾病,主要由病毒、细菌或寄生虫感染引起。在病因研究中,病毒性胃肠炎主要由诺如病毒、腺病毒等病毒引起;细菌性胃肠炎由沙门菌、大肠杆菌等细菌引起;寄生虫性胃肠炎则主要由隐孢子虫等寄生虫引起。其发病机制涉及脑-肠轴紊乱、胃肠动力异常、内脏高敏感、肠黏膜屏障损伤等,最终引起食物消化不完全、水液代谢失调和肠蠕动过快,导致粪便稀薄,排便次数增多。此外,在肠道疾病的发生过程中,肠道菌群是一个不可缺少的条件。研究表明,大多数感染性腹泻与肠道菌群紊乱密切相关。肠道微环境稳态对人类抵抗肠道病原菌引起的感染性疾病极其重要。中医药可以通过促进肠道有益菌生成、调节肠道菌群代谢产物、抑制有害菌繁殖等途径缓解腹泻。

(六)实践举例

张某,男,35岁。2009年8月5日初诊。因过食辛辣油腻之品,次日出现腹痛、腹泻,大便如稀水样,色黄臭秽,伴肛门灼热感,日下数十次。伴发热,恶心呕吐,倦怠无力,胸脘烦热,面赤口渴,小便短黄,脉沉数,舌苔黄腻。查体:体温39℃,神识清楚。

西医诊断:急性胃肠炎。

中医诊断:泄泻(湿热中阻证)。

治法:清热利湿止泻。

方药:葛根芩连汤加减。

处方:黄芩10g,葛根30g,黄连10g,布渣叶15g,火炭母20g,泽泻15g,炙甘草5g等。日1剂,水煎服,早晚温服。

服药1剂后,汗出热解,泄泻次数显著减少。后又连服3剂,诸症悉退。

按语:本案患者因饮食失宜,内伤脾胃,致食滞内停,湿热壅遏于肠腑而发病。治以葛根芩连汤加味。方中葛根升清止泻,外解肌表之邪,内清阳明热毒;黄芩、黄连苦寒清热,燥湿止泻;布渣叶、火炭母清热解毒;泽泻分利小便,即所谓"利小水而实大肠"也;炙甘草甘缓和中,调和诸药。外疏内清,表里同治,使表解里和,身热下利自愈。

三、胃食管反流病

胃食管反流病(gastroesophageal reflux disease,GERD)是指由胃内容物反流入食管引起的反流相关症状和/或并发症,主要临床表现为反酸、烧心、胸骨后烧灼感、食物反流等。中医学将其归属于"吐酸""吞酸""嘈杂""反胃""胃痞"等范畴,又因其病位在食管,故可将其归属于"食管瘅"范畴。其中,脾胃虚弱,胃阴不足是GERD的发病基础;胃失和降,胃气上逆是其基本病机。本病的病理因素有虚有实,虚责之气虚、阴虚,实责之痰、湿、热、气、郁。其中,湿在GERD的发生发展中起到关键作用。

(一)胃食管反流病湿证的内涵与成因

1. 胃食管反流病湿证的内涵 胃食管反流病的致病特点与湿阻气滞密切相关。湿邪是一种病邪,常见于湿热、湿寒等环境中,也可由饮食不当而生。当体内湿邪过多时,容易影响脾胃的消化功能,从而导致胃肠道问题,如发生胃食管反流病。湿阻气滞是指湿邪阻滞气机的升降出入运动,从而引起肺失宣降、肝失疏泄、经络失养、清气不升、浊气不降等脏腑经络病变,以及气、血、津液代谢失常的一种临床常见病机。

湿邪为外感六淫病邪的一种。从邪气的性质来看:其一,湿性类水。水属于阴,故湿为阴邪。湿邪侵及人体,留滞于脏腑经络,最易阻滞气机,从而使气机升降失常。胸胁为气机升降之道路,若湿阻胸胁,气机不畅则胸闷、胁痛;湿困脾胃,使脾胃纳运失职,升降失常,故现纳差、脘痞腹胀、便溏不爽、小便短涩之症状。由于湿为阴邪,阴胜则阳病,故湿邪为害,易伤阳气,使阳气不振则肢困易倦、体酸乏力。其二,湿性重浊。"重"即沉重或重着之意,是指感受湿邪后,常感觉头部昏沉、周身酸困、四肢沉重等。"浊"即秽浊,多指分泌物秽浊不清而言,如临床症状多见面垢眵多、大便溏泻、下痢黏液脓血、小便混浊等。其三,湿性黏滞。"黏"即黏腻;"滞"即停滞。主要体现在两方面:一是指湿病症状多黏滞而不爽,如排出物及分泌物多黏腻滞涩而不畅;二是指湿邪为病多缠绵难愈,病程较长或反复发作。其四,湿性趋下,易伤阴位。湿邪伤人,其病多见于下部。

气是构成人体和维持生命活动的最基本物质,以升降出入的形式运行于脏腑经络,通过其推动、温煦、防御、固摄、气化的作用完成气、血、津液的生成、转化、输布及排泄。机体的各种生命活动,实质上都是气的升降出入的具体体现。如果气的升降出入运动在某些局部发生阻滞不通时即为气滞,势必造成局部气血津液流通不畅,或脏腑功能失调,而这一病机在脾、胃及肝三脏中的表现更为明显。

脾胃居中焦,升清而降浊。湿为阴邪,其性黏滞,易阻滞气机,使脾胃升降失职,则饮食停滞腐败作酸,随气上逆而为反酸,并可见嗳气、痞满。肝主疏泄,若肝气不疏,脾胃不足,则木郁乘土。《黄帝内经》云:"气有余,则制己所胜而侮所不胜;其不及,则己所不胜侮而乘之,己所胜轻而侮之。"肝气有余则制己所胜,即木乘土。脾土不及则肝木亦可侮而乘之,即土虚木乘。二者均可出现烧心、食欲不振、胃脘胀痛连及两胁,或有窜痛等症状。

胃食管反流病常见反酸、烧心、胸骨后灼痛、嗳气、咽部不适等症状,与湿阻气滞的病机相关。若气机运行不畅,湿郁而化热,烧灼津液则可出现胸骨后烧灼感、咽痛、咽部有异物感。脾虚湿滞,湿郁化热,可见烧心、胸骨后灼痛。胸阳不振,升降乖戾,清气不升,浊阴上逆,湿与痰气痹阻胸膈,可见反酸、嗳气、烧心、胸骨后灼痛等不适。脾虚痰凝,胃气上逆,痰湿痹阻咽喉,可见咽部有异物感等不适。

2. 胃食管反流病湿证的成因　情志抑郁、思虑太过,嗜食肥甘厚腻及饮料、烟酒无度,素罹胆病、胆热犯胃以及禀赋不足、脾胃虚弱等为 GERD 的主要病因。胃食管反流病湿证的成因包括以下几个方面:

其一,外邪致病,感受湿邪。长期阴雨,空气潮湿,或久居卑湿之地,或涉水作业,或工作于潮湿之处,或冒雨露雾湿,使湿邪易袭人而病。我国长江流域、沿海等地,每到夏令梅雨季节,雨量集中、空气潮湿,持续时间亦较长,这段时期稍有不慎,即可感湿而病。

岭南地区尤甚。岭南地区指以五岭为界,五岭以南地带,大都属于亚热带湿润季风气候区。气温常年偏高,雨水充沛,地表含有大量水分,炎热气温易使水分蒸发向上,构成了岭南地区特有的湿热气候。《素问·异法方宜论》记载:"南方者,天地所长养,阳之所盛处也……雾露之所聚也。"四季如夏,晨昏多露,雨淫多侵。人们常居此地,易感湿热邪气;湿性重浊黏滞,使病程迁延不愈,也是许多脾胃难治病、恶性病的根源。

其二,随着生存条件的改善,人们的饮食结构、生活环境及工作习惯都发生了巨大变化。当今社会相当一部分人嗜食肥甘厚腻之品,生活不节,饥饱不匀,酗酒贪杯,诸如酒肉鱼奶之品、寒热温凉之食迭进而导致脾胃受损。脾主运化且能输布津液,若脾胃受损,脾虚生湿,水谷不能运化,津液不能输布,则停聚而生湿。湿郁日久,加之饮食失宜,郁而化热,灼伤阴液,使胃液亏乏,络脉失养,则可导致胃系灼伤。而岭南地区气候炎热、海岸线长、海洋食品丰富,人们喜食海鲜等寒凉滋腻食物,易内伤脾胃,致脾胃虚寒。热气上壅,腠理不密,迫津液外泻,损脾伤胃,更易感受外湿,可见脾虚胃弱亦是一切脾胃病的源头。

其三,现代社会的高压生活节奏和竞争压力使得人们面临着很大的精神压力,这种压力会引起情志失调,导致肝失条达。在中医理论中,肝主疏泄,调节情志,若肝气郁滞,则容易影响情志的稳定,进而导致各种情志疾病的发生,如抑郁、焦虑等。肝与脾胃有着密切的关系,若肝气郁滞,肝失疏泄,可乘犯脾土,导致脾胃功能失调,脾虚湿阻,进而引发胃食管反流病。

因此,病因有外湿与内湿之分。湿邪侵入人体的途径,就外感而言,是从体表肌肤而入。"其伤人也,或从上,或从下,或遍体皆受,此论外感之湿邪,著于肌躯者也。"(《临证指南医案·湿》)至于内生湿邪,是因脾胃功能失职,运化失常而生。外湿与内湿在发病过程中又常相互影响。外湿袭人,多犯脾胃,致脾失健运,湿从内生;脾失健运,又容易招致外湿的侵袭。

(二)胃食管反流病湿证的表现与影响

湿性因素渗透于 GERD 的各种临床表现中,如反酸、烧心、胸骨后烧灼感、食物反流、胸痛、咳嗽、喉咙痛、咽部不适等症状。肝主疏泄,调畅气机。肝的疏泄功能,对脾胃的消化起着协助作用。若肝胃不和,胃气挟热上逆,则见反酸、烧心、胸骨后烧灼感。脾是水液运化的中枢,对津液具有输布作用。当脾不能正常运化输布津液时,津液运行迟缓,就会形成湿邪,可见食物反流。肺主气,司呼吸,主宣发、肃降,通调水道。若脾肺失调,则会导致湿邪停留于肺部,出现痰湿之象,如胸痛、咳嗽、喉咙痛、咽部不适等症状。

1. 湿热表现　《素问·至真要大论》云:"诸呕吐酸……皆属于热。""少阳之胜……呕酸善饥。"情志不畅,肝胆失于疏泄,或郁而化火,横逆犯胃,胃气上逆,发为吐酸。此类患者常反酸明显,伴有性情急躁易怒、自觉口苦、面赤、胁肋胀痛、大便干、小便黄、脉弦等肝胆郁热之象。

《张氏医通》云："若胃中湿气郁而成积,则湿中生热,从木化而吐酸。"脾虚湿停,郁久化热,内蕴中焦,或各种因素犯及脾胃,使食积内停,酿生湿热,影响气机,致胃气挟酸上逆,发为吐酸。湿邪内生,日久蕴而化热,湿热之邪弥漫上焦。痰热内蕴,壅阻肺气,肺气上逆,则咳嗽、无痰或咳少量黏痰;胃气挟热上逆,故见反酸、烧心;痰气交阻于咽喉,则出现咽部异物感、咽喉堵塞感;兼见胸闷、胸痛、胃脘部灼热、口干、口苦、口臭等湿热内蕴之象。

2. 痰湿表现　《类经图翼》:"有饮食不化而吞酸反胃者,有痞满隔塞而水泛为痰者,皆中焦之阳虚也。"情志不畅,肝疏泄失常,气机郁滞,肝气乘脾犯胃,或饮食不节、过食生冷,或过用寒凉药物,致中焦阳气受损,运化无权,水液不归正化,水饮内停,阻滞气机,郁而化热,气机升降失调,水气上冲,发为吐酸。情志不遂,肝胆失于疏泄,气机不畅,横逆犯胃,又可克伐肺金,致肺胃宣降失司,津液不布,聚而为痰,痰气交结,随胃气上逆而阻于咽喉,发为胸骨后或咽喉部异物感,伴随烧心、反酸。

湿邪容易困扰脾胃,导致脾胃失调。当脾胃功能不佳时,消化能力下降,容易引发湿邪停留和痰饮形成。湿邪和痰饮的堆积会增加胃食管反流的可能性,同时也会加重胃食管反流病的症状。脾胃虚弱,运化失健,水液不归正化而变生痰浊,致气机不利,浊阴上逆胸膈,胸中阳气不舒,痰气交结,胸脉痹阻,发为胸痛、胸闷。临床表现不典型,以胸骨后闷痛、胀痛为主症,自觉攻窜作痛,轻者胸骨后憋闷、隐隐作痛,甚者痛彻后背,常伴胸闷、气短、嗳气难出,伴或不伴烧心、反酸。

本病初病在气,日久由气入血而生瘀。若气机不畅,无法行血,同时气郁化热,耗伤阴血而生瘀,不通则痛,表现为胸骨后刺痛或灼痛,痛处不移且拒按、昼轻夜重,兼见反酸、烧心、嗳气、胃脘部刺痛、舌紫暗或有瘀斑、脉涩等。若脾虚水湿不化,酿生痰浊,痰瘀互结,日久浊毒内生,热毒痰瘀胶结食管,发展为饮食难下者,称为"噎膈"。痰瘀互结、浊毒内生为噎膈发病关键。

3. 气郁表现　肝主疏泄,调畅气机。气的运行通利,能使血行通畅和利,又能通利三焦,疏通水道,维持津液代谢的平衡。肝的疏泄功能,对脾胃的消化起着协助作用。肝能调畅脾胃气机,使脾胃之气维持其升清与降浊的特点,从而保证正常的消化吸收;又能分泌与排泄胆汁。肝气郁滞,日久化热,邪热犯胃,则肝胃郁热。肝气郁滞,胆腑郁热,则胆热犯胃,以致胃食管反流病。

气是津液输布流动的动力,"气行则水行","气停则水停"。肝主气机的疏泄,对保障人体气机运行的通畅有重要作用。脾的运化作用也要在肝的疏泄功能的协助下才能完成。因而,肝脏间接参与了津液的代谢过程。当肝的疏泄功能失调时,气机郁滞,津液流动代谢迟缓,脾运化失常,则产生湿邪。湿为有形阴邪,最喜阻滞气机。湿邪蕴结中焦,肝脏气机的疏泄受阻,就会出现胁肋部胀闷疼痛;影响胆汁的排泄,胆汁上溢则口苦;气失疏泄,情志不畅,就会见精神抑郁;湿热之邪郁结少阳胆经,可见寒热往来。

《灵枢·经脉》载:"肝足厥阴之脉……抵小腹,夹胃,属肝。"肝与胃通过经络直接联系。中医学认为木可疏土,故胃蒸腐水谷及精微的化生以肝的疏泄畅达为前提。肝升则胃降,肝逆则胃壅,肝胃脏腑协同调节周身气机。肝主调畅情志,精神因素影响胃的受纳与传化。现代研究发现,人的情绪变化及心理应激显著影响胃肠动力及食管下括约肌的压力,进而引起胃食管反流病。

4. 脾虚表现　脾是水液运化的中枢,对津液具有输布作用。《素问》所载"脾主为胃行其津液""饮入于胃,游溢精气,上输于脾,脾气散精,上归于肺……水精四布,五经并行",阐明了脾的"散精"功能。当脾不能正常运化输布津液时,津液运行迟缓,就会形成湿邪。脾在津液的代谢中起了比较重要的作用,是津液代谢的中枢,与内生湿邪关系重大,故《素问·至真要大论》说"诸湿肿满,皆属于脾"。

脾主运化水谷和水液,主升清。湿邪蕴结于脾,影响脾运化水谷和水液的功能,导致水湿停滞于脾不化,就可以出现腹胀、食欲不振、无饥饿感;脾气不能上升以养头目,可见嗜睡、头晕;水谷精微不能得到正常的吸收和运化,反而下泄,就会出现便溏、泄泻。如果湿邪长期困阻脾脏,最终会导致脾的阳气由受阻、被遏转变为虚损,以致气血生化不足。胃主受纳,腐熟水谷;主通降,以降为和。湿邪困阻于胃,影响胃的受纳、腐熟功能,使饮食物停滞不化,就会见胃脘痞胀、纳呆。胃以降为和,若胃气受阻难降,反逆而上行,就会出现恶心、呕吐、呃逆、嗳气。

脾为足太阴之脉,络胃上膈;在解剖上,脾与胃同膜相连,二者经络互系,脏腑相依。《经络汇编·脏腑联系分合详说》述:"咽在后,主吞咽,名咽门,其管柔空,其软若皮,下接胃本……此食管也。"脾与食管通过咽门在经络上互属;功能上,脾主运化,散精润养肌肉百骸,故食管的平滑肌亦属脾管辖。脾气健旺则食管蠕动规整有力,通降正常,胃纳水谷继而生精输脾,形成脾胃食管的良性循环,完成水谷精微的转化与利用。

"内伤脾胃,百病由生。"GERD病变之本在于脾胃虚弱。脾胃虚弱指的是脾胃功能失调,消化能力下降,导致食物停滞、消化不良。脾胃虚弱会造成胃肠蠕动减弱,胃排空时间延长,增加胃食管反流的风险。久病体虚,伤津耗液,则胃阴不足,失于濡润。湿邪容易停留于脾胃,使脾胃受损、运化失健,后天气血生化乏源,则正气不足,易虚或易滞而为患。当脾胃功能不足时,消化能力下降,容易引发胃食管反流病。湿邪困扰还可以导致脾胃气机不畅,无法将食物正常运化,增加胃内容物反流的可能性。GERD患者无论病程长短,但见反酸、烧心、食欲减退、神疲乏力、面色萎黄、大便稀溏、舌淡或见边有齿痕、苔白、脉弱等脾胃虚弱之象,均需兼顾固本治疗。

(三)胃食管反流病湿证的诊断要点

胃食管反流病(GERD)是西医学病名,中医学无相应的病名。GERD的主要症状有反酸,因此可以命名为"吐酸"。同时,根据其症状,中医学将其归属于"吞酸""嘈杂""反胃""胃痞"等范畴。GERD可能表现为烧心、胸痛或食管外症状,因此以"食管瘅"作为 GERD 的中医病名,可反映其病位、病因病机与主症。

1. 疾病诊断要点

(1)烧心和反流是 GERD 的典型症状;不典型症状包括胸痛、上腹痛、上腹烧灼感、上腹胀及嗳气等。食管外症状有反流性咽喉炎、反流性咳嗽、反流性哮喘等气道症状。

(2)内镜检查可明确有无反流性食管炎、巴雷特食管。

(3)结合内镜检查、病理组织学检查、食管阻抗 -pH 监测、食管高分辨率测压检查的结果可确认。

2. 证型诊断要点

(1)气郁痰阻证:咽喉不适如有痰梗,胸膺不适,嗳气或反流,吞咽困难,声音嘶哑,半夜呛咳。舌暗红,苔白腻,脉弦滑。

(2)脾虚湿热证:餐后反酸,饱胀,胃脘灼痛,胸闷不舒,不欲饮食,身倦乏力,大便溏滞。舌淡或红,苔薄黄腻,脉细滑数。

(四)胃食管反流病湿证的治疗

GERD 可因饮食不节,酿生湿热而成,或因情志失调,气郁痰阻而致,亦可因素体脾胃虚弱,脾虚湿滞,浊阴不降,胃气上逆而发。脾胃升降失常,湿阻气滞,中焦气机阻滞不降,是胃食管反流病病机的关键。根据 GERD 的基本病机和病机特点,GERD 的中医药治疗以和胃降逆为主。依证型不同分别施以疏肝泄热、清化胆热、降气化痰、宣阳通痹、益气降逆、清上温下、滋养胃阴等法;兼见反流性咽喉炎、反流性咳嗽、反流性哮喘者,可在上述辨证基础上适当斟酌合用清化利咽、宣肺止咳、宣肺平喘之法。

1. 气郁痰阻证

治法:行气开郁,降逆化痰。

推荐方剂:半夏厚朴汤(《金匮要略》)加减。

常用药物:法半夏、厚朴、茯苓、紫苏叶、生姜等。

2. 脾虚湿热证

治法:清化湿热,健脾和胃。

推荐方剂:黄连汤(《伤寒论》)加减。

常用药物:黄连、干姜、桂枝、党参、法半夏、甘草、大枣等。

(五)现代研究

胃食管反流病的发病机制复杂。现代研究认为,胃食管反流病是由食管括约肌功能异常、食管动力及黏膜屏障功能异常,以及胃酸分泌增多和胃排空延迟、胃肠道微生态紊乱等导致的;其发生发展与湿邪关系密切,具有与湿证相关的生物学基础,包括食管黏膜屏障功能异常、炎症反应、胃酸分泌异常、食管动力异常等。

食管黏膜屏障是指食管黏膜上皮和基底膜之间的屏障结构,具有防止胃酸、胆汁和内源性物质进入食管的作用。胃食管反流病患者的食管黏膜屏障受损,导致胃酸、胆汁和胃内容物逆流入食管。研究发现,"湿"的形成与黏膜屏障的异常相关,可能涉及黏蛋白分泌、细胞连接蛋白的变化等。炎症是导致食管黏膜屏障功能损伤的重要因素之一。

现代研究认为,"湿"病的核心病理机制是机体内调节水盐代谢的激素的异常分泌和局部组织微循环代谢紊乱,而且湿病诱发的微循环炎症反应是湿病导致机体炎性病变的始动阶段。同时,反流引起的食管黏膜炎症会释放炎症介质,如细胞因子和白细胞介素,进一步增加组织的渗透性和炎症反应,促进"湿"证发展。

湿性重着,易伤阳气,阻滞气机。湿邪可致气机阻滞、代谢缓慢、代谢产物无法及时清除的濡滞之象。胃酸反流是胃食管反流病的典型临床表现。消化液的分泌代谢是人体水液代谢的一部分。脾胃为枢,若中焦运化功能失常,易导致胃酸等分泌代谢失调。同时,湿邪为患,脾运化功能失常,无法将水谷精微运送至四肢百骸及全身脏腑组织,则肌肉筋脉无以充养,最终影响肌肉组织收缩舒张、廓清等生理功能的发挥。

现代研究发现,无效食管运动所致食管黏膜廓清功能降低、食管下括约肌等胃食管连接区抗反流屏障功能减弱、胃动力不足等消化道功能障碍,与胃食管反流病的发生密切相关。本团队研究亦表明,脾胃湿热证的病理学基础可能与平静呼吸时的膈角压力降低有关,同时脾胃湿热型胃食管反流病患者的酸性反流更多。上述研究均表明,胃食管反流病湿证与胃酸分泌异常、食管动力异常有关系。

(六) 实践举例

患者,女,45岁,2016年10月12日初诊。主诉:反复烧心伴反酸6年。患者6年前因饮食不规律出现饱餐后反酸、烧心感,伴胃脘部胀满不适,常嗳气,时有口干口苦,胸闷不舒,时有身倦乏力,纳差,不欲饮食,眠一般,大便日1次、质稀溏,小便正常。胃镜提示反流性食管炎(LA-A级),慢性萎缩性胃炎伴糜烂。舌红,苔薄黄腻,脉细滑数。

中医诊断:食管瘅。

证候诊断:脾虚湿热证。

西医诊断:反流性食管炎。

治法:清化湿热,健脾和胃。

处方:白术10g,茯苓20g,太子参20g,黄连片5g,制吴茱萸3g,法半夏9g,浙贝母15g,海螵蛸30g,麸炒枳壳10g,瓦楞子30g(先煎),栀子15g,蒲公英20g。14剂,日1剂,煎煮2次,水煎煮至250~300ml,饭后温服。

2016年10月28日复诊:患者反酸、烧心次数明显减少,胃脘胀满减轻,神疲乏力减轻,口稍干喜饮,舌红,苔薄黄,脉细。

调整处方:前方基础上加麦冬15g、玄参10g、山药15g,续服7剂,煎服法同前。

2016 年 11 月 10 日三诊：患者已无反酸、烧心，纳一般，舌淡红，苔薄黄微腻，脉细。调整处方：前方基础上去麦冬、玄参，加鸡内金 20g、神曲 10g。续服 4 周后随访，诉诸症消失，无特殊不适。

按语：患者素体脾胃虚弱，平素饮食不节，恣食辛辣肥甘厚味，或暴饮暴食，过食酸烫，致脾不运化，脾虚湿滞，郁久化热，内蕴中焦，致胃气挟酸上逆，故见反酸、烧心、口干口苦；食管润降失职，气机上逆，故见嗳气；中焦气机阻滞不降，故见胸闷不舒、胃脘部胀满不适。脾胃虚弱，故见身倦乏力、纳差；湿热阻滞肠道，故见大便稀溏。舌红，苔薄黄腻，脉细滑数为脾虚湿热内蕴之象。该病病机以脾气亏虚、湿热内蕴为核心，治法以清化湿热、健脾和胃为主要原则，所谓"脾宜升则健，胃宜降则和"。

方中太子参、白术健脾益气，茯苓健脾利湿；黄连苦寒，为祛心胃火热之佳品，吴茱萸辛苦热，有温中散寒、降逆疏肝等功用，二者合用，乃取左金丸之义，辛开苦降，以达清肝泻火、降逆和胃制酸之功；法半夏燥湿消痰，下气除满；海螵蛸收敛固涩、制酸止痛，浙贝母开泻力强，可清火散结，二者合用，乃取乌贝散之义；麸炒枳壳行气止痛；瓦楞子增制酸止痛之功；蒲公英清热解毒；栀子清解上焦郁热。全方共奏健运脾胃、清化湿热之功，盖胃气得降，反酸、烧心之疾自除。二诊时患者反酸、胃灼热次数明显减少，胃脘胀满改善，针对患者口稍干喜饮，守前方加玄参、麦冬滋阴润燥生津以防过燥伤阴，山药健脾滋阴。三诊时患者已无反酸、胃灼热不适，纳一般，故减玄参、麦冬，加鸡内金、神曲健胃消食。

四、慢性胃炎

慢性胃炎（chronic gastritis）是消化系统常见疾病。我国慢性胃炎患病率在消化系统疾病中居于首位，基于内镜诊断的慢性胃炎患病率接近 90%。慢性胃炎可引起各种消化不良症状，而且更重要的是其中的萎缩性胃炎存在发展为胃癌的潜在风险，因此受到医患双方重视。

慢性胃炎归属中医"痞满""胃脘痛"等范畴，其病因不外乎感受外邪、内伤饮食、情志失调。中医认为，湿邪易犯脾胃，是慢性胃炎重要的致病因素之一。湿邪作为致病因素引发慢性胃炎，既包括外湿，亦包括内湿。

（一）慢性胃炎湿证的内涵与成因

脾胃湿证是慢性胃炎的病因病机之一。多因饮食不节，过食肥甘厚味，酿生湿邪，内蕴脾胃，或外感湿邪，抑制脾胃，阻碍气机，以致外湿、内湿相得益彰，形成恶性循环，打破脾胃升降出入功能障碍，终致脾胃湿滞。

外感湿邪是我国南方地区慢性胃炎发病的主因。《素问·经脉别论》云："饮入于胃，游溢精气，上输于脾，脾气散精……"脾胃气盛则水津四布。脾属至阴之脏，为太阴湿土，喜燥而恶湿。脾胃虚弱，则纳运失职，使水饮不得运化，聚而化湿困脾，发为脾胃系疾病。关于湿邪的来源,《叶选医衡》云:"湿者,天地间阴阳蒸润之气也。所感之由,或因雾露之侵,或因阴雨所客,或因汗出沾衣,为风所闭。或因涉水行泥,为寒所郁。或因引饮过多,或以卑湿之地。"我国南方地区雨水多,气温高,湿热之气素重,加之当今快节奏生活下,人们喜食生冷,易困乏脾胃,使脾失运化,内湿由生,且湿停日久容易化热,正如叶桂所言"在阳旺之躯,胃湿恒多;在阴盛之体,脾湿亦不少。然其化热则一"。故湿热所致之慢性胃炎尤其多见。

中医学认为,幽门螺杆菌是湿热之邪,具备湿热邪气致病兼有湿邪和热邪的性质,如湿之黏滞秽浊、易阻遏气机,热之耗气伤阴、燔灼腐肉,在疾病则表现为病情的缠绵反复、局部组织的红肿化脓等。这与幽门螺杆菌感染的特点极其相似。幽门螺杆菌喜温暖潮湿环境。幽门螺杆菌活动期可观察到明显的胃黏膜充血,甚至红肿糜烂,伴口苦口臭、舌红、苔黄腻等湿热之象。

饮食失节最易损伤脾胃,以致湿从内生。随着生活节奏的加快,吃快餐、吃夜宵、暴饮暴食已越来越常见,甚至成为日常饮食习惯,久之损伤脾胃,使脾胃运化失职,水液代谢失常,则内湿由生。《医学正传·胃脘痛》云:"致病之由,多因纵恣口腹,喜好辛酸,恣饮热酒煎煿,复餐寒凉生冷,朝伤暮损,日积月深……故胃脘疼痛。"五味过极,辛辣无度,嗜食肥甘厚腻,饮酒如浆,则蕴湿生热,伤脾碍胃,使气机壅滞,进而影响脾胃的纳、化、升、降,以致胃失和降,中焦气机"结聚而不得发越,当升者不能升,当降者不能降,当变化者不能变化",终致胃脘疼痛或痞满等。

中焦湿蕴,气机不畅,亦可引发慢性胃炎。《金匮要略·脏腑经络先后病脉证》曰:"见肝之病,知肝传脾,当先实脾。"《血证论·脏腑病机论》云:"木之性主于疏泄,食气入胃,全赖肝木之气以疏泄之,而水谷乃化。"可见肝脾两脏在生理、病理上有着密切的联系,"实脾"可治肝病,"疏肝"可治脾病。人体的生命活动离不开气机的正常运行,气之升降出入有赖于正常的脾胃升降功能及肝主疏泄功能。脾胃居于中焦,其功能如同交通枢纽,枢纽虚则交通堵,枢纽堵则交通更阻。《临证指南医案》言:"肝为起病之源,胃为传病之所。"慢性胃炎发病之初为脾胃虚弱所致,脾虚加之本病迁延使得虚者更虚,土虚木郁,肝气郁滞,横逆克脾,脾失升降,上犯于胃,胃气上逆,出现胃痛、胃胀、嗳腐吞酸及情志失调症状。《素问·宝命全形论》曰:"土得木而达。"提出木能疏土而脾滞以行。人体之所以能够按照生命规律正常运行,是因为五脏六腑之间相互配合、协调运转,尤其依赖于"后天之本"的滋养以维持生命活动。一旦"后天之本"虚弱或出现疾病,他脏为辅助其发挥正常生理功能而"代偿性"为之执行使命,从而使本脏的正常生理状态出现紊乱。脾虚与肝郁之间可理解为两者相互"代偿",从而表现出肝脾两脏相关症状。

(二)慢性胃炎湿证的表现与影响

湿邪既是致病因素,又是病理产物,贯穿慢性胃炎发生发展的始终。湿性重浊、黏滞,易停滞于脾胃,阻遏脾胃升降之气机,使脾胃运化失职,日久而生饱腹、苔腻、脉滑等。对于慢性胃炎,电子胃镜常提示胃内有较多黏液或胃液或胆汁,这一特点也与中医湿阻于胃的病因病机相符合。

1. 寒湿困脾　过食生冷、冒雨涉水等,易使人外感寒湿之邪,客于中焦胃腑,或脾胃虚弱,寒湿内生,令中焦升降失常,气机阻滞,表现为胃中怕冷、满闷,纳呆,大便溏,舌淡,苔白腻,脉滑等。

2. 湿热中阻　长夏时节或岭南地区,高温多雨,容易外感湿热邪气,或喜辛辣刺激,嗜肥甘厚腻,也易酿生湿热,或情志不舒,气郁化火,兼夹湿邪,也表现湿热之象。临床常有胃中灼热,反酸,口干苦,胃纳欠佳,舌红,苔黄腻,脉滑数等表现。

3. 脾虚湿困　脾以升为健,胃以降为和。脾气升发正常,则水液升运转输于各脏,无以生湿浊。外感湿邪,困阻脾胃清气,或者脾胃本虚,脾之清气不升,则水液转运失常,湿邪内生,胃之浊气不降,而生痞满。脾虚湿困型慢性胃炎患者常见形体瘦削,面色萎黄,疲劳乏力,胃中痞满,纳食不佳,舌质淡,苔白腻,脉濡。

4. 肝郁湿阻　外感湿邪,往往抑制脾胃,阻碍气机,以致外湿、内湿形成恶性循环,脾胃升降出入功能障碍,终致湿阻。湿邪阻滞导致气化失司,停滞于内,则气机郁结;气机郁滞导致脾失健运,水湿不得正化,停聚而生湿,湿聚发为湿郁,也叫肝郁湿阻。常见胃脘胀满,痛或不痛,烧心,嘈杂泛酸,嗳气,或伴有纳呆,消瘦,眠差,易醒,多梦,大便干结或黏腻不爽,舌苔多腻,脉弦滑等表现。

5. 痰湿中阻　嗜酒无度,过食肥甘厚味,损伤脾胃,可致健运失司,水湿内停,积聚生痰,痰阻中焦,清阳不升,头窍失养。常见眩晕,头重昏蒙,胃脘胀满或胃痛隐隐,餐后加重,纳呆,四肢不温,大便溏薄,舌胖大或有齿印,舌苔白腻,脉滑或濡滑。

6. 湿瘀互阻　湿邪郁滞日久,可化热致脾胃湿热;湿郁日久,阻碍脾胃的正常运化,与饮食积滞胶结,内迫营血,可致血瘀。临床上常出现胃脘胀满或胃痛隐隐,疼痛位置固定,入夜为甚,四肢不温,舌暗,舌底脉络曲张,脉涩。

(三) 慢性胃炎湿证的诊断要点

1. 疾病诊断要点

(1)中医诊断标准:以症状诊断为主。以胃痛为主症者,诊为"胃络痛""胃痛";以胃脘部胀满为主症者,诊为"胃胀""胃痞";若胃痛或胃脘部胀满症状不明显,可根据主要症状诊断为"呃逆"等。

(2)西医诊断标准:慢性胃炎包括慢性浅表性胃炎、慢性萎缩性胃炎,确诊主要依赖于内镜与病理检查,尤以后者的价值更大。

内镜诊断:①慢性浅表性胃炎:内镜下可见黏膜红斑,黏膜出血点或斑块,黏膜粗糙伴或不伴水肿、充血渗出等基本表现;②萎缩性胃炎:内镜下可见黏膜红白相间,以白相为主,皱襞变平甚至消失,部分黏膜血管显露,可伴有黏膜颗粒或结节状等表现;③如伴有胆汁反流、糜烂、黏膜内出血等,描述为萎缩性胃炎或浅表性胃炎伴胆汁反流、糜烂、黏膜内出血等。

病理诊断：根据需要可取 2 块或 2 块以上活检组织。内镜医师应向病理科提供取材的部位、内镜检查结果和简要病史。病理医师应报告每一块活检标本的组织学变化，对幽门螺杆菌感染、慢性炎症反应、活动性、萎缩、肠上皮化生和异型增生（上皮内瘤变）应予以分级。慢性胃炎活检显示有固有腺体的萎缩（包括化生性萎缩和非化生性萎缩），即可诊断为萎缩性胃炎，不必考虑活检标本的萎缩块数与程度。临床医师可结合病理结果和内镜所见，作出病变范围与程度的判断。

2. 证型诊断要点

（1）寒湿困脾：胃中怕冷、满闷，纳呆，大便溏，舌淡，苔白腻，脉滑。

（2）湿热中阻：脘腹痞满或疼痛，胃中灼热，反酸，食少纳呆，口干口苦，身重困倦，小便短黄，恶心欲呕，舌质红，苔黄腻，脉滑或数。

（3）脾虚湿困：面色萎黄，疲劳乏力，胃中痞满，纳食不佳，舌质淡，苔白腻，脉濡。

（4）肝郁湿阻：胃脘胀满，痛或不痛，烧心，嘈杂泛酸，嗳气，或伴有纳呆，消瘦，眠差，易醒，多梦，大便干结或黏腻不爽，舌苔多腻，脉弦滑。

（5）痰湿中阻：胃脘胀满或胃痛隐隐，餐后加重，纳呆，四肢不温，大便溏薄，眩晕，头重昏蒙，舌胖大或有齿印，舌苔白腻，脉滑或濡滑。

（6）湿瘀互阻：胃脘胀满或胃痛隐隐，疼痛位置固定，入夜为甚，四肢不温，舌暗，舌底脉络曲张，舌苔白腻，脉涩。

（四）慢性胃炎湿证的预防与治疗

1. 预防　本病绝大多数预后良好，经过积极治疗可以好转或痊愈。但少部分患者随着病变的发展可发生萎缩性胃炎或肠上皮化生与上皮内瘤变，严重的病变可发展为胃癌，应该引起重视。本病易反复发作，受心理、社会和饮食因素影响较多，建议随访时间可在症状消失后 3 个月。

既要预防天地之湿、幽门螺杆菌（Hp）之湿，亦要预防饮食之湿。日常生活最好减少暴露在潮湿环境中，尤其对湿气敏感的人，不要直接睡地板，因地板湿气重，容易入侵体内造成四肢酸痛，最好睡在与地板有一定距离的床上；潮湿下雨天减少外出；不要穿潮湿未干的衣服等等，避免外部湿邪侵入身体。此外，还需要注意饮食卫生，注意使用公筷，饭前便后需洗手，避免感染 Hp。外部环境仅仅是诱因，体内环境太湿才是主因。"诸湿肿满，皆属于脾。"中医认为，身体的湿邪缘于脾的运化功能出现问题，所以呵护好脾胃尤其重要，不要吃损伤脾胃的食物如凉拌食品、冷饮、油腻食品；喜欢暴饮暴食的人也要克制，因为容易损伤脾胃。避免进食过快、暴饮暴食、嗜食热烫食和烧烤、口味偏咸、饮酒等危险因素，应尽量避免服用对胃黏膜有刺激性或损伤的食物（如辛辣食物、含亚硝酸盐食物等）及药物（如非甾体抗炎药等）。应保持心情舒畅，避免不良情绪的刺激，必要时可向心理医师咨询。应当避免长期过度劳累；在冬春季节交替时尤需注意生活调摄，加强锻炼。

2. 治疗　慢性胃炎是消化系统常见病之一。从非萎缩性胃炎、胃癌前病变、早期胃癌最终发展到进展期胃癌,是一个动态演变的过程,所需要的时间甚至达数十年之久。西医治疗慢性胃炎以对症治疗为主,而中医注重整体调节和辨证论治,在改善慢性胃炎患者消化不良症状、提高其生活质量、改善其胃镜和病理病变方面具有一定的疗效优势。

(1)寒湿困脾

治法:温中化湿,理气和胃。

推荐方剂:二陈平胃散合良附丸。

常用药物:半夏、茯苓、陈皮、甘草、苍术、厚朴、高良姜、香附等。

(2)湿热中阻

治法:清热祛湿。

推荐方剂:连朴饮。

常用药物:厚朴、黄连、石菖蒲、半夏、香豉、焦山栀、芦根等。

(3)脾虚湿困

治法:升阳化湿。

推荐方剂:黄芪加四君子汤。

常用药物:黄芪、党参、白术、茯苓、炙甘草等。

(4)肝郁湿阻

治法:疏肝理气祛湿。

推荐方剂:柴平汤。

常用药物:柴胡、半夏、厚朴、炙甘草、黄芩、茯苓、苍术、陈皮等。

(5)痰湿中阻

治法:化痰祛湿。

推荐方剂:陈夏六君子汤。

常用药物:党参、白术、茯苓、甘草、陈皮、半夏等。

(6)湿瘀互阻

治法:活血化瘀祛湿。

推荐方剂:二陈平胃散合失笑散。

常用药物:半夏、茯苓、陈皮、甘草、苍术、厚朴、五灵脂、蒲黄等。

(五) 现代研究

近些年来,从湿论治的临床研究越来越多,无论是成方还是自拟方均有涉及,展现出中医药从湿论治研究的良好态势。

幽门螺杆菌感染属中医的外感"邪气",可以归属于外感"湿热"范畴。其中,黏附与"湿"邪的特性相符,炎症与"热"邪的致病特点相符,黏附致炎的过程可解读为"湿郁化热,湿热胶结"。幽门螺杆菌感染与胃黏膜中多形核细胞和单核细胞的浸润有关。这些炎症细胞释放几种促炎性细胞因子、活性氧和蛋白酶,导致黏膜损伤。先前的研究表明,通过激活 MyD88/NF-κB 信号通路,幽门螺杆菌诱导 IL-8 和 TNF-α 的表达。另一项体外研究还表明,用 TNF-α 刺激胃黏膜细胞系会导致氧化应激和 NF-κB 活化增强,随后中性粒细胞趋化因子 -1(CINC-1)上调。有研究发现,清热解毒祛湿对幽门螺杆菌感染大鼠具有明显抗炎作用,其机制与清热解毒祛湿方对幽门螺杆菌感染诱导的 MyD88/NF-κB 信号通路的激活具有抑制作用相关。

(六)实践举例

罗某,男,69 岁,2019 年 1 月 15 日初诊。主诉:上腹胀满反复 2 年。

现病史:患者有慢性非萎缩性胃炎病史,近 2 年来上腹胀满反复,饮食生冷及劳累后尤甚,常嗳气,无反酸烧心,无恶心欲吐,口黏口甜,胃纳一般;小便正常,大便 1 天 2 次、条状通畅,无便前腹痛;疲倦乏力,畏寒肢冷;睡眠安;舌淡胖、边有齿印,苔白腻,脉濡。查体见全腹软,无压痛、反跳痛。2018 年 10 月胃镜:慢性非萎缩性胃炎。^{13}C 呼气试验:Hp(-)。

中医诊断:胃痞。

中医证型:脾胃虚寒,湿滞中焦。

西医诊断:慢性非萎缩性胃炎。

治法:温中健脾,化湿消滞。

处方:黄芪 20g,党参 20g,炒白术 15g,茯苓 15g,炙甘草 10g,法半夏 15g,陈皮 10g,枳实 15g,厚朴 15g,木香 10g(后下),砂仁 5g(后下)。水煎服,日 1 剂,7 剂。

2019 年 1 月 22 日二诊:上腹胀满减轻,仍嗳气,大便 1 天 2~3 次、质溏软、无黏液脓血。舌淡胖、边有齿印,苔白腻,脉弱。

处方:黄芪 20g,党参 20g,炒白术 15g,茯苓 15g,炙甘草 10g,法半夏 15g,陈皮 10g,枳实 15g,厚朴 15g,干姜 10g,桂枝 10g,砂仁 5g(后下)。水煎服,日 1 剂,7 剂。

患者经治疗后持续好转,续观。

按语:《景岳全书·痞满》将痞满一证分为实痞、虚痞,认为"实痞实满者,可散可消;虚痞虚满者,非大加温补不可,此而错用,多致误人"。世人皆知痞满乃气之不运也,临证每多主以行气破气、辛散通利之剂,然虚痞之人,此治每多不效,或愈治愈重。

患者有慢性非萎缩性胃炎病史,从症状及舌脉可辨为中阳不足,湿浊内滞。患者素体劳累,食饮寒冷,损伤脾胃,运化失职,脾气虚弱,中阳虚损,湿邪内生,阻于中焦,脾胃气机升降失常,故见胃脘部痞胀,嗳气不适,口黏口甜,舌淡胖、边有齿印,苔白腻,脉濡。诸症每在受寒后,阳气更虚而加重。黄穗平予香砂四君子汤合理中汤加减,益气的同时温运脾阳,化湿消滞,使气机得以运转如故。方中黄芪、四君子汤益气健脾,砂仁、陈皮化湿和中,枳实、厚朴消痞除满,法半夏消痞散结,木香健脾消食且行肠胃气滞。初诊后患者诸症皆减,仍有嗳气、大便溏烂等虚寒之象,故去木香,加桂枝、干姜以通阳化气。虚痞的病机关键在于脾胃气虚,中气不足则斡旋无力,气失运转,中焦升降失调,清气不升,浊阴不降,水谷精微难以上输下达,气机壅滞成痞。痞满虽为痞塞不通之证,亦可用补益之品治疗,即"塞因塞用",以补开塞,此法在李杲、叶桂、张介宾、张璐等古代名家治疗痞满时多有体现。

五、结直肠腺瘤

结直肠腺瘤(colorectal adenoma,CRA)是起源于结直肠黏膜腺上皮的良性肿瘤,是常见的消化道息肉类型,因与大肠癌的发生关系密切,被认为是一种结直肠癌前病变。大多数结直肠腺瘤起病隐匿,早期无任何症状,少数患者可有便血、腹痛、排便习惯改变等临床症状。结直肠腺瘤发病率高,首选治疗方法为内镜下切除,但切除后复发率高(是目前的诊疗困境),目前亦缺乏有效的化学药物,但中医药治疗具有一定的优势。

根据结直肠腺瘤的临床症状和疾病发生发展的特性,可将其归属于中医学的"肠瘤""肠覃"等范畴。"湿"贯穿于结直肠腺瘤的发生、发展及预后,是结直肠腺瘤病机的主要因素。

(一)结直肠腺瘤湿证的内涵与成因

肠道局部水液代谢异常,水湿停滞,壅滞于肠道,阻滞气血,致水湿、瘀血等在肠道积结,发为腺瘤。结直肠腺瘤湿证的具体成因可分为:

1. 先天禀赋不足,脾胃虚弱　先天禀赋不足,脾胃虚弱,则脾失健运,运化失常,必然导致营气亏虚,水湿潴留,湿聚成瘤,日久变癌。《景岳全书》言:"凡脾肾不足,及虚弱失调之人,多有积聚之病。"

2. 饮食不节　嗜食肥甘厚味、辛辣醇酒,损伤脾胃,运化失节,使湿浊内生,或从寒化,或从热化,下注大肠,导致肠道气机不利,经络壅滞,瘀血浊气凝聚,壅结不散,肠瘤乃生,日久变癌。《灵枢识》谓:"肠中垢滓,凝聚生瘜肉,犹湿气蒸郁。生蕈于土木,故谓肠覃。"

3. 感受外邪　脾胃虚弱,正气不足,无力祛邪,遇湿邪侵袭而留止,邪气胶着在里,发为腺瘤,日久变癌。《灵枢·五变》言:"百疾之始期也,必生于风雨寒暑,循毫毛而入腠理……或为积聚……皮肤薄而不泽,肉不坚而淖泽。如此则肠胃恶,恶则邪气留止,积聚乃伤。脾胃之间,寒温不次,邪气稍至。稽积留止,大聚乃起。"

(二)结直肠腺瘤湿证的表现与影响

结直肠腺瘤之湿积聚肠道,以湿浊为主,阻滞气血,早期只积聚肠道局部,暂未影响肠腑整体功能,故无任何临床症状。随着湿日渐加重,湿由肠道局部扩展至脾胃及肠腑,甚至周身,则出现胃肠道及周身症状,如脘腹胀满、大便溏泄、周身沉重等,且肠瘤日益增大,湿瘀胶着,日久成毒则癌变。结合湿的成因、个人的体质等,在结直肠腺瘤发展过程中,湿可寒化或热化,病程日久则夹瘀。

1. 湿浊内停　湿浊内生即为"内湿",致使脾气的运化及输布水液的功能障碍,从而引起湿浊蓄积停滞的病理状态。脾虚生湿,脾盛亦可生湿。湿浊亦可因外感而成,如湿邪直中胃肠,留滞肠腑。湿浊内停,脾胃功能正常的患者,初期仅表现为舌苔厚腻、有齿痕,而无明显临床症状。湿浊重者,则表现为纳呆、脘腹胀满、肢体困重,大便溏甚至腹泻。《素问》说"清气在下,则生飧泄""湿胜则濡泻"。

2. 湿热蕴肠　素体阳盛,或者嗜食肥甘厚腻及辛辣之品,使湿易与热相结,湿久则郁而化热,热则使湿更为滞留。湿热下迫大肠,则出现腹泻,伴大便臭秽,甚则便血。湿热黏滞于肠,则便秘、大便黏滞不爽。

3. 寒湿蕴肠　素体脾阳不足或过食生冷,导致寒与湿相合,则见脘腹有冷感,腹泻,泻下清冷或便秘,疲倦,乏力,畏寒肢冷。

结直肠腺瘤湿证多呈现本虚标实、虚实夹杂的特点。此外,因湿性黏滞难祛,虽单纯手术切除已形成的腺瘤,但湿瘀仍胶着沉滞,日久则又可复聚成腺瘤,故临床上结直肠腺瘤具有易复发的特性。"湿"贯穿于结直肠腺瘤的发生、发展及预后,是结直肠腺瘤病机的主要因素。

(三)结直肠腺瘤湿证的诊断要点

结直肠腺瘤长期无明显症状或体征,若腺瘤增大可出现便血、腹泻等非特异性症状,主要靠结肠镜检查发现。

1. 疾病诊断要点

(1)结肠镜检查是发现结直肠腺瘤的首要方法。

(2)组织的病理检查可明确腺瘤的病理:管状腺瘤、绒毛状腺瘤、管状绒毛状腺瘤等。

(3)可无明显临床症状,若腺瘤增大可出现腹痛、腹泻、便血等,无明显临床体征。

2. 证型诊断要点

(1)寒湿阻滞证:脘闷食少,腹部隐痛,遇寒痛甚,得温痛减,口淡不渴,形寒肢冷,小便清长,大便清稀,甚则如水样或大便艰涩,肠鸣,里急后重,舌质淡,苔白或白腻,脉沉紧。

(2)湿热蕴结证:腹胀或痛,口干口苦,烦渴引饮,或泻下不爽,大便色黄褐、臭秽,肛门灼热,里急后重,或大便秘结,小便短赤,舌质红,苔黄腻,脉弦滑或滑数。

(3)脾虚湿瘀证:气短懒言,肢倦乏力,纳呆,腹部满闷,甚则腹胀腹痛,或有刺痛,便秘或大便溏薄,里急后重,舌质淡暗,苔白或白腻,脉细涩。

(四)结直肠腺瘤湿证的预防与治疗

1. 预防　结直肠腺瘤的预防需要控制发病危险因素,应注意保持适中的 BMI(18.5~23.9)和体型(女性腰围<80cm,男性腰围<85cm),戒烟戒酒,减少红肉及加工肉的摄入,增加膳食纤维的摄取,规律运动等。

规律饮食,避免饮食不节、大鱼大肉、油腻食物,否则损伤脾胃,湿浊内生。适当运动,调畅气机,促进水谷精微运化,避免湿浊内生。可选用怀山药、白扁豆、薏苡仁、茯苓、五指毛桃、党参等具有健脾祛湿功效的食材进行食疗。

2. **治疗** 内镜下或外科切除病灶是结直肠腺瘤的治疗首选,但因湿性黏滞难祛,故结直肠腺瘤具有术后易复发的特性,是目前的治疗难点,也是中医的优势切入点。结直肠腺瘤病灶切除后,恢复饮食后,推荐启动中医辨证治疗预防复发,疗程建议 3~6 个月。

(1)寒湿阻滞证

治法:温化寒湿。

推荐方剂:理中汤(《金匮要略》)加减。

常用药物:人参、干姜、白术、炙甘草、厚朴、薏苡仁等。

(2)湿热蕴结证

治法:清热化湿。

推荐方剂:香连丸(《太平惠民和剂局方》)合四妙丸(《成方便读》)加减。

常用药物:黄连、木香、黄柏、苍术、薏苡仁、白花蛇舌草等。

(3)脾虚湿瘀证

治法:健脾祛湿,活血化瘀。

推荐方剂:参苓白术散(《太平惠民和剂局方》)加减。

常用药物:白扁豆、党参、白术、茯苓、炙甘草、山药、莲子、桔梗、薏苡仁、砂仁、白花蛇舌草、莪术等。

(五) 现代研究

结直肠腺瘤患者的主要体质类型为湿热质、痰湿质、阳虚质和气虚质,合计占结直肠腺瘤患者的 70%。

结直肠腺瘤及早期结直肠癌患者的证型以脾虚湿瘀证、脾气虚弱证、湿热蕴结证等为主,且不同年龄层的患者的证型分布不同。其中,中青年人以实证及虚实夹杂证为主,多见湿热蕴结证、寒湿阻滞证、气滞血瘀证、脾虚湿瘀证;老年人以虚证及虚实夹杂证为主,多见脾虚湿瘀证、脾气虚弱证。研究提示,临床上中医复合证型者超过 80.0%。

广东省中医院脾胃病科学术带头人罗云坚是广东省名中医,专注于肠道疾病的中医诊疗。罗云坚认为,结直肠腺瘤复发的根本在于体内邪毒伏藏,伺机而发。据此,罗云坚提出"伏毒"理论:结直肠腺瘤的成因亦为内外两端,即外感湿邪、饮食不节致使脾胃受伤,加之先天禀赋不足,脾胃日渐虚弱,无力运化水湿,酿生湿浊,而且湿性重浊黏滞,不易速去,又因脾喜燥恶湿,则湿愈重,脾愈虚。湿邪阻滞,脾虚亦无力推动血液运行,致使肠道气血不畅,瘀血内停,加重脾虚,从而湿瘀互结,蕴结肠道,发为腺瘤,日久成毒,则可转变为癌。湿瘀等伏毒是结直肠腺瘤复发的宿根,若切除有形之瘤,患者体内湿瘀仍胶着沉滞,伏毒宿根未祛,日久则又可复聚成瘤。

对于结直肠腺瘤术后的复发,罗云坚主张以"清解伏毒"为大法治疗:①健脾化湿治本:结直肠腺瘤的复发离不开正气不足的病机基础,多体现在脾气亏虚,故应健运脾气,升举阳气,恢复脾运化水湿之功能,使湿邪得祛,以化伏毒之湿;同时输布水谷精微,气血乃生。②理气化瘀治标:结直肠腺瘤之标在于湿瘀互结,阻滞肠道,故应调畅气机,化瘀散结,使气行则血行,气血同治,以化伏毒之瘀。③解毒不忘消瘤:伏毒宿根深伏肠道日久,故应祛邪清瘤毒,化瘀除病络,解毒与消瘤并举,方能防止结直肠腺瘤复发。清解伏毒法治疗结直肠腺瘤,术后第 1 年的复发率可降低 16%~27%,并且显著改善腹痛、腹胀、腹泻、便秘、便血等症状。

(六) 实践举例

沈某,女,43 岁,2017 年 11 月 2 日初诊。主诉:反复大便次数增多 2 个月余。

患者诉 2 个月前开始出现大便次数增多,2~3 次 /d,便质偏烂、黏,有排不尽感,伴少许腹胀,时有头晕乏力,纳一般,眠可,小便调,舌淡暗,苔微白腻,脉弦细。辅助检查:2017 年 10 月 30 日肠镜提示乙状结肠见一大小约 10cm 宽基息肉,予内镜黏膜切除术处理;病理结果:(乙状结肠)管状 - 绒毛状腺瘤,上皮呈轻度不典型增生(低级别上皮内瘤变)。

西医诊断:乙状结肠息肉。

中医诊断:大肠息肉;证型:脾虚湿瘀。

治以健脾化湿、理气化瘀、解毒消瘤。

处方:薏苡仁 30g,白术 15g,黄芪 15g,白花蛇舌草 30g,三七片 10g,炙甘草 5g 等。日 1 剂,水煎服,早晚分服。

规律复诊 3 个月,上方随证加减。患者症状日渐缓解,大便 1~2 次 /d、成形质可,无排不尽感,无腹胀,头晕乏力消失。2018 年 11 月 15 日复查肠镜未见明显器质性病变。

按语:本案患者时有头晕乏力,为素体脾胃虚弱所致。脾胃既虚,运化失职,四肢失其濡养,则乏力;脾失健运,清阳不升,故见头晕;脾胃升降枢机不利,浊气在上,则见腹胀。脾虚无力运化水湿,故大便次数增多、质烂且黏;湿浊中阻,瘀血内停,湿瘀互结,日久发为腺瘤。舌淡暗,苔微白腻,脉弦细,为脾虚湿瘀之象。治以健脾化湿、理气化瘀、解毒消瘤。方中薏苡仁、白术健脾利水渗湿,黄芪益气健脾,白花蛇舌草清热利湿、解毒消痈,三七活血,炙甘草益气健脾、调和诸药。如此便可祛腺瘤湿瘀之宿根,瘥后防复。

六、慢性腹泻

(一) 慢性腹泻湿证的内涵与成因

慢性腹泻(chronic diarrhea)是指排便次数增多(>3 次 /d),或粪便量增加(>200g/d),

或粪质稀薄(含水量>85%),病程超过 4 周以上或者长期反复发作的一种常见消化系统疾病。本病多由胃肠道功能性疾病、感染性疾病以及药物等所致。本病可以治愈,一般针对病因经对症支持治疗后症状明显好转,预后良好。若不治疗可长期迁延不愈、反复发作,严重影响日常生活。根据临床表现,本病属于中医学"泄泻""腹痛"等范畴。从病变的部位来看,虽病在大肠,但却与脾、肝、肾、心等脏腑功能失调有关。

慢性腹泻湿证是病证结合概念,即在疾病发生发展过程中,病机上与湿密切相关,并表现出具有与湿邪密切相关症状和体征的疾病状态,而常见的湿邪相关病机有肠道湿热和脾虚湿盛等。总体上,湿浊内生是慢性腹泻湿证形成的重要因素。

(二)慢性腹泻湿证的表现与影响

慢性腹泻湿证的性质受致病因素和人体禀赋体质影响,如饮食所伤、情志失调、感受外邪、先天禀赋不足以及脏腑虚弱等。饮食不节,饥饱失常,或进食寒凉、炙煿食物,或饮食不洁,均可损伤脾胃,导致气机失调;忧思恼怒,肝气失疏,可使气机升降失司;风、寒、湿、热之外邪侵袭或引动内邪,可使脾胃运化失常;先天禀赋不足,脾胃虚弱,则脏腑失养。上述因素均可导致脾胃运化失常和气机不利,进而湿浊内生,出现腹泻和腹痛。

1. 脾虚湿盛　脾喜燥恶湿,为后天之本,主运化食物及水液。脾主升清,不宜下陷。外感寒湿、长期饮食不节、劳倦内伤等皆可致脾胃受损,酿湿困脾,使脾失健运,运化失常,而致腹泻。

2. 肠道湿热　饮食失宜,如恣食辛辣炙煿,过食肥甘,可引起湿热内生;或感受湿热之邪,而肺与大肠相表里,可使湿热传里。小肠主受盛化物、分清泌浊,大肠主传化糟粕,若湿热下注肠腑,小肠受盛及大肠传导功能失常,小肠无以分清泌浊,大肠无法传化,则水谷停滞,合污而下,即可发生腹泻。

(三)慢性腹泻湿证的诊断要点

1. 疾病诊断要点　慢性腹泻的诊断可以分为以下几个步骤:
(1)判断是否属于真正意义上的腹泻。
(2)排除医源性腹泻。
(3)根据患者人群和临床表现对腹泻进行分类。
(4)在分类的基础上进一步明确腹泻病因。

诊断需要从病史、伴随症状和体征、既往史、过敏史以及常规化验和影像学检查等方面获得充分依据。对于慢性腹泻,首先应鉴别功能性腹泻和器质性腹泻。对于功能性腹泻,大便检查无病原体,内镜检查无器质性病变。腹泻症状持续,夜间活动后腹泻加重,体重明显减轻,提示可能为器质性疾病。此外,慢性腹泻可能由某些全身性疾病引起,如甲状腺功能亢进症、糖尿病、腺垂体功能减退症、系统性红斑狼疮、慢性肾上腺皮质功能减退症等,因此必须警惕胃肠道以外的症状和疾病。

2. 证候诊断要点

(1)脾虚湿盛证

主症：①大便清稀或如水样；②腹痛肠鸣。

次症：①食欲不振；②脘腹闷胀；③胃寒。

舌脉：舌苔薄白或白腻，脉濡缓。

证候诊断：主症 2 项加次症 2 项，参考舌脉，即可诊断。

(2)肠道湿热证

主症：①腹痛即泻，泻下急迫；②粪色黄褐、臭秽。

次症：①肛门灼热；②腹痛；③烦热口渴；④小便短黄。

舌脉：舌苔黄腻，脉濡数或滑数。

证候诊断：主症 2 项加次症 2 项，参考舌脉，即可诊断。

(四) 慢性腹泻湿证的预防与治疗

1. 中医治疗　本病属中医"泄泻"范畴。泄泻常以脾虚湿盛作为基本病理变化，乃肠道功能失司而成。根据泄泻的脾虚湿盛、脾失健运病机特点，治疗应以运脾祛湿为原则。根据不同证候，分别施以益气健脾升提、清热燥湿、分消止泻之法；慢性腹泻湿证不可分利太过，以防耗其津气；清热不可过用苦寒，以免损伤脾阳；补虚不可纯用甘温，以免化燥伤阴。若病情处于寒热虚实兼夹或互相转化时，当随证施治。

(1)脾虚湿盛证

治法：健脾益气，化湿止泻。

主方：参苓白术散。

药物：人参、白术、茯苓、甘草、砂仁、陈皮、桔梗、白扁豆、山药、莲子、薏苡仁。

加减：泻势严重者，加赤石脂、诃子、陈皮炭、石榴皮炭；肛门下坠者，加黄芪、党参；畏寒重者，加炮姜。

(2)肠道湿热证

治法：清热燥湿，分消止泻。

主方：葛根芩连汤。

药物：葛根、黄芩、黄连、炙甘草。

加减：湿偏重者，加薏苡仁、厚朴；夹食滞者，加神曲、山楂、麦芽。

2. 预防　生活方式和社会行为的调整能够减轻腹泻症状，如减少烟酒摄入、注意休息、充足睡眠等。限制的食物种类包括：①富含 FODMAPs（即难吸收的短链碳水化合物，如果糖、乳糖、多元醇、果聚糖、低乳半聚糖）等成分的食物；②高脂肪、辛辣、麻辣和重香料食物；③寒凉食物（可能会加重腹泻）。此外，一旦明确食物过敏原，应避免摄入含有该过敏原成分的食物。

（五）现代研究

腹泻是人体对各种肠道损伤和攻击的保护性反应。感染性病原体、毒素或其他有毒物质出现在肠道中，刺激了肠道的分泌和运动功能以便排出这些物质，从而导致腹泻。在急性期，这种保护性反应在一定程度上是有保护作用的。但是，慢性腹泻则是机体的过度反应。慢性腹泻的发病机制与消化道的功能障碍有关，如肠液分泌量增多，机体消化和吸收功能减弱，伴或不伴肠道蠕动加快，最终导致大便次数增多、性状改变而形成腹泻。临床上引起慢性腹泻的病因较为复杂，肠道菌群失调、肠道非感染性炎症、肠道感染、胃肠道肿瘤、胃肠功能紊乱等均会导致腹泻。多数腹泻不是单因素的，病理生理过程通常有重叠，不易严格划分。根据病理生理特点可分为以下4种。

1. 渗透性腹泻　渗透性腹泻是由于肠腔内存在大量高渗食物或药物，大量液体被动进入高渗状态的肠腔而引起的腹泻。摄入难吸收食物、食物消化不良及黏膜转运机制障碍均可导致高渗性腹泻。

常见的病因：①腔内因素：如胃空肠吻合术后、吸收不良综合征、短肠综合征、盲袢综合征、小肠细菌过度生长、胰腺外分泌功能不全等。先天性乳糖酶缺乏导致的乳糖吸收不良性腹泻亦属高渗性腹泻。②黏膜因素：如麦胶性肠病（乳糜泻）、惠普尔病（Whipple 病）等。③黏膜后因素：如小肠淋巴瘤、肠结核、克罗恩病、成人小肠淋巴管扩张症等。

2. 分泌性腹泻

（1）肠毒素与肠黏膜上皮细胞壁的受体相结合，激活腺苷酸环化酶，使肠腺细胞分泌大量水和电解质，并通过直接或间接激活神经回路抑制其吸收。诱发因素：①细菌性肠毒素，如霍乱弧菌、沙门菌感染和食物中毒等；②内源或外源性泻剂，如胆酸、泻剂等通过环腺苷酸加重腹泻。

（2）通过结合肠浆膜面或激活刺激分泌的神经可引起促肠壁分泌。这些包括肠激素如血管活性肠肽（VIP）、炎症介质如前列腺素 E 和组胺。①神经内分泌肿瘤：可直接引起肠分泌导致腹泻，如胃泌素瘤、血管活性肠肽瘤（VIP 瘤）、类癌综合征、甲状腺髓样癌；②炎症介质如前列腺素 E（PGE）等诱导：见于炎症性肠病、结肠癌、胶原性结直肠炎、淋巴细胞性结直肠炎、药物影响（红霉素促动力作用，抗生素改变肠道菌群，化疗药损害肠黏膜等）及甲状腺功能亢进症等。

（3）肠神经系统功能：手术、神经病变或肠易激综合征（IBS）使肠分泌增加和动力改变。见于迷走神经或交感神经切除术后、糖尿病自主神经病变等。

3. 渗出性腹泻　机制为：①肠腔侵入性感染：导致小肠黏膜破坏，绒毛丧失。见于霍乱弧菌、致病性大肠杆菌、沙门菌属、轮状病毒、巨细胞病毒（CMV）、疱疹病毒、志贺菌（Shigella）、原虫（阿米巴、鞭毛虫）等引起的感染性腹泻。②内源性肠感染：缺血性结肠炎、放射性肠炎、结肠癌（黏膜破坏、继发感染）及炎症性肠病（克罗恩病常引起胆盐吸收不良，尤其在回肠切除术后）等。③免疫和变态反应及某些维生素缺乏：见于食物过敏、嗜酸性粒细胞肠炎及烟酸缺乏症等。

炎症促进分泌的病理过程机制：①肠绒毛被破坏，减少了吸收，引起肠吸收障碍并使渗透压增加；②细胞渗出物进一步增加管腔渗透压；③炎症介质如前列腺素 E 和组胺直接或间接通过神经和细胞途径引起分泌增加。

4. 动力性腹泻　肠腔内容量增加引起反射性肠蠕动加快，促动力素或介质释放，支配肠运动的神经系统异常等原因均可导致腹泻。此种腹泻常见于淀粉样变、类癌综合征、硬皮病、糖尿病神经病变、胃大部切除术后、神经性腹泻、肠易激综合征等。腹腔或盆腔炎症也可引起反射性肠蠕动加快。

（六）实践举例

病案一：肠道湿热证

陈某，男，28 岁，职员，2022 年 1 月 9 日初诊。主诉：间断腹痛伴腹泻年余。

症见：腹痛间作，痛即作泻，泻势急迫，泻后痛减，每周发作 4~6 次，大便稀薄如水、臭秽、偶见黏液、无脓血，伴肠鸣、腹胀、脘闷、恶心、口苦；平素食纳不香，易疲劳，情绪时有焦虑，烦躁不安，夜寐尚安；舌胖红，苔黄腻，脉细弦。体格检查未见异常。

辅助检查：大便常规无异常，肠镜示慢性结肠炎。

西医诊断：腹泻型肠易激综合征。

中医诊断：泄泻。

中医证型：肠道湿热。

中医治法：健脾益气，清热利湿止痛。

处方：葛根 20g，党参 12g，炒白术 15g，茯苓 15g，炒薏仁 15g，砂仁 5g，陈皮 10g，黄连 10g，黄芩 12g，炒白芍 15g，仙鹤草 30g，煨肉豆蔻 10g，木香 10g，郁金 12g，石榴皮 15g。7 剂，水煎 400ml，早晚分服。

二诊（2022 年 1 月 16 日）：腹痛减轻，大便由稀转溏、次数减少，肠鸣腹胀减轻，口苦减轻，但泻势仍迫，小便量少色黄。舌胖淡红，苔黄微腻，脉细弦。辨证同前，患者口苦苔腻减轻提示中焦之热较前缓解，小便量少色黄提示下焦有热。上方去黄芩以防苦寒败胃；少加苦参 6g 以清下焦火热，再以藿香 10g 化湿祛浊。7 剂，服法同前。

随诊诉腹痛明显减轻，大便基本成形，小便利，舌淡胖苔薄黄，余症皆瘥。

按语：本案患者的症状舌脉为典型的腹泻型肠易激综合征肠道湿热证的表现，故治以参苓白术散合葛根芩连汤为底方加减，健脾益气与清热利湿并施，再以炒白芍缓急止痛。患者泻势较重，发作频繁，大便呈水样，故加仙鹤草补虚止利，肉豆蔻、石榴皮涩肠收敛，以防滑脱之症。《滇南本草》载仙鹤草治"赤白血痢"，然仙鹤草有收敛之性，治慢性下利为佳，又可强壮补虚，对虚证泄泻最宜；肉豆蔻与石榴皮均为涩肠止泻要药，均性温，可缓连芩之苦寒；患者腹胀明显且肠鸣时作，予木香行气，兼助白芍止痛；患者情绪时有焦虑，烦躁不安，切其脉细中有弦，予郁金清心凉血，行气解郁。

二诊时,患者痛泻症状已有好转,舌苔不似先前黄腻,说明中焦热象有所减轻,思及苦寒药物长期使用败胃,故去黄芩,但又见小便量少色黄之下焦热象,故佐少量苦参清下焦热,利尿兼止热利;又因湿浊未全然化去,故加用芳香行散之藿香以化中焦湿浊。全方标本兼治,补而不滞,清而不寒,故能取得佳效。

病案二:脾虚湿盛证

患者,女,47岁,于2021年11月2日因"腹泻3年,加重3个月"初诊。患者自述3年前出现腹泻,无脓血,每日1~2次,饮食生冷、情绪焦虑时易发作,偶有腹胀,无腹痛。胃肠镜检查示慢性胃炎,Hp(-);大致正常结直肠黏膜。患者多次服用中药和西药治疗,服药后病情稍有缓解,但停药后症状反复,近3个月来腹泻加重。刻下:腹泻、呈水样、每日6~7次、无脓血,伴有便前腹痛、便后痛减,情绪焦虑,饮食正常,小便可,睡眠一般、可寐5~7小时,舌淡胖,苔白腻,脉濡弦。

西医诊断:腹泻型肠易激综合征。

中医诊断:泄泻。

中医证型:脾虚湿盛。

治法:疏肝解郁,健脾渗湿止泻。

处方:茯苓15g,炒白术15g,炒白芍10g,陈皮10g,醋北柴胡9g,煅龙骨30g(先煎30分钟),姜半夏10g,郁金10g,合欢皮15g,太子参10g,石榴皮10g,炒防风10g。14剂,每日1剂,水煎分2次温服。嘱患者服药期间忌生冷辛辣,适当户外活动,放松心情。

2021年12月23日二诊:患者服药后腹泻次数明显减少,每日2~3次,糊状便,偶有腹痛,无腹胀,情绪稍改善,饮食可,小便可,睡眠未见明显改善,舌淡红、苔稍白腻,脉弦缓。在初诊方基础上加煅牡蛎30g(先煎30分钟)、炒薏苡仁15g。14剂,煎服方法及医嘱同上。

2022年1月11日三诊:患者述大便每日1次、成形质软,情绪改善,纳食可,睡眠可、可寐7~8小时,舌淡红、苔白,脉弦。二诊方去石榴皮,继续服用14剂。

3个月后随访,患者病情未见反复。

按语:患者症状以腹泻伴有腹痛、情绪焦虑为主,属于泄泻之脾虚湿盛证。患者肝气不疏,气机不畅,郁结日久,横逆犯脾,影响脾的运化功能,故见腹泻、腹胀,腹痛欲泻、泻后痛减。治当以疏肝解郁,健脾渗湿止泻为法。方中太子参、炒白术补气健脾;茯苓利水渗湿,健脾止泻;炒防风胜湿而止泻,柔肝理气而止痛;北柴胡疏肝解郁,炒白芍养血敛阴、柔肝缓急,二者一疏一敛,相得益彰、相互为用;陈皮理气燥湿,醒脾和胃;合欢皮、郁金行气解郁;煅龙骨镇惊安神;姜半夏燥湿化痰;石榴皮温敛涩肠止泻。二诊时,患者睡眠未见好转,情绪稍有改善,故在初诊方基础上加煅牡蛎重镇安神、炒薏苡仁健脾渗湿止泻。三诊时,患者症状基本消失,大便正常,故在二诊方基础上去涩肠止泻之石榴皮,以巩固疗效。

病案三：脾虚湿盛证

患者,女,54岁,2020年10月14日初诊。主诉:大便次数增多2年。患者自诉2年前因进食寒凉食物后出现大便次数增多,每日2~5次,便质稀烂、不成形,常伴腹胀、左侧腹部隐痛。经多方求治,症状虽偶有缓解,但停药后易反复发作、缠绵难愈。现症见:大便每日2~5次,便质稀烂,伴腹胀、左侧腹部隐痛,泻后痛减,矢气多,无黏液脓血便,无里急后重感,纳食不香,寐欠佳,舌淡红,苔白腻,脉弦。

西医诊断:腹泻型肠易激综合征。

中医诊断:泄泻。

中医证型:脾虚湿盛。

中医治法:行气解郁,化湿健脾。

处方:麸炒白术10g,地榆炭15g,延胡索10g,姜炭3g,佛手7g,麦芽20g,炒鸡内金15g,茯苓15g,木香7g,砂仁10g,姜半夏10g,陈皮5g,甘草3g。免煎剂7剂,每日1剂,水冲服。

2020年10月20日二诊:诉服药后大便有所改善,每日2~3次,较前稍成形,腹胀、腹痛减轻,矢气减少,食欲稍有改善,寐仍欠佳,舌淡红,苔白厚,脉弦。予初诊方去木香、姜炭,地榆炭改为20g,加合欢皮15g。10剂,每日1剂,水冲服。

2020年11月1日三诊:诉大便日行1~2次、已成形,腹胀明显减轻,腹痛消失,纳食增加,睡眠改善,舌淡红,苔白,脉弦。病情基本缓解,改以调理脾胃为主,于二诊方基础上去姜半夏、合欢皮、延胡索,加麸炒苍术10g、猪苓10g、焦六神曲15g、木香7g。7剂,每日1剂,水冲服。

服药后症状基本消失,随访半年,病情未见复发。

按语:本例患者因饮食不慎致脾运失健、湿浊内停、肠道传导失司而发为腹痛、腹泻。舌质淡红,苔白腻,脉弦,证属脾虚湿盛,以行气解郁、化湿健脾为治法,拟肠病方加减。方中白术、姜半夏健脾除湿,陈皮理气燥湿,炒鸡内金、麦芽消食健胃,地榆炭凉血养阴,木香、砂仁行气化湿,佛手理气燥湿,茯苓利水渗湿,延胡索行气止痛,姜炭增强温中止泻之效,甘草益气和中、调和诸药。服上药后,大便稍成形,次数有所减少,腹胀、腹痛减轻,矢气减少,寐仍欠佳,舌淡红,苔白厚,脉弦,考虑患者气机较前畅通,但湿滞仍重,故二诊守初诊方去木香、姜炭,加大地榆炭用量,以防燥湿太过伤阴,另加用合欢皮解郁安神。三诊时患者诸症减轻,纳寐改善,舌淡红,苔白,脉弦,提示病情已明显缓解,故加强调理脾胃以固其本,遂于二诊方基础上去姜半夏、合欢皮、延胡索,加麸炒苍术燥湿健脾、木香行气健脾、焦六神曲消食和胃、猪苓利水渗湿。

七、溃疡性结肠炎

溃疡性结肠炎(ulcerative colitis,UC)是消化科常见的疑难病,是一种病因病机不明、慢性非特异性肠道炎症性疾病,以结直肠黏膜连续性、弥漫性炎症改变为主要特点。临床上以反复腹痛、腹泻、解黏液脓血便等为主要表现,以发作、缓解和复发交替为特点。根据 UC 的临床表现及病情特点,可将其归属于中医"痢疾""久痢""休息痢""肠澼""泄泻"等范畴。

(一) 溃疡性结肠炎湿证的内涵及成因

本病的病因与先天禀赋不足、感受外邪、饮食失调、七情内伤等相关,病位在大肠,与脾、肾、肝、肺诸脏相关。UC 在病理上属本虚而标实,与湿、热、毒、痰、瘀、滞等相关。而在 UC 的众多致病因素中,湿邪较关键,而且内外湿邪在其诱发及进展中起着重要作用。脾虚湿困是 UC 的核心病机。脾虚是 UC 发病根本,而湿邪是 UC 发病关键,贯穿 UC 发生、发展的全程。正如《景岳全书》所言:"脾胃受伤……精华之气不能输化,乃致合污下降,而泻痢作矣。"

UC 的"湿"性病因可概括为"外湿入里,内湿为合"。这也造成了 UC 间断发作,且活动期、缓解期交替出现的特性。外湿引动内湿,两湿相合,互为因果,内外合邪,缠绵难愈。外湿困脾,脾失健运,则湿浊内生。而内湿之证,每因脾虚失运,又易于感受外湿,致内外合邪,使病情加重。两者在 UC 的发生、发展以及预后的演变过程中存在着一定的内在联系。在 UC 的发病中,湿热内伤为临床中较多见的病因。王肯堂通过对比不同年代医家对其病机的认识后,得出了痢疾关键在于湿热的观点。UC 活动期多为湿热、湿毒作祟,缓解期则多与湿滞、湿瘀、寒湿等相关。

湿性缠绵,善于渗透,外袭体表,内扰脏腑,无处不达,虽然其致病多端,却与肠胃疾病关系最为密切,入脏腑则易伤脾胃,伤于中则阻滞气机,伤于下则二便不利,日久则入络易湿瘀互结,脾虚与湿盛、气滞与血瘀常相互影响。

对于 UC,湿邪既是致病之因又是病理产物。UC 的产生在于肝、脾、肾、三焦功能失司,水液输布代谢失常。湿邪致病贯穿 UC 病程的始终,内湿的特性是引起 UC 缠绵不愈的主要原因之一。UC 患者较少突然起病,常间歇缓慢发病。UC 初起或再次发作时往往以邪实偏盛为主,兼见脾虚;缓解期则多正虚邪恋,以脾虚为主或可兼见邪实的表现,虚中有实,实中夹虚,虚实夹杂,而脾虚湿滞在临床上较突出、多见。湿热蕴肠证、脾虚湿蕴证分别是邪实或正虚为主的代表证型。

随着社会的发展,人们生活居住条件不断改善,临床上外湿致病的发生逐渐减少,但由于紧张的生活节奏使得现代人多焦虑、心情不畅,加之饮食不节使人肥胖而聚湿,日久损伤脾胃、阻滞气机,从而导致内湿致病不断增多。

(二) 溃疡性结肠炎湿证的表现与影响

湿性因素渗透于 UC 的各种临床表现中,如腹痛、腹泻、黏液脓血便、里急后重等。湿邪之胜,腹满而痛。腹痛多由肌肉痉挛,湿滞气机,脾胃升降功能失常,不通则痛所致。寒湿内甚则腹痛恶寒,湿热郁蒸则腹痛止作无定。湿邪在泄泻中起着关键的作用,如王肯堂强调"诸泻利皆兼于湿"。血性腹泻和黏液脓血便为 UC 的主要临床表现。肠澼者下脓血。脓血便常类似于痢疾的发作,总的来说多属湿热伤络,络损血溢。大便混杂黏液脓血也合湿的重浊黏腻之性。湿滞大肠,气壅血瘀,肉腐化脓而下痢赤白脓血。里急后重也是 UC 较常见的表现,因 UC 多累及直肠,多因大肠湿热滞气而来。

1. 湿热表现　湿为阴邪,易损阳气;性黏腻重浊,易困脾土。热为阳邪,性炎上,可生风动血,易伤阴液。水湿郁久化热,热邪亦可生湿,二者阴阳相合,热蒸湿动,热处湿中,湿蕴热外,难分难解,使病机往往复杂多变。《医宗必读》认为"无湿则不泄"。湿邪是溃疡性结肠炎发生发展的关键因素,故患者常表现为腹泻;湿热内蕴肠腑,与肠中气血相搏结,致大肠传导功能失司,通降不利,气血瘀滞,肠道脂膜血络受伤,腐败化为脓血而下痢,故解黏液脓血便;湿热壅滞肠道,阻滞气机,致腑气不通,可引起腹痛、里急后重等症。

2. 寒湿表现　湿为阴邪,多伤阳气。脾属阴土,得阳始运。湿邪外感,易困阻脾阳而致水湿不运,湿浊内生;内、外湿相合,从阴而化,则成寒湿。"清气在下,则生飧泄",故患者亦常表现为腹泻;寒湿阻滞,下趋聚于肠道,凝滞气血,致肠膜血络损伤而见痢下赤少白多而清稀;寒湿壅滞肠道,阻滞气机,致腑气不通,可引起腹痛喜按等症。

3. 湿毒表现　湿毒则是湿邪蕴积日久,与他邪交结而酿生的性质险恶、危害更大的病理产物,是疾病后期的重要病理因素。湿毒壅滞,大肠传导不畅,则见明显腹痛和里急后重;湿毒内蕴肠腑,气血胶着,致肠络脂膜损伤愈甚,则血败肉腐亦甚,而见下痢脓血烂肉,如《类证活人书》所言"湿毒气盛,则下利腹痛,大便如脓血,或如烂肉汁也"。

影响: 湿邪为溃疡性结肠炎发病的关键病理因素,贯穿溃疡性结肠炎发生、发展的全过程,或从阴化寒,或从阳化热,与肠中气血相搏结,使气血瘀滞,肠道脂膜血络受伤,致下痢赤白脓血而发病。此外,湿邪黏腻重着,易留滞脏腑形成胶着状态的病理特点,也是导致疾病缠绵难愈、反复发作的重要原因。

4. 活动期

(1)湿热搏结,熏灼肠道:湿热之邪外感,或感受湿邪从热而化,或饮食积滞酿生湿热,或情志不遂,肝气郁滞,水湿内停,郁久化热,与湿相搏而生湿热,均可导致湿热内蕴肠腑。湿、热等病理因素在肠腑内集聚,与气血搏结,导致肠道正常生理功能紊乱,大肠传导功能失司,若久羁肠腑不去,则损伤肠膜脉络,使血败肉腐,化为黏液脓血排出肠道,发为此病。火热之邪易迫血妄行,故多见痢下赤多白少。湿热壅滞腑气,毒盛于里,熏灼肠道,而见下痢鲜紫脓血、壮热口渴等热毒内盛表现。

(2)寒湿内盛,凝滞肠腑:素体阳虚,外感湿邪从寒而化为寒湿;过食生冷,伤及脾阳,致脾运不健,水湿内蕴,与阴寒互结而成寒湿。同时,脾为阴脏,喜燥恶湿,易为寒湿所困。此外,溃疡性结肠炎病程长,病势缠绵难愈,日久耗伤正气,使阳气受损,寒自内生。寒湿阻滞肠道,肠腑气血运行不畅,则发为此病。寒性收引凝滞,可致血脉凝滞,肠膜血络损伤,血液不循常道而外溢,与火热之邪破血妄行不同,故多见痢下赤少白多而清稀,或纯为白冻。

5. 缓解期　脾虚湿蕴,正虚邪恋:脾肾亏虚、湿浊留恋的邪正相持状态是 UC 缓解期的病理特点。湿易伤阳,若湿浊内困日久,必损及脾肾阳气而致脾肾不足,正气亏虚。当正、邪处于平衡状态或正气相对偏胜时,疾病可趋于稳定;当节令气候变化、饮食失调、劳倦内伤、邪气外侵、情志失调、医者误治等诱因打破这一平衡时,湿邪可从诱因而发,或从阴化寒,或从阳化热,与肠中气血相搏结,致气血瘀滞,肠道脂膜血络受伤而见下痢赤白脓血,发为此病。

6. 疾病后期　湿瘀互结,湿毒内蕴:疾病日久,湿浊蕴积,阻滞气血;或者素体正虚,后天失于调摄,加上湿邪耗损,气血阴阳皆虚,气虚则无力推动血液运行,阳虚则脉道失于温通而涩滞,血虚则无以充血而血脉不利,阴虚则脉道失于柔润而僵化,皆可导致瘀血阻滞。同时,血运不畅,更可加重气机郁滞,影响脏腑气化和水液代谢,亦致水湿停聚。痰湿、瘀血与寒热之邪互为胶结,进一步阻滞脉道,日久则可酿生湿毒。湿毒壅滞肠腑经络,致变证百出,也是导致溃疡性结肠炎后期证候复杂,疾病发展迅速、缠绵难愈甚至癌变的重要因素。

(三) 溃疡性结肠炎湿证的诊断要点

溃疡性结肠炎以腹痛、腹泻、便下黏液脓血、里急后重为主要临床表现,病程较长,反复发作、迁延难愈,与中医学"久痢""休息痢"和"大瘕泄"等病证较为相似。

1. 疾病诊断要点

(1)有持续或反复发作的腹泻,便下黏液脓血,伴有腹痛、里急后重和不同程度的全身症状。

(2)病程较长,多在 4~6 周以上,常持续或反复发作。

(3)发病常与饮食、情志、起居、寒温等诱因有关。

(4)结合结肠镜、钡剂灌肠、结肠黏膜组织学检查结果可确诊。

2. 证型诊断要点

(1)湿热蕴肠证:腹痛,腹泻,便下黏液脓血,里急后重,肛门灼热,身热,小便短赤,口干口苦,口臭,舌质红,苔黄腻,脉滑数。

(2)热毒炽盛证:便下脓血或血便,量多次频,发热,里急后重,腹胀,口渴,烦躁不安,腹痛明显,舌质红,苔黄燥,脉滑数。

(3)脾虚湿蕴证:腹泻,夹有不消化食物,便下黏液脓血,白多赤少,或为白冻,肢体倦怠,神疲懒言,腹部隐痛,脘腹胀满,食少纳差,舌质淡红、边有齿痕,苔白腻,脉细弱或细滑。

(四) 溃疡性结肠炎湿证的治疗

活动期:轻度 UC,可单独使用中医或西医治疗,或二者结合;中重度 UC,建议采用中西医结合疗法。缓解期:建议中西医结合治疗以维持 UC 的长期缓解,降低复发率。次辨虚实：虚则补之，以健脾祛湿为主；实则泻之，以清热除湿为主。溃疡性结肠炎湿的表现：反复发作腹痛、腹泻、便下黏液脓血、里急后重，迁延难愈。

1. 湿热蕴肠证

治法：清热燥湿，调气行血。

推荐方剂：芍药汤（《素问病机气宜保命集》）加减。

常用药物：白芍、黄连、黄芩、木香、当归、肉桂、槟榔、生甘草、大黄等。

2. 热毒炽盛证

治法：清热解毒，凉血止痢。

推荐方剂：白头翁汤（《伤寒论》）加减。

常用药物：白头翁、黄连、黄柏、秦皮。若血便频多，加仙鹤草、紫草、槐花、地榆、牡丹皮等。

3. 脾虚湿蕴证

治法：健脾益气，化湿止泻。

推荐方剂：参苓白术散（《太平惠民和剂局方》）加减。

常用药物：党参、白术、茯苓、炒甘草、桔梗、莲子、白扁豆、砂仁、山药、薏苡仁、陈皮等。

（五）现代研究

湿证作为 UC 患者临床常见的中医证型，是引发 UC 患者病变反复发作、迁延难愈的重要内在机制。其中，湿邪作为引发湿证的重要病邪，可分为内湿和外湿。外湿是指来源于周围环境的湿邪，其本质可能与微生物感染（周围环境）及肠道菌群紊乱（肠道环境）密切相关。现代研究发现，不仅 UC 患者存在明显的肠道菌群紊乱，而且肠道菌群与肠黏膜相互作用的改变被认为是炎症性肠病发生发展的关键机制。例如，感染 F82 菌株可引起肠黏膜上皮细胞线粒体嵴肿胀、线粒体膜电位丧失和线粒体碎裂等线粒体结构及功能障碍。这些不仅可导致及加重肠黏膜损伤的发生，亦可造成机体对生物制剂的反应性下降等。与此相反，应用菌群抑制或应用益生菌等菌群调控药物改善 UC 肠黏膜菌群紊乱，可以显著改善肠黏膜免疫、线粒体代谢及自噬，进而促进肠黏膜上皮损伤的修复，降低肠黏膜通透性。

另一方面，内湿多与肠黏膜免疫、代谢异常密切相关，其本质可能是指机体在内外因素的作用下引发的一种代谢及免疫紊乱状态。以往研究发现，UC 患者体内存在显著的单核巨噬细胞异常激活及分布，淋巴细胞活化及功能紊乱，浆细胞抗体合成及分泌异常等肠黏膜免疫紊乱；如 UC 患者肠黏膜组织中 CD8[+]T 细胞浸润明显增加，且与肠黏膜神经节细胞凋亡程度升高呈正相关。在小鼠肠道炎症模型方面，硫酸葡聚糖钠（DSS）诱导的慢性结肠炎肠黏膜组织中单核细胞、B 细胞和 CD8[+]T 细胞浸润明显增多。此外，UC 患者体内的糖脂、钙铁等微量元素、维生素等物质的代谢异常，同时 UC 患者肠道微生物亦存在明显的代谢紊乱,而且代谢异常与 UC 患者肠黏膜炎症损伤存在密切联系。例如,UC 患者粪便和组织样本中蛋白质分解水平显著增高,而蛋白质分解平衡的重建可显著阻止溃疡性结肠炎的发展。

广东省中医院脾胃病科学术带头人罗云坚是广东省名中医,专注于肠道疾病的中医诊疗,充分发挥中医药在 UC 诱导临床缓解及维持缓解中的独特优势,创新伏毒理论指导 UC 的"因-机-证-治",认为 UC 的宿根在于"伏毒"。该理论在临床实践中发挥了重要指导作用。伏毒的致病特点:邪毒内伏于体内,伏而不发,每于正气衰弱之时,复加各种诱因触发,则久滞之毒,由里外泄;由于屡发屡重,缠绵难愈,到病程后期,气血耗损严重,脏腑俱虚。在 UC 的缓解期,虽无临床症状,但伏毒潜藏于人体,伺机而动,每当遇到情志刺激或饮食不洁,则伏毒遇感而发,诱发便血、腹痛等一系列症状。伏毒是导致 UC 反复发作、缠绵难愈的宿根。根据"伏毒"理论将 UC 分为 3 种证型:①大肠湿热证。治法:清热燥湿,调气行血。方药以芍药汤(《素问病机气宜保命集》)加减。②脾虚湿蕴证。治法:健脾益气,化湿助运。方药以参苓白术散(《太平惠民和剂局方》)加减。③寒热错杂证。治法:温中补虚,清热化湿。方药以连理汤或乌梅丸加减。然而,由于 UC"伏毒内停"和"瘀血阻滞"的致病病机特点,祛毒和活血化瘀的治疗应贯彻病程始终。UC 活动期为伏毒遇新感而发,缓解期为伏毒潜藏伺机而动,故不管是活动期,还是缓解期,治疗均以"清解伏毒"为大法,肝脾同调、五脏并治,遣方用药时补泻兼施。

(六)实践举例

病案一

郑某,男,32 岁,2023 年 4 月 26 日初诊。

主诉:反复解黏液血便 6 年余,加重月余。

现病史:患者 6 年前无明显诱因开始出现大便次数增多,每日 3~5 次,夹有鲜血,有时带黏液,后因饮食不慎致便血量较前增多。2017—2022 年多次肠镜检查提示溃疡性结肠炎(广泛结肠型,活动期重度),肠镜病理提示肠黏膜重度炎症伴溃疡形成,可见隐窝炎和隐窝脓肿。曾口服泼尼松、美沙拉秦治疗,其中 2021 年 5 月—2022 年 4 月先后分别接受 5 程类克(注射用英夫利西单抗)、4 程维得利珠单抗治疗,起初效果稳定,后病情反复。2023 年 3 月,患者便血情况较前逐渐加重。2023 年 4 月就诊时见:解黏液血便,少则 7~8 次,多则 13~20 次,每次便量偏少,有里急后重感,无腹痛腹胀,无皮疹,无关节疼痛,无口腔溃疡,无发热恶寒,无恶心呕吐,眠一般,纳一般,小便调。舌质红,苔黄腻,脉滑。西医治疗予甲强龙(先静脉用药,后改为口服)、美沙拉秦治疗,治疗过程中激素常规减量。中医中药治疗过程如下。

中医诊断:痢疾。

中医证型:湿热蕴肠。

西医诊断:溃疡性结肠炎(慢性复发型,广泛结肠型,活动期重度)。

中医治法:清热燥湿,调气行血。

处方:白芍30g,黄连10g,黄芩10g,大黄炭5g,木香10g(后下),槟榔15g,白头翁15g,秦皮10g,败酱草30g,当归10g,肉桂3g,甘草5g,白及10g,仙鹤草30g。14剂,水煎,早晚分2次温服。

2023年5月10日二诊:大便质软烂,每日3~5次,偶夹鲜血,无黏液,无里急后重,无腹痛腹胀,无发热恶寒,眠可,纳可,小便调。舌质淡红,苔薄白,脉弦细。

处方:党参15g,白术15g,茯苓15g,炒薏苡仁15g,陈皮10g,白扁豆15g,金银花10g,牡丹皮10g,藿香10g,三七片5g,炙甘草5g。14剂,水煎,早晚分2次温服。

2023年5月31日三诊:大便基本成形,每日2~3次,无夹鲜血,无明显黏液,无里急后重,无腹痛腹胀,无发热恶寒,眠欠佳,纳可,小便调。舌质淡红,苔薄白,脉弦细。

处方:党参15g,白术15g,炒薏苡仁15g,陈皮10g,白扁豆15g,山药20g,牡丹皮10g,三七片5g,炙甘草5g,茯神20g,莲子15g,芡实15g。7剂,水煎,早晚分2次温服。

患者服完药后,症状控制稳定,配合西药治疗,至今未再发作。

按语: 本例患者为青年男性,病程偏长,最早症状为大便每日3~5次,夹鲜血、有时带黏液,多次肠镜检查提示溃疡性结肠炎,结合病理结果,痢疾之诊断可以成立。患者起病之初大便每日3~5次,夹鲜血、带黏液,主要为湿的表现。进一步探究湿之来源,无明显诱因则不考虑外湿可能,当责之于内湿,又主要归于脾虚。脾虚无力运化水液,湿浊内生,下走大肠,以致大便次数增至3~5次/d、带黏液;湿浊阻于大肠日久,郁而化热,致湿热蕴于大肠,久之损伤肠络,使血液不循常道,溢于脉外,随糟粕排出体外,故见大便夹鲜血。后因饮食不慎加重,则为感受外湿,与内湿相合,阻碍肠道气血运行,使肠络受损加重,以致便血量增多,正如《景岳全书》所曰“饮食失节,起居不时,以致脾胃受伤,则水反为湿,谷反为滞,精华之气不能输化,乃致合污下降,而泻痢作矣”;再往后症状加重,大便次数明显增多,少则7~8次,多则13~20次,则考虑为湿邪加重;湿性重着、黏腻、趋下,容易阻碍气机畅行,则见每次便量偏少、有里急后重感;结合舌质红,苔黄腻,脉滑之象,辨为湿热蕴肠证。治当清热燥湿、调气行血,方选芍药汤加减。其中,黄芩、黄连苦寒,功可清热燥湿解毒;白芍能养血和营、缓急止痛,木香、槟榔行气导滞,当归活血补血,四药相用,共奏调气行血之功,亦即刘完素《素问病机气宜保命集》所言“行血则便脓自愈,调气则后重自除”;惧怕大黄苦寒败胃,改用大黄炭凉血止血,导湿热积滞随大便排出,为通因通用之法;加用白头翁、秦皮、败酱草清热解毒、凉血止痢,仙鹤草、白及止血;佐以少量肉桂,借其辛热之性助当归、白芍养血和营,兼可中和其他药物之寒性,防止呕逆;甘草调和诸药,又可合芍药以缓急止痛。诸药并用,使湿可去、热可清、痢得愈。二诊时,大便次数减少,舌质转为淡红,苔亦薄白,考虑热象基本已清,遂调整方药为参苓白术散加减。方中党参补益脾气,白术、茯苓健脾祛湿,薏苡仁、白扁豆利湿,藿香化湿,陈皮燥湿,金银花清解余热,牡丹皮凉血止血,三七活血止血,炙甘草调和诸药兼补脾气。三诊时,大便已基本成形,湿热之邪进一步祛除,故去金银花、茯苓、藿香,加山药、莲子、芡实补脾,茯神安神助眠。始终围绕患者四诊之结果,辨清寒热轻重程度,及时调整用药,以避免犯虚虚实实之戒。

病案二

黎某,女,49岁,2023年2月27日初诊。

主诉:反复解黏液血便1年

现病史:患者1年前无明显诱因开始出现大便次数增多,质烂夹有黏液,偶有鲜血,每日5~6次,伴腹痛、里急后重感。完善肠镜检查与病理检查后,诊断为溃疡性结肠炎。后间断于门诊就医,予口服美沙拉秦、中药及中成药治疗,大便正常,复查肠镜提示大肠黏膜愈合。1个月前,患者饮食不慎后,出现大便稀烂、日2~3次、夹杂少许黏液血丝,复查肠镜提示肠道炎症活动,遂至门诊求医。就诊时见:大便每日3~4次、质烂、伴黏液、偶见少许脓血,无里急后重,腹部隐痛,神疲乏力,无关节疼痛,无口腔溃疡,无发热恶寒,眠可,纳少,小便调。舌质淡、边有齿痕,苔白腻,脉滑细。

中医诊断:痢疾。

中医证型:脾虚湿蕴。

西医诊断:溃疡性结肠炎(慢性复发型,左半结肠型,活动期中度)。

中医治法:健脾益气,化湿止泻。

处方:党参15g,白术15g,茯苓15g,炒甘草5g,桔梗10g,莲子10g,炒白扁豆30g,砂仁10g(后下),山药30g,薏苡仁15g,陈皮10g,仙鹤草30g,白及10g,藿香15g。14剂,水煎,早晚分2次温服。西药予美沙拉秦(1g,每日4次)口服。

2023年3月13日二诊:大便每日1~2次、质稍烂,无黏液血便,无腹痛腹胀,无里急后重,疲倦乏力较前改善,眠可,纳可,小便调。舌质淡、边有齿痕,苔白微腻,脉滑细。

处方:党参15g,白术15g,茯苓15g,炒甘草5g,桔梗10g,莲子10g,炒白扁豆30g,砂仁10g(后下),山药30g,薏苡仁15g,陈皮10g,藿香15g。14剂,水煎,早晚分2次温服。

2023年3月27日三诊:大便每日1次、质软成形,无黏液血便,无腹痛腹胀,无里急后重,疲倦乏力改善,眠可,纳可,小便调。舌质淡、边有齿痕,苔薄白,脉细。

处理:前方减藿香,继续服用2周。

后随访患者,美沙拉秦减为1g、每日2次维持治疗,大便正常,至今未再复发。

按语:本案患者大便次数增多、质烂夹有黏液,偶有鲜血,伴腹痛、里急后重,为痢疾之典型表现,结合肠镜、病理检查结果,明确诊断为溃疡性结肠炎,中医诊断为痢疾。《景岳全书》记载:"泄泻之本,无不由于脾胃。"患者发病前无感受外来湿邪之病史,结合其他症状考虑为脾虚。脾虚则运化失职,使水液无法正常代谢,在体内变为湿浊,与水谷混合而下,致小肠无法正常泌清别浊,大肠传化糟粕亦失常,通降不利,气血阻滞,肠络受损,腐败化为脓血而痢下赤白,是故大便次数增多、质烂夹有黏液和鲜血;湿邪阻于肠道,局部气机不通,则发为腹痛;湿邪之性,重着、黏腻且趋下,则有里急后重感;湿邪又可进一步加重脾虚,以致更易感受外湿,故而患者饮食不慎后症状反复。综合以上表现,辨为脾虚湿蕴证。治疗上,宜健脾益气、化湿止泻,方选参苓白术散加减。方中党参大补脾胃之气,白术、茯苓健脾渗湿,共为君药。山药、莲子既能健脾,又有涩肠止泻之功,可助参、术健脾益气,兼以厚肠止泻;白扁豆健脾化湿,薏苡仁健脾渗湿,助术、苓健脾助运,渗湿止泻。上述四药共为臣药。佐以砂仁芳香醒脾,行气和胃,既助除湿之力,又畅达气机;桔梗宣开肺气,通利水道,并能载药上行,以益肺气而成培土生金之功。炒甘草健脾和中,调和药性,为使药。诸药相合,益气健脾,渗湿止泻。加用仙鹤草补血止血,白及收敛止血,藿香芳香化湿。二诊时,患者血便止,前方减仙鹤草、白及。三诊时患者大便成形,故再减藿香。"湿"是此患者最主要的原因,临床治疗应注意两个方面:①健脾化湿:脾失健则运化失常,致脾为湿困,故"湿"胜则泻;健脾者如参苓白术散、四君子汤之类。②运脾化湿:脾为湿困,则气化遏阻,清阳不升,清浊不分,因而泄泻,此时应以运脾胜湿为务。运脾者,燥湿之谓,即芳香化湿、燥能胜湿之意,如藿香是也。临床中因脾虚致泻者,健脾;因湿邪困脾致泻者,运脾。两者灵活应用最为关键。

病案三(罗云坚治疗溃疡性结肠炎经验)

刘某,男,32岁,2009年11月13日初诊。

主诉:反复解黏液血便9个月余,再发伴发热20天。

现病史:患者9个月前出现大便带血、黏液,次数增多,里急后重,至我院行肠镜等检查,诊断为"溃疡性结肠炎"。患者拒绝西药治疗,予中药、针灸、外敷、灌肠等治疗后病情好转,大便日1~2次,无便血及腹痛。患者10月初外出旅行劳累,并进食了螃蟹,于10月23日开始出现大便次数增多(每日10~24次),时排鲜红色血便,夹黄色黏液,左下腹及中上腹部疼痛,便前腹部隐痛,便后缓解,便后肛门下坠感,里急后重,发热(体温37.5~39℃),无恶寒咳嗽,口干不苦,喜温饮,食欲可,眠差,小便黄,无关节疼痛。舌暗淡胖大,苔黄腻,脉弦。查体:左下腹和中上腹部压痛。

中医诊断:休息痢。

中医证型:大肠湿热,兼有脾虚。

西医诊断:溃疡性结肠炎(慢性复发型,广泛结肠型,活动期重度)。

中医治法:急则治其标,以清热祛湿、凉血止血为主。

处理:拟葛根芩连汤合白头翁汤加减。

处方:葛根30g,黄芩10g,黄连10g,地榆20g,白头翁15g,秦皮10g,黄柏10g,槐花15g,广木香10g(后下),茯苓15g,荆芥炭10g,甘草5g。配合肠涤清灌肠150ml,每日1次,调肠消炎片4粒、每日3次口服。

2009年11月19日二诊:患者无发热,大便日4~6次,质烂,夹少量黏液血便,无腹痛。治以清热祛湿、调气行血,兼固护脾胃,方以芍药汤加减。

处方:黄芩15g,黄连10g,当归10g,木香10g(后下),白芍30g,甘草10g,白头翁 20g,白术 15g,茯苓 30g,白扁豆 30g,薏苡仁 30g,地榆 15g,紫珠草 15g,葛根 30g,三七 10g。

服药 1 周后,大便日 2~3 次,质软无便血。继续门诊治疗,随访 2 年无复发。

按语: 此案为重度溃疡性结肠炎,病程久,舌淡、胖大,考虑存在脾虚之本象。但处于活动期,排黏液血便和腹泻,纯鲜血便增多,高热,舌苔转黄,辨证为大肠湿热蕴结为主,热入血分,此时不宜用治疗气分病证的芍药汤,当予以同样入血分搜邪凉血止痢的白头翁汤,合葛根芩连汤清热祛湿止泻。当热势燔张之时,应攻专祛邪,而健脾补虚等可暂缓矣。二诊时,湿热渐去,便血明显减少,已无发热,故在清热祛湿解毒之芍药汤基础上,酌加白术、茯苓、白扁豆健脾燥湿,三七活血化瘀。葛根有升清止泻之力,宜重用,取 30g。至缓解期时,治以健脾祛湿,佐以解毒化瘀,防止复发。

八、克罗恩病

克罗恩病(Crohn's disease,CD)是一种可累及全消化道的非连续性的慢性肉芽肿性炎症性疾病,最常累及部位为回肠末端、结肠和肛周,常见临床表现为腹泻、腹痛、体重减轻等,属于炎症性肠病的一种。近年来,本病的患病率及发病率呈现逐渐上升趋势。目前,西医治疗克罗恩病主要以激素、免疫抑制剂、生物制剂治疗为主,有副作用大、价格昂贵的缺点。虽然历代中医文献并没有针对本病的相关记载,但根据克罗恩病不同病程阶段的不同症状,可以参考中医"腹痛""肛痈""泄泻""痔漏""肠痈""肠结""肛瘘"等病证的治疗。"湿"为本病的重要致病因素,并且贯穿于疾病的始终。

(一)克罗恩病湿证的内涵与成因

湿浊、禀赋不足、脾胃虚弱及环境因素(五运六气、地域、饮食结构)共同组成了克罗恩病的病因,而各种病因相互作用,又成为本病病机的一个组成部分,最终引起肠黏膜免疫应答异常,使湿浊在体内衍生为寒湿、湿热、痰饮、寒凝、食积、气滞、血瘀、郁火、浊毒等病理产物,导致阳气下陷,三焦功能失常,发为本病。湿浊贯穿疾病全过程,是本病病情反复、难以治愈的关键所在。

对于克罗恩病,湿浊形成是一个内外互相作用的产物。"浊"在中医领域早见于《黄帝内经》,如《素问·阴阳应象大论》指出"寒气生浊,热气生清"。湿浊的形成与寒气有关,所以浊具有寒的特性,具有向下、向里、偏沉、偏降等阴邪特性,并且湿浊亦来源于谷气,如"食气入胃,浊气归心,淫精于脉。脉气流经,经气归于肺,肺朝百脉,输精于皮毛。毛脉合精,行气于府"(《素问·经脉别论》)。食谷为浊之源,湿浊是谷气的衍生。《灵枢·小针解》言:"浊气在中者,言水谷皆入于胃,其精气上注于肺,浊溜于肠胃,言寒温不适,饮食不节,而病生于肠胃,故命曰浊气在中也。"浊气质地稠厚,多入血分,入五脏六腑,从下而出。浊气对于人体而言无正邪之别,当元气充足及中土健运之时,浊气可入心化血。若元气亏虚或中土失运,浊气因具有质稠黏滞的特点,同时又生于寒气,则可停留于一处,形成湿浊,或堵塞血脉,或滞留肠胃,或内伏于脏腑,从而衍生为各种病理产物,导致疾病发生,促进病情进展。

若从"内痈"角度认识克罗恩病而言,食物抗原及肠道内微生物抗原属于中医"湿浊"的范畴,其中食物抗原属于外源性湿浊,肠道内微生物抗原则属于内源性湿浊。

《素问·异法方宜论》云:"东方之域……鱼盐之地,海滨傍水,其民食鱼而嗜咸……故其民皆黑色疏理,其病皆为痈疡。……南方者……其地下,水土弱,雾露之所聚也,其民嗜酸而食胕,故其民皆致理而赤色,其病挛痹。"食胕相当于发酵食物。此类食物与鱼类均富含蛋白质,多食则生湿浊。此类食物所含抗原丰富而复杂,过食或者长期食用可导致肠道免疫功能紊乱,但最重要的在于影响肠道内微生态的结构,使肠道内微生物抗原结构发生改变及肠道免疫功能发生紊乱,而肠道内微生态的结构改变又会导致代谢产物发生改变,进一步加剧肠道屏障功能的损伤。朱震亨言:"故五味入口,即入于胃,留毒不散,积聚既久,致伤冲和,诸病生焉。"

湿浊在克罗恩病的发生发展过程中需要得到重视,尤其是内伏湿浊所衍生的病理产物,更成为克罗恩病反复发作、难以治愈的关键所在。湿浊内伏日久,郁热化毒,湿浊为阴邪,毒为阳邪,湿浊与毒合,则成浊毒,属于中医阴阳毒范畴;其致病能力更强,导致克罗恩病的病情迅速加重。克罗恩病伴随的各种瘘管及脓肿,多与浊毒有关。《重订广温热论》言:"凡伏邪留于隧络,深则入于脏腑骨髓之中,无从发泄,往往上为发颐肺痈,中为肝痈痞积,下为肠痈便毒,发于皮肉则为瘾疹疮疡,留于关节则为痛痹拘挛,注于足胫则为鹤膝足痿,此等证候,皆络瘀为之也。精气旺则不发,至血气偶虚,或有所感触,虽数年之久,亦有复发者。"

(二)克罗恩病湿证的表现与影响

克罗恩病最常见的与湿浊相关的临床表现是腹泻、腹痛、黏液血便、肛周疼痛或渗液。《黄帝内经》曰:"湿胜则濡泻。"《杂病源流犀烛》说:"是泄虽有风寒热虚之不同,未有不源于湿者也。"太阴之上,湿气主之。足太阴脾土本为湿土,其湿以润阳明,以化万物,若中土虚弱,浊邪胜正,聚湿不散,湿浊合一,可使水液停滞体内酿生湿、痰、饮等病理产物,致水谷清浊不分,则排便次数明显增多或大便水分增加甚则水样便,从而发为泄泻。湿浊阻滞气血经络,则发为腹痛;湿浊化热化毒,功窜肠腑、三焦、肛周,则发为黏液血便、肛周脓肿及各种瘘管。

1. **湿热表现**　阳明有热,则湿浊郁而化热,致湿遏热伏;若内有饮邪,则可炼饮为痰。湿浊阻滞,气机不畅,不通则痛,发为腹痛;湿浊化热,热伤肠络,则出现便血。肾气下陷于土下,土下为寒水之处,气水相搏,搏结在肠腑则肠鸣溏泄,搏结在肛门则发肛痛,郁久化为湿热则发肛瘘。肛瘘初成之时,若以湿热为主,则肛瘘渗出液为黄色液体。

2. **寒湿表现**　太阴本虚,容易湿盛则阳微,于是寒湿乃成;若本有寒邪存内,或者少阴君火不足,太阳寒水泛滥,则会化为寒饮;再严重者可成寒凝,于局部阻滞气血经络,导致腹痛。太阴之上,湿气主之。足太阴脾土本为湿土,其湿以润阳明,以化万物,若中土虚弱,浊邪胜正,聚湿不散,湿浊合一,可使水液停滞体内酿生湿、痰、饮等病理产物,致水谷清浊不分,则排便次数明显增多或大便水分增加甚则水样便,从而发为泄泻。若合并肛瘘者,随着病程延长或伤及肾气,肛瘘局部可从湿热转为热少湿多,而成寒湿停聚,则漏出清淡液体。

3. 浊毒表现　湿邪重浊趋下,浸淫肠腑,则排便不爽、大便质黏或夹有黏液,而脂膜血络受浊毒之损,则出现鲜血或脓血便。《古今医统大全》云:"此疾者皆由湿、热、风、燥四气相合而致之也。盖因人之纵欲恣饮,喜怒无常,脏腑抑郁,饮食自倍,肠胃乃伤,阴阳不和,关格壅滞,热毒下注,血渗大肠,而为肠澼痔漏之患矣。"湿浊阻于肠中,局部郁热,日久则热可化毒,若湿浊与毒合,则成浊毒。浊为秽浊之气,具有胶结、黏滞、重浊、稠厚及混秽特性。毒为五行标盛暴烈之气所为。浊毒既有浊的胶结难解之性,又有毒气的暴烈之力。浊毒一旦形成,下迫肛门则肛门重坠、排便急迫。肛周乃大肠尽处,本身气运难及,血亦难到,加之浊毒留注,使局部经络阻隔,瘀血凝滞化毒成脓,继发肛周脓肿或肛瘘,则出现肛周局部的红肿、疼痛、硬节,甚则流脓溢液,且脓液稠厚等。若浊毒攻窜,则各种瘘管形成,如肠瘘、肛瘘、直肠阴道瘘等。

影响:湿浊贯穿克罗恩病的发生发展过程,或化湿热,或化寒湿,或化浊毒。本病处于活动期时,湿浊化毒化热情况较为突出;因为湿有上、中、下焦的区别,热有在卫、气、营、血的不同,最后导致气血壅滞在不同的层次。本病处于缓解期时,禀赋不足、脾胃虚弱及环境因素成为主要矛盾,而湿浊内伏成为疾病难以彻底治愈的核心;此时湿浊内伏而不动,禀赋不足、脾胃虚弱的基础未发生根本改变,而脾虚则水湿难化,湿阻气机,气滞血瘀,湿瘀缠绵肠间,则腹部可触及结块,若环境因素有所刺激,则内伏湿浊之邪作祟,出现病情复发或加重。脾执中央而运四旁。克罗恩病病程日久,往往出现多脏同病,或加重原有的脏腑功能失调。

(三) 克罗恩病湿证的诊断要点

克罗恩病是一种可累及胃肠道任何部位的慢性非特异性炎症性疾病,属于炎症性肠病(inflammatory bowel disease,IBD)范畴,临床主要表现为腹痛、腹泻、腹部包块、瘘管形成以及肛周病变,可有血便等症状。克罗恩病是消化系统少见疑难疾病。根据克罗恩病发病的特点、涉及的组织器官、主要临床表现等,结合古代文献,可将其归属于中医学"肠痈""腹痛""久痢""休息痢""泄泻"和"肠结"等范畴。

1. 疾病诊断要点

(1)有持续或反复发作的腹泻、腹痛,体重下降,(或)伴有肛周脓肿、肛瘘形成和不同程度的全身症状。

(2)病程较长,多在 4~6 周以上,常持续或反复发作。

(3)发病常与饮食、作息、情志、寒温等诱因有关。

(4)结合小肠镜、胃镜、结肠镜等影像学检查,病理组织学检查,以及排查感染、自身免疫系统相关疾病后,可确诊。

2. 克罗恩病湿证量化诊断　本团队根据前期研究情况,拟定了克罗恩病湿证量化诊断标准的具体内容:舌苔腻(7分)、身体困重(13分)、腰膝酸软(8分)、头重(9分)、口淡无味(6分)、肛门重坠(8分)、排便不爽(8分)、大便黏腻(7分)。克罗恩病湿证量化诊断的诊断阈值为11分,即具备以上条目且相加大于11分则可临床诊断为克罗恩病湿证。经回顾性检验及前瞻性验证,证实本研究初步制定的克罗恩病湿证量化诊断标准的敏感度、准确度、特异度、正确诊断指数、阳性似然比等指标均较高,而阴性似然比结果较低。因此说明其具有较好的诊断价值。

3. 证型诊断要点　克罗恩病需要根据活动期与缓解期进行辨证分型。

(1)活动期辨证分型

1)湿热蕴结证:大便泻下臭秽或夹鲜血,腹痛,肛门灼热肿痛,口苦口黏,小便短赤,肠鸣,胃脘痞满,恶心纳呆,舌红,苔黄厚腻,脉濡数或滑数。

2)寒湿困脾证:腹泻,腹痛,喜温喜按,不思饮食,口淡无味,胃脘痞满,头身困重,呕吐痰涎,舌苔白腻,脉濡。

3)浊毒瘀阻证:腹痛明显,水样便或糊状便或黏液脓血便,肛痈或肠瘘,发热,体重持续下降,腹部包块,舌质红或紫暗,舌苔黄或白,苔薄或厚或剥脱、质腻,脉多弦滑或滑数。

(2)缓解期辨证分型

脾虚湿盛证:便溏,腹痛绵绵,喜温喜按,疲倦乏力,身体困重,纳呆,口淡或口中黏腻,舌淡胖,苔白腻,脉濡或缓。

(四)克罗恩病湿证的预防与治疗

1. 中医治疗　治疗原则:克罗恩病活动期以祛邪为主,应以祛湿、清热、理气、活血、化瘀、解毒为要;缓解期以扶正为主,应以健脾、升阳、温肾、益气、养血为要。对于虚实夹杂者,需攻补兼施。

(1)活动期

1)湿热蕴结证

治法:清化湿热。

推荐方剂:白头翁汤(《伤寒论》)加减。

常用药物:白头翁、黄连、黄柏、秦皮、马齿苋。

2)寒湿困脾证

治法:除湿散寒,理气温中。

推荐方剂:胃苓汤(《丹溪心法》)加减。

常用药物:苍术、陈皮、厚朴、泽泻、白术、茯苓、猪苓、桂枝、炙甘草。

3)浊毒瘀阻证

治法:化浊解毒,活血通络。

推荐方剂:不换金正气散(《古今医统大全》)合升降散(《伤寒温疫条辨》)合白

头翁汤(《伤寒论》)加减。

常用药物:霍香、佩兰、白头翁、秦皮、黄连、黄芩、木香、当归、白芍、蒲公英、薏苡仁、苍术、陈皮、厚朴、法半夏、草果、僵蚕、蝉蜕、姜黄、大黄。

(2)缓解期

脾虚湿盛证

治法:健脾化湿。

推荐方剂:参苓白术散(《太平惠民和剂局方》)加减。

常用药物:党参、茯苓、白术、山药、莲子、白扁豆、薏苡仁、砂仁、炒甘草、陈皮。

2. 调护

(1)营养与饮食:无米低脂饮食方案。排除大米(包括水稻)及大米制品,低纤维素、低脂肪饮食。由于中国南方地区以大米作为主要热量来源,排除大米后热量缺口由面食与安素[肠内营养粉剂(TP)]或爱伦多[肠内营养粉剂(AA)]等肠内营养液共同替代。

(2)运动:欧洲肠外肠内营养学会(ESPEN)推荐炎症性肠病患者出现肌肉质量和/或肌肉功能下降时,应适量进行抗阻运动;专家小组推荐每周应进行3次且每次至少30分钟的抗阻运动。剧烈运动会加重炎症性肠病患者的炎症反应,因此不推荐患者进行剧烈运动。

建议克罗恩病患者每天进行站桩或太极拳锻炼。站桩属于静功范畴,太极拳则属于动功范畴,两者均为自身抗阻训练的方式,因其对锻炼器械要求较低、简单易学、可操作性强,便于克罗恩病患者居家练习。

(五) 现代研究

克罗恩病在局部组织菌群失调、炎症反应的生物学机制方面与"湿"较为密切相关。

湿的产生是局部组织菌群失调的始动阶段。当前实验研究证实,外湿证大鼠存在胃、大肠、小肠黏膜糜烂,小肠绒毛上皮变性、坏死、脱落以及炎症细胞浸润等慢性炎症反应病理改变;同时,大便中细菌总数增加,益生菌数量减少,致病菌如大肠杆菌数量显著增加,肠道菌群失衡,肠道屏障作用减弱,导致肠道致病菌在肠黏膜上定植、繁殖,产生炎症和腹泻。

近年来,有研究表明NF-κB参与细胞对各种刺激的反应,如微生物、辐射、应激等,通过作用于特定靶基因调节细胞因子、趋化因子、免疫受体和细胞黏附分子的表达,诱导免疫细胞的分化和激活以及炎症和免疫反应的发生发展。NF-κB在克罗恩病患者的病变肠道组织中被显著激活。异常激活的NF-κB通过调节免疫细胞及肠道上皮细胞的功能状态来影响肠道炎症和免疫反应的平衡,从而破坏肠黏膜屏障,进而诱发或加重克罗恩病;细菌脂多糖(LPS)和1,3-β-D葡聚糖可激活肠道免疫细胞产生炎症介质,可能参与克罗恩病的发生过程;Toll样受体4(TLR4)可通过非特异性方式结合并启动病原相关分子的信号转导,释放肠道的炎症介质,而以往的研究已经发现,在正常人的肠道中 TLR4 水平降低,但在克罗恩病患者肠道中有着较高的表达水平,这证明了 TLR4 在克罗恩病中的作用。巨噬细胞中 Mincle/Syk(巨噬细胞诱导的 C 型凝集素 / 脾酪氨酸激酶)信号轴的激活能够通过调控 MAPK(促分裂原活化的蛋白质激酶)级联活化而促进趋化因子 IL-8(白细胞介素 -8)和 CXCL2(趋化因子 CXC 配体 2)生成,从而招募中性粒细胞导致肠炎进一步加重。NLRP3(核苷酸结合结构域富含亮氨酸重复序列和含热蛋白结构域受体 3)信号通路在克罗恩病患者中被激活,并且相关性分析提示 Piezo1 的表达与 NLRP3、白细胞介素 -1β、白细胞介素 -18 呈正相关,Piezo1 通过调控钙离子内流引起线粒体膜电位下降,进一步激活 NLRP3 炎症小体,上调 NLRP3 炎症信号通路中的关键分子的表达和激活,发挥了促炎作用。

(六)实践举例

固脾生肌化浊解毒汤诱导缓解回结肠型克罗恩病:

余某,男,29 岁,2022 年 5 月 8 日。

主诉:反复腹痛、腹泻 9 个月。

现病史:2021 年 8 月无明显诱因下出现腹痛、腹泻,以左下腹及中上腹绞痛为主,痛时未触及腹部包块,疼痛持续数分钟,痛时有便意,便后疼痛可缓解,解黄色偏烂便 5~6 次 /d,时可见黏液脓血便,色暗红,有口腔溃疡,无发热恶寒,无头晕,无恶心呕吐,无嗳气反酸,无胸闷气促,无咳嗽咳痰,无口干口苦,无腹胀,无里急后重,无关节疼痛,无皮疹,无肛周渗液,遂至当地医院门诊就诊,予中医药治疗后腹痛、腹泻症状较前稍缓解(具体诊疗方案不详)。2022 年 1 月因工作熬夜,患者自觉症状加重,遂再次至当地医院就诊,查胃镜提示(胃窦)中度慢性胃炎,萎缩(-),肠化生(-),活动(+);肠镜见升结肠、横结肠散见多个浅溃疡、底披白苔,降结肠、乙状结肠散见多个针尖样霜斑样糜烂,直肠散见多个针尖样霜斑样糜烂,提示克罗恩病待排、内痔;病理诊断:(回盲瓣、升结肠、横结肠、降结肠、乙状结肠、直肠)黏膜中度慢性活动性炎,局灶见肉芽肿。门诊医师当时考虑为溃疡性结肠炎,予美沙拉秦(1g,每日 3 次,口服)配合中药(具体不详)口服治疗后,自觉腹痛及腹泻症状均较前稍好转,腹痛频率较前减少。

刻下症:神清,精神可,大便 4~5 次 /d,不成形,偶有便血,色暗红,无黏液,痛时欲便,便后痛减,胃纳一般,无口干口苦,无发热恶寒,无头晕头痛,无胸闷心悸,无嗳气反酸,无恶心呕吐,无口腔溃疡及关节疼痛,二便调。舌淡红、可见红点,苔白腻,脉细滑略弦。

入院完善相关检查,其中与疾病诊断及病情评估的关键性检查如下:

粪便钙卫蛋白 2 163.51μg/g。

CT 小肠成像(CTE)示结肠肠管充盈欠佳,局部肠壁均匀稍增厚,请结合肠镜结果;回肠末端、回盲部局部肠壁不均匀增厚,考虑炎症性病变,建议定期复查;盆腔少量积液。

胃镜:①十二指肠球部充血肿胀,待查病理;②慢性胃炎伴胆汁反流,待查病理。

结肠镜:回肠末端、大肠、肛门多发溃疡(肠镜下具体所见:回肠末端黏膜见一处约 8mm 纵行溃疡,上覆黄白苔,周围黏膜充血肿胀,可见皱襞集中;回盲瓣结构正常,黏膜见 5 处约 5~10mm 纵行、横行溃疡,上覆白苔,周围黏膜充血肿胀,可见皱襞集中;阑尾开口结构正常,黏膜未见异常。大肠黏膜:盲肠见胶囊内镜;升结肠、横结肠见 10 余个大小约 5~10mm 纵行、横行溃疡,上覆白苔,周围黏膜充血肿胀,可见皱襞集中;降结肠、乙状结肠、直肠黏膜见散在点状小溃疡,余所见肠黏膜未见明显异常,血管纹理清晰。全大肠未见明显狭窄)。病理:(回肠末端、回盲瓣)肠黏膜慢性炎伴糜烂,考虑为克罗恩病;(升结肠、横结肠)肠黏膜慢性炎伴溃疡,考虑为克罗恩病。请结合临床病史及内镜所见分析。

胶囊内镜:空回肠多发溃疡,局部可疑狭窄。

结合实验室指标、影像学检查及外院门诊病理(肉芽肿)结果,患者克罗恩病诊断明确,病情处于活动期。

中医主要诊断:肠痈。

中医证型:脾虚湿浊证。

西医主要诊断:克罗恩病(回结肠型,狭窄非穿透,活动中度期)。

中医治法:固脾生肌,化浊解毒。

治疗方案:与患者充分沟通后,患者同意用纯中药方案诱导缓解,遂给予固脾生肌化浊解毒汤(专利方)治疗。

处方:仙鹤草 30g(先煎),牛大力 45g(先煎),白术 20g,炒薏苡仁 20g,连翘 5g,茵陈 15g,煨葛根 30g(先煎),当归 5g,鸡内金 15g,僵蚕 10g,益智仁 20g,茯神 30g,牡丹皮 5g,生姜 15g。每日 1 剂,水煎服,共 7 剂。

调护方案:①营养方案:安素 6 勺/餐 ×3 餐。②运动方案:自重深蹲 15 次/组 ×3~5 组,或阳掌桩功训练 30 分钟/(次·d)。

预后及转归:服用上方后,患者大便成形,每天 1~2 次,已无血便,余症稳定,维持原方原量治疗 3 个月。

2022 年 8 月入院复查:血沉、CRP、血常规正常。对比 2022 年 4 月 25 日旧片:CTE 示结肠肠管充盈欠佳,局部肠壁均匀稍增厚,请结合肠镜结果;回肠末端、回盲部局部肠壁不均匀增厚,考虑炎症性病变,较前减轻。胃镜:慢性胃炎,待查病理。肠镜:克罗恩病治疗后复查[克罗恩病简化内镜评分(SES-CD)=0 分]。胶囊内镜:小肠未见明显异常。患者达到临床缓解及黏膜愈合的治疗目标,维持上述药方,隔天 1 剂。

2023 年 5 月入院完善相关检查:血沉、CRP、血常规正常。对比 2022 年 8 月 5 日旧片:CTE 示回肠末端、回盲部局部肠壁轻度不均匀增厚,考虑炎症性病变,程度较前略减轻;结肠可见较多肠内容物,肠壁显示不清,请结合肠镜检查结果。肠道及肛周彩超:乙状结肠远段显示不清,余结肠壁未见明显增厚;第 6 组小肠壁回声异常,符合炎症声像;直肠下段壁未见明显增厚;肛周未见明显异常包块及瘘道声像。肠镜:克罗恩病治疗后复查(SES-CD=0 分);胃镜:慢性非萎缩性胃炎伴胆汁反流。胶囊内镜:回肠息肉(考虑增生性息肉)。

　　按语：固脾生肌化浊解毒汤是围绕克罗恩病核心病机制订的专利中药复方。本复方采用牛大力、仙鹤草等中药，发挥补脾祛湿、化浊散瘀、解毒消痈作用，从而治疗克罗恩病。本案患者以腹泻及便血作为首发症状，根据内镜等影像学检查及炎症指标情况，诊断为克罗恩病（回结肠型，狭窄非穿透，活动中度期）；根据西医学诊疗方案应给予生物制剂进行诱导缓解，但是本案采用了纯中医诱导缓解方式，给予规范固脾生肌化浊解毒汤治疗方案，3个月后复查达到临床缓解及黏膜愈合的治疗目标，1年后复查仍处于临床缓解及黏膜愈合状态。

（张海燕　陈　延　叶振昊　刘添文　钟彩玲　刘书君　吴皓萌　王师英

何桂花　付灵玉　黄智斌　温淑婷）

参考文献

1. 王琦. 中医体质学 [M]. 北京: 中国医药科技出版社, 1995.

2. 路志正. 中医湿病证治学 [M]. 3 版. 北京: 科学出版社, 2015.

3. 倪磊, 潘雨, 任嘉彦, 等. 痰湿体质相关疾病的分析研究 [J]. 吉林中医药, 2020, 40 (8): 1011-1013.

4. 倪磊, 尚晓玲. 湿热体质与相关疾病、体质的关系研究 [J]. 吉林中医药, 2020, 40 (11): 1442-1444.

5. 李岩, 高惠贤, 吴涛涛, 等. 基于 CiteSpace 的国内痰湿体质知识图谱可视化分析 [J]. 世界中医药, 2023, 18 (8): 1152-1159.

6. 刘兴, 王琦, 李炜, 等. 痰湿体质知识图谱构建研究初探 [J]. 北京中医药大学学报, 2022, 45 (9): 949-955.

7. 黄麟琅, 章莹, 王飞, 等. 中医湿热体质研究进展 [J]. 中国中医药现代远程教育, 2023, 21 (1): 190-193.

8. 王东坡, 叶超, 陈婧, 等. 论痰湿体质的发病趋势及其综合调理 [J]. 北京中医药大学学报, 2011, 34 (8): 517-519, 522.

9. 王雪可, 李天星, 张潞潞, 等. 湿热体质相关病症及方药应用探析 [J]. 中华中医药杂志, 2023, 38 (12): 5845-5850.

10. 吴文斌, 钟彩玲, 张北平. 基于"长夏善病洞泄寒中"论夏季腹泻防治 [J]. 新中医, 2018, 50 (10): 232-234.

11. 王冰. 重广补注黄帝内经素问 [M]. 北京: 中医古籍出版社, 2015.

12. 张仲景. 伤寒论 [M]. 钱超尘, 郝万山, 整理. 北京: 人民卫生出版社, 2005.

13. 张景岳. 景岳全书 [M]. 太原: 山西科学技术出版社, 2006.

14. 王东坡, 王琦. "湿"义源流考释 [J]. 中华中医药杂志, 2009, 24 (4): 408-409.

15. 杨丽, 王彩霞. 泄泻病名的演变 [J]. 长春中医药大学学报, 2021, 37 (2): 262-265.

16. 王立柱. 泄泻从湿论治探讨 [J]. 吉林中医药, 2009, 29 (3): 196-197.

17. 贾志新. "湿胜则濡"浅析 [J]. 北京中医药大学学报, 2020, 43 (9): 785-788.

18. 周国营, 杨兴华, 郑德生, 等. 急性胃肠炎调查国内外研究进展 [J]. 医学动物防制, 2018, 34 (10): 947-950.

19. Katz PO, Dunbar KB, Schnoll-Sussman FH, et al. ACG Clinical Guideline for the diagnosis and management of gastroesophageal reflux disease [J]. Am J Gastroenterol, 2022, 117 (1): 27-56.

20. Fass R. Gastroesophageal reflux disease [J]. N Engl J Med, 2022, 387 (13): 1207-1216.

21. Maret-Ouda J, Markar SR, Lagergren J. Gastroesophageal reflux disease [J]. JAMA, 2020, 324 (24): 2565.

22. 中华中医药学会脾胃病分会. 胃食管反流病中医诊疗专家共识 (2023)[J]. 中医杂志, 2023, 64 (18): 1935-

1944.

23. 中华中医药学会脾胃病分会. 胃食管反流病中医诊疗专家共识意见 (2017)[J]. 中国中西医结合消化杂志, 2017, 25 (5): 321.

24. 赵帅, 周正华, 王威. 从"肝脾肺"视角论燥湿行气法在胃食管反流病中的应用 [J]. 湖南中医药大学学报, 2021, 41 (10): 1601-1605.

25. 付灵玉, 吴荣焕, 张海燕. 基于现代中医医案文献分析的胃食管反流病辨治特点探讨 [J]. 广州中医药大学学报, 2022, 39 (11): 2686-2693.

26. 王美春. 胃食管反流病湿阻气滞病机分析及临床疗效观察 [D]. 北京: 北京中医药大学, 2010.

27. 骆子荣, 何桂花, 黄穗平. 基于"虚、痰、瘀、毒"论治慢性萎缩性胃炎 [J]. 中国中西医结合消化杂志, 2023, 31 (9): 715-719.

28. 唐旭东, 王凤云, 张声生, 等. 消化系统常见病慢性非萎缩性胃炎中医诊疗指南 (基层医生版)[J]. 中华中医药杂志, 2019, 34 (8): 3613-3618.

29. 黄秋月, 叶晖, 史宗明, 等. 基于湿热理论认识幽门螺杆菌黏附致炎过程 [J]. 世界中西医结合杂志, 2021, 16 (1): 185-188.

30. 张北平, 赵喜颖, 刘刚. 基于"治未病"理论的腺瘤性大肠息肉的中药干预研究 [J]. 中国全科医学, 2012, 15 (8B): 2718-2719.

31. 李叶, 苏艺胜, 张北平, 等. 罗云坚防治大肠息肉复发经验 [J]. 实用中医药杂志, 2018, 34 (12): 1533-1534.

32. 钟彩玲, 王阿玲, 赵喜颖, 等. 结直肠腺瘤性息肉术后复发的中西医治疗进展 [J]. 中国中西医结合消化杂志, 2019, 27 (12): 956-961.

33. 张北平, 钟彩玲, 梁宝仪, 等. 调肠消瘤方治疗结直肠腺瘤患者术后 1 年复发情况——176 例随机对照临床观察 [J]. 中医杂志, 2020, 61 (22): 1971-1976.

34. 程怡, 李健民, 赵喜颖, 等. 基于"伏毒致病"学说探讨预防结直肠腺瘤复发的证治思路 [J]. 广州中医药大学学报, 2020, 37 (7): 1387-1391.

35. 梁宝仪, 张北平. 基于伏毒学说探讨大肠息肉的病因病机 [J]. 国际中医中药杂志, 2020, 42 (12); 1168-1171.

36. 李叶, 钟彩玲, 杨四萍, 等. 调肠消瘤方对结直肠腺瘤术后患者复发率及结肠组织 Beclin1、p53、Cox-2 表达的影响 [J]. 中医杂志, 2021, 62 (5): 424-427.

37. 钟彩玲, 叶慧珍, 郭淳, 等. 基于"伏毒"理论论治肠道复发性疾病经验集萃 [J]. 北京中医药, 2022, 41 (4): 365-369.

38. 中国中西医结合学会消化内镜学专业委员会大肠早癌专家委员会. 结直肠腺瘤及早期结直肠癌中西医结合诊治专家共识 (2021)[J]. 中医杂志, 2022, 63 (10): 989-997.

39. 刘添文, 陈延. 大肠息肉患者中医证型特点研究 [J]. 中华中医药学刊, 2010, 28 (7): 1562-1564.

40. 边杨清, 郑昱, 郑培永, 等. 中医体质类型与结直肠息肉相关性的 Meta 分析 [J]. 上海中医药杂志, 2021, 55 (2): 24-32.

41. 王曼莉, 冷子妍, 孙志广. 腹泻型肠易激综合征 (脾虚湿热证) 治疗经验探析 [J]. 中国医药导刊, 2023, 25 (5); 491-494.

42. 贾荣, 唐莉, 杨勤. 杨勤教授从湿论治腹泻型肠易激综合征经验总结 [J]. 广西中医药, 2023, 46 (1); 42-45.

43. 何玉蓉, 朱永苹, 萧慧莹, 等. 林寿宁教授从湿论治腹泻型肠易激综合征经验 [J]. 广西中医药大学学报, 2022, 25 (3); 28-30.

44. Xie Q, Li H, Ma R, et al. Effect of *Coptis chinensis* franch and *Magnolia officinalis* on intestinal flora and intestinal barrier in a TNBS-induced ulcerative colitis rats model[J]. Phytomedicine, 2022, 97: 153927.

45. Zhou R, Huang Y, Tian C, et al. *Coptis chinensis* and berberine ameliorate chronic ulcerative colitis: An integrated microbiome-metabolomics study [J]. Am J Chin Med, 2023, 51 (8): 2195-2220.

46. Caenepeel C, Falony G, Machiels K, et al. Dysbiosis and associated stool features improve prediction of response to biological therapy in inflammatory bowel disease [J]. Gastroenterology, 2024, 166 (3): 483-495.

47. Sánchez-Quintero MJ, Rodríguez-Díaz C, Rodríguez-González FJ, et al. Role of mitochondria in inflammatory bowel diseases: A systematic review [J]. Int J Mol Sci, 2023, 24 (23): 17124.

48. Ji ZH, He S, Xie WY, et al. *Agaricus blazei* polysaccharide alleviates DSS-induced colitis in mice by modulating intestinal barrier and remodeling metabolism [J]. Nutrients, 2023, 15 (23): 4877.

49. Kennedy JM, De Silva A, Walton GE, et al. A review on the use of prebiotics in ulcerative colitis [J]. Trends Microbiol, 2024, 32 (5): 507-515.

50. Kondo A, Ma S, Lee MYY, et al. Highly multiplexed image analysis of intestinal tissue sections in patients with inflammatory bowel disease [J]. Gastroenterology, 2021, 161 (6): 1940-1952.

51. Wiese JJ, Manna S, Kuhl AA, et al. Myenteric plexus immune cell infiltrations and neurotransmitter expression in Crohn's disease and ulcerative colitis [J]. J Crohns Colitis, 2024, 18 (1): 121-133.

52. Gallagher K, Catesson A, Griffin JL, et al. Metabolomic analysis in inflammatory bowel disease: A systematic review [J]. J Crohns Colitis, 2021, 15 (5): 813-826.

53. Solà-Tapias N, Vergnolle N, Denadai-Souza A, et al. The interplay between genetic risk factors and proteolytic dysregulation in the pathophysiology of inflammatory bowel disease [J]. J Crohns Colitis, 2020, 14 (8): 1149-1161.

54. Kaplan GG. The global burden of IBD: from 2015 to 2025 [J]. Nat Rev Gastroenterol Hepatol, 2015, 12 (12): 720-727.

55. 欧阳博文, 陈延. 从"疮全赖脾土"理论探讨克罗恩病的中医治疗 [J]. 广州中医药大学学报, 2013, 30 (4): 583-585.

56. 黄智斌, 刘奇, 刘刚, 等. 从整合医学角度探讨克罗恩病中医发病机制 [J]. 医学与哲学 (B), 2018, 39 (9): 71-75.

57. 王瑛, 李佃贵, 徐伟超. 从浊毒论治克罗恩病 [J]. 河北中医, 2013, 35 (1): 60-62.

58. 陈延, 张北平. 克罗恩病 [M]. 北京: 科学出版社, 2020.

59. Forbes A, Escher J, Hébuterne X, et al. ESPEN guideline: Clinical nutrition in inflammatory bowel disease [J]. Clin Nutr, 2017, 36 (2): 321-347.

60. 李秋慧, 黄智斌, 陈延. 浅析李东垣调形、调气、调神"三维一体"调理观 [J]. 环球中医药, 2021, 14 (2): 285-287.

第十二章

内分泌代谢疾病的湿证认识与应用

第一节 总 论

内分泌代谢疾病归属于中医"气血(精)津液病"大范畴,根据疾病的不同临床表现进行诊断,病变脏腑主要涉及肺、脾、肝、肾、三焦,病理产物则主要为湿、痰、瘀。

一、湿与内分泌代谢疾病发生发展的关系

内分泌代谢疾病的病因与先天禀赋、情志失常、饮食不节、过劳过逸等有关,以湿邪、痰湿为核心病机。中医学认为,脾为后天之本,气血生化之源;肝主疏泄,又主藏血;肾为先天之本,内寓元阴元阳,主水,主生殖。肝脾肾三脏功能发生障碍,导致气血津液化生及输布失常,从而引起不同的气血津液病证。

(一) 饮食伤脾,内生湿浊,是内分泌代谢疾病发生的关键

早在《素问·通评虚实论》中就有"凡治消瘅仆击,偏枯痿厥,气满发逆,甘肥贵人,则高粱之疾也"的记载。《素问·痹论》云:"饮食自倍,肠胃乃伤。"脾胃为后天之本、气血化生之源,若饮食不节,损伤脾胃,无法正常运化水谷精微,则导致疾病发生。《素问·奇病论》曰:"此肥美之所发也,此人必数食甘美而多肥也,肥者令人内热,甘者令人中满,故其气上溢,转为消渴。"指出嗜食肥甘引起湿热蕴结于脾,内伤脾胃,运化失司,发为脾瘅;内热上炎,煎熬津液,进一步发展为消渴。《景岳全书·三焦干渴》曰:"徐东皋曰……消渴……其为病之肇端,则皆膏粱肥甘之变,酒色劳伤之过,皆富贵人病之,而贫贱者鲜有也。"此即说明过食肥甘厚味损伤脾胃,内生痰湿,灼津伤液,耗气伤阴,发为消渴。饮食不节,损伤脾胃,致脾胃运纳失司,中焦气机受阻,三焦水谷气血之道郁滞不通,水精气血不得正常输布,停聚为湿、痰、瘀等病邪,邪聚成病;内生诸邪困扰脾胃,使水精气血不得正常输布,积聚为痰为饮,进一步困阻脾胃,形成恶性循环。疾病早期以实证为主,以湿热、痰湿、气滞常见,在发展过程中伤阴耗气,到后期阴阳两伤,出现全身多脏腑功能受损,引起多种并发症。

（二）肝失条达，气不布津，影响全身脏腑功能，引起多种代谢紊乱

肝主疏泄，以保持全身气机疏通畅达，使通而不滞，散而不郁。如情志失常则影响到肝的疏泄功能，引起气机失调，水谷运化失司，水湿内停，痰湿聚集，阻滞气机而导致肥胖、眩晕、消渴等疾病的发生。如《血证论·脏腑病机论》提出："木之性主于疏泄，食气入胃，全赖肝木之气以疏泄之，而水谷乃化。"饮食的消化、吸收，糟粕的排泄，气血津液的化生、输布，都需要通过肝的疏泄功能来实现。肝失疏泄，则气血郁滞，脏腑功能失调，水谷不能化生，膏脂输化障碍，进而使一系列代谢障碍发生。如程林《金匮要略直解》云："若三焦气塞，脉道壅闭，则水饮停滞，不得宣行，聚成痰饮，为病多端。"西医学研究认为，精神紧张、情绪激动、心理压力大以及突发性精神创伤等，可引起生长激素、胰高血糖素、肾上腺素、肾上腺皮质激素等拮抗胰岛素的激素分泌增多，从而使血糖升高，易患脂肪肝、糖耐量异常、高血压、高脂血症等。

（三）肾气不足，温化失职，是内分泌代谢疾病发生的内因

肾为阴阳之本，为人体气化功能活动提供动力。《灵枢·刺节真邪》曰："真气者，所受于天，与谷气并而充身也。"说明人体真气除了源自先天的精化之气，以及后天吸入的清气，还有来自水谷精微的化生之气。"精气""清气"和"谷气"共同布散全身，成为人体之气的"真气"所在。若先天禀赋不足，或后天劳逸所伤，肾气亏虚，则温化失职，无力助脾化生水谷精微，引起机体水谷精微及津液代谢障碍，停留体内，聚湿积脂，而成血浊、脾瘅、消渴等；湿邪进而化痰成瘀，痰瘀互结，容易发生中风、胸痹等心脑诸多病变；肾络瘀阻，肾气受损，开阖不利，则出现腰痛、水肿等肾系证候等。肾气不足既是代谢综合征发展的内在因素，又是其后期虚损变证的关键因素。

二、湿证在内分泌代谢疾病不同阶段的表现

内分泌代谢疾病主要影响机体气血津液输布，引起湿浊内生。湿性弥漫，致病涉及上、中、下三焦，四肢百骸、肌肉筋脉均可被其侵犯。湿浊内停将导致痰、瘀等病理产物的产生，使之相兼为病，变证丛生。

（一）疾病早期湿证为主

常因过食肥甘厚味、情志失常等，导致脾失健运，水谷不化，湿邪内停，膏脂停聚中焦而出现形体肥胖、胸脘痞闷、肢体困倦等；进一步发展，湿郁化热，则湿热交困，而见消谷善饥、口臭口干多饮；湿既伤阳，热又耗阴，则发为消渴；湿热湿毒下注，损伤经脉筋骨，可致痈疽、脱疽等。

（二）疾病中期痰湿内阻

湿浊内阻，阻碍气血运行，则停聚成痰，然湿性黏滞，痰湿又进一步困阻脾胃，形成恶性循环，而见形体肥胖、肢体困重、脘腹胀闷；痰浊聚于上则出现头痛、眩晕，痹阻心脉则出现心悸、胸痹、视物昏蒙等。

（三）疾病后期痰湿瘀互结

痰湿阻滞，血行不畅成瘀，而瘀血形成后停滞于体内阻碍气血运行，阻滞脉络。水湿、痰浊、血瘀凝结于脉络，相互为患，损耗日久，使气津耗伤，出现虚实夹杂之象，如瘀阻心脉则胸痛心悸；血脉失养，经络不和，而成血痹，则见肢体麻木或疼痛等。气血津液运行失常，则易聚湿成痰。脾胃损伤太过，气血生化不足，内不能调和于五脏，外不能输布于营卫、濡养经脉，由虚至损，遂成虚劳等。病情复杂，缠绵难愈。

三、内分泌代谢疾病湿证治疗的特点

内分泌代谢疾病后期并证广泛，因此治疗上强调贯穿中医"治未病"理念——未病先防、已病防变。饮食不节、情志失常是主要致病因素，故治疗应从病因入手，强调健康、有规律的饮食习惯，节制烟酒和辛辣食物；平素戒急戒躁，保持平和的心态，并树立正确认识疾病的观念和战胜疾病的信心，减少情志致病和导致病情加重的因素。

临床辨证治疗以调节肺、脾、肝、肾、三焦功能为主，再根据病因病位、疾病的寒热性质进行分证论治，标本兼治。国医大师路志正治疗湿邪所致疾病，总以脾胃为本。《黄帝内经》提到"诸湿肿满，皆属于脾"。路志正认为，湿证不仅要祛除湿邪，更要重视从脾胃入手调理脏腑功能，注重脾胃关系的辩证统一，以达标本兼治的目的，否则湿邪反复，缠绵难愈。

第二节　分　论

一、代谢综合征

代谢综合征（metabolic syndrome）是指人体的蛋白质、脂肪、碳水化合物等物质代谢紊乱的病理状态导致的一组复杂的综合征；与腹部肥胖或超重、高血糖、血脂异常及高血压等相关，其发病率和患病率逐年增高，是当前影响人类健康的主要的慢性非传染性疾病之一。

（一）代谢综合征湿证的内涵与成因

现代中医临床研究认为，代谢综合征属于糖脂代谢病（瘅浊）范畴，为中医内伤湿浊病证，辨证常可归属于"湿证"范畴。

本病的发生和发展与先天禀赋不足，后天情志失调、饮食不节、劳逸不当等有密切关联。

1. 先天禀赋不足　肾为先天之本，藏先后天之精气，化生元气以推动人体生长发育和生殖，激发和调节各脏腑、经络等组织器官功能，为人体生命活动的原动力。如果先天禀赋不足、劳累过度以及年老体衰，易致肾气、肾阳虚衰，相火不足，火不温土，致脾阳不振，失于健运，从而导致水谷精微代谢的异常，湿浊内停。

2. 饮食不节　脾为后天之本。饮食不节，嗜食肥甘厚味是本病发生的关键因素。"饮食自倍，肠胃乃伤。"其发病主要体现为饮食不节对脾、胃、大小肠等脏腑生理功能的影响上。饮食入胃，在上述脏腑的协同作用下，化为精微与糟粕，为机体消化吸收，传导输布。若膏粱之物摄入过量，厚腻之性易阻碍中焦气机，使气机升降失调，脾胃失健，热郁、湿浊壅阻中焦，发为脾瘅；进一步伤津化燥，则发为消渴。如《圣济总录·三消统论》描述："消瘅者，膏粱之疾也。肥美之过，积为脾瘅。"热郁、湿浊日久酿液成痰，痰湿停留日久，阻滞经络，滞久成瘀。湿、痰、瘀互相影响，既是本病的病理产物，又是加重病情的致病因素，互为因果。

3. 情志失调　肝主疏泄气机、调畅情志。长期过度的精神刺激，或平素情志不舒，郁怒伤肝，使肝失疏泄，气机郁结，致气血津液输布受阻、运化失常，变生痰浊、瘀血等病理产物。痰瘀滞腻，阴结成形，致形体日渐肥胖，阴浊日厚而再损伤气血，成为恶性反馈闭环。

4. 劳逸不当　现代工作方式的特征多为久坐少动，因此缺乏运动、劳逸失调已成为当前代谢综合征发生的重要因素之一。《吕氏春秋·尽数》言："形不动则精不流，精不流则气郁。"缺少运动，则气血运行不畅，脾胃运化呆滞，职权失司，物不归正而化为湿、浊、痰；久坐少动，影响肝疏泄调节，致气血瘀滞，精微物质布散不及，转而化湿成痰，久之变证丛生。

（二）湿在代谢综合征中的具体表现

《黄帝内经》云："诸湿肿满，皆属于脾。"代谢综合征患者多为《黄帝内经》所述"圆面、大头、大腹、多肉"之土形人。患者长期过食膏粱厚味、久坐久卧、贪逸少动等，影响脾与三焦的运化输布功能，终致痰湿膏浊内聚脏腑、血脉及四肢肌腠，由气及血，使痰湿瘀阻血脉，脏腑气化功能失司，湿浊停聚中焦，则中焦胀满、腹部肥胖。杨士瀛《仁斋直指方》指出："肥人气虚生寒，寒生湿，湿生痰……故肥人多寒湿。"叶桂《临证指南医案》也提出本病与湿相关："夫肌肉柔白属气虚，外似丰溢，里真大怯，盖阳虚之体,为多湿多痰。"但并非全部患者为寒湿证,根据其体质不同,有寒热之分。《灵枢·卫气失常》:"膏者其肉淖,而粗理者身寒,细理者身热。……膏者多气,多气者热,热者耐寒。"所以膏人肌肉虚弱、偏寒者,肌肉疏而粗理,必畏风,身常寒;肌肉致密、偏热者,肌肉细密,阳气偏盛,不畏风寒,身乃常热。

湿浊内停中焦,进一步抑制脾胃运化,致痰浊膏脂瘀积体内,聚于肚腹之中而使腹部胖大;痰浊壅塞,阻碍气机升降,使肝失疏泄,致气滞血瘀痰阻,脂浊流溢皮下,积于脉道,瘀久化热,久则气血阴阳亏虚,从而出现代谢综合征的一系列病症。痰瘀产生之后,又成为致病之邪,引起多种病理变化,且全身各部均可出现,若留滞于脏腑,与五脏之病息息相关。如痰浊瘀血停滞于心,可痹阻心脉,出现胸闷、心悸等症状;停滞于经络则经络气机阻滞,气血运行不畅,出现肢体麻木,甚至半身不遂;上扰清窍,则发为眩晕。诸如此类,变证丛生。本病由先后天诸因所致,乃因多种途径影响中枢脾胃,使水液不得正常运化而变为湿浊,进而成痰化瘀,从而促发,并形成恶性闭环反馈。因湿而起,百病丛生,在代谢综合征的病因病机中尤为典型。

(三) 代谢综合征湿证的中医诊断、鉴别诊断

1. 中医诊断 中医学中无代谢综合征对应病名,根据临床症状,可将其归于中医学"肥胖""肥满""湿阻""消渴""眩晕"等范畴。

2. 辨证分型

(1)脾虚湿困证:形体肥胖,或伴有水肿,疲乏少动,肢体困重,腹满,头重,舌淡,苔白腻,脉沉或滑。

(2)湿热内蕴证:形体肥胖,脘腹胀闷,面垢油光,口苦,目赤多眵,纳呆厌食,肢体困重,身热不扬,小便短黄,大便黏腻臭秽不爽或大便秘结,舌红,苔黄腻,脉滑数。

(3)痰湿内蕴证:形体肥胖,胸脘痞闷,肢体困重甚或酸痛,困倦思睡,面色晦垢,口黏,舌质淡,舌体胖大,苔厚腻,脉滑。

(4)痰瘀互结证:形体肥胖,胸闷,气短,头晕头痛,胸痛心悸,口干不欲饮,面色晦暗,皮肤粗糙,肢体麻木或疼痛,舌紫暗或有瘀点,苔腻,脉弦滑或结代。

(5)痰热瘀阻证:形体肥壮,面红,口干口苦,口臭,多饮多食,急躁易怒,头晕头痛,胸痛心悸,小便黄赤,大便干结,舌质红,苔黄腻,脉弦实有力。

(6)阳虚湿困证:神疲嗜睡,四肢逆冷或周身水肿,面色黧黑,神识痴呆,咳喘痰多,喘憋气短,恶心或呕吐,腹胀如鼓,腰膝酸软,皮肤瘙痒,肢痿足疽,小便短少,舌质淡、边有齿痕,舌苔浊腻,脉沉迟无力。

3. 鉴别诊断

(1)疾病鉴别诊断

1)鼓胀:两者均有腹部胀满。代谢综合征的腹部肥满乃膏脂堆积而成,伴有消渴、胸闷心悸、眩晕等临床表现。鼓胀有腹部胀满的症状,但其病位在肝,主要为气、血、水互结于腹中而成,晚期还可兼见面色青晦、面颈部有血痣赤缕、胁下癥积坚硬、

腹皮青筋显露等症状。

2）水肿：两者均有面肿大、体重增加、肢体粗大表现。代谢综合征乃脾胃运化失常，精微不布，体内湿浊停聚，痰浊膏脂瘀积体内及肌肤而成，按之不凹陷；后期病情严重者可出现水肿。水肿主要因肺、脾、肾功能失调，水湿泛溢肌肤而成，且多从眼睑开始，继而延及头面及肢体，或下肢先肿，后及全身，每见面色㿠白、腰酸倦怠等。水肿严重时体重也可增加，但其具有压之常形成凹陷的特点。

3）肥胖：肥胖是代谢综合征发病的基础，是多种其他疾病的早期表现，如控制不理想，进一步可发展为代谢综合征。但代谢综合征还包括除肥胖以外的一系列气血津液病证，如脾瘅、眩晕、消渴等。

（2）证型鉴别：主要是代谢综合征湿热内蕴证和痰湿内蕴证之间的鉴别。

两个证型的临床表现有一定相似性，均有脘腹胀闷、肢体困重、倦怠乏力、大便烂或腹泻等表现，但湿热内蕴证多有口苦、目赤多眵、大便黏腻臭秽不爽、舌红、苔黄腻、脉滑数，而痰湿内蕴证多有面色晦垢、口黏、舌质淡、舌体胖大、苔厚腻、脉滑。

（四）具体中医治疗：方剂、饮食、运动及日常生活调摄

1. 中医方剂治疗　代谢综合征的中医方剂治疗需要根据患者不同的临床表现进行辨证论治。根据病程可分为早期、中期及晚期。代谢综合征可辨为脾虚湿困证、湿热内蕴证、痰湿内蕴证、痰瘀互结证、痰热瘀阻证、阳虚湿困证。

（1）脾虚湿困证：临床可见神疲乏力，气短，四肢倦怠，头重如裹，腹胀纳呆，舌淡，苔白腻，脉沉或滑。此证型患者多为腹型肥胖，形体胖而不强壮，皮肉松软，或见颜面虚浮、下肢微肿，饮食量通常不大，可伴有消化不良、食欲不振、腹泻等消化道症状。针对脾运不足、湿邪内阻的病机，以健脾益气、化湿利水为法。方药可选择六君子汤加减，如党参、炒白术、半夏、陈皮、茯苓、炙甘草等。

（2）湿热内蕴证：临床可见形体肥胖，脘腹胀闷，面垢油光，口苦，目赤多眵，纳呆厌食，肢体困重，身热不扬，小便短黄，大便黏腻臭秽不爽或大便秘结，舌红，苔黄腻，脉滑数。此证型患者可合并尿路感染、肾结石、便秘等疾病。以清热祛湿为治法。方药可选择茵陈蒿汤、三仁汤、八正散等加减，如茵陈、栀子、大黄、杏仁、薏苡仁、白蔻仁、滑石、通草、车前草等。

（3）痰湿内蕴证：临床可见形体肥胖，胸脘痞闷，肢体困重甚或酸痛，困倦思睡，面色晦垢，口黏，舌质淡，舌体胖大，苔厚腻，脉滑。此证型患者可合并脂肪肝、冠状动脉粥样硬化性心脏病，可伴胰岛素抵抗或高尿酸血症、高脂血症等。以化痰降浊为治法。方药可选择二陈汤、温胆汤加减，如半夏、竹茹、枳实、陈皮、橘红、茯苓、生姜、甘草等。

（4）痰瘀互结证：临床可见形体肥胖，胸闷，气短，头晕头痛，胸痛心悸，口干不欲饮，面色晦暗，皮肤粗糙，肢体麻木或疼痛，舌紫暗或有瘀点，苔腻，脉弦滑或结代。此证型患者多伴血脂紊乱、胰岛素抵抗，常合并心脑血管病变以及脂肪肝、动脉粥样硬化等。以燥湿化痰、活血化瘀为治法。方药可选择二陈汤合桃红四物汤加减，如陈

皮、半夏、茯苓、桃仁、红花、熟地黄、当归、川芎、白芍、甘草、生姜等。

（5）痰热瘀阻证：临床可见形体肥壮，面红，口干口苦，口臭，多饮多食，急躁易怒，头晕头痛，胸痛心悸，小便黄赤，大便干结，舌质红，苔黄腻，脉弦实有力。此证型患者可合并心脑血管疾病、脂肪肝、血脂异常等。以清热化痰、活血化瘀为治法。方药可选择温胆汤合桃核承气汤加减，如半夏、竹茹、枳实、陈皮、茯苓、甘草、桃仁、大黄、桂枝、甘草等。

（6）阳虚湿困证：临床可见神疲嗜睡，四肢逆冷或周身水肿，面色黧黑，神识痴呆，咳喘痰多，喘憋气短，恶心或呕吐，腹胀如鼓，腰膝酸软，皮肤瘙痒，肢痿足疳，小便短少，舌质淡、边有齿痕，舌苔浊腻，脉沉迟无力。以温补脾肾、祛湿利水为治法。方药可选择四君子汤合肾气丸加减，如人参、炒白术、茯苓、熟地黄、山药、山茱萸、肉桂、附子、牡丹皮、泽泻、炙甘草等。

2. 中医食疗　研究发现，代谢综合征的发病与日常饮食习惯存在密切关系。中医素有"药食同源"之说。古代医家将中药的"四性""五味"理论运用到食物之中，认为每种食物也具有"四性""五味"。"药食同源"是说中药与食物是同时起源的。药膳是中国传统医学知识与烹调经验相结合的产物，是以药物和食物为原料，经过烹饪加工制成的一种具有食疗作用的膳食。它"寓医于食"，既将药物作为食物，又将食物赋以药用；既具有营养价值，又可防病治病、强身健体、延年益寿。代谢综合征常与湿邪密切相关，故利湿化浊是其主要治疗方法。根据患者不同的辨证情况，给予相应药膳处方。

例如：

（1）山楂荷叶茶

材料：山楂 15g，决明子 15g，荷叶半张。

做法：将山楂洗净切片，荷叶洗净切丝，同决明子共入锅中，加适量水同煎，过滤去渣取汁饮用。代茶频饮。

功效：降脂、健脾、降血压、清心神。

（2）薏仁荷叶茶

材料：薏苡仁、生山楂各 10g，陈皮 5g，干荷叶 60g，热开水 500ml。

做法：首先取薏苡仁与荷叶，以水略冲，去杂质沥干水分，然后将所有茶材放入研钵，研磨成细末，并放入茶壶中，最后注入热开水，拌匀，静置 2 分钟即可装杯饮用。

功效：降脂、祛湿化浊。

（3）清热开郁食疗方

材料：苦瓜 50g，决明子 3g，芦荟 10g，山楂 30g，荷叶 30g，槟榔 10g，白芥子 6g，生姜 10g，大枣 10g。

功效：辛开苦降，开郁清胃，苦酸制甜。

适应证：肝胃郁热者。

食用方法：取上方药物颗粒配方，分次冲服，2 次/d。

（4）荷竹瓜蒌茶

材料：荷叶 3g，瓜蒌仁 3g，瓜蒌皮 1.5g，茯苓 3g，淡竹叶 2g，白术 3g，三七 0.3g，

当归 1g,牛膝 1g,佛手 0.1g。(研末)

功效:祛浊化瘀,利湿化痰。

适应证:痰浊血瘀者。

食用方法:沸水冲服,代茶饮。

3. 运动调养　中医运动调养在代谢综合征的防治方面具有独特优势。运动可以使全身气血流动,促进湿邪的排出,同时可以调畅气机,使脏腑功能协调,有益于疾病向愈。在运动项目的选择上,应根据患者的年龄、基础状态、心肺储备、合并症情况进行选择。以下是代谢综合征患者在中医运动调养中需要注意的一些要点:

(1)因人而异的个体化方案:中医强调因人而异,根据患者的体质、病情和年龄等因素制订个性化运动调养方案。通过望、闻、问、切四诊,医师可以了解患者的体质特点,从而制订适合患者的运动方案。

(2)循序渐进的原则:代谢综合征患者往往伴有肥胖、血糖异常、血压异常等情况,因此运动调养需要遵循循序渐进的原则,从轻松的运动开始,逐渐增加运动强度和时长,以避免过度运动带来的不良影响。

(3)运动方式的选择:中医强调运动方式的选择要结合患者的体质和病情进行。一般来说,适宜的运动方式包括气功、太极拳、缓慢散步、健步走等;这些运动可以调和气血、舒筋活络、缓解压力,对改善代谢综合征的病情有积极作用。

(4)节气调理:中医认为,人体的生理活动受季节、气候等因素的影响,因此在运动调养中需要根据不同的季节和气候条件调整运动方案,以达到顺应自然、增强体质的目的。比如春天气温逐渐转暖,适合进行户外运动,可以选择在早晨或傍晚进行运动,避开中午炎热之时;夏季天气炎热,运动时间建议选择清晨及傍晚,可选择游泳或室内瑜伽、八段锦等运动;秋天天气逐渐转凉,适合进行有氧运动,如慢跑、骑车等户外运动;冬季天气寒冷,北方地区的人群应注意保暖,建议选择室内活动。

(5)注意休息与调养:代谢综合征患者往往伴有体力透支和精神压力大的情况,因此在运动调养中需要注意合理安排休息时间,避免过度疲劳,同时注重饮食调理和精神调养,以增强身体素质和抵抗力。

4. 日常生活调摄

(1)生活方式干预是代谢综合征的基础治疗。让患者认识代谢综合征,进行自我监测与自我管理,包括血糖、血脂、血压、体重等指标,指导其养成健康生活习惯。做好饮食有节,锻炼形魄,精神调摄,顺应天时。

(2)饮食有节要求不多食、定时定量,粮食、肉类、蔬菜、果品等要合理搭配。

(3)锻炼形魄应选择有氧运动,而且运动应有节奏性、连续性并可持续较长时间,可以选择太极剑、太极拳、八段锦等。运动频率以每周 3~4 次、每次 30~60 分钟为宜,根据心肺耐受程度进行调整。

(4)精神调摄即控制不良情绪,合理释放不良情绪,保持健康的精神状态。

(5)顺应天时要求运动锻炼时要与季节气候相适应。

（五）现代研究：名医名家经验、基础研究与临床研究

1. 名医名家经验　代谢综合征在中医学中无对应病名，根据临床症状，可将其归于中医学"肥胖""肥满""湿阻""消渴""眩晕"等范畴。代谢综合征的发病与肝脾肾的功能失调密切相关，临床常根据不同临床表现进行辨证论治。现列举名医名家经验以供参考。

仝小林认为，过食和少动是代谢综合征发病的两大主因。过食导致热量摄入过多，一者饮食不节，一者过食肥甘。饮食自倍，肠胃乃伤，中焦为之壅滞，脾胃碍于升降，枢机不得斡旋，最终导致运化失职，脾气郁滞。多食肥甘，肥者令人内热，甘者令人中满，所碍者亦为中焦气机。少动是指活动减少。脾主四肢、肌肉，机体运动减少必然影响脾的健运。脾不能为胃行其津液，脾不散精，物不归正化则为痰、为湿、为浊、为脂，进而变证丛生。所以，中焦的气机障碍是代谢综合征发生的根本。又肝主疏泄、助运化，若中焦郁滞日久，肝疏泄不及，进而形成肝脾气滞、肝胃气滞，致脾不能升、胃不能降、肝不能疏，中焦气机不转，则可进一步壅而为热、滞而为癥，并基于"食气入胃，散精于肝，淫气于筋……浊气归心，淫精于脉"的输布规律，先是中焦胃热，继而肝热、心热、血热等，然热又耗气灼阴，使气阴两虚，虚而不化，又加重痰浊、血癥。

国医大师路志正认为湿邪与代谢性疾病关系密切，善于从脾胃论治代谢性疾病。代谢综合征多见于过食肥甘，形体肥胖，又缺乏运动的"吃动失衡"之人，这与中医的"脾失健运"理论相和。湿、浊、痰、瘀相互搏结是代谢综合征发生发展的主要病机。健脾祛湿、化痰降浊佐以活血，乃治疗代谢综合征的大法。

2. 基础研究　代谢性疾病已成为全球范围内严重危害公共健康的问题。代谢综合征以胰岛素抵抗为基本特征，主要表现为肥胖（尤其是向心性肥胖）、2型糖尿病或糖调节受损、血脂异常及高血压等。肠道菌群作为肠道微生态系统的重要组成部分，对于维持人体健康具有重要作用。肠道菌群与代谢综合征的关系日益引起人们的极大关注。近期多项研究表明，肠道菌群在代谢综合征的发生发展过程中发挥重要作用。肠道菌群可能通过影响能量平衡，促进脂肪存储，引起血脂代谢异常。

代谢综合征的发病率和患病率逐年增高，是当前影响人类健康的主要的慢性非传染性疾病之一。其基本病因和发病机制目前尚未完全阐明，可能是一个或多个病理机制共同作用的结果。有研究发现，一些炎症因子参与代谢综合征的发生发展，如瘦素、脂联素、脑源性神经营养因子等。

慢性微炎症与肥胖和代谢综合征的发病过程存在相关性。脂肪组织作为内分泌器官，分泌的脂肪因子在肥胖及代谢综合征的发病中也发挥关键性作用。炎症状态下，脂肪组织分泌的促炎细胞因子和抗炎细胞因子平衡紊乱，促炎细胞因子异常增多，抗炎细胞因子减少，干扰胰岛素信号传导通路，导致胰岛素抵抗，引起代谢综合征的发生。

3. 临床研究　代谢综合征的发生受到多种因素的影响，包括年龄、基因遗传、生活方式等，其中饮食是重要的影响因素。随着经济的发展和生活方式的改变，人们的

饮食结构与就餐行为发生了巨大变化,人们摄取食物的种类和行为愈来愈丰富,显著影响着人们自身的健康和营养状况。食物的极大丰富促使人们以色、香、味为主要考量,而忽视食物的营养结构,同时不良就餐习惯常会导致饮酒机会增多、盲目进食等,这些因素长期综合作用可导致身体健康指标如血压、血脂、血糖发生变化,进而引起体重增加、糖尿病、高血压等诸多不良后果。

随着社会经济发展及生活方式的转变,代谢综合征的发病率呈不断上升趋势,其发病机制主要以腹型肥胖和胰岛素抵抗为核心。近年来的研究表明,代谢综合征可增加多种疾病的发病风险,并使其致残率和病死率升高,如糖尿病、高血压、高尿酸血症、非酒精性脂肪性肝病、心血管疾病、慢性肾脏疾病、多囊卵巢综合征和癌症等。

(六) 实践举例

国医大师路志正提出"持中央,运四旁,怡情志,调升降,顾润燥,纳化常"的学术思想,不断发展湿病理论,从脾胃及整体入手论治多种疑难病症;强调心身同调,药食同用,导引健身。路志正认为湿邪与代谢性疾病关系密切,善于从脾胃论治代谢性疾病。现列举验案一则。

患者,男,50岁,厨师。2011年7月25日初诊。素有高脂血症5年,以甘油三酯水平升高为主,最高达17mmol/L(正常值0.56~1.7mmol/L);长期服用非诺贝特,但效果不理想,甘油三酯最低到8mmol/L;曾先后4次因高脂血症并发急性胰腺炎住院,给予禁食、消炎、补液等治疗后好转出院。1年前开始出现血糖升高,空腹最高到9.6mmol/L,餐后最高到11.8mmol/L,未用降糖药。为避免胰腺炎再次发作,转诊于中医。就诊时症见:偶有腹胀口苦,身重乏力,大便黏腻不爽。舌红,苔薄黄略腻,脉濡滑。血液生化:血糖9.6mmol/L,总胆固醇6.18mmol/L,甘油三酯9.89mmol/L,低密度脂蛋白3.31mmol/L,高密度脂蛋白1.08mmol/L,极低密度脂蛋白4.50mmol/L。

西医诊断:高脂血症,2型糖尿病。

中医诊断:湿阻,辨证为脾虚,湿、浊、痰、热内蕴。

患者身为厨师,喜食膏粱厚味及冷饮。《素问·痹论》云:"饮食自倍,肠胃乃伤。"脾胃受伤,运化失职,则清浊不分,血中浊气壅遏,加之厨房烟火熏烤,浊与热结,湿热内蕴,则血脂自然升高。治疗当以健脾祛湿、清热化痰泻浊为法,方以路志正经验方"化浊祛湿通心方"加味化裁。药用:茯苓15g,藿香12g,厚朴12g,郁金10g,枳实12g,杏仁9g,茵陈15g,泽泻15g,焦山楂15g。水煎服,14剂,并嘱患者节饮食,增加运动,控制体重。

二诊(2011年8月9日):患者腹胀未作,偶有口苦,身重乏力均减轻,大便得畅,舌红,苔薄腻,脉濡。初诊方加黄芩15g、荷叶10g,继进7剂。

三诊(2011年8月27日):仍以二诊方为主加减调治,服药2个月时患者已无明显症状。复查血液生化:血糖7.9mmol/L,总胆固醇5.4mmol/L,甘油三酯5.27mmol/L,低密度脂蛋白2.9mmol/L,高密度脂蛋白1.36mmol/L,极低密度脂蛋白1.05mmol/L。

此后患者间断服用中药汤剂以调血脂、预防胰腺炎,至今已间断服药 5 年余,空腹血糖多在 5.6~7mmol/L,餐后 2 小时血糖多在 7~8.6mmol/L,甘油三酯在 2~3mmol/L 之间波动。从开始加用中药后,患者胰腺炎再未发作。

按:《素问·至真要大论》云:"湿淫所胜,平以苦热,佐以酸辛,以苦燥之,以淡泄之。"唐代王冰注曰:"湿气在上,以苦吐之,湿气在下,以苦泄之,以淡渗之,则皆燥也。泄,谓渗泄,以利水道下小便为法……治湿之病,不下小便,非其法也。"小便是人体排泄过量水液的主要途径,湿邪重浊趋下,因此,利小便是祛除湿浊之邪最便捷有效的途径。本案在"化浊祛湿通心方"基础上加泽泻渗泻水湿,《本草正义》言其"能滑痰化饮",用之可泻出浊阴留痰。另外,路志正主张,高脂血症的治疗,无论有无症状,均可在辨证论治的基础上适当选加现代药理研究证实的具有降脂作用的中药,如泽泻、决明子、荷叶、何首乌、山楂、茵陈、虎杖、郁金、丹参、三七等,以增降脂效果;本案加用焦山楂、荷叶,即是这种学术思想的体现。还有,路志正强调,高脂血症的治疗,不能单纯依靠药物,生活方式的改善也至关重要,如低脂饮食、控制饮食量、少喝含糖饮料、坚持运动、控制体重等。可适量饮茶,也能起到一定的降脂减肥效果。

[选自:刘宗莲,杨凤珍,王秋风. 国医大师路志正调理脾胃治疗高脂血症经验[J]. 中华中医药杂志,2017,32(9):4012-4014]

二、糖尿病

(一)糖尿病湿证的内涵与成因

1. 糖尿病湿证的内涵 糖尿病(diabetes mellitus)是一组由多病因引起的以慢性高血糖伴碳水化合物、脂肪和蛋白质代谢紊乱为特征的代谢性疾病,是由胰岛素分泌和/或利用缺陷所致。长期碳水化合物以及脂肪、蛋白质代谢紊乱可引起多系统损害,导致眼、肾、神经、心脏、血管等组织器官慢性进行性病变、功能减退及衰竭;病情严重或应激时可发生急性严重代谢紊乱,如糖尿病酮症酸中毒(DKA)、高渗性高血糖状态。

中医将其归类于"消渴"范畴,泛指因恣食肥甘,或情志过极,或房事不节,或温热邪伤,或滥服金石药物等,致使胃热液涸,或肺热化燥、心火偏盛、肾阴受灼,导致气化失常,津液精微不约而下泄等引起的以多饮、多食、多尿为特征的一类疾病。

在中医理论中,"湿"既是外邪之一,也指体内水液代谢异常所积聚的病理产物,具有重、滑、黏、阻的特性。湿邪侵犯人体,最易损伤脾,导致脾运化功能失常,水湿内停,形成湿证。糖尿病患者因新陈代谢异常,易产生内湿,尤其是 2 型糖尿病患者,其体内往往伴有胰岛素抵抗、脂代谢紊乱,更易形成湿邪内蕴。湿邪内蕴在本病的发生发展中扮演了十分重要的角色。

2. 糖尿病湿证的成因 在糖尿病中,湿的成因主要有以下几个方面。一是饮食不节,过食肥甘厚味,导致水湿内生;二是劳逸失度,气机不畅,水湿滞留。此外,长期处于潮湿环境等因素,也可能引发湿证。

(1)饮食不节:《景岳全书》提到:"徐东皋曰……消渴……其为病之肇端,则皆膏粱肥甘之变……皆富贵人病之,而贫贱者鲜有也。"说明消渴的病机与饮食密切相关。但古代由于生活水平低,饮食条件差,所以多食膏粱厚味引起的湿热蕴结中焦之消渴尚不多见;如今生活条件改善,多有患者因嗜食肥甘、贪恋酒色,导致酿湿化热,湿热围困于脾,致脾失健运、脾不升清,水谷精微不得输布,体内水湿停聚不化,聚为痰饮,久蕴化热,湿热内生。中医认为,过食肥甘厚味之品会直接影响脾胃的正常运化功能,导致脾胃功能失调,进而影响水液代谢。脾胃是"后天之本",负责食物的消化吸收和水液的运化。当摄入过多的肥甘厚味之品时,会加重脾胃负担,导致水湿不能被正常转运和排泄,从而使水湿蕴积。这种内生的湿邪,随着时间的积累,可在体内积聚,形成湿证。

(2)劳逸失度:脾胃相因,为气机升降的枢纽。脾主肌肉及四肢。适量的运动能够使全身气血流通,肌肉滑利,从而使脾胃健运。"久坐伤肉,久卧伤气",贪图安逸会导致气机滞涩,无力推动水液运行,脾胃升降失和则无力运化,水液停聚局部则化作痰湿。而劳累过度会损伤气血,气血虚弱则无法有效运化体内水湿,导致湿邪积聚。

(3)环境因素:"诸湿肿满,皆属于脾。"湿浊的产生与脾胃功能失调密切相关,同时湿邪往往也更容易伤及脾胃。久居潮湿、低洼之地,水中作业,或冒雨、涉水远行,易使湿邪入里侵犯脾土;脾喜燥恶湿,久病水湿内停,易困遏气机;"出入废则神机化灭,升降息则气立孤危",气机升降失常又会影响脾胃运化功能,进一步加重痰湿;气机失调又易致气滞血瘀,若痰浊与瘀血互结,阻于经络,或阴虚内热,伤津耗液,皆可导致经脉瘀滞,气血运行失常,脏腑、筋脉失养而发为本病。

(二)湿在糖尿病中的具体表现

1. 湿证与糖尿病的关系

(1)脾瘅期:中医学中未谈及"糖尿病前期"之病名,大多医家将糖尿病前期归于中医学"脾瘅"范畴,并认为"脾瘅"为"消渴"的前驱阶段。"脾瘅"之名首见于《黄帝内经》。《素问·奇病论》言:"有病口甘者,病名为何? 何以得之? 岐伯曰:此五气之溢也,名曰脾瘅……此肥美之所发也,此人必数食甘美而多肥也,肥者令人内热,甘者令人中满,故其气上溢,转为消渴。治之以兰,除陈气也。"明确指出"脾瘅"之病因、病机、证候、治疗及转归,阐述了"数食肥甘"为其病因,"肥者令人内热,甘者令人中满"为其病机,"口甘、中满"为其证候,"治之以兰"为其治疗原则,"转为消渴"为其转归及预后,说明了"脾瘅"不干预,可进展至"消渴",也进一步证明了"脾瘅"与糖尿病前期相符。脾瘅为脾热之病,即由于过食甘美肥味,导致内热中满蓄积于脾,脾气上溢于口,从而出现口甘之症状。过食厚味,损伤脾胃,致脾虚不运,水湿内停。脾气虚弱,运化功能不足,则酿痰生湿。痰湿是脾瘅发病的关键致病因素。痰湿本身为病理产物,又是导致和加重糖尿病病机演变的致病因素。湿邪内蕴,常先困脾,使脾阳不振,运化无权,气机升降与水液输布失常;脾喜燥恶湿,一旦脾功能失调,又会导致水湿停滞不化。在消渴的发展过程中,脾瘅是一个关键期,此时脾由于长期负担过重、饮食不当、情绪波动等因素,使水谷精微不得正化而为痰湿;痰湿化热,灼阴耗气是导致糖尿病的直接病机。长期湿邪内蕴不仅影响脾胃的正常运化,还会导致气机阻滞,进一步加重脾的负担,形成一个恶性循环。在脾瘅期,由于脾气虚弱,痰湿内停不仅会导致身体出现乏力、头重、身重、食欲不振等症状,还可能进一步转化为湿热。

针对消渴病程中的脾瘅期,中医治疗原则通常是健脾利湿、调和脾胃。通过运用健脾益气、燥湿利水的中药,以及适当的饮食调理和生活方式的改善,恢复脾的正常运化功能,从而减轻或消除湿邪,缓解消渴的症状,防止病情进一步发展。

(2)湿热为发病之渐:古代医家叶桂云:"湿邪害人最广。"这一点在实践中得到了广泛的验证。因湿为阴邪,其性重浊、黏滞,常容易导致气机受阻和阳气受损。脾主运化水湿,若湿邪内蕴,常先困脾,使脾阳不振,运化无权,气机升降与水液输布失常,终致上述脾瘅期的发生;湿邪内停,进一步发展,湿郁化热,则湿热交困,湿既伤阳,热又耗阴,若处理不善,则病机演变更为复杂。热为阳邪,其性升腾,若上乘肺胃,肺阴易被消灼,以致宣降紊乱,治节失调。故湿热合邪,每致脾胃肺同病。肺胃之阴津耗伤则烦渴引饮,唯脾被湿困,输化无权,对水液失于调节,故饮水虽多,亦不能化为津液;精血生化之源日竭,致肾失所养,开阖失灵,则水液下流,直趋膀胱,从小便排出,此即湿邪导致消渴之病机。临床上,火旺与阴亏所致之消渴常见,而湿邪所致者常被医家忽视。从病机而言,可谓火旺与阴亏属常,湿邪内蕴乃其变,知常达变,方可谓全。

湿热为患,除具有一般的湿热见症外,以舌苔的表现最为突出,必见黄白腻苔相间,且以厚腻为主。其治法要领,在芳香化浊、淡渗利湿的原则下,佐以清热,务求湿热分消,方可奏效。常选用滑石、泽泻、车前子、茵陈等清热利湿之品。倘兼见气虚之象,还应当选加人参益气生津,以复其化源,若此,则脾之输化有权,肺之宣降与治节得复,而消渴可愈。倘泥于常规,重用滋阴则碍脾助湿,重用清热则湿邪不解,正如吴瑭所云"徒清热则湿不退,徒祛湿则热愈炽"。治不得法,病终难愈。

(3)湿与痰、瘀等其他病因的联系与相互作用:在糖尿病的发展过程中,湿、痰、瘀三者之间存在着密切的相互作用和转化关系。

1)湿邪凝聚化而为痰:在中医理论中,湿邪长期内蕴可以转化为痰。糖尿病患者由于脾胃运化不能,体内湿邪积聚,日久则凝结成痰。痰浊积留过久则凝于脉中,进而痰结气滞,阻于中焦,使脾土壅滞,反侮肝木,从而影响肝的疏泄,致肝气郁滞,脾不升清,进一步影响气机运行及津液输布。

2)湿阻气机导致瘀血:湿热蕴结脾胃。脾主统血,脾气健运则气血条达,反之则运化无力,气血生化乏源,从而气虚失于固摄,血溢脉外,离经之血变为瘀血,然瘀血形成后停滞于体内,阻碍气血运行,阻滞脉络。水湿、痰浊、血瘀凝结于脉络,相互为患,损耗日久,使气津耗伤,出现虚象。

以上3种病理产物相互作用,不仅加深了糖尿病本身的复杂性,也为中医治疗提供了多角度的干预思路。中医通过祛湿、化痰、活血化瘀等方法,旨在恢复机体内环境的平衡,改善或缓解糖尿病及其并发症。

2. 湿在糖尿病中的具体表现　糖尿病湿证是指体内水液运化失常而形成湿浊,具有阻遏气机、损伤清阳、黏滞缠绵、重浊趋下临床特点的证候。

糖尿病患者中的湿证表现,主要包括身体沉重、疲乏无力、口黏腻或有甜味、小便短浊、大便稀溏、舌苔白腻或黄腻等。这些症状反映了体内湿邪的存在和对机体功能的影响。

(1)寒湿困脾证

表现:脘腹胀满,食欲不振,大便稀溏,四肢沉重,喜温怕寒,舌苔白腻。

特点:体现了寒湿邪气侵袭脾胃,影响脾运化水湿的能力,导致消化吸收功能障碍。

(2)脾虚湿困证

表现:食欲不振,腹胀易饱,大便稀溏,肢体沉重,舌苔白腻,脉滑。

特点:脾气虚弱,不足以运化水湿,导致水湿停滞体内,影响消化和水液代谢。

(3)痰湿阻滞证

表现:胸闷气短,身体沉重,倦怠懒言,头晕头胀,舌苔白腻,脉滑。

特点:痰湿内生,阻塞气道,表现为呼吸系统的症状,同时伴有全身痰湿的特征。

(4)湿热蕴结证

表现:身体困重,口干口苦,小便黄赤,大便秘结,舌红,苔黄腻,脉滑数。

特点:湿热内蕴,湿重阻滞配合热邪炽盛,损伤津液,表现为口渴和排泄物异常。

湿热为患,除具有一般的湿热见症外,以舌苔的表现最为突出,必见黄白腻苔相间,且以厚腻为主。

(5)湿证的演变和转化:湿证的演变和转化遵循中医理论中的病因病机。主要表现为:

由外而内:外湿侵袭后,若不及时祛除,可转化为内湿,影响脾胃。

由湿生热:湿邪长期内蕴可化生内热,形成湿热蕴结。

湿阻气机:湿邪阻滞气机,导致气滞血瘀。

湿化为痰:湿邪停留,久而不化,可转化为痰,与湿共同影响机体。

(三)糖尿病湿证的中医诊断、鉴别诊断

糖尿病属中医学"消渴"范畴。

1. 中医诊断

(1)凡以口渴多饮、多食易饥、尿频量多、形体消瘦或尿有甜味为临床特征者,即可诊断为消渴。本病多发于中年以后,以及嗜食膏粱厚味、醇酒炙煿之人。若青少年期即罹患本病者,一般病情较重。

(2)初起可"三多"症状不显著,病久常并发眩晕、肺痨、胸痹心痛、中风、雀目、疮痈等。严重者可见烦渴、头痛、呕吐、腹痛、呼吸短促,甚或昏迷厥脱危象。由于本病的发生与禀赋不足有较为密切的关系,故消渴的家族史可供诊断参考。

(3)查空腹血糖、餐后2小时血糖、葡萄糖耐量试验等,有助于确定诊断。必要时查尿酮体、血尿素氮、肌酐、二氧化碳结合力,以及血钾、血钠、血钙、血氯等。

2. 鉴别诊断

(1)瘿病:消渴之中消与瘿病之气郁化火、阴虚火旺证,均可出现多食易饥、消瘦等表现。瘿病以情绪激动、心悸、眼突、颈部一侧或两侧肿大为特征,且无消渴的多饮、多尿、尿甜等症。瘿病患者还可能出现多汗、心悸、焦虑等症状。

(2)尿量增多:患者小便清长量多,畏寒喜暖,属虚寒证。寒则汗液不泄,津液无伤,水液下渗,故小便清长量多。患者口渴、多饮、多尿、消瘦,属消渴,乃肾阴亏虚,开多阖少所致。

3. 辨证分型

(1)寒湿困脾证:脾喜温恶寒。若湿邪为患,加之寒邪侵袭,可使脾阳受困,脾失健运,水湿停滞,化源不足,导致气血生化功能障碍而成本证。

临床以面色苍白或蜡黄色泽、身体沉重、疲乏无力、食欲不振、腹胀、大便稀溏、小便清长、口不渴或喜温饮、四肢不温、舌质淡、舌苔白腻,脉沉迟等为特征。

(2)脾虚湿困证:由饮食、劳倦或思虑过度伤脾,或年老体弱,久病虚损,使脾运化水湿功能失常所致。

临床以脘腹痞胀或痛,泛恶欲吐,食少、纳呆,头身困重,倦怠乏力,肢体水肿,大便稀溏或泄泻,小便短少,舌质淡胖、边有齿痕,舌苔白润或腻,脉濡缓,可伴见水肿、腹水,带下清稀、量多等为特征。

(3)痰湿阻滞证:由痰浊壅塞,痹阻中焦,使清阳不升、浊阴不降所致。

临床以头重昏蒙、视物旋转、胸闷、恶心、呕吐痰涎、食少、嗜睡、乏力、小便不利、舌质淡、舌苔白厚或腻垢、脉濡滑等为特征。

(4)湿热蕴结证:由湿热互结,蕴结脾肝,或湿热邪毒,壅阻肌腠,壅滞三焦所致。

临床以脘腹痞胀,纳呆、恶心,口干不欲多饮,四肢困重,或腹大坚满,肌肤肿胀,面目发黄,或便溏不爽,或小便短黄,尿频、涩痛,或带下色黄、臭秽,或指/趾关节红肿、灼痛,或痈疽疮疖、丘疹、脓疱泛发,舌质红,舌苔黄腻或兼灰黑,脉滑数或弦滑,可伴见发热、渴不欲饮、小便短赤、大便黏滞等为特征。

(四) 具体中医治疗:方剂、针灸、饮食、运动及日常生活调摄

1. 中医方剂治疗

(1)寒湿困脾证

主症:身体沉重,食欲不振,舌苔白腻。

治法：散寒化湿。

方药：实脾饮加减。茯苓、白术、陈皮、泽泻、甘草、干姜或生姜、大枣等。

（2）脾虚湿困证

主症：大便稀溏或泄泻，头身困重，舌质淡胖、边有齿痕，舌苔白润或腻。

治法：健脾化湿。

方药：六君子汤加减。人参、白术、茯苓、甘草、陈皮、半夏等。

（3）痰湿阻滞证

主症：舌苔白厚或腻垢，头重昏蒙，嗜睡乏力。

治法：燥湿化痰。

方药：二陈汤合平胃散加减。半夏、陈皮、茯苓、泽泻、草果、干姜、甘草、苍术、厚朴、陈皮、甘草等。

（4）湿热蕴结证

主症：口干不欲饮，大便黏滞，舌红苔黄腻。

治法：清热化湿。

方药：葛根芩连汤合三仁汤加减。葛根、炙甘草、黄芩、黄连、杏仁、滑石、白通草、白蔻仁、竹叶、厚朴、生薏苡仁、半夏等。

2. 针灸疗法

（1）针刺：以背俞穴及足少阴、足太阴经穴为主，可选足三里、阴陵泉、三阴交、太冲、脾俞、肾俞、关元等穴，并随证加减；可配合使用电针、温针等。每周2次，留针30分钟，3个月为1个疗程。因糖尿病患者皮肤容易化脓感染，故用穴要少而精，注意严格消毒，防止感染。

（2）耳穴贴压：可选胰胆、脾、内分泌、肾、三焦、缘中、心、肺、肝、胃、屏尖、神门、肾上腺、耳迷根；根据患者病情，宜每周1次，每次留置2~4天，3个月为1个疗程。

3. 饮食调理　糖尿病是一种慢性非传染性疾病，近年来发病率持续上升，严重影响了人们的生活质量、增加了经济负担。饮食、运动、药物、血糖监测和健康教育被称为糖尿病治疗的"五驾马车"，其中合理饮食，具有基础治疗的重要作用。平日应注意饮食，节制饮酒，少食肥甘，在保证机体合理需要的情况下，应限制粮食、油脂的摄入，忌食糖类，饮食宜以适量米、麦、杂粮，配以蔬菜、豆类、瘦肉、鸡蛋等，定时定量进餐。戒烟酒、浓茶及咖啡等。

健康饮食原则：尚无固定的糖尿病理想饮食模式，但应遵循以下健康饮食原则。包括：①足够的非淀粉类蔬菜的摄入；②减少添加糖类及精细粮食的摄入；③增加粗杂粮的摄入。通过科学的营养管理，达到血糖、血压及血脂目标，保证患者的正常生活和生长发育，维持健康体重，延缓并减轻糖尿病并发症的发生和发展。

除了日常饮食，中医药膳在防治中也可起到很好的调护作用。中医药膳食疗历史悠久，是以阴阳五行理论为基础，以中医整体观念和辨证论治基本理论为指导，以"医食同源""药食同源"为中心，寓医药于食，从而达到保健养生、防治疾病的目的。

糖尿病湿证的辨证施膳：

1）杂豆粥

材料：绿豆、黑豆、赤小豆、红豆、鹰嘴豆、白扁豆各 10g，湿盛患者加入薏苡仁、芡实各 10g，适量水。

做法：把所有豆类洗净，用清水浸泡一夜；其他杂粮煮之前用温水泡 10 分钟左右。将所有食材一同放入锅内，加适量清水煮制成粥。

功效：以上食材搭配健脾和胃、利水祛湿，且能达到一定的改善便秘的效果。适合糖尿病脾胃虚弱、湿气内盛的患者。

2）茯苓粥

材料：茯苓 20g，粳米 30g，适量水。

做法：将茯苓研末，粳米洗净，一同放入锅中，加适量水煮成粥。

功效：茯苓性味甘淡、平，归心、脾、肾经，具有健脾利湿、宁心安神的功效。适合脾湿内盛、体重沉重、食欲不振的糖尿病患者。

3）赤小豆薏米汤

材料：赤小豆 50g，薏米 50g，适量水。

做法：将赤小豆、薏米洗净，加入适量水，一同煮至熟烂。

功效：赤小豆、薏米均能利湿消肿，健脾利湿。适合湿重体胖、小便不利的糖尿病患者。

4）冬瓜枸杞汤

材料：冬瓜 200g，枸杞 10g，适量水、盐。

做法：冬瓜去皮切块，与枸杞一同放入锅中，加适量水煮汤，食用前加适量盐调味。

功效：冬瓜利水消肿，枸杞补肾益精。此汤适合糖尿病湿证患者，特别是伴有高血压、高血脂者。

5）扁豆薏米粥

材料：白扁豆 20g，薏米 20g，粳米 30g，适量水。

做法：白扁豆、薏米洗净，与粳米一同放入锅中，加适量水煮成粥。

功效：白扁豆健脾化湿，薏米除湿利尿。适合脾虚湿盛、食欲不振的糖尿病患者。

4. 运动疗法　运动对于糖尿病患者，尤其是 2 型糖尿病患者的重要性，目前已经得到广泛的认可。运动锻炼在糖尿病患者的综合管理中占重要地位。规律运动可增强胰岛素敏感性，改善人体成分及生活质量，有助于控制血糖、减少心血管危险因素，而且对糖尿病高危人群一级预防效果显著。推荐中等强度有氧运动，每周训练 3~5 次，总运动时间 ≥150 分钟。如八段锦、太极拳、五禽戏、骑车、乒乓球、羽毛球等，采用低强度、多次数的运动方式，结合养生锻炼功法的调息方法，形神合一。

5. 日常生活调摄　本病除药物治疗外，注意生活调摄亦具有十分重要的意义。正如《儒门事亲·三消之说当从火断》说："不减滋味，不戒嗜欲，不节喜怒，病已而复作。能从此三者,消渴亦不足忧矣。"保持情志平和,制订并实施有规律的生活起居方案。

调节脾胃、保护胃气对糖尿病的预防也十分重要,因此平日应适当多食健脾利湿的食物。对于中年肥胖之人,加强运动,改善痰湿体质,对糖尿病的预防也具有积极的意义。

中医理论认为,情绪和脏腑相互影响,情绪与血糖调控的关系亦十分密切。确诊后,患者易出现紧张、焦虑、悲观、恐惧等情绪,医师及家属应劝慰开导,解除其思想顾虑,使其保持情志平和;日常生活中注意情志的舒畅,保持精神乐观。对于并发痹病、痿病的患者,应注意衣着宽松、舒适、吸湿、柔软,保护患肢,防止冻伤、烫伤及生活中的其他意外伤害;并发痈疽者,应保持患处清洁,促进局部血液循环。

(五) 现代研究: 名医名家经验、基础研究与临床研究

1. 名医名家经验　国医大师路志正认为湿邪害人最广,在其著作《中医湿病证治学》中提出,随着饮食谱的改变,生活水平的提高,消渴与湿邪相关的病因病机亦日见增多,如湿热阻于中焦,蕴结于脾胃,致胃火炽盛,邪热消谷;因外感湿热之邪入里蕴结脾胃,或因消渴日久脾虚生湿化热,皆有可能导致消渴湿热中阻证型的发生,而湿热中阻证也逐渐成为糖尿病的常见证型,这与现代糖尿病中饮食致湿逐渐成为主流病因的观点相符。

吕仁和依据《黄帝内经》中的相关论述,按照糖尿病自身的发生、发展和演变规律,将糖尿病分为脾瘅期、消渴期、消瘅期 3 期,主张对糖尿病及其并发症进行分期辨证、综合治疗。其中,将糖尿病前期归为消渴脾瘅期的分期思想得到了现代医家的广泛认可。吕仁和的辨证分期理论也呈现了湿证在糖尿病中的表现——湿邪贯穿于消渴发展的始终。吕仁和认为前期津液停滞在脾、湿邪内生不仅是消渴的一个致病因素,且水湿之邪作为疾病的病理产物,在后期阻于络脉进一步加重疾病。

马国庆也认为消渴的发生与脾虚湿困有关,因患者调摄或治疗不当,致脾愈虚而湿愈阻,湿郁化热,不仅耗阴伤阳,且使病情趋于复杂。马国庆认为消渴的病机关键主要在脾胃,脾运则健,故应谨守病机,以健运脾胃兼化湿之法治之;恢复患者脾胃功能,可升清降浊,促进湿邪排出。马国庆在临床遣方用药时,善于运用芳香化湿药以发挥醒脾化湿之功,推动中焦气机运行,助脾而解湿困。芪术饮为马国庆自拟方,组成药物包括黄芪、苍术、黄连、葛根、肉桂、桑叶、半夏、酒大黄,很好地体现了从湿论治消渴的思想。全方阴阳互补,可奏补脾益气、祛湿除邪之效。

2. 基础与临床研究　现代生物学研究逐渐揭示了湿证与糖尿病之间的生物学机制。有研究表明,湿邪在体内积聚可能与糖尿病的发病机制有关。湿邪可能干扰胰岛素信号传导、损害胰腺功能及导致慢性炎症、脂代谢紊乱等,这些因素都与糖尿病的发展密切相关。研究显示,湿邪对胰岛 β 细胞的损伤作用可能是通过影响胰岛素信号传导路径,导致胰岛素抵抗的形成和发展,进一步加重糖尿病的病情。另有研

究表明,湿邪内蕴与糖尿病患者体内的低度系统性炎症状态密切相关,湿证患者的微炎症指标高于健康人群或相同疾病的其他证候患者,而随着炎症介质浓度升高,可诱发胰岛素抵抗、氧化应激、免疫功能下降等反应,继而引起糖尿病等疾病的发生。更有研究证实,湿邪易导致更为严重的代谢紊乱,进一步加重糖尿病的发展。

近年来的临床试验和经验总结进一步证实了糖尿病与湿证之间的关系。近年来的实验研究以及临床研究发现,中医药在治疗糖尿病方面发挥了独特优势,对于改善患者临床症状、提高生活质量、延缓病程进展均有很好的疗效,同时具有副作用小、多靶点、多途径作用的特点;中医治疗方法,如针对不同湿证类型的中药方剂,已在实际临床中得到应用。有研究发现,调理湿邪可以改善糖尿病患者的症状,有助于控制血糖水平,并减轻糖尿病相关的并发症。研究聚焦于中药对糖尿病湿证的治疗作用,发现一些中药成分可以通过调节脂代谢、改善胰岛功能、抑制炎症反应等机制,对糖尿病湿证有良好的治疗效果。现代药理学研究表明,黄芪的有效成分黄芪多糖以剂量和时间依赖方式增强胰岛素抵抗脂肪细胞的葡萄糖摄取并增强胰岛素敏感性;苍术提取物可抑制蔗糖酶活性,降低蔗糖水解与葡萄糖生成,减少小肠对葡萄糖的吸收,从而降低患者餐后血糖水平;黄连的主要成分小檗碱可抑制糖异生,加速糖分解代谢,促进胰岛 β 细胞的修复和再生;葛根中的异黄酮类衍生物葛根素具有改善微循环、降低血液黏滞度等作用,可加强机体对葡萄糖的吸收,控制患者血糖水平;泽泻、牡丹皮、黄芩、人参可改善胰岛素抵抗;绞股蓝、山楂可抑制 α-葡萄糖苷酶活性。且中药往往不仅仅只通过一种机制起作用,通常是通过多种机制共同作用。

(六)实践举例:路志正论治糖尿病湿热证的辨治经验

韩某,男,40 岁,企业经理。初诊日期:2003 年 7 月 25 日。

病史特点:头晕、乏力 5 年。患者 5 年前出现头晕头沉,伴周身乏力,睡眠差,经多项检查未见颅内及脑血管异常,服用多种药物但效果欠佳。近半年发现血糖升高,空腹 8~10mmol/L,血脂亦明显升高,但未服药治疗。现症见:头晕头沉,全身乏力,双下肢尤甚,脘闷纳呆,夜眠不安,口干发黏、不多饮,小便时有涩痛,大便时溏时结,与饮酒有关。舌暗胖、边有齿痕,苔黄腻、花剥,脉左沉弦、右沉细。

辨证:湿浊阻滞,清阳不升。

治则:清化湿热,升清降浊。

处方:桃杏仁各 10g,荷叶 10g,蔓荆子 8g,柴胡 6g,炒枳实 15g,蝉蜕 10g,天麻、姜半夏、炒苏子、胆南星、僵蚕各 10g,天竺黄、炙甘草各 6g,菊花 10g,竹茹、葛根各 12g,鲜竹沥汁 30ml 为引。7 剂。嘱节制饮食和烟酒,忌摄生冷。

二诊(8 月 3 日):头晕有所减轻,乏力改善,仍食欲差,夜眠难,伴胃脘不适,腰部发冷,喜暖喜按,会阴部有潮湿感,小便涩痛稍减、仍黄,大便如常。舌红、体胖,苔根黄腻,脉右细滑、左弦尺沉小数。

既见效机,守法不更,前方进退。初诊方去荷叶、蔓荆子、柴胡、蝉蜕、炙甘草,加炒苍术 12g、炒薏苡仁 20g、黄柏 10g、炒三仙各 12g、六一散(包)20g。继进 14 剂。并嘱注意饮食禁忌和起居规律。

三诊(8 月 22 日):无头晕,但服上药至 10 剂左右时觉舌苔厚重,会阴部潮湿,食纳欠佳,夜眠差,时好时差,小便黄减轻,大便 2 日一行、时干有溏。舌胖大,舌质淡红,苔黄厚腻,脉左弦滑、右细滑。但工作忙碌,生活起居仍无常。头晕已止,而中焦湿热尚存,治以芳化畅中。

处方:藿荷梗各 10g,炒杏仁 10g,炒薏苡仁 20g,苍术、厚朴、茵陈、枇杷叶各 12g,姜半夏 10g,茯苓 15g,黄芩、佛手各 10g,砂仁(后下)、黄连各 6g,炒枳实 15g,芦根 20g。14 剂。

四诊(9 月 11 日):无头晕,全身乏力明显改善,近来感冒。现尚觉咽部微痛,无咳,有痰,脘闷纳呆,眠欠安,大便时结,便出不畅。但血糖、血脂复查均恢复至正常。舌胖大、质暗红,苔黄厚腻,脉沉滑。感冒虽愈,而湿热中阻,气机不畅,治以清热祛湿。

处方:藿香、佩兰(后下)各 10g,厚朴 12g,清半夏 10g,茵陈 12g,炒杏仁、薏苡仁各 10g,茯苓 15g,黄连 6g,佛手 10g,六一散(包)20g,泽泻 12g,芦根 20g,炒枳实 15g,砂仁(后下)6g,通草 8g,僵蚕 6g。14 剂。

此后,守上法继予清化湿热和健脾益气、渗湿化浊为大法调护,诸症均渐见改善,精神和体力明显恢复,饮食、睡眠及二便如常,血糖、血脂一直保持正常至今。并嘱继续注意生活有节,尽量少饮酒,规律运动。

体会:随着人们生活水平的提高,糖尿病的发病率正逐年增加,成为危害人体健康的重大疾患之一。胰岛素抵抗和分泌不足是糖尿病发病的重要基础,早期尤以胰岛素抵抗为主,伴有高血脂、高血压、高尿酸等一系列代谢异常。其证候特点多见口干口苦、纳差倦怠、肢体沉重、舌苔黄厚腻、脉濡数或弦滑等湿热内阻的表现。经临床观察发现,在湿热病机与胰岛素抵抗之间可能存在某些相关性。

本例患者的病因病机关键是在早期脾虚肝郁的脏腑功能失调的基础上,加以生活起居失常,引起湿热内停。同时具有典型的湿热表现和以胰岛素抵抗为主的代谢综合征症状群。路志正认为,早期治在调气,法当祛邪为主,兼以顾本,以祛湿清热为主,兼辅调理脏腑功能。经用清化湿热法为主的纯中药治疗取得了巩固而满意的临床疗效,并使各种代谢指标得到良好控制。该患者病情尚属早期,主要治在肺脾(胃),而与肝肾相关,重当调理脏腑气机。如病延后期可伤血及络,应气血同治。其基本治则在于调畅各相关脏腑的内在功能,恢复机体对各种代谢及病理产物的清除排泄,从而维持甚至恢复机体正常的新陈代谢和内环境的相对稳态。同时强调适当调整生活方式,注意饮食上的宜忌、规律运动以及调畅心理情志等非药物疗法的重要作用。

三、肥胖

肥胖(obesity)是指由胃热偏盛、脾虚不运、聚湿生痰引起的,以身体肥满超过常人,腹大膏厚甚至腹凸脂壅、纵腹垂腴为主要临床表现的病证。此病常为多种其他疾病发生的基础,具有起病缓、病程长的特点。本病的记载早见于《黄帝内经》,如《灵枢·卫气失常》将肥胖分为"肥人""膏人""肉人"3型,其中膏人"纵腹垂腴"最为形象。从中医湿证角度对肥胖进行辨证,主要有湿热、痰湿、寒湿、湿夹瘀及湿兼虚等证候。

西医学中的原发性肥胖属于本病范畴。体重指数(body mass index,BMI)和腰围(waist circumference,WC)是常用的判断肥胖程度的指标。BMI=体重(kg)/[身高(m)]^2,WC可间接反映腹部脂肪。目前,我国成年人BMI≥28即可诊断为肥胖,我国成年男性WC≥90cm、成年女性WC≥85cm可判断为向心性肥胖。

(一)肥胖湿证的内涵与成因

1. 肥胖湿证的内涵　肥胖湿证以"内湿"为主,而且湿常与其他证候兼夹,主要表现为湿热、痰湿、寒湿、湿夹瘀及湿兼虚等。在病因病机方面,秦汉时期,《黄帝内经》认识到饮食因素是肥胖发生的主要因素,而且肥胖也与环境、情志、心理、禀赋因素相关联。至宋金元时期,针对肥胖病机提出了更深入的创新理论——肥胖由"虚""实"引起,虚可为气虚、阳虚,实则为痰湿、脾实。元代朱震亨首创"肥胖"之病名,并从气虚、痰湿角度认识肥胖;《丹溪治法心要》首次提出了"肥白人多痰湿"的观点,后世医家对此也多加以引证发挥,形成中医学特有的理论——"肥人多痰湿"。明清时期,在前世医家的病机理论上发挥,深入说明了"虚""实"的相互关系,并提出肥胖证候往往虚实相兼并存,进一步丰富了肥胖的中医理论体系。到了现代,王琦以人体体质为切入点,创建中医体质学说,并提出体病相关论;有研究提示,痰湿质和气虚质人群在肥胖发生方面有倾向性。

2. 肥胖湿证的成因　肥胖是由于脏腑功能失调,导致气血津液代谢失调,内生湿浊,积聚体内,化为膏脂而成;其病位主要在脾胃、肾,其成因与饮食失节、劳逸失调、先天禀赋、情志失调、年龄等有关。

(1)饮食失节:《素问·通评虚实论》曰:"甘肥贵人,则高粱之疾也。"《黄帝内经》认为引起肥胖的病因首先是饮食。胃热偏盛,脾失健运,暴饮暴食,则水谷精微在体内堆积成为膏脂,形成肥胖;或过食肥甘,或就餐不定时的饮食习惯,伤及脾胃,使脾胃负担加重,水谷精微不能正常运化,水湿停滞,湿从内生,滞聚生痰,痰湿互结,聚于体内,致人臃肿肥胖。

研究表明,过去30年间,我国居民膳食摄入状况发生了很大的变化。总体上,膳食结构不合理,脂肪摄入量过高,城市居民脂肪供能比超过35%,畜禽肉类摄入过高,果蔬、谷类、鱼虾类和奶类摄入依然偏低,食用油和食盐摄入偏高。因此,我国居民膳食结构总体上呈现出高脂肪、高蛋白质、重油重盐的摄入特征,不良的饮食习惯表现为多餐多食,而且在进餐频率增加的同时,每餐用量没有相应控制,还常吃夜宵、零食和喝饮料等。

居民膳食摄入多以甘味为主。甘味食物多含碳水化合物、苷类及蛋白质、脂肪。过食甘甜厚腻之品,则脾胃不易运化,甚至使脾胃受损,运化水液失司,化生内湿,此之谓"甘助湿"。现代烹饪中常用辣椒、香料、酒等辛味之品调味。辛味气属温热,性能趋向升浮。过食辛甘食物则助湿与热兼杂,化生湿热。春夏之际人们多贪凉取冷,然"胃喜温不喜凉""肾喜温不喜寒",若过食寒凉之品,易损脾阳,而人体会调动元阳保护脾胃,长此以往就会导致脾肾阳虚;脾阳虚则运化失职、易生水湿,肾阳虚则不能蒸腾气化水湿,使湿从寒化,从而寒湿内生。

(2)劳逸失调:长期喜坐懒动之人(多逸少劳,缺乏运动),阴盛而阳弱,气血运行不畅,易生血瘀。《素问·宣明五气》所载"久坐伤肉""久卧伤气",指出多逸少劳可致气虚、肉伤、脾损;气虚脾损,致使运化失司,水谷精微失于输布,停为痰湿,若痰瘀互结,膏脂内盛不化,则痰瘀膏脂聚于肌肤、脏腑、经络而致肥胖。正如《望诊遵经》曰:"富贵者,身体柔脆,肌肤肥白,缘处深闺广厦之间,此居养之不齐。"

(3)年老体弱:人过中年,正气渐衰,容易出现脾肾不足。脾气亏虚,失于健运,致水谷精微不能正常输布,则化为痰湿,若痰湿膏脂留于皮肤、脏腑便发为肥胖;肾为先天之本,藏一身之阴阳并主水,然而随着年龄的增长,肾气亏损,致水液的输布代谢出现障碍,停滞于体内,则会加重体内痰湿,若痰湿瘀脂泛溢肌肤便发肥胖。正如《素问·阴阳应象大论》曰:"年四十,而阴气自半也,起居衰矣。年五十,体重,耳目不聪明矣。"可见随着年龄增长,身体阴阳之气衰退,逐渐出现肥胖的现象。

(4)先天禀赋:《黄帝内经》创造性提出"五形之人"。《灵枢·阴阳二十五人》云:"土形之人……大头,美肩背,大腹,美股胫,小手足,多肉,上下相称……"指出肥胖与人体先天禀赋相关。《灵枢·寿夭刚柔》曰:"余闻人之生也,有刚有柔,有弱有强,有短有长,有阴有阳。"说明人在出生之时,已经初步具备肥瘦、强弱、高矮、偏阴偏阳等不同的体质属性。例如,阳热体质,胃热偏盛,食欲亢进,食量过大,脾运不及,致膏脂痰湿堆积而成肥胖;或痰湿体质,湿浊内聚,发为肥胖。

(5)七情内伤:《素问》描述了情绪对五脏的影响,如"怒伤肝……喜伤心……思伤脾……忧伤肺……恐伤肾""余知百病生于气也,怒则气上,喜则气缓,悲则气消,恐则气下……惊则气乱……思则气结"。情志不能得到调节,情志不舒,则肝气郁结,肝失条达,肝主疏泄功能失常,易致脾胃气机升降功能失调。脾土不升,则不能助胃腐熟水谷、不能吸收转输水谷精微,内生痰湿;胃气不降,则食物不能下行,而积于体内化生痰湿;肝失疏泄,气机不畅,则气滞血瘀,加之脾虚日久湿阻,致湿瘀互结而发肥胖。

(二)湿在肥胖中的具体表现

1. 湿在肥胖发生发展中的表现 湿与肥胖的总体特征有关。湿主肿满,故见形体肥满;湿性重浊,故见湿浊膏脂堆积于腹部、腰臀部、下肢等处,大便黏滞不爽;湿性黏滞,易阻遏气机,故见舌体胖大、腹胀满闷。从中医湿证角度对肥胖进行辨证,主要有湿热、痰湿、寒湿、湿夹瘀及湿兼虚等证型。

(1)湿热:金代李杲《脾胃论》曰:"脾胃俱旺,则能食而肥。"胃热偏盛,则食欲亢进,若过食肥甘,则脾滞运化不及,湿浊积聚体内,湿与热结,导致湿热中阻;此情况亦多见于肥胖初期阶段。临床上以青壮年多见,消谷善饥,腹胀中满,心烦头昏,口臭口干多饮,尿黄,大便秘结,舌质红,苔黄腻,脉滑数为特征表现。

(2)痰湿:元代朱震亨《丹溪心法》提到"肥人多是湿痰"。痰湿亦与脾气虚相关。《石室秘录》曰:"肥人多痰,乃气虚也。虚则气不能营运,故痰生之。"肥胖中期,湿浊之邪持续困阻脾胃,阻滞经络气机,进一步阻碍脾胃运化,损伤脾胃,导致脾气亏虚,水谷精微失于运化而积为痰湿,然湿性黏滞,痰湿又进一步困阻脾胃,形成恶性循环。临床上多见肢体困重,脘腹胀闷,可伴头晕,喜卧少动,暴饮暴食或饮食正常,舌淡胖,苔白腻或白滑,脉滑。

(3)湿瘀:"肥人……血黑以浊"(《黄帝内经》),说明肥胖可见湿兼夹瘀血证。金代刘完素认为肥人"腠理致密而多郁滞,气血难以通利"。肥胖中后期,脾虚日久,运化失常,致湿浊积聚(湿性黏腻、滞浊),停于脏腑,且停留日久而阻塞难化,使气因湿阻,运行不通,血行失畅成瘀,故湿兼夹瘀;或者情志不舒,致肝失疏泄,气机不畅,血滞生瘀,加之脾虚日久湿阻,土虚木乘,使湿瘀互结。临床上以胸胁苦满,女子月经不调或闭经,失眠多梦,或善太息,胃脘痞满,甚则恶心呕吐,口唇紫暗,舌暗紫,苔薄或白腻而干,脉沉涩为特征表现。

(4)寒湿:肥胖后期,湿浊膏脂持续停留体内(湿为阴邪,易伤阳气),使脾胃阳气受损,久则阳虚,脾病及肾,出现脾肾阳虚之证,是以阳微阴盛,气不化水,水湿内停,寒湿易生。宋代杨士瀛《仁斋直指方》云:"肥人气虚生寒,寒生湿,湿生痰……故肥人多寒湿。"清代叶桂《临证指南医案》指出:"凡论病,先论体质……所谓肥人之病,虑虚其阳""夫肌肉柔白属气虚,外似丰溢,里真大怯,盖阳虚之体,为多湿多痰"。临床上主要表现为畏寒肢冷,腹胀痞满,腰膝酸软或伴肢体水肿,神疲乏力,小便清长,大便溏薄,舌淡,苔薄白,脉沉细无力。

2. 湿对肥胖并发症的影响 湿性黏滞,胶着难去,故肥胖治疗起来取效缓慢,不可一蹴而就;肥胖病变日久,由湿致虚,由湿致瘀,常变生他病。《素问·通评虚实论》曰:"凡治消瘅仆击,偏枯痿厥,气满发逆,甘肥贵人,则高粱之疾也。"古代认识到肥胖与消渴、中风、偏枯、痿厥、妇人经闭不通等疾病有关。现代研究表明,肥胖是糖尿病、血脂异常、心血管疾病、多囊卵巢综合征等的发病危险因素。

(三)肥胖湿证的中医诊断、鉴别诊断

1. 中医诊断

(1)除水液潴留等非膏脂堆积导致的形体肥满外,凡以身体肥满超过常人,腹大膏厚,甚者腹凸脂壅,纵腹垂腴为特征者即可诊断为肥胖。

(2)轻者可无症状,严重者多伴疲乏无力,动则气促,行动迟缓,或脘痞痰多。倦

息恶热,或少气懒言,动则汗出,甚至面浮肢肿、头晕目眩等。

(3)有恣食肥甘厚味及辛辣炙煿之品的不良饮食习惯,或同时缺乏体力活动。可有肥胖家族史。

2. 鉴别诊断

(1)水肿:水肿主要因肺、脾、肾功能失调,水湿泛溢肌肤而成。水肿多从眼睑开始,继而延及头面及肢体,或下肢先肿,后及全身,每见面色㿠白、腰酸倦怠等。水肿严重时体重也可增加,但其具有压之常形成凹陷的特点。

(2)鼓胀:鼓胀也可出现腹部胀满的症状,但其病位在肝,主要由气、血、水互结于腹中所致,晚期还可兼见面色青晦、面颈部有血痣赤缕、胁下癥积坚硬、腹皮青筋显露等症状。而肥胖的腹部肥满则因膏脂堆积而成。

3. 辨证分型

(1)湿热中阻证:肥胖多食,消谷善饥,脘腹胀满,面色红润,心烦头昏,口干口苦,胃脘灼热嘈杂,得食稍缓,大便干结,尿黄,舌质红,苔黄腻,脉弦滑或滑数。

(2)痰湿蕴脾证:形体肥胖,肢体困重,脘痞胸满,可伴有头晕,口干而不欲饮,嗜食肥甘醇酒,喜卧懒动,便溏或便秘,舌质淡胖、边有齿印,苔薄白或白腻,脉滑或濡细。

(3)痰瘀互结证:形体肥胖,面晦唇暗,胸闷气短,烦躁易怒,脘痞腹胀,痰多,肢端色泽不鲜,甚或青紫,白天嗜卧,夜寐多梦,纳呆,便溏不爽,舌质暗,舌底脉络暗紫,苔薄白或白腻而干,脉沉涩。

(4)阳虚湿困证:形体肥胖,畏寒肢冷,腰膝酸或伴肢体水肿,神疲乏力,懒言少语,腹胀纳差,小便清长或尿少,大便溏薄,男子可见阳痿,女子白带清稀或见闭经,舌淡苔薄,脉沉细弱。

4. 证型鉴别　肥胖湿证的表现在个体和病程中各有不同,那么辨证分型及治则就不尽相同,所以在临床中需抓住核心症状要素,以鉴别不同类型的湿证。肥胖初期往往饮食不节,以湿热证素为主,多见消谷善饥、口干口苦、大便干结、舌红、苔黄腻、脉弦滑等;中期开始多伴痰或瘀,痰湿则见肢体困重、脘痞胸满、口干不欲饮、便溏或便秘、舌淡胖有齿印、苔薄白或白腻、脉滑或濡细等,湿瘀则见面晦唇暗、胸闷气短、易怒纳呆、便溏不爽、舌暗及舌底脉络暗紫、苔薄白或白腻而干、脉沉涩等;至中后期,素体久湿,易伤阳气,致寒湿内生,见畏寒肢冷、神疲乏力、腹胀纳差、小便清长、大便溏薄、舌淡苔薄、脉沉或细或弱等。

(四)肥胖湿证的治疗与预防

1. 中医方剂治疗

(1)湿热中阻证

证候:肥胖多食,消谷善饥,脘腹胀满,面色红润,心烦头昏,口干口苦,胃脘灼热嘈杂,得食稍缓,大便干结,尿黄,舌质红,苔黄腻,脉弦滑或滑数。

治法:清泻胃热,和胃化湿。

方药:连朴饮合玉女煎加减。

(2)痰湿蕴脾证

证候:形体肥胖,肢体困重,脘痞胸满,或伴头晕,口干而不欲饮,嗜食肥甘醇酒,喜卧懒动,便溏或便秘,舌质淡胖、边有齿印,苔薄白或白腻,脉滑或濡细。

治法:健脾渗湿,补中益气。

方药:参苓白术散合补中益气汤加减。

(3)痰瘀互结证

证候:形体肥胖,面晦唇暗,胸闷气短,或伴急躁,脘痞腹胀,痰多,肢端色泽不鲜,甚或青紫,白天嗜卧,夜寐多梦,纳呆,便溏不爽,舌质暗,舌底脉络暗紫,苔薄白或白腻而干,脉沉涩。

治法:豁痰泄浊,活血化瘀。

方药:涤痰汤合桃红四物汤加减。

(4)阳虚湿困证

证候:形体肥胖,畏寒肢冷,腰膝酸或伴肢体水肿,神疲乏力,懒言少语,腹胀纳差,小便清长或尿少,大便溏薄,男子可见阳痿,女子白带清稀或见闭经,舌淡苔薄,脉沉细弱。

治法:温补脾肾。

方药:金匮肾气丸合实脾饮加减。

2. 针灸治疗

(1)针刺/电针:多取脾经、胃经、大肠经、肾经、膀胱经及任脉等经脉穴位,以达健脾化湿祛痰、调和阴阳气血之功效。

主穴:天枢、中脘、关元、足三里、三阴交、合谷、曲池。

配穴:大横、滑肉门、水道、地机、太溪、下巨虚、血海、公孙、会宗、脾俞、肾俞等。

(2)灸法:"针所不为,灸之所宜。"(《灵枢》)灸法具有温阳散寒、化痰消瘀之功。如符氏精灸,使用小米粒大小的艾炷进行艾灸,具有热力集中、透热迅速、耗时短、刺激量大等特点,用于治疗阳虚湿困型肥胖等代谢类疾病可见明显疗效。

3. 推拿治疗 推拿可调理脏腑功能,清胃热,利水湿,助脾运,活气血,使体内蕴积的膏脂消解,浊湿排泄,气机通畅,阴平阳秘。

操作:一指禅推法、肘推法、滚法等舒筋活络,激发经气;直推法、捏法、旋推法、拿法等泻阴经,补阳经;摩法、擦法、抖腹法等消脂、排脂。

4. 穴位埋线治疗 穴位埋线不但能够调理脾胃功能及三焦功能,促进水湿运化,消解膏脂痰浊,而且可使食欲降低,减少过食肥甘厚味之品。

主穴:中脘、下脘、天枢、大横、腹结、气海、关元、足三里。

配穴:水分、水道、归来、臂臑、上巨虚、下巨虚、丰隆、脾俞、胃俞、肾俞、大肠俞、三焦俞等。

5. 耳穴压豆/皮内针治疗 耳穴压豆/皮内针能刺激迷走神经,调理脾胃功能,通利三焦,使水谷精微输布、转化通畅条达。常用王不留行按压或皮内针技术。

主穴:脾、胃、三焦、肝、内分泌。

配穴:神门、皮质下、交感、脑、心、肺、饥点等。

6. 刮痧治疗　刮痧通过刺激督脉、膀胱经及脾胃两经,使脾阳复煦,脾气振升,水湿痰浊得以温化,水谷精微输布均匀,并使胃纳得控,不暴饮暴食,还可使胃腑通降,水饮、痰浊不得残留。

7. 拔罐治疗　拔罐可宣畅经络,疏通气血,使气行则血得行,气血通畅,故痰湿、瘀血、膏脂得以祛除。主要分为定罐法和走罐法两种。定罐法取穴于腹部、足三里、三焦俞、脾俞等;走罐法以膀胱经、胆经、胃经为宜。

8. 火龙罐治疗　火龙罐综合灸是集推拿、艾灸、揉痧、点穴、烫熨于一体的综合技术,有助于运化脾胃,祛除停滞于腰腹部的寒湿之气,消减痰湿,降脂排毒。

9. 预防调护

(1)非肥胖人群预防调护

1)饮食方面:预防肥胖的关键在于控制饮食。在膳食摄入方面,宜清淡、低脂低盐饮食,多食蔬菜、水果等富含纤维、维生素的食物,适当补充蛋白质,搭配出合理的膳食结构,少吃零食、外卖;保持定时规律进食的习惯,一日三餐或者少食多餐,避免增加脾胃负担;少吃煎炸食物,炎热季节少吃生冷海鲜、寒性水果,少喝冰饮。

2)作息方面:其一,远离"外湿"环境。游泳、泡温泉或泡澡后一定要及时擦干身体,保证身体干燥;雨天记得打伞,如果行走过程中手脚不幸沾到雨水或者忘记带伞导致淋雨,须及时擦拭雨水沾湿之处。其二,忌熬夜。熬夜追剧、加班、吃宵夜时,阳气不能及时潜藏,易耗损阳气,因此宜培养良好的作息习惯,保证充足的睡眠。

3)运动方面:坚持长期有规律进行运动,如散步、跑步、游泳、打球、跳有氧操、登山、打太极拳、练八段锦等。当适宜运动,不可太过。

4)情志方面:现代人们生活节奏快、工作压力大,若发现自己有情绪不舒的情况,积极寻求疏解情绪与压力的方式。

(2)肥胖人群预防调护

1)饮食方面:肥胖患者发病多源于饮食,防治关键也在于控制饮食,须转变饮食方式和调整饮食结构,如采取限能量饮食、低碳高蛋白膳食、轻断食、地中海饮食等方式,忌暴饮暴食,忌肥甘厚味、辛香燥烈等高热量饮食。保持规律进餐习惯,定时定量进餐,以避免过度饥饿导致的进食过量,还要少吃零食、外卖。另外,推荐中医食疗,如选用荷叶、山楂、薏苡仁、冬瓜、陈皮、茯苓、怀山药、赤小豆等进行食疗,以助脾运、利水湿、消食积。

2)运动方面:坚持运动,以激发身体阳气。"动则生阳",一方面阳气可温化痰湿,另一方面阳气充则脉道通利,全身气血津液运行通畅。引导患者增加日常活动,减少静坐时间,培养兴趣,把运动变成习惯,将愉悦感的获取来源从饮食转移到运动上,结合患者自身体质,进行适当的有氧运动。运动宜适度,剧烈则伤元气。

3) 情志方面：肥胖患者经常遭受体重污名，这会降低个体自尊、自我认同、自我效能感、幸福感等正向心理情绪。应保持情绪稳定，培养积极的生活态度，多进行体育锻炼、参加集体活动。

4) 作息方面：保证充足有效的睡眠，是身体正常代谢的保障。忌熬夜，培养良好的作息规律。

（五）现代研究：名医名家经验、基础研究与临床研究

1. 名医名家经验　王琦以人体体质为切入点，创建中医体质学说，而在肥胖的体质研究上，其团队开展了体重指数与中医体质类型的对应分析，结果提示，同正常体重相比，气虚质是肥胖的危险因素，阳虚质是体重偏重的危险因素，痰湿质和气虚质是超重及肥胖最易发生的倾向体质。另外，有多项研究表明，痰湿质、气虚质和阳虚质与肥胖密切相关。因此，调理体质是防治肥胖的重点。

仝小林对《黄帝内经》"膏浊"理论进行发挥，认为膏人的病机特点符合"中满"，病理特点是膏"积聚"，膏人有虚实寒热之别，而膏"遇热则溶，遇寒则凝"，故对于膏人应用行气、温阳、散满、畅中的药物可以促进膏的移动和融化，治疗膏要适当采用温、消、散的药物。浊在血中，用药时要用既能入血分，又能化浊、涤浊、逐浊、祛浊的药物，如红曲之类。

2. 基础与临床研究　世界卫生组织（WHO）将肥胖定义为由遗传和环境等多种因素共同参与且相互影响而导致的一种慢性代谢疾病。2022年《中国居民肥胖防治专家共识》指出，当前，我国50%以上的成年人和约20%的学龄儿童超重或肥胖，其造成的并发疾病与死亡风险密切相关，成为可预防疾病及失能的首要原因，已成为我国严重的公共卫生问题之一。WHO明确指出，肥胖与血压和血糖升高、血脂异常及心理压力密切相关。大量流行病学研究表明，肥胖是高血压、冠心病、糖尿病、代谢综合征、阻塞性睡眠呼吸暂停、恶性肿瘤等疾病的危险因素。

近年多项研究发现，湿证是肥胖及其常见并发症如代谢综合征、高脂血症、糖尿病等的共同证候。探索湿证与肥胖之间的生物学机制有利于肥胖的长期防治。超重/肥胖人群中湿证与人体成分的相关性研究表明，超重/肥胖人群的湿证程度与脂肪组织（体脂率、脂肪重）呈正相关，而且脂肪重是影响湿证的重要因素。针对肥胖的中医病理因素的实验研究发现，痰、湿和热是肥胖形成的关键中医病理因素，炎症反应可能是构成肥胖痰证的生物学基础之一。该研究表明，肥胖者的脂肪组织存在低度炎症，脂肪组织中的脂肪细胞和浸润其中的巨噬细胞分泌的多种炎性脂肪因子正是连结肥胖、胰岛素抵抗和2型糖尿病的关键因素。此外，炎症反应局部会发生循环障碍、动脉充血，继而因毛细血管和小静脉扩张，血流变慢。这些病理变化可能影响水液代谢，因此炎症在病理机制上与痰湿证形成的中医理论有相通之处。

近年临床经验总结和研究表明，中医药在治疗肥胖方面可发挥独特优势，具有疗

效确切、个体化治疗、多靶点治疗、不良反应甚微的特点。中华中医药学会组织制定《中医体重管理临床指南》,并发布相关专家共识3项,以形成肥胖的中医规范化诊疗方案。秦冰亭等使用传统中成药滚痰丸治疗胃热湿阻型单纯性肥胖,发现其有效率与国际公认的减肥药芬氟拉明相似($P>0.05$),且远期疗效优于后者($P<0.01$),同时滚痰丸有一定的降血脂、降血压作用。值得关注的是,临床观察中服用滚痰丸的65例患者的肝功能均无明显损害(经治疗前后检测对比),只有部分患者有排便前轻度腹痛,排便后腹痛消失;而服用芬氟拉明的患者中有12%出现较重的头晕、嗜睡、乏力、眼压增高等副作用,其中有人还因副反应严重而停药。在中医外治法方面,临床研究证明,针灸、穴位埋线、中药贴敷等疗法治疗肥胖均获得良好的疗效。王静观察了通调三焦温针灸联合饮食运动疗法治疗脾虚湿阻型腹型肥胖的临床疗效,在持续8周治疗后,发现治疗组在降低体重、改善高密度脂蛋白胆固醇(HDL-C)方面与单纯饮食运动干预的对照组疗效相当,但在改善BMI、体脂率(F%)、WC、腰臀比(WHR)、总胆固醇(TC)、甘油三酯(TG)、低密度脂蛋白胆固醇(LDL-C)及症状方面疗效显著($P<0.01$)。

(六) 实践举例: 针灸治疗肥胖伴月经后期 1 例

邓某,女,41岁,广州某企业职工。初诊时间:2021年11月9日。

病史特点:体重增加伴月经后期4个月余。患者体重持续增加,形体肥胖,现体重80kg、身高160cm(BMI 31.25),自诉去年体检无特殊指标异常。月经后期,多为2个月一潮,量多,7天左右干净,色暗有血块,偶有痛经,末次月经(LMP)10月28日,前次月经(PMP)8月22日。面暗唇黑,肢体疲倦,晨起有痰、咳出色白,饥饿感明显,饭后易腹胀,口干欲饮,纳可,眠欠佳、梦多,小便常,大便质稀。舌暗红、苔白腻,脉沉。

分析:患者平素工作压力大,情志不调,致肝失疏泄,气机不畅,则血留滞成瘀,同时肝木乘脾土,加之久居岭南湿地,致脾胃虚弱,运化失职,使水谷精微失于输布,聚湿生痰,进而痰瘀互结,停滞于形体,发为本病。痰浊盘踞,故见形体肥胖、晨起痰多;痰浊中阻,清阳不展,可见疲倦;痰湿中阻,津不上承,故见口干;瘀血内停,可见面暗唇黑、眠差多梦;舌暗红、苔白腻,脉沉,为痰瘀互阻之象。

中医诊断:肥胖,月经后期。

辨证:肝脾不调,痰瘀互结。

治法:疏肝健脾,豁痰化瘀。

处方:

(1)针刺治疗:①体针:气海、关元、中脘、下脘、天枢、归来、地机、阳陵泉、合谷、太冲、公孙、百会、神庭;②耳针:内分泌、脾、饥点。

(2)穴位埋线:中脘、大横、关元、水道、足三里、阴陵泉、臂臑。

(3)嘱患者采取限能量膳食,适量运动。

二诊(2021年12月9日):现体重76kg,月经后期,刚月经第1天,量可,色暗有血块,无痛经。困乏及饥饿感改善,饭后少许腹胀,口干,纳可,梦多、次日疲倦,大便质黏。舌暗、苔白腻,脉细。效不更方,然而患者正处月经来潮期间,暂不行埋线治疗。

三诊(2022 年 1 月 20 日):现体重 74.5kg,末次月经 1 月 2 日,量中等,7 天干净,有血块。疲倦感改善,咳痰减少,饭后仍有腹胀,口干,眠欠佳、仍多梦,情绪易怒,大便常。舌暗红,苔白微腻,脉弦细。治疗在原基础上加精灸脾俞、肾俞各 3 壮。

四诊(2022 年 2 月 10 日):现体重 72kg,末次月经 2 月 7 日,量可,有血块。疲倦感改善,些许腹胀,眠一般、梦多,大便正常。舌淡红,苔白微腻,脉弦。效不更方。

此后患者规律就诊 2 年余,经期恢复至正常,基本上为 29~33 天一潮,大便、睡眠等症状有所改善。末次就诊时间 2023 年 3 月 14 日,体重 64kg。

按语:张介宾提出"肥人多湿多滞,故气道多有不利"。肥胖具有"痰湿内盛,血为之瘀"的双重病理倾向,多表现为湿瘀互结证候。本案运用中医外治法治疗肥胖伴月经后期,以疏肝健脾、豁痰化瘀为法。气海、关元、中脘、下脘四穴相伍"引气归元",含后天养先天之意,有通调五脏之功;多取脾胃、肝胆经之穴,以健脾和胃,利湿化痰,理气化瘀;太冲、合谷分别为肝经、大肠经之原穴,古称"四关穴",主调一身气机,所谓"善治痰者,不治痰而治气,气顺则一身之津液亦随气而顺矣"。同时,患者体重改善明显也与个人生活方式调整相关,如调整饮食结构、控制食量、适量运动、按时作息等。

(魏 华 陈 裕 黄皓月 王一婷 张 园 龚 苹 谭颖斐)

参考文献

1. 中国医师协会中西医结合医师分会内分泌与代谢病学专业委员会. 代谢综合征病证结合诊疗指南 [J]. 世界中医药, 2023, 18 (22): 3157-3166.
2. 仝小林. 代谢综合征的中医诊疗方案 [C]// 中华中医药学会糖尿病分会. 第八次全国中医糖尿病学术大会论文汇编. 北京: 中华中医药学会糖尿病分会, 2005.
3. 刘宗莲, 杨凤珍, 王秋风. 国医大师路志正调理脾胃治疗高脂血症经验 [J]. 中华中医药杂志, 2017, 32 (9): 4012-4014.
4. 李兰兰, 王昕钰, 任建功. 代谢综合征各组分与炎症因子相关性研究进展 [J]. 世界最新医学信息文摘, 2019, 19 (11): 33-34.
5. 张冬然, 郭海军, 赵丽云, 等. 不同饮食结构和就餐行为与代谢综合征的关系 [J]. 卫生研究, 2018, 47 (6): 1032-1039.
6. 宁冬平, 朱惠娟, 阳洪波, 等. 脂肪因子与肥胖及代谢综合征的相关研究进展 [J]. 医学综述, 2018, 24 (18): 3653-3657.
7. 王迎伟, 莫双阳, 李运泽. 肠道菌群参与代谢综合征的机制研究进展 [J]. 中华肥胖与代谢病电子杂志, 2018, 4 (3): 168-172.
8. 马书民, 冯晓路, 朱萍. 代谢综合征与相关疾病的临床研究进展 [J]. 中国全科医学, 2015, 18 (17): 1991-1995.
9. 姜立娟, 李玉国, 崔巍, 等. "脾主运化"理论与胰岛素抵抗关系探微 [J]. 吉林中医药, 2021, 41 (2): 157-159.
10. 中华中医药学会基层糖尿病防治专家指导委员会. 国家糖尿病基层中医防治管理指南 (2022)[J]. 中医杂

志, 2022, 63 (24): 2397-2414.

11. 叶彬华, 林莉, 郑凯林. 中医食疗在糖尿病治疗中的应用初探 [J]. 中国中医药现代远程教育, 2022, 20 (3): 199-202.

12. 中华医学会糖尿病学分会. 中国 2 型糖尿病防治指南 (2020 年版) [J]. 国际内分泌代谢杂志, 2021, 41 (5): 482-548.

13. 宋德超, 王世东, 吕仁和, 等. 基于数据挖掘的国医大师吕仁和教授运用脾胃经中药分期治疗糖尿病经验研究 [J]. 世界中医药, 2023, 18 (21): 3098-3102, 3108.

14. 樊蓉, 孙玉奇, 郑爽, 等. 马国庆治疗消渴病脾虚湿困证的临床经验探析 [J]. 中国民间疗法, 2022, 30 (19): 48-51.

15. 殷翠儿, 魏华. 2 型糖尿病湿热证治疗研究探讨 [J]. 吉林中医药, 2012, 32 (7): 670-672.

16. 王志程, 刘铜华. 从痰湿论治糖尿病 [J]. 中国中医基础医学杂志, 2007, 13 (8): 601-602.

17. 陈雪吟, 康福琴, 杨丽虹, 等. 中医湿证与微炎症状态的相关性探讨 [J]. 中医杂志, 2021, 62 (21): 1841-1845, 1854.

18. 晏蔚田, 董广通, 肖瑶, 等. 从湿论治新诊断 2 型糖尿病的思路和方法 [J]. 中国临床保健杂志, 2020, 23 (4): 454-458.

19. 王晨, 陶庆春, 娄锡恩. 中药治疗糖尿病机制研究进展 [J]. 环球中医药, 2022, 15 (1): 152-158.

20. 石岩. 中医内科学 [M]. 北京: 科学出版社, 2017: 299-304.

21. 龚海洋, 张惠敏, 王睿林, 等. 古代医家对肥胖的认识 [J]. 北京中医, 2004, 23 (6): 336-338.

22. 王姬. 中医对肥胖认识研究的发展概况 [J]. 中国中医药现代远程教育, 2017, 15 (11): 152-154.

23. 金昕, 侯瑞芳, 杨雪蓉, 等. 从多种中医辨证角度探索中医经典古籍对肥胖症病机的认识 [J]. 上海中医药杂志, 2023, 57 (2): 79-83.

24. 王琦, 朱燕波. 中国一般人群中医体质流行病学调查——基于全国 9 省市 21 948 例流行病学调查数据 [J]. 中华中医药杂志, 2009, 24 (1): 7-12.

25. 王志宏, 孙静, 王惠君, 等. 中国居民膳食结构的变迁与营养干预策略发展 [J]. 营养学报, 2019, 41 (5): 427-432.

26. 韩燕, 杨月嫦, 周扬, 等. 超重/肥胖与中医体质相关性的横断面研究 [J]. 上海中医药杂志, 2022, 56 (10): 24-28.

27. 冯敏瑶, 欧阳敏华, 潘梓珊, 等. 超重和肥胖人群的中医体质和经络检测特点研究 [J]. 广州中医药大学学报, 2023, 40 (9): 2153-2159.

28. 朱丽冰, 王济, 李玲孺, 等. 超重和肥胖人群的中医兼夹体质分析 [J]. 中华中医药学刊, 2017, 35 (1): 161-165.

29. 段娟, 仝小林. 《内经》肥胖三型的影响因素 [J]. 江苏中医药, 2010, 42 (2): 9-11.

30. 中国营养学会肥胖防控分会, 中国营养学会临床营养分会, 中华预防医学会行为健康分会, 等. 中国居民肥胖防治专家共识 (2022)[J]. 中华流行病学杂志, 2022, 43 (5): 609-626.

31. 康福琴, 陈雪吟, 陈耿杭, 等. 超重/肥胖人群湿证与人体成分的相关性研究 [J]. 广州中医药大学学报, 2023, 40 (8): 1857-1862.

32. 廖凌虹, 李灿东, 黄守清, 等. 肥胖病的中医病理因素及其与血清脂肪因子相关性的研究 [J]. 中华中医药杂志, 2012, 27 (12): 3057-3060.

33. 中华中医药学会. 中医体重管理临床指南: T/CACM 1524—2023 [S]. 北京: 中华中医药学会, 2023.

34. 中华中医药学会《中医体重管理临床指南》专家组, 广东省针灸学会肥胖专病联盟. 肥胖症中医诊疗方案专家共识 [J]. 北京中医药大学学报, 2022, 45 (8): 786-794.

35. 中华中医药学会《中医体重管理临床指南》专家组, 广东省针灸学会肥胖专病联盟. 肥胖症中医减重体质膳食模式临床诊疗专家共识 [J]. 北京中医药大学学报, 2022, 45 (11):1124-1129.

36. 中华中医药学会《中医体重管理临床指南》专家组, 广东省针灸学会肥胖专病联盟. 肥胖症互联网体重管理模式专家共识 [J]. 北京中医药大学学报, 2023, 46 (1): 18-24.

37. 秦冰亭, 贾远怀, 张铮. 滚痰丸治疗单纯性肥胖病胃热湿阻证 65 例 [J]. 中国中医药科技, 2001, 8 (4): 263-264.

38. 王静. 通调三焦温针灸联合饮食运动疗法治疗脾虚湿阻型腹型肥胖的临床疗效观察 [D]. 合肥: 安徽中医药大学, 2023.

第十三章

皮肤系统疾病的湿证认识与应用

第一节 总 论

皮肤作为人体的第一道防线,不仅保护人体免受外界物理伤害,如划伤、磨损,还负责防御微生物和环境因素的侵害。在中医理论中,皮肤同样扮演着防御"邪气"的角色;这里的"邪气"指的是所有可能导致疾病的外部因素,包括湿气。

由于皮肤特殊的生理病理特点,湿邪极易侵犯皮肤。当湿邪侵犯皮肤时,它会黏滞于皮肤表面,影响皮肤的正常功能。特别是当卫气失调时,皮肤的防御能力下降,湿邪更易侵袭人体。随着时间的推移,湿邪可能在体内积聚并转化为热毒,从而导致一系列皮肤问题,如痤痱、水疱、痈和疮疡。痤痱是皮肤上出现的小疹子或小脓疱,这些症状在西医学中可能与痤疮的某些表现相似。《素问》记载:"汗出见湿,乃生痤痱。"《圣济总录》对此有进一步的描述:"论曰《经》谓汗出见湿,乃生痤痱。盖热盛汗出,阳气发泄而腠理疏,反以寒水洗浴,则热气内郁于皮腠之间,轻则为痱,重则为痤也,世俗通谓之痱子疮,其状皮肉如毫针所刺,遍体细疮如麸片,愈而复发者是也。"水疱是湿气与热邪相结合,导致皮肤表面形成充满液体的小疱疹;痈是一种较深的皮肤感染,通常由细菌感染引起,表现为皮肤上的红色硬块,可能伴有疼痛和发热。《外科正宗·痈疽原委论》云:"湿从坐卧久阴卑湿之地,或身骤临风雨潮气所侵。"疡是皮肤上的开放性溃疡或伤口,可能由于湿气的侵袭而感染,因为湿邪的长期作用而难以愈合,甚至恶化。

湿疹、银屑病、带状疱疹等皮肤病在中医学中被认为是与湿邪有关的常见病种。这些疾病的发生与湿邪对皮肤的损害密切相关,而这种损害与免疫炎症反应有着直接的联系。

中医将湿疹归因于湿、风、热的共同作用,主要认为是由于体内湿气过重,导致皮肤出现红斑、水疱、瘙痒等湿疹症状。《诸病源候论》指出湿疹的内因,一则腠理虚,如"病疮者,由肤腠虚,风湿之气,折于血气,结聚所生",二则脏有热,如"浸淫疮,是心家有风热,发于肌肤","小儿五脏有热,熏发皮肤,外为风湿所折,湿热相搏身体……故谓之浸淫疮也";又论及外因,即风湿邪气乘机侵犯肌肤,致使邪毒结聚,气血经络凝滞,产生疮疡,如"癣病……此由风湿邪气,客于腠理,复值寒湿,与血气相搏,则血气否涩,发此疾"。西医学认为,湿疹是一种由遗传、环境、免疫系统异常等多种因素引起的慢性皮肤炎症性疾病。免疫机制在湿疹的发生发展中扮演着重要角色,包括细胞介导的免疫反应和体液免疫反应。

在中医理论中,湿邪是造成银屑病的其中一个因素。以下将以银屑病和特应性皮炎为例,介绍其湿证认识与临床应用。

第二节　分　　论

一、银屑病

(一)银屑病湿证的内涵与成因

银屑病(psoriasis)是一种慢性、复发性的皮肤炎症性疾病,主要表现为鳞屑性红色斑块,中医称之为白疕。银屑病是由遗传与环境因素诱发的自身免疫性皮肤病,其病因、机制复杂。该病常与心脑血管疾病、高脂血症、抑郁症等全身性疾病并发,是一种常见的影响身心健康的皮肤病。目前,尚不清楚该病的病因,西医常采用激素、免疫抑制剂、生物制剂等治疗,尤其是生物制剂在治疗重症银屑病方面应用较多。但是,生物制剂的长期效果和安全性还有待观察,而且停药后容易复发。因此,研究银屑病的中医病因病机对临床治疗有重要意义。

湿证是银屑病的基本证型之一。银屑病湿证的病因主要是外感湿邪,或内生湿邪,或湿邪与其他邪气相合,导致湿邪侵袭皮肤,阻滞气血,损伤营卫,形成皮肤病变。外感湿邪,如生活在湿热环境、食用湿热食物、受潮湿刺激等,可使湿邪从皮肤入侵,或与风、热、毒等邪气相合,形成风湿、湿热、湿毒等不同类型的银屑病。古代医家曾对银屑病的外感湿邪状态进行阐述。隋代《诸病源候论》卷三十五《干癣候》曰:"干癣……皆是风湿邪气,客于腠理,复值寒湿,与血气相搏所生。"唐代医家沿用了隋代的看法,如《外台秘要·干湿癣方一十五首》有相同记载。隋唐两代医家多强调外因致病,即因感受风、寒、湿三邪,致三邪夹杂伤人,则出现剥脱白屑、皮肤瘙痒,病情反复难愈。宋代《严氏济生方·疥癣门》记载:"夫癣之为病,种状不同……此由风湿毒气与血气相搏,凝滞而为此疾也。"认为本病乃外感风湿毒气使气血凝滞导致。明代《外科启玄·白壳疮》载:"白壳疮者即癣也……皆因毛孔受风湿之邪所生。"《外科正宗·顽癣》载:"顽癣乃风热湿虫……克于脾肺二经。"陈实功认为银屑病的发病与风热湿虫之邪、脾肺二经关系密切。清代《医宗金鉴·外科心法要诀》载:"固由风邪客皮肤,亦由血燥难荣外。""此证总由风热湿邪……是以搔痒之无休也。"陈士铎《洞天奥旨·白壳疮》云:"白壳疮……皆因毛窍受风湿之邪。"现代中医皮肤学科奠基人赵炳南先生亦提出"湿"在皮肤病发病中的广泛性,明确提出了"湿"居核心地位,并把皮肤病统称"风湿疡",指出"善治湿者,当治皮肤病之半"。

广东省中医院卢传坚认为,银屑病患者之湿多由"内生",尤当责于脾虚。《证治准绳·疡医·疥癣》载:"夫疥癣者,皆由脾经湿热……风毒之深沉者为癣。"是以王肯堂提出了脾经湿热与银屑病发病的相关性。《六因条辨·伤湿辨论》中说,湿病"伤内者脾土必虚,《内经》所谓卑隘之土,易于聚湿,胸腹必满,气机必滞"。其病初起,气血阻滞于肌表,日久血络不通,再加上本有脾虚之内因,局部"血不利则化为水",从而湿瘀互结,致使皮损变为肥厚斑块而难愈。"湿"阻碍气血通达于肌表,并使得血分的瘀结加重,故卢传坚以"湿阻"名之。而这种"阻滞"通过攻伐难以清除,因为其病源于里,即使一时清泄,湿邪旋即内生,必须通过健脾以绝生湿之源。

(二)银屑病湿证的性质表现与鉴别诊断

银屑病之湿常处于"非实邪"的状态,即非痰非饮,临床上并未见到咳痰、水肿等明显的水湿之征。由于湿邪是一种重浊、黏滞、趋下、化热、蕴毒的邪气,若湿邪侵袭皮肤,易阻滞皮肤气血运行,损伤皮肤屏障功能,导致皮肤出现鳞屑、红斑、瘙痒等症状。此乃"内湿"深郁于肌肤腠理之中,瘀阻脉络,搜剔难及。根据《寻常型银屑病中西医结合诊疗指南》(SCM-C 0055—2023),寻常型银屑病的湿证相关的常见辨证分型有脾虚湿蕴证和湿热证两种。

1. 脾虚湿蕴证　皮损颜色淡红,浸润肥厚,可见潮湿、有渗出或搔抓破损后渗出明显,可见鳞屑黏腻。皮损好发于腋窝、脐周、腹股沟等反向部位,阴雨天可见加重。形体肥胖,面色发白,身体困重或有微肿,倦怠乏力或气短懒言,甚则嗜睡,口淡不渴,口黏腻,食欲减退(纳呆、纳少),可出现恶心欲呕,腹胀,大便溏或完谷不化。舌胖、边有齿痕,舌色淡白或淡暗,苔白滑或白腻,脉细滑或濡。

2. 湿热证　皮损色鲜红或潮红,皮损可见潮湿、糜烂或见渗液,鳞屑黄腻,瘙痒明显。皮损多发生在腋窝、乳下、腹股沟等皱褶部位或身体屈侧,偏湿热的春夏季节皮疹加重或反复。形体肥胖,身体困重,头发、面部易油腻,头重如裹,但头汗出,口渴不多饮,口苦,小便黄,便溏或大便黏腻,带下量多。舌红苔黄腻,脉数或滑或濡。

(三)理法方药

在治疗方面,银屑病之湿起源于里,因此具有一定的隐匿性。临床上使用强效生物制剂者,不乏数周内皮损全部消退的例子。但大多数患者在停药一段时间后即出现复发,甚至有部分患者一停药,病情便倒退到治疗前。卢传坚在临床中观察到,银屑病皮损消退后,局部常遗留色沉不化,复发时亦出现在原色沉部位;据此推断,体表的"热燥"虽然暂时被药物压制,但里之湿瘀凝聚未化,因此色沉不散,待药效稍过,死灰复燃,可见"湿"是银屑病复发的关键因素。热邪本急骤,一旦与湿邪合并,便深伏于里,清除不尽,因此在预防复发时,尤其要重视化湿。另外,还需要补充脾胃之气,若脾胃强健,运化得当,通行四肢百骸,则湿邪自去。《古今医统大全》指出湿病多为脾虚所致,故"壮者气行则愈,怯者著而为病"。在治疗银屑病之湿时,不着力于攻伐,而旨在健脾,使脾气行,则黏腻附着之湿邪随脾气健运而自然消散。

卢传坚根据多年的临床实践,结合岭南多湿的气候特点,提出银屑病的病机特点为"脾虚是根本,外邪触发是诱因,湿邪、瘀血是标象",并据此研制了固本祛湿化瘀方(主要由黄芪、土茯苓、赤芍、莪术、熟地黄、乌梅、醋鳖甲、肿节风、麸炒白术等组成),在临床上取得了满意疗效。

(四)银屑病湿证组学相关研究基础

现代组学技术是一种基于高通量分析检测技术的研究方法,包括微生物组学、基因组学、蛋白质组学、免疫组学、代谢组学和糖组学等,能快速发现银屑病湿证的发病机制以及潜在的生物标志物,为银屑病湿证的物质基础和分子机制研究提供新的研究方法。

1. 微生物组学　微生物组学旨在研究动植物体上共生或病理的微生物生态群体,包括细菌、古菌、原生动物、真菌和病毒等。随着高通量测序技术的发展,在 DNA 层面,微生物组学的主要技术方法是扩增子测序和宏基因组测序。

徐婉莹等发现脾虚湿盛型寻常型银屑病患者肠道菌群中毛螺旋菌、丁酸梭菌、布劳特氏菌、Fusicatenibacter、厌氧棒杆菌、霍氏真杆菌相对较多。卢传坚团队采用宏基因组测序技术检测寻常型银屑病脾虚证患者、非脾虚证患者和健康人群的肠道菌群,发现脾虚证患者肠道微生态紊乱,主要包括病原菌增多、优势菌群减少、菌群多样性下降。通过对不同样本优势菌的丰度及多样性进行比较发现,在丰度指数方面,脾气虚组>健康组>非脾气虚组,而在多样性方面,脾气虚组>非脾气虚组>健康组,并具有差异性。在对银屑病湿证和银屑病非湿证患者的肠道菌群的研究中,卢传坚团队发现 *Alistipes putredinis* 和 *Bacteroides plebeius* 在银屑病非湿证患者中显著富集,而 *Lachnospira pectinoschiza* 和 *Bacteroides dorei* 在银屑病湿证患者中显著富集。使用 MetaCyc 进一步预测分析,发现银屑病非湿证的差异菌群主要参与细菌脂多糖(LPS)合成的 1 个通路(PWY1269: CMP-3- 脱氧 -D- 甘露辛酮糖酸生物合成)。

2. 免疫组库　免疫组库指的是在任何指定时间,某个个体的循环系统中所有功能多样性 B 细胞和 T 细胞的总和。它包括了 V(D)J 序列多样性的集合,即 B 细胞受体(B cell receptor,BCR)和 T 细胞受体(T cell receptor,TCR)的多样性。

卢传坚团队采用免疫组库测序技术检测了健康人群、银屑病湿证患者和银屑病非湿证患者的所有重排 TCR 和 BCR 编码基因(克隆)的总和,包括 TCRα 链(TRA)、TCRβ 链(TRB)、TCRδ 链(TRD)、TCRγ 链(TRG)、免疫球蛋白重链(IGH)、免疫球蛋白 κ 链(IGK)、免疫球蛋白 λ 链(IGL)。结果发现,与银屑病非湿证患者对比,银屑病湿证患者的 TRB、IGK 和 IGL 在测序片段(reads)上均显著降低,单一互补决定区 3(uCDR3)数目在 IGK 和 IGL 上也显著降低,而其余链无显著性差异,且银屑病湿证患者和银屑病非湿证患者在 7 条链的多样性上无显著性差异；与健康人群对比，银屑病湿证患者的 TRA、TRD、TRG、IGK 和 IGL 在 reads 上均显著降低，uCDR3 数目在 TRA、TRD、TRG、IGH、IGK 和 IGL 上有减少现象，而 TRA、TRB、TRD、IGH、IGK 和 IGL 的多样性显著下降。

3. 蛋白质组学 蛋白质组学是指在大规模水平上研究蛋白质的表达水平、翻译后的修饰、蛋白质与蛋白质相互作用等，从而获得蛋白质水平上的关于疾病机制、细胞代谢等过程的整体而全面的认识，包括表达蛋白质组学、结构蛋白质组学及功能蛋白质组学。常用技术包括靶向和非靶向定量分析技术，代表性的非靶向定量分析技术如细胞培养氨基酸稳定同位素标记技术（SILAC）、等重同位素标签相对和绝对定量技术（iTRAQ）和非标记定量技术等，靶向定量分析技术如多重反应监测（MRM）和平行反应监测（PRM）。

卢传坚团队采用数据非依赖采集模式（DIA）质谱检测技术对健康人群、银屑病湿证患者和银屑病非湿证患者血清进行检测，发现与健康人群对比，从银屑病湿证患者中共鉴定出 43 个差异表达的蛋白，而从银屑病湿证患者和银屑病非湿证患者中共鉴定出 30 个差异表达的蛋白。

4. 代谢组学 代谢组学是通过组群指标分析，进行高通量检测和数据处理，研究机体的动态代谢变化，特别是研究内源代谢、遗传变异、环境变化乃至各种物质进入代谢系统的特征和影响的学科领域。常用技术包括核磁共振光谱技术和质谱技术。

卢传坚团队采用质谱技术对健康人群、银屑病湿证患者和银屑病非湿证患者的血清及晨尿进行检测，发现在血清样本中有 1 个化合物在健康人群、银屑病湿证患者和银屑病非湿证患者中均有显著性差异，有 34 个化合物在银屑病湿证患者-非湿证患者、银屑病湿证患者-健康人群中具有差异；在晨尿样本中有 4 个化合物在健康人群、银屑病湿证患者和银屑病非湿证患者中均有显著性差异，有 13 个化合物在银屑病湿证患者-非湿证患者、银屑病湿证患者-健康人群中具有差异。

综上，银屑病湿证理论体系与临床应用是中医对银屑病诊治的独特视角。中医通过辨证施治，根据患者的体质、病情轻重和湿邪的类型，制订个性化治疗方案，其有效性、安全性和科学性已在临床实践和研究中得到证实。

二、特应性皮炎

（一）特应性皮炎湿证的内涵与成因

特应性皮炎（atopic dermatitis, AD）/ 湿疹（eczema）是一种由多种内外因素引起的具有渗出倾向的皮肤炎症性疾病，临床以缓解和复发交替出现为主要特征，在中医古籍中又称"浸淫疮""湿疮""四弯风"等。特应性皮炎的病因病机复杂，由内在因素和外在因素共同激发引起；其发病机制涉及易感基因、免疫状态、皮肤屏障缺陷、感染和环境因素之间的相互作用。特应性皮炎常合并哮喘、过敏性鼻炎、结膜炎、食物过敏等多种疾病。本病的病因病机复杂,西医往往根据皮损严重程度采用激素、免疫抑制剂、生物制剂等进行"阶梯治疗",而激素仍是当前的一线治疗药物。应用激素、免疫抑制剂、生物制剂等虽能暂时缓解病情,但长期使用毒副作用明显,且停药后容易复发。因此,研究特应性皮炎的中医病因病机对临床治疗有重要意义。

　　湿证是特应性皮炎的重要证型之一。古代医家对湿疹皮炎类疾病的病机认识早见于《素问》,如"诸痛痒疮,皆属于心""诸湿肿满,皆属于脾",为后世医家运用脏腑理论辨治此类皮肤病奠定了基础。《素问·咳论》提出"内外合邪"的发病观点,指出内在的脏腑失调是感受外来邪气而发病的基础。《医宗金鉴》所载"血风疮证生遍身,粟形搔痒脂水淫,肝肺脾经风湿热,久郁燥痒抓血津",指出肝脾肺经湿热,复受风邪,内外合邪,郁久耗伤阴液,致皮肤干燥瘙痒。《杂病源流犀烛·湿病源流》所载"湿之为病,内外因固俱有之",不仅阐释了内、外邪间的相互作用,也提示了内邪在发病中的重要作用。而内邪中,内风多责之于肝,内湿多责之于脾,内热多责之于心。《诸病源候论》云:"脾主肌肉,气虚则肤腠开,为风湿所乘;内热则脾气温,脾气温则肌肉生热也。湿热相搏,故头面身体皆生疮。"脾阳不振,则水不运而脾湿内生。脾主肌肉,若脾湿浸淫则生湿疮,湿热互结浸淫而生发全身则成浸淫疮。明代《幼科概论》所载"四肢身体面部等处,生有癣及湿疮,是脾湿外出,湿气散化象",认识到湿疮与脾关系密切,指出脾失健运,湿邪泛溢肌肤是湿疮发生的重要病机。在继承古代医家治疗特应性皮炎思想的基础上,近现代医家又对其进行不断丰富和完善。近代皮肤科奠基人赵炳南认为,即使在特应性皮炎的慢性期,皮损处无水疱、渗出、糜烂,而表现为粗糙、肥厚、角化或高出皮面等一系列燥象,也属于外湿不显,内湿仍在,故仍以治湿为本。秦亮甫认为,对于特应性皮炎,初起因风热相搏,浸淫肌肤而成,由于湿邪黏滞重浊,易留难去,所以无论急性期还是慢性期都离不开湿邪。艾儒棣亦指出,特应性皮炎虽病机复杂,但离不开一个"湿"字。

　　广东省中医院皮肤科陈达灿在长期临床实践中认识到特应性皮炎(AD)与脾的运化功能密切相关,据此总结出 AD 的系统诊治思路。陈达灿认为,先天禀赋(脾气)不足,或后天脾胃受损是 AD 发病的核心环节。岭南地区属于亚热带气候区,闷热潮湿,长夏阴雨连绵,易致"风""热""暑""湿"等外邪侵袭,加之饮食劳倦,夏季贪凉伤及脾胃,使脾虚不化水湿,湿邪困脾,合而为病,若湿邪蕴久化热,则湿热内生。脾居中焦,主运化水谷精微、升清降浊,是水液代谢的枢纽。脾不健运,湿邪内生,可引起渗液、流滋;水湿停滞,又可困脾,导致脾虚,进一步加重湿邪停滞,日久易生热。故该病本在脾虚,标在风、湿、热。以往长期临床观察发现,特应性皮炎患者(尤其是慢性反复发作者)多有脾胃功能紊乱,而且患者脾胃功能正常与否,直接关系到 AD 的症状轻重与病程长短,因此,在治疗 AD 时,尤其对于亚急性或慢性期 AD,既要重视祛除湿热的一面,又要重视脾失健运的调理。同时,考虑湿为阴邪,易损伤脾肾阳气,致阳虚则水停不化,而使病程缠绵难愈,因此在辨证治疗中需注意顾护阳气,酌情添加温热之药以加快湿邪的祛除。

（二）特应性皮炎湿证的性质表现与鉴别诊断

脾为水液代谢的枢纽。岭南地区皮肤病以湿邪为病居多。湿邪为患，外则源于天地，且常兼夹其他外邪，如风、暑、热邪；内则常因脾胃运化失职，致湿邪内生，困脾化热，蕴于肌肤而为病；内外湿相合，导致湿邪缠绵难去，可出现皮肤瘙痒、糜烂、渗液等，发为湿疮，且病程迁延难愈。根据《国际中医临床实践指南　特应性皮炎》，特应性皮炎湿证相关的常见辨证分型有脾虚湿蕴证和风湿热蕴证两种。

1. 脾虚湿蕴证　四肢或者其他部位散在的丘疹、丘疱疹或水疱，局部皮疹肥厚、干燥脱屑，瘙痒时轻时重，抓后糜烂渗出，病程长。伴神疲乏力，肢体倦怠，食少纳呆，或大便稀溏。舌淡或边有齿痕，苔腻偏白，脉缓，婴儿指纹色淡。本型多见于婴儿期和儿童期。

2. 风湿热蕴证　皮疹一般发作迅速，可泛发全身，皮损潮红灼热，以红色丘疹为主，伴水疱或丘疱疹，糜烂、渗液流汁，瘙痒剧烈。伴身热，心烦，口渴，大便干，尿短赤。舌红，苔黄，脉浮数或浮缓。本型多见于青少年和成人期。

（三）理法方药

陈达灿在长期临床实践中认识到特应性皮炎（AD）与脾的运化功能密切相关，据此总结出 AD 的系统诊治思路。陈达灿认为，先天禀赋（脾气）不足，或后天脾胃受损是 AD 发病的核心环节。脾不健运，湿邪内生，引起渗液、流滋等；水湿停滞，又可困脾，导致脾虚，进一步加重湿邪停滞，日久易生热。故该病本在脾虚，标在风、湿、热。因此，在治疗 AD 时既要重视祛除湿热的一面，又要重视脾失健运的根本原因，尤其对于亚急性或慢性期 AD。健运脾胃亦多有讲究，如湿热蕴结困脾者，治以清热利湿，酌加藿香、佩兰芳香醒脾化湿，茵陈、泽泻、地肤子、苦参清热利湿。如患者舌体胖大、有齿印，脉沉细，脾虚湿困之象明显，常用太子参、白术、茯苓、薏苡仁等健脾渗湿之品，以助脾胃运化。如肺脾气虚，风邪袭表，则宜健脾祛风，选用北黄芪、防风、白蒺藜、徐长卿、茯苓等。肝经有热，横逆犯脾者，宜清肝培土，用钩藤、牡丹皮、夏枯草、麦芽疏肝清热，以茯苓、白术、山药等健脾。脾虚食滞，影响胃纳者，可在健脾基础上酌情选用鸡内金、神曲、谷麦芽等健胃消食导滞。

陈达灿根据多年临床实践，结合小儿"纯阳之体""心常有余，脾常不足"的特点，针对婴幼儿 AD，治疗以清心健脾为主。治"湿"多通过健脾渗湿达到祛湿之功，取药性轻平之云茯苓、薏苡仁、白术，以及理气化湿之苍术、陈皮、厚朴（有热象时慎用）；"治湿不利小便，非其治也"，多采用淡竹叶、灯心草、泽泻淡渗利湿，因势利导，使湿邪从小便而出。自拟"培土清心方""三术汤""金精洗剂"等方，在临床获效甚佳。

（四）特应性皮炎湿证组学相关研究基础

特应性皮炎与银屑病都属于免疫介导的炎症性疾病（IMID）范畴。通过在皮肤 IMID 中使用多组学技术，有望推进对皮肤生物学的理解，揭示皮肤疾病状况的潜在机制，并有可能设计出精确和个性化的诊断和治疗方法。目前，对特应性皮炎／湿疹的湿证研究，尤其是在组学包括代谢组学、转录组学及蛋白质组学等研究方面尚在发展中。本章将重点对这部分内容进行简介。

1. 肠道菌群研究　越来越多的证据表明，肠道微生物群与特应性皮炎（AD）有关。我们团队使用高通量测序来表征中国健康对照人群和 AD 患者之间肠道微生物组成的差异。实验数据表明，AD 患者的 α 多样性低于健康对照人群，拟杆菌科和卟啉单胞菌科可能是 AD 诊断的相关菌群标志物。

2. 皮肤菌群研究　皮肤菌群紊乱在特应性皮炎／湿疹等炎症性皮肤病的发生、发展中发挥着重要作用。尤其是探讨特应性皮炎湿证特征与皮肤菌群的相关性，可为提高中医辨证治疗的疗效和探索特应性皮炎治疗的新策略、新方法提供参考依据。实验表明，对于 AD 非湿证组和健康非湿证组，组间差异较明显的优势菌属为短波单胞菌属、莫拉菌属、副球菌属、皮肤杆菌属及葡萄球菌属。对于 AD 湿证组和 AD 非湿证组，组间差异较明显的优势菌属为不动杆菌属及短波单胞菌属，但差异无统计学意义。实验提示，湿证是 AD 发病以及病情加重的主要证候，皮肤菌群的改变可能作为湿证症状的客观评价指标以及中药治疗的靶点，值得大家关注和进一步深入探讨。

3. 代谢组学研究　我们团队研究表明，特应性皮炎／湿疹湿证患者与非湿证患者比较，两组血清差异代谢产物有 67 种，其中吡啶吡咯酮［（−）-cotinine］、1- 甲基黄嘌呤（1-methylxanthine）、α- 酮戊二酸（α-ketoglutaric acid）等 55 种代谢物的含量在湿证组比非湿证组上升，而甘氨酰 -L- 苯丙氨酸（glycyl-L-phenylalanine）、2- 吡咯烷酮（2-pyrrolidinone）等 12 种代谢物的含量在湿证组比非湿证组下降。此外，我们从尿液代谢差异物中发现，湿证人群可能存在酪氨酸代谢紊乱，其发生机制可能与机体新陈代谢缓慢、肾上腺素的调节有关，而甲状腺素、3- 碘化酪氨酸、肾上腺素是可能的靶点。我们开展的口腔舌苔菌群研究表明，特应性皮炎／湿疹湿证患者组丰度较高的舌苔菌群显著性差异物种从门到属水平分别是毛螺菌科（Lachnospiraceae）、红蝽菌纲（Coriobacteriia）、红蝽菌目（Coriobacteriales）、红蝽菌科（Coriobacteriaceae）、奇异菌属（*Atopobium*）、巨型球菌属（*Megasphaera*）、丁酸弧菌属（*Butyrivibrio*）。（数据未发表）

4. 基于代谢组学和肠道菌群的特应性皮炎／湿疹湿热证小鼠模型湿热致病机制研究　特应性皮炎／湿疹的湿热证与肠道菌群失调密切相关，探讨特应性皮炎／湿疹湿热证小鼠模型肠道菌群特征可为寻找湿热之邪致病机制提供新的突破口。

在种水平，特应性皮炎／湿疹湿热证组（BZ）和单纯特应性皮炎（AD）两组小鼠肠道差异显著的微生物物种有 3 个，具体为产丁酸球菌（*Butyricicoccus pullicaecorum*）、舍氏小螺菌（*Mucispirillum schaedleri*）和大肠芽孢梭菌（*Clostridium colinum*)。与 AD 组相比，BZ 组小鼠肠道中产丁酸球菌、舍氏小螺菌相对丰度低，而大肠芽孢梭菌相对丰度高。此外，与 AD 组相比，BZ 组血清和粪便中均发生改变的脂质代谢物有磷脂酰甘油、磷脂酰丝氨酸、(O- 酰基)-1- 羟基脂肪酸、磷脂酰乙醇胺、甘油三酯。与 BZ 组和 AD 组小鼠血清、粪便水溶性差异代谢物及血清、粪便脂质差异代谢物均具有密切关系的肠道微生物物种为瑞士乳杆菌、丁酸球菌。（数据未发表）

（陈达灿　卢传坚　邓静文　莫秀梅　郭洁　刘俊峰　晏烽根）

参考文献

1. 世界中医药学会联合会. 寻常型银屑病中西医结合诊疗指南 [J]. 世界中医药, 2024, 19 (17): 2535-2544.
2. Cao YJ, Li HZ, Sun YM, et al. Integration of multi-omics in investigations on the mechanisms of action of Chinese herbal medicine interventions in metabolic diseases [J]. Tradit Med Res, 2022, 7 (4): 31.
3. Liu YX, Qin Y, Chen T, et al. A practical guide to amplicon and metagenomic analysis of microbiome data [J]. Protein Cell, 2021, 12: 315-330.
4. 徐婉莹. 基于 16SrDNA 检测技术探讨健脾解毒汤对脾虚湿盛证寻常型银屑病患者肠道菌群的影响 [D]. 乌鲁木齐: 新疆医科大学, 2021.
5. 胡文娟. 脾气虚证与寻常型银屑病的相关性研究 [D]. 广州: 广州中医药大学, 2016.
6. 李煌, 李松, 徐芸, 等. 蛋白质组学技术在细胞信号传递机制研究中的应用 [J]. 国外医学: 口腔医学分册, 2005, 32 (5): 344-346.
7. 季美超, 付斌, 张养军. 基于质谱的蛋白质组学方法新进展 [J]. 质谱学报, 2021, 42 (5): 862-877.
8. 黎莉, 夏琦, 危建安, 等. 组学技术在银屑病研究中的应用 [J]. 中国现代医学杂志, 2022, 32 (7): 52-57.
9. Yan J. Identifying biomarkers in human psoriasis: revealed by a systems metabolomics approach [J]. Br J Dermatol, 2017, 176 (3): 555-557.
10. 吴谦, 等. 医宗金鉴 [M]. 郑金生, 整理. 北京: 人民卫生出版社, 2006.
11. 南京中医学院. 诸病源候论校释 [M]. 2 版. 北京: 人民卫生出版社, 2009.
12. 幼科概论 [M]. 杭州: 浙江科学技术出版社, 2003.
13. 世界中医药学会联合会皮肤科专业委员会. 国际中医临床实践指南　特应性皮炎 [J]. 世界中医药, 2021, 16 (16): 2367-2370.
14. Rusiñol L, Puig L.Multi-omics approach to improved diagnosis and treatment of atopic dermatitis and psoriasis [J].Int J Mol Sci, 2024, 25 (2): 1042.
15. Ye S, Yan F, Wang H, et al. Diversity analysis of gut microbiota between healthy controls and those with atopic dermatitis in a Chinese population [J]. J Dermatol, 2021, 48 (2): 158-167.
16. 林颖, 刘颖瑶, 张彩云, 等. 基于 16S rRNA 测序探讨特应性皮炎湿证特征与皮肤菌群的相关性 [J]. 中华中医药杂志, 2023, 38 (11): 5504-5509.

第十四章

风湿病的湿证认识与应用

第 一 节 总 论

风湿病（rheumatism）是一类包括类风湿关节炎、系统性红斑狼疮、硬皮病等在内的一系列自身免疫性疾病的总称。这些疾病的共同特点是免疫系统出现异常，导致免疫系统攻击自身组织，引发关节、肌肉、皮肤等部位的炎症和损害。当人体的营卫机制失衡，遭受风寒湿热等外邪的侵袭时，内外因素相互作用，便会引发疾病。随着病情的发展，正气逐渐虚弱，体内可能产生痰浊、瘀血、毒热等病理产物。这些病理产物与正气相互抗争，导致经络、肌肤、血脉、筋骨乃至脏腑的气血流通受阻，失去滋养。这种情况表现为肢体关节、肌肉的疼痛、肿胀、酸楚、麻木、沉重、变形、僵直以及活动受限等，严重时还可能影响脏腑功能。这类疾病涵盖了多种症状，统称"痹病"。

一、风湿病湿证的中医理解

中医诊治"风湿病"有几千年的历史。风湿病在《黄帝内经》中称为痹病。《素问·痹论》所载"风寒湿三气杂至，合而为痹也""所谓痹者，各以其时重感于风寒湿之气也"，强调外感风寒湿邪，以及反复感邪是痹病发生的必要条件；张仲景在《伤寒论》里对太阳风湿，在《金匮要略》里对湿痹、历节风均进行了辨证论治，所创立的桂枝加附子汤、桂枝芍药知母汤、乌头汤等至今仍为治疗痹病的常用效方。尤怡在《金匮要略心典》中提出"非水湿内侵，则肝肾虽虚，未必便成历节"，强调湿邪是历节病（风湿性关节炎）的重要病因。《诸病源候论》不仅对痹病的多种临床表现进行了描述，而且在病因学上提出了"由血气虚，则受风湿，而成此病"。"风湿病"一词代表了受邪气侵袭而引发的一类疾病，其概念起源于中医痹病理论，但其含义远不止于风湿性疾病。它涵盖了一系列具有相似特征的风湿免疫性疾病，为这些疾病的诊断和治疗提供了新的思路。

中医认为，风湿邪气可侵袭脏腑致病。若脏腑虚弱，经脉气血不足，加上风寒湿邪气侵袭体表，可发为"五体痹"，即皮痹、肌痹、脉痹、筋痹、骨痹。五脏都有与其相合的五体，若病邪久留不除，"五体痹"就会内犯于相合的内脏而发为"五脏痹"。根据后世医家对《黄帝内经》中痹病病因病机和临床表现的详细描述,将其与现代疾病的临床表现及病程发展进行对比,发现"五体痹"相当于发生在皮肤、肌肉和骨节部位的风湿类疾病。当发生于五体的风湿病内传累及脏腑时,则属于"脏腑痹"范畴,如硬皮病累及肺脏导致间质性肺炎,风湿性关节炎波及心脏形成风湿性心脏病等。此外,"脏腑痹"还包括直接发生于脏腑器官的自身免疫性疾病,如肾小球肾炎、自身免疫性肝病及炎症性肠病等。仝小林院士在《黄帝内经》"痹证"理论的基础上创新性提出"脏腑风湿"学说,认为风湿不仅可以通过侵袭五体进而传至脏腑,还可以通过官窍直中脏腑,形成伏邪进而发病,为现代中医对脏腑风湿的诊疗提供了宝贵指导。

二、湿在风湿病中的病理表现

(一)风湿病湿性病因

《素问·痹论》云:"风寒湿三气杂至,合而为痹也。"隋代医家巢元方在《诸病源候论》中对风湿进行了阐释,如"风寒湿三气合而为痹……故其肌肤尽痛",提出风湿之气偏多,侵袭腠理,阻碍气血运行而致病。可见风湿病的发生多与湿有关,而湿有内外之分。

1. 外湿　外湿为自然界正常之气,如云水雾露冰雪霜等,是滋养万物必不可少的物质。湿气淫溢太过则为湿邪,以梅雨季节为甚。风湿病通常在潮湿多雨的季节,尤其是春夏之际的梅雨季节或者冬春季节交替时发生。这种气候条件容易导致风湿病的发作,尤其是类风湿关节炎、痛风性关节炎等关节疾病,其关节疼痛常在这些季节更为明显。湿邪常常伴随风、寒、热等邪气同时侵袭人体,由表入里,由浅入深,进而留注肌肉、筋骨、关节、脏腑等部位;疾病的病机也因此复杂而多变。

外邪入侵主要分为风寒湿邪入侵和风湿热邪入侵两种类型。对于风寒湿邪入侵,多是由于居住环境潮湿、涉水冒雨、睡卧受风、冒受雾露、气候变化以及冷热交替等,使得风寒湿邪得以乘虚侵袭人体。《素问·痹论》提到:"风寒湿三气杂至,合而为痹也。"对于风湿热邪入侵,可能是因为工作环境湿热,如农田作业、野外施工等暴露在高温高湿环境中,使得风湿热邪得以乘虚侵袭人体;或者因个体体质阳热或阴虚(本身就有内热),复受风寒湿邪,使邪从热化,或风寒湿邪在体内郁久化热,从而在体内形成风湿热邪。

2. 内湿　痹病的内在根源和病变基础在于正气不足。当身体虚弱,肌肤腠理疏松,营卫之气无法固守时,便为外界病邪的侵入提供了可乘之机。正如《诸病源候论》所言:"由血气虚,则受风湿。"同样,《济生方》也指出:"皆因体虚腠理空疏,受风寒湿气而成痹也。"当正气不足时,身体难以有效驱除病邪,导致病邪滞留体内,使得病情缠绵难愈。

内湿多由脾气亏损,运化失健而内生。脾胃为气血生化之源,而脾主四肢,在体合肉。脾主四肢肌肉,若脾气失健,则可见倦怠无力甚或肌肉萎缩不用,以肌痹如皮肌炎尤为突出。若致脾土虚弱,累及食管、胃,则可见吞咽困难、纳差、消化不良等症状。运化失职,湿邪内生,土不生金,易致肺失宣肃,可见于干燥综合征、系统性红斑狼疮等疾病引起的肺间质纤维化,表现为咳嗽、气短、呼吸困难等。再若脾脏虚损,清阳不升,子盗母气,则心火不足,临床易见系统性红斑狼疮、风湿性关节炎等疾病引起的心包炎。

3. 内外夹杂　风、寒、湿、热之邪侵入肌肉、筋骨和关节,引发经络阻塞,气血流通受阻,使肢体筋脉拘急和失养,痹病日久不愈,导致气血津液流通不畅,病情逐渐恶化,演变为内外夹杂之证。血脉瘀塞,津液凝聚成痰,痰与瘀相互纠结,堵塞经络,进而深入到骨骼,表现为皮肤瘀斑、关节肿胀和畸形等症状。若继续发展,还可能影响脏腑,出现脏腑痹的证候。

(二)风湿病湿邪致病特点

湿邪常常黏腻沉重,容易停留在脏腑经络之间,加之湿邪具有阴的性质,往往难以祛除,使得风湿病的病情常常迁延不愈,呈现出顽固缠绵的特点。与此同时,湿邪的本质及其致病特点,也使其在风湿病的发展过程中易转化为其他病理产物,引发新的病理变化。湿邪容易影响脾阳的运化功能,导致脾失健运,中焦水液运输受阻,进而使水湿内生并凝聚成痰。同时,湿邪长期郁结,则邪气逐渐侵袭血脉,而长时间血脉受损也会影响络脉气血的正常运行。故在风湿病的中、晚期,多为湿浊凝聚成痰,血脉瘀阻不通的湿痰瘀互结的表现。

(三)风湿病湿证的常见表现

风湿病主要与素体虚弱、外邪侵袭以及痰浊和瘀血的形成有关。当人体正气不足时,外界的风、寒、湿、热等邪气容易侵入,并阻塞肌肉、关节和经络,导致气血流通不畅。这种情况会引发肌肉、筋骨和关节的疼痛、麻木以及伸展困难,甚至出现关节肿大、灼热和畸形等症状。若疾病长期未愈,可能导致关节进一步肿大、变形,疼痛加剧,皮下结节形成,肢体僵硬,麻木不仁,且这些症状往往顽固而难以治愈。

如痛风在中医学中归属于"痹病"等范畴。其发病的核心机制——"尿酸过多",在中医看来,属于"湿浊"邪气作祟。按照中医理论,当肾虚导致水湿分化功能出现失调时,湿浊的排出就会受阻。此外,过度饮酒、摄入肥甘厚味之品,以及频繁的房事活动,都可能进一步损伤肾气,促使湿浊邪气侵入关节和肌肉。这会导致气血瘀阻,进而形成痹病。痹病的特点就是气血不通畅,从而引发关节的红肿、疼痛,甚至形成结节和关节畸形。

在中医理论中,"风寒湿合而为痹"被认为是痹病形成的关键要素。中医认为,痛风的临床表现,如红肿热痛和结节肿胀,乃湿毒位在经脉所致。湿浊毒邪与湿邪结合形成痰,阻碍气血的正常运行。这种痰浊会积聚在经筋和肌肤之间,形成痹痛,且常常突然发作,表现为红肿剧痛。由于其侵袭关节,疼痛剧烈,有时被形容为撕咬般的疼痛,使人难以忍受。因此,古人将痛风形象地称为"白虎历节"。

三、风湿病湿证的治疗

风湿病湿证治疗的关键在于辨证求因,审因论治。湿邪入侵人体后,常发生寒化、热化、燥化、伤阳、伤阴等变化。治疗时应根据病情的轻重和体质的强弱,分层次辨证,首先辨别表里内外,其次辨寒热,再次辨虚实。

在痹病治湿过程中,需分证论治。

(一)解表除湿——代表方剂:麻黄加术汤、麻黄杏仁薏苡甘草汤

痹病寒湿困表者,方选麻黄加术汤并行表里之湿。《金匮要略·痉湿暍病脉证治》:"湿家身烦疼,可与麻黄加术汤发其汗为宜。"风湿病早期多感受风寒湿之邪,若寒湿在表,痹阻阳气,卫阳被郁,不通则痛。临床多见全身关节疼痛,恶风寒,无汗,腹胀纳差,或大便溏烂,脉浮紧。湿邪转化为热者,可选用麻黄杏仁薏苡甘草汤。《金匮要略·痉湿暍病脉证治》:"病者一身尽疼,发热,日晡所剧者,名风湿。此病伤于汗出当风,或久伤取冷所致也。可与麻黄杏仁薏苡甘草汤。"微微透汗出,使阳气渗透到肌腠之间,缓缓散发,调和营卫,才能使湿邪容易排出。

(二)清热利湿,宣通经络——代表方剂:加减木防己汤

《金匮翼·痹症统论·热痹》说:"热痹者,闭热于内也……腑脏经络,先有蓄热,而复遇风寒湿气客之,热为寒郁,气不得通,久之寒亦化热。"湿热客于关节经络之间,湿聚热蒸,蕴郁不散,久而久之,则经脉气血受阻,运行不畅,而成湿热痹。叶桂《临证指南医案·痹》云:"湿盛生热生痰,渐有痿痹之状……今有痛处,治在气分。"卫气分多用薏苡仁、茯苓、木防己等渗利中焦湿邪。《温病条辨》:"暑湿痹者,加减木防己汤主之。"湿热痹者,方选加减木防己汤。

(三)祛风除湿,和营止痛——代表方剂:桂枝芍药知母汤

风湿病中期,风寒湿邪郁而化热,或脏腑经络素有蓄热,复感风寒湿气,气不得通,久之郁而化热,导致寒热并存,反复发作,耗气伤阴,损伤脾胃肝肾,是以正虚邪实,或实中有虚,虚中夹实。方选桂枝芍药知母汤治之。《金匮要略·中风历节病脉证并治》:"诸肢节疼痛,身体魁羸,脚肿如脱,头眩短气,温温欲吐,桂枝芍药知母汤主之。"各关节都出现疼痛感,乃风湿痹阻不通所致。风湿阻络,致气血运行不畅,使身体长期消耗,故身体瘦弱,活动无力,肢细而关节肿大;风邪上扰清阳,则头眩晕;湿阻中焦,则胸闷短气;胃失和降,则呕恶欲吐。治以桂枝芍药知母汤,祛风除湿,和营止痛。

（四）温阳散寒，除湿通痹——代表方剂：乌头汤

风湿病后期，寒湿之邪侵袭关节，凝滞不去，阻碍气血。《金匮要略·中风历节病脉证并治》："病历节，不可屈伸，疼痛，乌头汤主之。"寒之痛、湿之著不移，关节剧痛而不可屈伸。方选乌头汤治之。临床用于寒甚之痛痹。除关节疼痛外，还需从舌象属寒湿或全身四肢恶寒冰冷的寒象以辨寒湿内郁。

治湿之外还需养脏。《景岳全书》云："痹证之湿胜者，其体必重，或多寒，或多痰，或多汗，皆脾弱阴寒证也。"痹病常与脾虚或阳虚相关，因脾失健运或阳虚失温化均可导致湿邪内生。因此，在治疗痹病时，除了祛除外湿，还需考虑恢复脏腑功能。《医宗必读·痹》："治外者，散邪为亟；治脏者，养正为先。"扶正祛邪是治疗的核心，应同时采用温阳益气、滋阴养血等方法，标本兼治，以增强正气抵御湿邪，实现治愈效果。

在本章节中，分别对类风湿关节炎、系统性红斑狼疮、痛风 3 种常见急慢性风湿病的湿证的内涵与成因、性质表现、中医诊断、鉴别诊断、预防与治疗以及现代研究等进行阐述，以期更详尽地阐述风湿病湿证的临床诊治。

第二节　分　　论

一、类风湿关节炎

（一）类风湿关节炎湿证的内涵与成因

类风湿关节炎（rheumatoid arthritis，RA）是一种以慢性破坏性关节病变为特征的全身性自身免疫疾病，属于中医"痹病"范畴。中医认为，类风湿关节炎常见湿证。其湿的成因，有内外之分。

1. **湿邪外袭**　所谓外湿，与天气、环境等因素有关，如阴雨绵绵，雾露潮湿，长时间水下作业，或久居阴寒潮湿之处。人体长期接触外界之湿，则外湿易感人体，若机体御邪之力不足，使湿邪侵袭筋骨关节，便引起局部的疼痛、肿胀、重着、麻木、屈伸不利。作为外来之邪，湿邪常常与其他病邪相兼合，多 2 种或 2 种以上同时侵袭人体，而在痹病的病因中多见寒湿、风湿、湿热。

2. **湿邪内生**　内湿往往与脾胃功能有关。除了运化水液，脾胃还主水谷精微的运化。若本身脾虚而内生有痰，则湿邪侵犯人体后，易与痰互相胶结，成为更难化解的痰湿。或脾胃虚弱，湿邪久滞，留于人体，则易聚湿成痰。痰湿内阻，血流不畅，滞

而为瘀,累及关节,则可致关节疼痛、肿胀、酸楚、麻木。痰湿的生成与饮食偏嗜亦有关,具体包括寒热偏嗜、五味偏嗜、烟酒偏嗜、肥甘偏嗜等。

(二)类风湿关节炎湿证的性质表现

湿为阴邪,性沉重、黏腻、滞浊、肿满,易阻气机,伤人多隐缓不觉。

类风湿关节炎湿证的临床表现:湿性沉重,患者常出现沉重及附着难移的临床特点,如头身困重、四肢酸楚沉重等;常具有胶着黏腻的特点,即湿邪为病的症状多黏腻不爽,起病多隐缓,关节疼痛反复发作,病程较长,缠绵难愈;湿邪好停滞于经络关节之中,使气血凝滞,筋脉拘挛,则关节痛剧、屈伸不利;湿性肿满,湿邪困脾,则脾失健运,水湿内聚,表现为关节肿胀,亦可见泄泻、尿少、水肿等症。

湿邪侵犯机体,阻滞气机,因阻遏部位不同,临床表现各异:湿邪上犯头目,阻遏清阳,则头昏、头痛;湿邪阻滞胸膈,胸阳不展,则胸闷、气短;湿邪困遏中焦,脾气不升,胃气不降,纳运失调,则脘痞腹胀、大便不爽;湿邪停聚下焦,肾失气化,膀胱不利,则小便短涩;湿邪留滞于关节,则气血不畅,经络痹阻,不通则痛,故见关节疼痛。

(三)类风湿关节炎湿证的中医诊断、鉴别诊断

1. 中医诊断

(1)在临床上,患者可表现为肢体关节和四肢肌肉疼痛,屈伸不利,或者疼痛游走不定,甚至可能出现关节畸形、肿胀、剧烈疼痛和僵硬感。疼痛可能主要以上肢或下肢为主,同时可能累及单个或多个关节,既可对称发作也可非对称发作。

(2)疾病的发生和病情的轻重通常与劳累、季节以及气候的寒冷和潮湿等天气变化密切相关,而且不良的饮食习惯亦可能导致某些痹病的发生和恶化。

(3)虽然本病可以在任何年龄段发生,但不同年龄段的发病与患病类型之间存在一定的关系。

1)风湿痹阻证

主症:关节疼痛、肿胀,游走不定或时发时止。

次症:头痛,肢体沉重,恶风,或汗出。

舌脉:舌淡红,苔薄白,脉浮或滑。

具备主症 2 条,或主症 1 条、次症 2 条,结合舌脉可诊断。

2)寒湿痹阻证

主症:关节冷痛,触之不温,皮色不红,遇寒疼痛加重,得热痛减。

次症:关节拘急,屈伸不利,肢冷,口淡不渴,或畏寒喜暖。

舌脉:舌淡,体胖大,苔白或腻,脉弦或紧。

具备主症 2 条,或主症 1 条、次症 2 条,结合舌脉可诊断。

3)湿热痹阻证

主症:关节肿热疼痛,自觉热感,触之肤温高。

次症:关节局部皮色发红,发热,心烦,口渴或渴不欲饮,小便黄。

舌脉:舌红,苔黄腻或厚,脉弦滑或滑数。

具备主症2条,或主症1条、次症2条,结合舌脉可诊断。

4)痰瘀痹阻证

主症:关节肿痛日久不消,局部肤色晦暗,或皮下触之有结节。

次症:关节肌肉刺痛,僵硬变形,面色暗黧,唇暗。

舌脉:舌紫暗或有瘀点瘀斑,苔腻,脉沉细涩或沉滑。

具备主症2条,或主症1条、次症2条,结合舌脉可诊断。

2. 鉴别诊断 痹病需要与痿病鉴别。

痹病是由风、寒、湿、热等邪气流注肌腠经络,痹阻筋脉关节所致。在鉴别时,首先要考虑的是关节痛与不痛,其中痹病主要表现为关节疼痛,而痿病则表现为肢体无力,无疼痛症状;其次需要观察肢体活动障碍情况,其中痿病表现为无力运动,而痹病则因疼痛而活动受限;另外,一些痿病患者在疾病初期就可能出现肌肉萎缩症状,而痹病则是由于长时间的疼痛或关节僵硬导致肌肉失用而萎缩。同时,痹病也可伴有肌肉筋骨的酸痛不适,四肢麻木感及屈伸不利,甚至关节肿大灼热。

(四)类风湿关节炎湿证的预防与治疗

1. 预防 其一,避免风、寒、湿邪侵袭——在疾病的发展过程中,汗出当风、受凉、接触冷水等因素扮演着重要的角色,不容忽视。因此,在日常生活中,应当注意防止受寒、淋雨和受潮;还应特别保暖关节处,避免卧居潮湿的地方等。此外,床褥和被子要勤洗晒,以确保清洁和干燥。

其二,加强锻炼,增强体质——要经常参加体育活动,如八段锦、太极拳、气功、五禽戏,做保健体操或广播体操等,有助于强健体魄、增强机体抗病能力。

其三,预防和控制感染——有些时候,类风湿关节炎是在患者患了感染性疾病,如鼻窦炎、扁桃体炎、龋齿等之后,邪伏于内而发。因此,预防和控制感染至关重要,以免邪气侵袭。

其四,注意劳逸结合——维护身体健康的关键在于饮食有节、起居有常、不妄作劳。过度劳累可损伤正气,使外邪可趁虚而入。在临床上,过度劳累往往会导致病情的加重或复发。因此,要合理安排活动和休息,既不劳累过度,也不过度安逸。

其五,保持良好的心理状态——有些时候,类风湿关节炎由患者心理状态异常诱发,而在患病后,情绪波动常常导致病情加重。因此,维持良好的心理状态对预防和管理类风湿关节炎至关重要。

2. 治疗

(1)初期:祛风除湿,散寒透表。

此时患者初受风寒湿邪,症状以关节肌肉疼痛、恶风、发热、头痛、汗出为主,舌淡红,苔薄白或薄腻,脉浮缓或濡缓。治疗当以透邪为要。

常用方剂为羌活胜湿汤加减。若患者以疼痛、高热为主要表现,可用麻黄加术汤发其汗。

(2)缓解期:培元筑基,调理脾胃。

患者处于疾病缓解期时,因邪气内伏而症状不显。调理脾胃是治疗痹病的第一大法,药用黄芪建中汤加减。

(3)发作期:补益肝肾,通络止痛。

对于病程较长的尪痹患者,在补益肝肾的基础上,活血通络是必不可少的,临床上常用三痹汤加减治疗。

(五)现代研究

研究表明,在寒冷和潮湿的气候以及潮湿的环境中,类风湿关节炎可能会加剧。类风湿关节炎有可能诱发继发性肌少症等严重疾病。研究表明,类风湿关节炎患者可能会经历骨骼肌质量减少的阶段,出现肌力下降、肌肉功能减退。类风湿关节炎患者肌少症的发生与骨侵蚀呈正相关,可增加类风湿关节炎患者肢体运动障碍和骨折的风险。有基础研究显示,外湿干预降低了正常和胶原诱导型关节炎(collagen-induced arthritis,CIA)大鼠股四头肌三磷酸腺苷(ATP)含量,而活性氧(reactive oxygen species,ROS)含量上升,且电镜显示线粒体结构异常,表明线粒体损伤和功能异常。这些发现表明,外湿干预可以诱导正常和 CIA 大鼠骨骼肌线粒体损伤,突出了其作为关节和肌肉组织发病的重要病因。

(六)实践举例

患者,女,80 岁。主诉:全身多关节疼痛加重 5 个月余。现症见:双手指间关节对称性肿痛,多发龋齿,口干,舌淡暗,苔白腻,脉弦。否认既往史。

西医诊断:类风湿关节炎。

中医诊断:痹病。

中医证型:肝肾亏虚,湿瘀互结。

治法:补益肝肾,祛湿化瘀。

处方:六味地黄丸合陈夏六君汤加减。熟地黄 15g,山药 20g,酒萸肉 30g,牡丹皮 15g,茯神 30g,北沙参 30g,太子参 30g,乌梅 10g,羌活 15g,粉萆薢 30g,牛膝 15g,杜仲 30g,桑寄生 30g,没药 10g,白术 30g,当归 15g,五指毛桃 30g,煅瓦楞子 30g(先煎),炒稻芽 15g,广陈皮 10g,法半夏 15g,丹参 30g,灯盏细辛 1 袋,炒麦芽 15g,桑枝 30g。

3 剂后,痛大减,继续以上方加减服用 14 剂后,疼痛症状基本消失。

2 周后患者复诊,诉仍口干明显,伴口苦、腰膝酸软、疲乏,予黄连泻心汤加减。黄连 5g,黄芩 30g,干姜 10g,大枣 10g,炙甘草 15g,延胡索 15g,海螵蛸 30g(先煎),

石菖蒲 15g, 牛膝 15g, 杜仲 30g, 桑寄生 30g, 狗脊 30g, 丹参 30g, 川芎 15g, 新会陈皮 5g。7 剂后, 患者腰膝酸软症状明显改善, 口干口苦症状基本消失。

二、系统性红斑狼疮

(一) 系统性红斑狼疮湿证的内涵与成因

系统性红斑狼疮(systemic lupus erythematosus, SLE)是一种自身免疫介导的、以免疫性炎症为突出表现的弥漫性结缔组织病,简称狼疮,属于中医"痹病""阴阳毒""红蝴蝶疮"等范畴。

1. 湿是狼疮的重要致病因素之一 根据来源不同,可将湿分为外湿和内湿。

(1)湿邪外袭:湿邪外袭是狼疮发病的重要条件。外湿多从毛窍、口鼻而入,若人体感而受之,随机体虚实而化病。外感湿邪主要通过两种形式参与狼疮的发病,其一,外感湿邪,流注皮毛、关节、筋骨、肌肉等,引动伏邪深入,导致局部病变;其二,外感湿邪,直中脏腑,引起脏腑气血阴阳失调,变生热、毒、瘀诸邪,导致脏腑病变。在临床中,该病的病机复杂多变,外湿可能同时侵袭局部官窍与脏腑,引起病情复发、进展。

(2)湿邪内生:湿邪内生与脾的关系最为密切。狼疮多因脾胃虚损,运化失司,致清气不生,浊气独留,易化湿邪,停留于脏腑、经络管辖之地,固结交阻于经络、血脉之中,使体内气血不畅,痹阻而生。湿邪重着缠绵,伤人致病多深重,易形成湿毒,内舍脏腑,导致病情向危、急、重症转化。

2. 湿是狼疮常见的病理产物之一 狼疮可伤及全身各个器官,使脏腑功能失调,可导致机体产生多种病理产物,进一步影响脏腑功能。"湿"是狼疮常见的病理产物之一。此"湿"是广义的"湿",包含水湿、痰湿等各种"湿"的病理状态。若狼疮患者体内的病理产物"湿"滞留不去,便通过阻滞气血运行、变生或兼夹他邪等方式进一步影响脏腑功能,引起各种新的病理变化。各种病理变化错综复杂并随机体虚实寒热兼夹诸邪,外而侵蚀皮肉筋脉骨,内而浸淫五脏六腑。

(二) 系统性红斑狼疮湿证的性质表现与专业影响

1. 性质表现 狼疮湿证具有重浊、黏滞、趋下、损伤阳气的特点,其临床症状因受累部位的不同而有所不同。

狼疮关节炎湿证的临床表现:肢体关节疼痛,以酸楚、麻木为主,多伴沉重感、僵硬,痛处固定,肢体困重,关节畸形。湿邪重浊黏滞,浸淫筋脉、关节、肌肉,出现屈伸不利、关节重痛、肢体困重;若湿邪深入骨骼,则关节易肿胀变形。

狼疮肾炎湿证的临床表现:颜面、下肢水肿,甚则全身水肿,少尿或无尿,尿多泡沫,或尿浊或尿血。湿聚而为肿,浸淫肌肤则面浮肢肿。水湿内聚,三焦决渎失司,膀胱气化不行,则小便不利、少尿。湿热损及肾络,血不循常道则尿血。湿留久蕴,伤及脾肾,封藏失职,精微下泄,则尿多泡沫、尿浊。

狼疮其他湿证的临床表现:湿浊停于胸胁,则见胸胁胀满、胸痛气憋、喘逆;水湿内停于中,冲逆上犯凌心,则见胸闷心悸、面唇紫暗。湿浊污秽,上蒙清窍,则见头痛、头晕,甚或神昏谵语。

2. 专业影响 对于狼疮,湿可直接或间接影响其发展、转归和预后。

首先,湿通过"直中"或"复感"的形式损伤阳气、扰乱气机,导致脏腑官窍功能失常,从而对狼疮病情产生直接影响。其次,湿可通过"变生"或"兼杂"他邪的形式对狼疮病情产生间接影响。湿邪扰乱气血阴阳平衡,导致机体产生热、痰、瘀等新的病理产物,并与其他病理产物相兼交融,导致病理性质多重化、复杂化,形成错综复杂的病理状态,加重疾病,使疾病迁延不愈,转复尪瘵。

(三)系统性红斑狼疮湿证的中医诊断

1. 轻型
风湿热痹证
主症:关节肿胀,关节疼痛。
次症:四肢肌肉酸痛,周身困重,关节局部皮温升高,发热。
舌脉:舌质红,苔黄腻,脉滑或滑数。
具备1个主症和2个次症,结合舌脉即可诊断。
本证多见于狼疮以关节和肌肉病变为主要表现者。

2. 重型
(1)饮邪凌心证
主症:胸闷,气短,心悸怔忡。
次症:心烦神疲,面晦唇紫,肢端怕凉隐痛,重者喘促不宁,下肢水肿。
舌脉:舌质暗红,苔滑灰腻,脉细数或细涩结代。
具备1个主症和2个次症,结合舌脉即可诊断。
本证多见于狼疮急性活动期出现心血管和呼吸系统损害。
(2)痰热郁肺证
主症:咳嗽,气喘,咳痰色黄或黏稠。
次症:胸闷胸痛,咽干口燥,发热。
舌脉:舌质暗红,苔黄腻,脉滑数。
具备1个主症和2个次症,结合舌脉即可诊断。
本证多见于狼疮合并肺部损害。
(3)脾肾阳虚水泛证
主症:面目四肢水肿,面色㿠白,畏寒肢冷。

次症：腹满纳差,尿浊或尿少或小便清长,腰酸,便溏。

舌脉：舌质淡胖、边有齿痕,苔薄白滑,脉沉细。

具备 1 个主症和 2 个次症,结合舌脉即可诊断。

本证多见于狼疮急性活动期合并肾损害,表现为肾病综合征者。

(4)风痰内动证

主症：眩晕,头痛,肢端发麻,突然昏仆或抽搐吐涎。

次症：目糊,面唇麻木,四肢颤动,记忆力减退。

舌脉：舌质暗,苔白腻,脉弦滑。

具备 1 个主症和 2 个次症,结合舌脉即可诊断。

本证多见于狼疮合并神经系统损害。

（四）系统性红斑狼疮湿证的预防与治疗

1. 预防

(1)饮食调养：狼疮患者应该食饮有节,做到饥饱适宜、寒热适度。对于痰湿体质者,减少高脂高糖食物摄入,食用易消化的食物,以减轻脾胃的负担,减少内湿形成,对病情或有改善作用。

(2)劳逸结合：患者在体力允许的情况下,可以适当锻炼,增强体质。日常生活中应注意及时增减衣服、保暖防湿。工作上,急性活动期患者多卧床休息,慢性期或病情稳定的患者可适当参加工作,注意动静有度,劳逸结合。

(3)环境护养：注意保持室内空气流通,环境清洁干燥,室内应有窗帘。遇到气温骤降或阴雨气候、回南天等,注意防寒保暖;户外活动时做好防晒。

(4)心理调养：狼疮患者应注意保持心情舒畅,学会通过各种方式来缓解压力和不良情绪,从而减轻疾病带来的负面影响,比如进行放松训练、做适量的运动、参加心理辅导等。

2. 治疗

(1)祛风湿法：狼疮患者的临床症状若以关节肌肉疼痛为主,可从湿病考虑;祛风湿是其主要治法,可兼以清热、散寒。风湿之邪侵袭关节,寒热不明显者,治法以祛风除湿为主,常用身痛逐瘀汤、独活寄生汤、黄芪桂枝五物汤等加减治疗。风寒湿痹者,应治以祛风除湿散寒;风湿热痹者,应治以祛风除湿、清热宣痹。

(2)解毒法："毒"邪是狼疮的主要病因之一。湿毒邪气侵袭关节,则有关节酸痛。外感风湿热毒,痹阻关节者,临床上常常以关节肿痛为主要的首发症状。治宜清热解毒、祛风除湿,方用桂枝芍药知母汤、白虎加桂枝汤等加减。

(3)化痰通窍法：以清营滋阴、豁痰开窍为主,常用半夏白术天麻汤、青蒿鳖甲汤、生脉散等治疗。

(4)温阳利水法：以温补脾肾、通阳利水为主,常用金匮肾气丸、四君子汤、五苓散等治疗。

(5)息风化痰法：以息风止痉、化痰祛瘀为主，常用天麻钩藤饮、羚角钩藤汤、镇肝熄风汤等治疗。

(6)养心利水法：以利水逐饮、补益心气为主，常用五苓散、济生肾气丸、炙甘草汤等治疗。

（五）现代研究

现代医学尚未明确狼疮的病因，认为其主要与遗传、环境因素相关，其中环境因素（如紫外线、潮湿环境）、药物等可能在狼疮易感患者的疾病诱发和维持中起到一定作用。有证据显示，居住环境潮湿是狼疮的危险因素。另外，有研究表明，狼疮患者存在脂代谢紊乱的特征。就现代医学角度而言，湿邪容易裹挟他邪共同致病，其中的发病机制与脂代谢紊乱息息相关。例如，"水湿"与机体水液潴留功能紧密相关，而当机体脂代谢紊乱时，水通道蛋白调控失衡，可造成机体水液代谢平衡失调；狼疮常表现为免疫平衡失调，而脂代谢重编程可以重塑免疫细胞，影响其增殖、分化乃至效应功能；狼疮患者血脂水平与炎症指数评分成正比，而"湿邪"与血脂升高紧密相关，是脂代谢紊乱积累至一定程度的表现。因此，狼疮脂代谢紊乱状态可看作湿邪为患的微观表现。

（六）实践举例

患者，女，54岁，2023年12月8日初诊。面部及手掌红斑10个月。患者10个月前出现面部红斑，伴全身水肿，住院治疗考虑为系统性红斑狼疮。患者规范应用激素及免疫抑制剂治疗后，症状缓解。近期症状反复，遂寻求中医治疗。刻下症：手掌红斑，双手指间关节疼痛，胃纳差，眠差，头晕，舌暗，苔白腻，脉沉。

西医诊断：系统性红斑狼疮。

中医诊断：痹病。

中医证型：肝肾亏虚，脾虚湿蕴。

治法：滋阴补肾，健脾祛湿。

处方：百合地黄汤合独活寄生汤加减。生地黄30g，熟地黄30g，鸡血藤30g，牛膝15g，杜仲30g，桑寄生30g，酒萸肉30g，灯盏细辛1袋，新会陈皮10g，川芎15g，天麻15g，石菖蒲15g，桂枝15g，桑枝15g，白芍10g，生姜10g，大枣10g，炙甘草10g，茯苓30g，党参30g，炒薏苡仁30g，山药15g，百合30g。14剂，水煎服，2日1剂。

患者1个月后复诊，自觉双手关节、右肩关节偶疼痛，足底有针刺感。咳嗽咳痰，舌淡，苔白腻，脉沉。方用乌头汤合射干麻黄汤加减。

处方：熟附子5g(先煎)，丹参30g，穿山龙30g，巴戟天10g，黄芪30g，麻黄10g，酒白芍15g，炙甘草15g，生地黄30g，桑枝30g，川芎15g，五指毛桃50g，熟党参30g，蝉蜕15g(包煎)，射干15g，茯苓30g，百合30g，蜜紫菀15g，蜜款冬15g。7剂，水煎服,2 日 1 剂。

患者 1 个月后复诊,疼痛症状基本消失。

三、痛风

(一) 痛风湿证的内涵与成因

痛风(gout)是一种血尿酸水平过高导致尿酸结晶沉积的关节炎性疾病,属于中医"痹病"等范畴。痛风发病的关键"尿酸过多",属于中医"湿浊"邪气之患。中医认为,肾虚水湿分化功能失调,则湿浊排出不利。若再饮酒过多或多食肥甘厚味、房事过多等,使肾气进一步虚损,促使湿浊之邪流于关节、肌肉,导致气血瘀阻而成痹病,是以不通则痛,产生关节红肿疼痛或结节甚至关节畸形(也就是痛风性关节炎)。

痛风湿证的表现与中医机制:根据中医理论,"风寒湿合而为痹"是痹病形成的重要因素。痛风以红肿热痛、结节肿胀为主要临床表现,病位在经脉,乃湿浊毒邪结聚化热、与湿邪合化成痰,导致气血运行不畅,聚于经筋、肌肤腠理而成,常常突然发作红肿剧痛。本病常侵及关节、疼痛剧烈(撕咬般疼痛,痛不可碰),所以有古人称之为"白虎历节"。

中医多认为痛风是在内外因共同作用下形成的。素禀不足、饮食不节或老年体衰致脾失运化是湿浊内生的关键。病位在脾肾二脏,并与肺、三焦相关。湿浊日久,聚而生痰,与血互结,留滞经脉,从而产生湿、热、痰、瘀等病理产物。在高尿酸血症的发生发展过程中,痰湿是重要的病理产物,同时也是关节、肾脏等损害的致病因素,亦是湿热互结、痰瘀互结的病理基础,故痛风属本虚标实之证。多数中医研究者认为,痛风的治疗应该重视对痰湿体质的调理,而且从痰湿论治是治疗痛风的重要手段。

(二) 痛风湿证的性质表现与专业影响

众多中医学家认为,痛风的形成是一个渐进过程。痛风发病初期,各种原因导致脾肾亏虚,加之饮食不节,嗜食肥甘厚味,则脏腑功能失调,痰湿内蕴,而发为高尿酸血症;随着病情发展,复感风寒湿热等外邪,若病邪阻滞于肌肉、肌腱、关节等部位,则引起以多关节红肿热痛及功能障碍为主要表现的急性痛风性关节炎。痛风的发病机制与内外因相关,内因主要在于脾肝肾三脏功能失衡、脏腑亏虚,致使体内痰湿浊瘀邪壅盛;外因在于感受风寒湿热或痰湿浊等邪气,加之机体劳累、饮食不节及情志失调等,合而发病。这也和朱震亨《格致余论·痛风论》所载"痛风者,大率因血受热,已自沸腾,其后或涉冷水,或立湿地,或扇取凉,或卧当风,寒凉外抟,热血得寒,污浊凝涩,所以作痛。夜则痛甚,行于阴也"的观点相一致。

外邪之中,多以风寒湿为主。风寒湿邪侵袭人体,因寒主收引,阻碍经络气血运行,不通则痛,此时为"寒湿痹阻证",表现为畏寒肢冷、疼痛昼轻夜重、得寒痛剧。外邪入体后直达营血,进而影响气血津液输布,使气血不畅,湿浊积于血脉;再者,平素多食肥甘厚腻,或喜辛辣醇酒,碍滞脾胃,致使津液积聚中焦,脾胃功能下降,升清降浊失常,湿浊内生,此时或有肢体困重、形体肥胖、口腻、大便黏滞等症状,为"湿浊内蕴证"。再兼"湿邪"郁久化热,致使痛风性关节炎急性发作,而见关节红肿热痛,或伴发热、烦躁不安、口苦、口臭、大便干结或黏滞不爽等症状,正如《症因脉治》所云"或先伤于湿,湿气久留,郁而成热,则湿热肿作矣",此时为"湿热毒蕴证"。脾为运行水湿的枢纽,若脾胃因各种原因受损,失其运化之职则水湿内停,酿生湿邪,阻滞气机,日久郁而化热,停留于脾胃,以致脾失健运、胃失和降,此时为"脾虚湿热证"。章楠《医门棒喝》提出:"胃为戊土属阳,脾为己土属阴,湿土之气同类相召,故湿热之邪,始虽外受,终归脾胃。"湿邪在体内停聚,壅盛日久,易凝结成痰。"百病皆因痰作祟"。"痰"和"湿"均是由于体内水液不能正常输布,停聚凝结形成的病理产物;两者均为阴邪,发病较缓,常相兼为病。湿聚成痰,痰阻为瘀,痹阻经脉,则为"痰瘀痹阻证"。

(三) 痛风湿证的中医诊断、鉴别诊断

1. 中医诊断

(1)急性发作期:在急性发作期,痛风患者常表现为关节突发红肿、灼热疼痛,活动受限,甚至伴有发热、口渴等症状。

湿热毒蕴证:常见于急性痛风性关节炎期。

主症:关节红肿热痛;关节痛剧;关节疼痛频繁发作。

次症:发热;烦躁不安;口苦、口臭;大便黏滞不爽或臭秽。

舌脉:舌质红,苔黄腻或黄厚,脉弦滑或滑数。

具备主症2条,或主症1条、次症2条,结合舌脉可诊断。

(2)缓解期:进入缓解期后,痛风患者的关节红肿热痛症状逐渐减轻,但仍可能伴有轻度疼痛、关节僵硬等不适感。

1)湿浊内蕴证

常见于高尿酸血症期和痛风间歇期。

主症:肢体困重;形体肥胖。

次症:嗜食肥甘;口腻不渴;大便黏滞。

舌脉:舌淡胖,或有齿痕,苔白腻,脉滑。

具备主症2条,或主症1条、次症2条,结合舌脉可诊断。

2)寒湿痹阻证

主症:关节冷痛,得寒痛剧,得热痛减;关节拘急。

次症:畏寒肢冷;喜温;口淡不渴。

舌脉:舌质淡,苔白或腻,脉弦或紧。

具备主症2条,或主症1条、次症2条,结合舌脉可诊断。

（3）慢性期：慢性期痛风患者关节疼痛反复发作，关节变形、僵硬，活动严重受限。

1）痰瘀痹阻证：常见于慢性痛风性关节炎期。

主症：关节肿痛，反复发作；局部硬结或皮色暗红。

次症：关节刺痛；关节屈伸不利；关节畸形。

舌脉：舌质紫暗，苔白腻，脉弦或弦滑。

具备主症 2 条，或主症 1 条、次症 2 条，结合舌脉可诊断。

2）脾虚湿热证：常见于慢性痛风性关节炎期。

主症：关节肿痛缠绵难愈；身重烦热。

次症：局部硬结；脘腹胀满；大便黏滞或溏稀。

舌脉：舌淡胖，或有齿痕，舌苔白腻或黄腻，脉细滑。

具备主症 2 条，或主症 1 条、次症 2 条，结合舌脉可诊断。

3）脾肾亏虚证：常见于痛风性肾病期及慢性痛风性关节炎期。

主症：关节疼痛反复发作；关节屈伸不利、僵硬或畸形。

次症：神疲乏力；腰膝酸软；肢体困重；周身水肿。

舌脉：舌淡苔白，脉沉缓或沉细。

具备主症 2 条，或主症 1 条、次症 2 条，结合舌脉可诊断。

2. 鉴别诊断

（1）本病应与历节相鉴别：历节的主要症状是四肢小关节疼痛，还会伴有肿胀、酸胀、麻木等，发作时会出现红肿、热痛等。结合病史、症状，可与之鉴别。

（2）本病当与痿病相鉴别：本病主要表现为关节肿痛；痿病主要表现为四肢无力，没有疼痛。本病是因疼痛而影响行动；痿病是因肌肉无力而影响活动。痿病在发病初期，就会出现肌肉萎缩的情况。本病是因疼痛或关节僵硬而不能活动，日久不治便出现肌萎缩的情况。

（四）痛风湿证的预防与治疗

1. 预防　中医认为，痰湿的化生与先天禀赋、居住环境、气候条件、生活习惯及水土差异等密切相关。过食肥甘厚腻，损伤脾胃，易致脾失运化，痰湿内生。因此，痛风预防的重点在于调理痰湿体质，而不同年龄、不同地域、不同生活习惯的患者应有针对性地避免危险因素的形成。

保持平稳的心情，顺应四时更替，以防风寒之邪侵袭身体，从而避免关节受损。同时，适度运动，如打太极拳、慢跑、散步、练气功等，有助于防止过度肥胖，增强体质。在药物治疗方面，正确且合理地应用中药，可以有效控制痛风的急性发作，减轻红肿疼痛，并预防肾或关节受损。

2. 治疗　痛风的中医治疗可分 3 个阶段，每个治疗阶段都各具特点。

根据中医理论，痛风的治疗应强调个体化，主要采用清热利湿、活血化瘀及健脾和胃等法。下面将针对不同阶段的痛风，介绍相应的中药方剂。

（1）急性发作期

中医观点：诊断为"风湿热痹"或"湿热痹"；病机在于湿热蕴结，痹阻经络，气血不畅。

治疗策略：清热利湿，活血化瘀。采用黄连、黄柏、泽泻等中药清热解毒、利湿退黄。同时，用针灸、拔罐等外治法疏通经络，缓解疼痛。

这一阶段的治疗重点是清热利湿、活血化瘀。

推荐以下中药方剂：

四妙丸加减：此方的核心成分包括黄柏、苍术、牛膝和薏苡仁。根据病情，可以灵活加减其他药物，以强化清热利湿和舒筋止痛的效果。

当归拈痛汤：此方由当归、白术、苍术和黄芩等组成。其独特之处在于能够清热解毒、利湿退黄，尤其适用于那些因湿热蕴结而导致症状加重的患者。

（2）病情缓解期

中医观点：此阶段为"痹病"缓解期，正气渐复，邪气退却，但余邪未尽。

治疗策略：健脾和胃，调补气血。使用白术、茯苓、黄芪等中药健脾化湿、益气养血。同时，鼓励患者进行适度功能锻炼，以助关节功能恢复。

这一阶段的治疗核心是健脾和胃、调补气血，以促进身体的全面恢复。

推荐以下中药方剂：

独活寄生汤：此方包含独活、桑寄生、秦艽等，具有祛风除湿、舒筋活络的功效，特别适用于痹病缓解期的患者，有助于缓解轻度疼痛和关节僵硬。

五苓散加减：此方由猪苓、茯苓、白术等组成，能够健脾化湿、益气养血。在缓解期，患者的体力恢复至关重要，而五苓散加减在这方面具有显著的促进作用。

（3）慢性期

中医观点：久病入络，痰瘀互结，痹阻经络。

治疗策略：活血化瘀，祛痰通络。采用桃仁、红花、川芎等中药活血化瘀、祛痰通络。结合针灸、推拿等外治法，改善关节功能，减轻疼痛。

这一阶段的治疗重点是活血化瘀、祛痰通络，旨在改善患者的长期症状和生活质量。

推荐以下中药方剂：

血府逐瘀汤：此方以桃仁、红花、赤芍等为主要成分，具有活血化瘀、通络止痛的作用。它特别适用于那些因瘀血阻络而导致疼痛加重的患者。

桂枝茯苓丸加减：此方由桂枝、茯苓、牡丹皮等组成，能够温阳化饮、祛痰通络。对于慢性期因痰瘀互结导致关节僵硬和活动受限的患者，桂枝茯苓丸加减具有较好的治疗效果。

每位痛风患者的病情和体质都是独特的，因此在选择治疗方案时，应根据其具体情况进行个体化调整。这包括但不限于方剂的选择、剂量的调整以及治疗时长的确定。为了确保最佳的治疗效果，强烈建议在中医师的专业指导下进行这些调整。

除了药物治疗外,患者还应重视生活方式的调整,如饮食优化、适量运动等,这些都能为康复提供有力支持。通过结合中医治疗和健康的生活方式,可以更有效地促进痛风患者的康复,并提高其生活质量。

(五) 现代研究

大量临床证据表明,外界环境变化可能会诱导血尿酸水平升高,甚至增加痛风性关节炎的风险。有研究指出,高温高湿环境可导致高尿酸血症的患病风险增加,并在进一步研究中发现重吸收型尿酸转运蛋白 URAT1 表达增加、排泄型尿酸转运蛋白 ABCG2 表达下降可能是高温高湿环境引起血尿酸水平上升的重要机制之一;实验表明,在高温高湿环境下,极有可能导致 ABCG2 功能障碍,减少肾小管对尿酸的排泄,促进高尿酸血症的发生发展。已有研究证实,ABCG2 异常会引起血尿酸水平升高,进而诱发高尿酸血症及痛风,从而引起肾小球滤过减少。

(六) 实践举例

徐某,男,31 岁,以"痛风急性发作"为主诉于 2023 年 11 月 10 日至我院门诊就诊。患者自述有痛风病史,未系统诊治,现痛风右膝关节急性发作。自述于 2023 年 11 月 9 日在外院查验尿酸为 534μmol/L。既往于外院行膝关节积液抽吸术。舌暗,苔白,脉沉滑。

西医诊断:痛风性关节炎。

中医诊断:痹病。

中医证型:脾虚湿阻。

治法:健脾祛湿。

处方:

西药:非布司他(20mg,每日 1 次,口服)、依托考昔(60mg,每日 1 次,口服)、正清风痛宁缓释片(60mg,每日 2 次,口服)。

中药:豨莶草 30g,车前草 30g,玉米须 50g,黄芪 30g,熟党参 30g,丹参 30g,新会陈皮 10g,灯盏细辛 1 袋,土茯苓 30g,酒萸肉 30g,百合 30g,生地黄 30g。7 剂,水煎服。

患者服药后于 2023 年 12 月 1 日复诊,自述时有关节疼痛,舌暗,苔薄白,脉沉滑;症状较前减轻。处方:

西药:非布司他(40mg,每日 1 次,口服)、依托考昔(60mg,每日 1 次,口服)、正清风痛宁缓释片(120mg,每日 2 次,口服)。

中药:黄精 15g,五味子 10g,泽泻 10g,牡丹皮 15g,茯神 30g,豨莶草 30g,煅瓦楞子 30g(先煎),五指毛桃 50g,炒山楂 30g,黄连 5g,巴戟天 20g,炒薏苡仁 30g,砂仁 10g(后下),太子参 30g,玉米须 50g,丹参 30g,新会陈皮 10g,灯盏细辛 1 袋,酒萸肉

30g,山药30g。14剂,水煎服。

　　患者服药后复查肝功能、肾功能、血脂、血常规、尿常规,查验痛风性关节炎改善情况。结果显示尿酸300μmol/L,血沉、血常规、尿常规无异常。中西医结合诊治后,患者尿酸水平明显好转,遂嘱患者继续规律用药,定期复诊。

（黄闰月　陈秀敏）

参考文献

1. 祁建华, 张会择, 杨斐, 等. 基于《黄帝内经》中 "气象医学观" 探讨类风湿性关节炎的发病规律 [J]. 中医临床研究, 2020, 12 (19): 51-53.

2. 张逢, 戴宗顺, 林也, 等. "风寒湿" 外邪影响 Th17/Treg 失衡促进类风湿关节炎病证发生的分子机制研究 [J]. 湖南中医药大学学报, 2021, 41 (11): 1657-1662.

3. 汪珊, 姚寿林, 阮圣霆, 等. 类风湿关节炎患者血清激活素 A、鸢尾素水平与疾病活动度、骨密度和骨骼肌质量的相关性研究 [J]. 疑难病杂志, 2022, 21 (1): 50-54.

4. 蔡静, 徐胜前, 童辉, 等. 肌少症与类风湿关节炎患者病情间的相关性研究 [J]. 安徽医科大学学报, 2018, 53 (9): 1417-1421.

5. Ngeuleu A, Allali F, Medrare L, et al. Sarcopenia in rheumatoid arthritis: prevalence, influence of disease activity and associated factors [J]. Rheumatol Int, 2017, 37 (6): 1015-1020.

6. 宋雨萱, 王佳丽, 郑智礼, 等. 模拟外湿环境探讨外湿对正常及类风湿关节炎大鼠线粒体自噬的影响 [J]. 现代生物医学进展, 2023, 23 (3): 417-422, 493.

7. Tsokos GC, Lo MS, Costa Reis P, et al. New insights into the immunopathogenesis of systemic lupus erythematosus [J]. Nat Rev Rheumatol, 2016, 12 (12): 716-730.

8. 叶冬青, 李向培, 郑惠玲, 等. 合肥市系统性红斑狼疮危险因素的研究 [J]. 中国公共卫生, 1997, 13 (6): 338-339.

9. Ferreira HB, Melo T, Guerra IMS, et al. Whole blood and plasma-based lipid profiling reveals distinctive metabolic changes in systemic lupus erythematosus and systemic sclerosis [J]. J Proteome Res, 2023, 22 (9): 2995-3008.

10. 吴爱君, 程冉, 曾艳秋, 等. 基于脂质肾毒性学说探析慢性肾脏病 "湿邪内蕴" 的现代生物学机制及 "从湿论治" 的潜在靶点 [J]. 中国中医基础医学杂志, 2024, 30 (2): 269-274.

11. 陆智昇, 徐鹏, 胡天祥, 等. 从水通道蛋白角度探讨活血利水法治疗急性肾损伤的内在机制 [J]. 中医杂志, 2022, 63 (5): 430-434.

12. 白晓苏, 黎智森. 高表达水通道蛋白 7 的脂肪细胞的脂代谢的研究 [J]. 糖尿病新世界, 2018, 21 (2): 25-26.

13. Guiducci C, Gong M, Xu Z, et al. TLR recognition of self nucleic acids hampers glucocorticoid activity in lupus [J]. Nature, 2010, 465 (7300): 937-941.

14. 王可, 王芳, 余红秀. 免疫细胞的代谢重编程及其对免疫功能的影响 [J]. 现代免疫学, 2017, 37 (2): 146-151.

15. Berod L, Friedrich C, Nandan A, et al. De novo fatty acid synthesis controls the fate between regulatory T and T helper 17 cells [J]. Nat Med, 2014, 20 (11): 1327-1333.

16. Pocovi-Gerardino G, Correa-Rodríguez M, Callejas-Rubio JL, et al. Dietary inflammatory index score and

cardiovascular disease risk markers in women with systemic lupus erythematosus [J]. J Acad Nutr Diet, 2020, 120 (2): 280-287.

17. 柏帆, 唐露霖, 尚文斌. 高脂血症的中医分类治疗探讨 [J]. 中医药学报, 2022, 50 (2): 10-13.

18. 程雅欣. 高温高湿环境建立新型高尿酸血症大鼠模型及机制初探 [D]. 广州: 广州中医药大学, 2023.

19. Ohashi Y, Kuriyama S, Nakano T, et al. Urate transporter ABCG2 function and asymptomatic hyperuricemia: a retrospective cohort study of CKD progression [J]. Am J Kidney Dis, 2022, 81 (2): 134-144.

20. Toyoda Y, Mančíková A, Krylov V, et al. Functional characterization of clinically-relevant rare variants in ABCG2 identified in a gout and hyperuricemia cohort [J]. Cells, 2019, 8 (4): 363.

第十五章

心系统疾病的湿证认识与应用

第一节 总 论

心为君主之官,为阳中之阳,起着主宰人体生命活动的作用,因此在五脏六腑中居首。生理方面,心主身之血脉,心气、心阳推动和温煦血液在脉中运行,灌注全身,发挥营养和滋润的作用。心、脉、血共同组成一个循环全身的系统,而心起到主导作用。

心脏的病理表现主要是血运滞涩。血在脉中运行通畅的条件有三:脉管通畅;血液充盈;心(阳)气充沛。临床上常见的心脏血脉疾病的病机主要是脉管不通、心(阳)气亏虚。

"湿"在心系疾病的发生、发展中起到重要作用,其致病多以内湿为主,或基于地域特点内外湿相加为患。如广东、广西、海南等岭南地区,其显著的气候特点是常年气温高、降水多,造成环境潮湿,易致湿邪为患;因暑天较长、天气炎热,久居此地,为消暑解渴常过食生冷,损伤脾胃,致脾失健运,湿从内生。湿邪入络,久羁难除,气机被遏,引起心脏行血功能受损则血行迟滞,湿聚为痰,血滞为瘀,痰瘀裹挟,损伤血络,从而产生血管损伤、狭窄等功能性或器质性病变。

"虚←→痰湿←→瘀"是贯穿心脏血脉疾病尤其是冠心病的核心病机。现代研究显示,"痰湿"通过血脂代谢异常、炎症反应、免疫失衡等多种途径参与冠心病的发生发展。心衰则是心阳气亏虚,累及他脏(肺、肾、脾),内生"湿邪",聚而为痰,留而为饮,积而成水,进一步损伤阳气而成(体现着心衰"虚←→湿、瘀←→湿"相互影响、相互促进的病理变化关系)。

心系统疾病湿证在诊断辨证方面,既有湿证的共性特点,又有疾病的自身特点。如胸痹痰湿证这一诊断,既有"肢体困重,体胖,舌体胖大、边有齿痕,苔腻或水滑,脉滑"等湿证的共性特征,又有"心胸窒闷痞满、气短"等胸痹的特征性症状、体征。心衰的湿证表现形式多样,湿、痰、水、饮均可出现,症见悬饮、咳嗽、咳痰、肢肿、尿少、苔腻等。对于心系统疾病湿证辨证的微观指标,近年来从代谢组学、蛋白质组学、肠道菌群组学等方面进行了探索性研究。我们基于蛋白质组学对冠心病"痰湿证"生物标志物进行筛选,结果显示血小板反应蛋白 1(THBS1)、胆绿素还原酶 B(BLVRB)可能作为痰湿证证候诊断的特征性生物标志物。

在心系统疾病的预防上，可以基于中医体质进行防治。有研究表明，痰湿质人群的血压、尿酸、血糖、甘油三酯、低密度脂蛋白胆固醇水平及超重/肥胖发生率显著高于气虚质和平和质人群，高密度脂蛋白胆固醇水平低于气虚质和平和质人群；提示痰湿质合并多种心血管危险因素，是容易发生心血管疾病的体质类型。所以，心系统疾病的预防应注意祛湿化痰法的应用，通过改善和纠正"痰湿"这一致病因子，达到预防疾病发生发展的目的。

在心系统疾病的治疗方面，要标本兼顾，因其湿为内生之邪，既要治"湿"之标，又要针对湿产生的原因治其本。如胸痹痰湿证，治疗时不仅要祛痰除湿治标，还需要益气健脾去除生痰之源。而心衰湿证，则要益气温阳、祛湿化痰、利水逐饮。需要注意的是，津血同源，血不利则为水，湿瘀互生，故在治湿的同时也要注意治瘀，如此可取得更好的疗效。

第二节　分　　论

一、心力衰竭

心力衰竭（heart failure，HF）是由心肌结构和/或功能异常引起的临床综合征，并且有脑钠肽水平升高与肺循环或体循环淤血的检查异常，以不同程度的呼吸困难、水肿、疲乏、食欲不振等为主要临床表现。按发病的缓急可分为急性和慢性。

根据心力衰竭的临床表现，可将其归属于中医古籍所载"心痹""心水""心咳"等范畴，现代则对应"心衰（心水病）"。《素问·逆调论》所载"夫不得卧，卧则喘者，是水气之客也"和《金匮要略直解》所载"《上经》曰：水在心，心下坚筑、短气，是以身重少气也"，与左心衰竭的症状相似。《金匮要略·水气病脉证并治》中首次出现"心水"病名，指出"心水者，其身重而少气，不得卧，烦而躁，其人阴肿"。"心水"在唐代孙思邈《备急千金要方》中也有记载："心水者，其人身体肿一作重而少气不得卧，烦而躁，其阴大肿。"宋代《三因极一病证方论·水肿证治脉例》中同样对心水作了解释："短气，不得卧，为心水。"这些将心水作为疾病的论述与现代心衰的概念相似。

心衰病情复杂、临床表现不一，轻者表现为气短、不耐劳作，重者静息平卧即喘息、心悸，坐起方缓解，或有咳吐痰涎、尿少、肢体水肿，甚至出现厥脱危象（汗出肢冷、表情淡漠或烦躁不安）。

（一）心力衰竭湿证的内涵与成因

心衰的病机可概括为本虚标实，即以心之阳气（或兼心阴）亏虚为本，日久可及肾、脾,而以水饮痰湿、瘀血为标。辨证不外乎湿、瘀、虚。其中,"湿"贯穿于心衰发生、发展的全过程,是心衰辨治中的重要环节与要素。

"湿""痰""水""饮"均为阴邪,名虽异而来源"一",即均源于"湿"。四者在心衰中相互并存、相互转化,湿浊聚而为痰,留而为饮,积而成水。故在心衰患者中,尤其是病情加重时,常见下肢水肿、频发咳嗽、咳痰量多(白稀为主)、悬饮(胸腔积液)、鼓胀(腹水)、苔腻水滑,此均为"湿邪"泛滥之征。水湿痰饮易于阻滞脏腑气机,致其升降出入失常;水饮凌心射肺,则见气喘、不能平卧;湿邪困阻中焦,脾胃运化不能,则见纳差、恶心,甚则呕吐。

水湿痰饮为有形的病理产物,一旦形成常阻碍气血运行,日久气不行血可致瘀血形成,故多夹瘀为病,湿(痰)瘀互结,甚至生成癥瘕。"血不利则为水",瘀血可进一步加重痰湿。故心衰患者可见唇舌紫暗、舌底脉络粗大迂曲、癥瘕(肝淤血、肝大)之象。

"湿"有内邪、外邪之分,而心衰之"湿"为患当为内生。心衰为本虚标实之证,乃心(脾、肾)阳气虚衰,水湿失于温化而成;湿为阴邪,湿胜则损伤阳气,日久身之阳气更虚。且心为君主之官、肾为先天之本,心、肾病损,有时非药石所能补也,导致心衰病情反复发作,缠绵难愈,治疗困难。

(二) 心力衰竭湿证的性质表现与影响

在心衰的不同阶段,湿证表现形式各有差异,在急性期以水(湿)饮为主,而在慢性稳定期则以痰湿多见。

1. 急性期

(1)阳虚水泛

表现:面浮肢肿,少尿,或有喘息、心悸,颈部青筋显露,神疲乏力,畏寒肢冷,面唇青紫,或腹部胀满有水,纳差,舌苔白滑,舌体胖大,或有瘀点、瘀斑,脉沉细或结、代、促。

分析:多见于以右心衰竭为主的患者,可合并左心衰竭。因心肾阳气衰微,气不化水,水湿泛滥,则面浮肢肿。水饮上迫心肺,故喘息、心悸。脾阳虚衰,水湿困脾,健运失司,则腹部胀满、纳差。寒水内盛,故怕冷、尿少。阳虚血瘀,则面唇青紫、舌有瘀象。

(2)水饮凌心射肺

表现:起病急剧,喘息急促,不得卧,喜端坐位,心悸,咳痰清稀或咳粉红色泡沫痰,或喉中哮鸣有声,脉数或促。

分析:多见于急性左心衰竭发作。阳气虚弱,水饮内生,上逆凌心射肺,故见喘促、心悸、咳痰。

(3)饮停胸胁

表现:咳逆气喘,不能平卧,或偏卧于停饮一侧,胸胁胀痛,病侧肋间饱满,甚则胸廓膨隆,舌苔白,脉沉弦。

分析:多见于右心衰竭出现胸腔积液的患者,一般双侧均有,或以右侧为主。因水饮已成,气机升降逆乱,故喘息明显。湿饮上迫肺气,则咳逆不能平卧。饮在胸胁,故肋间饱满,甚或胸廓膨隆。舌苔白,脉沉弦,均为水结于里之候。

2. 缓解期

(1)气虚水停

表现:活动气短或喘息,易疲乏,双下肢水肿,小便偏少,可伴心悸,舌淡暗,苔白腻或水滑,脉沉细或结、代。

分析:多由急性期阳虚水泛证迁延而来,或心衰病久,病情反复而成。心病日久,心气不足,致脾肾亏虚,无力气化水液,水湿内停,水性趋下,泛溢肌肤,症见小便偏少、双下肢水肿、苔腻或水滑。气短、喘息、疲乏,脉沉细或结、代,均为气虚之征。气虚血行不畅,且水饮阻碍气血运行,故多见舌暗瘀血征象。

(2)痰湿阻肺

表现:咳嗽频发,咳吐白稀痰,动则气喘,每易外感加重,乏力疲倦,舌苔白腻或水滑,脉滑。

分析:多见于以左心衰竭为主的患者,迁延不愈;影像学检查可见肺淤血,或合并肺部感染。因心衰者阳气虚衰,津液不归正化,痰湿内生,上停于肺,影响肺之宣发、肃降,致咳嗽、咳痰久治不愈。且心衰日久,脏腑之气渐衰,肺气虚则卫外失固,易于外感,加重咳嗽、咳痰等肺部症状。

(3)痰湿困脾

表现:动则气短,心悸,食欲不振,胃纳差,腹部胀满,恶心,嗳气频作,便溏,神疲乏力,舌淡暗,苔白腻,脉滑。

分析:多见于以右心衰竭为主的患者,久治不愈,持续胃肠淤血、肝淤血,甚至出现心源性肝硬化。心阳虚衰,累及脾阳,受纳运化失常,健运失全,水湿内生,反则困脾,而见诸症。

(三)心力衰竭湿证的中医诊断

根据《慢性心力衰竭中医诊疗指南(2022 年)》,如有咳嗽 / 咳痰、胸满 / 腹胀、面浮 / 肢肿、小便不利中任意 1 项,同时具有舌苔润滑或腻、脉滑的表现,可辨证为兼痰饮。

根据 2023 年发布的普适性《湿证诊断标准》(T/CACM 1454—2023),可进行心力衰竭稳定期湿证证候诊断。

现代医学检查中,出现肺部听诊湿啰音、颈静脉充盈、肝颈静脉回流征阳性或胸腔积液、腹水,有助于心力衰竭湿证的诊断。

(四)心力衰竭湿证的预防与治疗

1. 预防

(1)中西医结合,积极治疗原有心系统疾病。

(2)低盐富钾、清淡饮食:因为高盐饮食会引起体内津液运化失常,水湿滞留,所以没有低钠血症的患者每天限盐 5g。对于肾功能相对正常的心衰患者,建议富钾饮食,减少心律失常的发生。饮食要清淡,忌膏粱厚味、暴饮暴食。

(3)适当锻炼身体,但不能过劳,因"劳则气耗"。提倡坚持习练气功、太极拳、八段锦等,不但能促进气血周流,增强抗病能力,而且能促进心脏康复,提高心力储备,起到"治本"作用。重度心衰患者则应严格限制下床活动,卧床体位以半卧位为宜,可以行坐式八段锦锻炼。

(4)去除诱发因素:精神焦虑或紧张、作息安排不当、过度体力劳动、未能充分有效地休息等均会加重心脏负担,使心衰难以缓解。因此,需要教育患者正确认识疾病,使自己的精神情绪松弛下来,合理作息起居,适当运动。

(5)加强血压、心率、体重和肢肿的自我监测与管理,如血压、心率明显异常,或体重持续增加、出现水肿时,应及时就诊处理,防患于未然。

(6)防治外感,避免心衰急性加重:呼吸道感染是心衰最常见、最重要的诱因。心衰患者肺气虚、卫外不固、抵抗力差,每易招致外邪而发作。临证可以从调理脾胃、"培土生金"着手,增强肺主皮毛、卫外为固的作用,从而抵御外邪入侵,消除心衰发作的诱因,起到"未病先防"的作用。可以长期口服玉屏风散,或炖服由人参、西洋参、党参、黄芪、白术、茯苓、莲子、山药、冬虫夏草、地黄、黄精、麦门冬、沙参等配伍组成的具有益气健脾作用的食疗方。

2. 中药治疗

(1)急性期:心衰急性期湿证表现以水饮为主,当急则治其标,兼以治本,以"开鬼门""洁净府"与"去宛陈莝"治水饮,温阳益气兼培本。

阳虚水泛:治以温阳益气、利水活血,可选用真武汤为主方,配合消水圣愈汤。合并胁下痞块(肝淤血)、心下痞满,可佐以桃红四物汤。

水饮凌心射肺:治以温阳利水、宣肺平喘,可选用真武汤合五苓散、越婢汤。如肺热,越婢汤改为麻杏甘石汤。

饮停胸胁:治以利水泻肺逐饮,可选用《医醇賸义》椒目瓜蒌汤、葶苈大枣泻肺汤。心衰单纯饮停胸胁者少见,临证仍需全面辨治兼顾。

(2)稳定期:心衰稳定期湿证表现以痰湿为主,然治疗当标本兼顾,既要化痰祛湿治其标,更要益气扶正治其本。

气虚水停:治以益气利水活血,可选用五苓散合补阳还五汤加减。如利水伤阴兼有阴虚,可加用生脉散。

痰湿阻肺:治以化痰祛湿、益气扶正,可选用二陈汤、三子养亲汤,可合用补阳还五汤益气活血治其本。痰热者,可选用清气化痰丸、《千金》苇茎汤。

痰湿困脾:治以化痰祛湿、益气健脾,可选用香砂六君子汤或《医宗金鉴》开胃进食汤。

3. 中成药选用

芪苈强心胶囊:功用益气温阳,活血通络,利水消肿。用于冠心病、高血压所致轻、中度充血性心力衰竭,中医辨证属阳气虚乏、络瘀水停者。

参附强心丸:功用益气助阳,强心利水。用于慢性心力衰竭引起的心悸、气短、胸闷喘促、面肢水肿等症,属于心肾阳衰者。

五苓胶囊:功用温阳化气,利湿行水。用于阳不化气、水湿内停所致的水肿。

补益强心片:功用益气养阴,活血利水。用于冠心病、高血压性心脏病所致慢性充血性心力衰竭(心功能分级Ⅱ~Ⅲ级),中医辨证属气阴两虚兼血瘀水停者。

上述 4 种中成药为目前业已上市,且具有利水祛湿作用的治疗心衰的中成药,可辨证选用。

(五) 现代研究

我们以外泌体为切入点,结合高通量蛋白质组学技术,筛选心衰痰(湿)瘀共患证特异性标志物,探讨慢性心力衰竭"因湿致痰、痰瘀共患"的科学内涵。

1. 数据独立采集(DIA)蛋白质组学初筛

(1)以 $FC>1.2$ 及 $P<0.05$ 为筛选标准,心衰痰瘀证(HF-TY)组、心衰痰证(HF-T)组、心衰瘀证(HF-Y)组及心衰非痰瘀(HF)组与健康对照(con)组比较,分别筛选出 84 个、97 个、91 个和 77 个差异蛋白;HF-TY 组与 HF-T 组、HF-Y 组及 HF 组比较,分别筛选出 29 个、31 个、68 个差异蛋白。

(2)对差异蛋白进行聚类热图分析,结果显示每组的差异蛋白都有清晰的聚类,HF-TY 组、HF-T 组、HF-Y 组及 HF 组与 con 组有清晰的分离,HF-TY 组与 HF-T 组、HF-Y 组及 HF 组也有清晰的分离。

(3)对 HF-TY 组、HF 组和 con 组进行主成分分析(PCA),结果显示 3 组之间有明显的区分。

2. 靶向蛋白质组学(PRM)验证　以 $FC>1.2$ 或 $FC<0.67$ 及 $P<0.05$ 为筛选标准,PRM 验证共验证出 10 个差异蛋白,其中 6 个差异蛋白(JCHAIN、IGHM、KLKB1、IGFBP4、B2M、DAG1)在非痰瘀组与健康人群比较中没有显著差异,并且变化趋势与 DIA 结果一致。ROC 结果及与临床指标相关性分析结果显示,IGFBP4、B2M、DAG1 可以作为心衰痰瘀证的特征性生物标志物。

二、冠心病

冠心病(coronary heart disease,CHD)是因冠状动脉粥样硬化,使血管狭窄或阻塞或发生功能性改变(痉挛)而致供血不足,心肌缺氧或坏死而引起的心肌功能障碍或器质性病变的一类心血管疾病,常以心前区疼痛为主要临床表现。

在中医学理论中,冠心病根据证候表现等可归属于"胸痹""心痛""真心痛""脉痹"等病证门类之中,其别称有胸痹心痛、真心痛、心痛、积心痛、血心痛、卒心痛、心胃痛、心疝、心中寒、既心痛等,而心痛又分为肺心痛、脾心痛、肝心痛、肾心痛,现代中医学则将其统称为"胸痹心痛"。

中医学中早就有胸痹心痛的记载。长沙马王堆汉墓出土的《足臂十一脉灸经》中就有"心痛"的记载。《黄帝内经》中多篇涉及心痛、胸痹,如《灵枢·本脏》所载"肺小则少饮,不病喘喝;肺大则多饮,善病胸痹"。这里的"痹"即指痰饮水湿闭阻于胸的一种疾病。设专篇较为详细地论述胸痹心痛者,以汉代医圣张仲景所著《金匮要略》为先。如《金匮要略·胸痹心痛短气病脉证治》所载"阳微阴弦,即胸痹而痛,所以然者,责其极虚也。今阳虚知在上焦,所以胸痹心痛者,以其阴弦故也",指出胸痹的病因病机为胸阳不振、气血闭阻胸脉,而心痛表明该病病位在心,症状为痛。巢元方对心痹、心痛和胸痹进行了明确区分:心痛分心之正经所伤之真心痛和心之别络为风邪冷热所乘之久心痛;心痹缘于思虑烦多致心虚而邪乘,也与饮食不节相关;对胸痹的论述更为详细,如《诸病源候论》载有"寒气客于五脏六腑,因虚而发,上冲胸间,则胸痹。胸痹之候,胸中愊愊如满,噎塞不利,习习如痒,喉里涩,唾燥。甚者,心里强痞急痛,肌肉苦痹,绞急如刺,不得俯仰,胸前皮皆痛,手不能犯,胸满短气,咳唾引痛,烦闷,自汗出,或彻背膂。其脉浮而微者是也。不治,数日杀人",明确指出胸痹的发病多由正气虚弱、寒邪侵犯、气血逆乱上冲心胸所致,表现为胸闷、喉中干涩、心疼痛如绞、气短、咳嗽时疼痛加剧、烦躁、汗出,脉浮微。

总而言之,胸痹心痛的病机为内有正虚,胸阳不振,而致气血运行障碍,甚至血络损伤等器质性病变。

(一)冠心病湿证的内涵与成因

根据成因,湿主要分为内湿与外湿。从时空角度来看,外湿具有季节性和地域性。湿为长夏主气。在我国南方地区,夏秋之交,炎热而又多雨,空气湿度很大,若久居此地,易伤人阳气,尤其脾阳,继而影响运化功能,临床可见食欲不振、脘腹胀满等。除此以外,夜宿急行、露雾浸渍、涉水游泳、淋雨湿衣粘身等,也易导致湿邪外感。《温病条辨》认为胸痹缘于"肺水克心",实际上点明了外湿与胸痹的关系。《温病条辨·下焦篇·寒湿》记载:"上焦与肺合者,肺主太阴湿土之气,肺病湿则气不得化,有霜雾之象,向之火制金者,今反水克火矣,故肺病而心亦病也。"即心系病是由主太阴湿土之气的肺,受寒湿困阻,湿克心火引起。此处寒湿为寒水与湿土之气,可参后文提到的"观《素问》'寒水司天之年则曰阳气不令,湿土司天之年则曰阳光不治'自知,故上焦一以开肺气、救心阳为治"。寒水和湿土都是《素问·六元正纪大论》所言来自外界的"客气"(气候变化)。陈言提出7种外感心痛,其中足太阴心痛为感受湿邪所致。《素问·至真要大论》所载"岁太阴在泉……民病饮积心痛",即为湿邪中于经脉,使经脉流通不畅,气血瘀滞,郁结于中焦,正气抗邪而产生的心痛。

至于胸痹心痛之内湿,病因病机乃是围绕"心-脾-脉"脏腑体系展开。脾乃仓廪之官,是将水谷转化成精微物质并输送其营养全身的重要脏器,与全身代谢息息相关。《黄帝内经》所载"饮入于胃,游溢精气,上输于脾。脾气散精,上归于肺,通调水道,下输膀胱。水精四布,五经并行,合于四时五脏阴阳,揆度以为常也",指出饮食入胃后,由脾运化输布,一则化水谷为精微以养全身,二则使水湿代谢有节,内滋脏腑,外润腠理。然而,饮食自倍,肠胃乃伤。若常年嗜食肥甘,使脾长期处于超负荷状态(代偿),久之伤脾,则脾虚不能运化水湿(失代偿),致水谷精微输布失常,湿邪内生,久聚不化,而化生痰湿膏浊,积聚体内,发为肥胖。湿为阴邪,易伤脾阳,碍脾运化。湿盛则脾困,致运化失职则更生湿浊,形成恶性循环,故又有"湿气通于脾"的说法。湿属阴邪,阻于脉络则气为之滞、血为之瘀,日久化生湿浊,盘踞胸中,使胸阳不得展布,则成胸痹。《症因脉治》云:"或过饮辛热,伤其上焦,则血积于内,而闷闭胸痛矣。"《寿世保元》云:"酒性大热有毒,大能助火……酒性喜升,气必随之,痰郁于上,溺涩于下。肺受贼邪,不生肾水,水不能制心火,诸病生焉……或心脾痛。"均述及饮酒过度可生痰生热,致胸痹心痛。

或年岁渐长,肾阳虚衰,继而脾气虚衰,失其运化,不能升清降浊,蕴生痰湿,阳虚失于温化,气虚失于通利,水湿潴留,或心气虚不能推动血运,或湿阻血脉,以致不通则痛。

(二)冠心病湿证的性质表现与影响

冠心病的发病机制涉及血脂异常、炎症反应、血小板聚集、内皮损伤、循环障碍等相互联系的病理阶段,其中血管内膜下低密度脂蛋白的沉积与修饰是关键驱动因素。湿邪入络,恰合脂蛋白在血管内膜下的沉积。湿邪初起只是引起心脏行血功能受损,而湿聚为痰,血滞为瘀,痰瘀裹挟,则会损伤血络,导致血管损伤、狭窄等病变。

湿作为一种阴邪,具有黏腻、滞浊、沉重、易阻气机、肿满等特性,而其出现在冠心病中,可有以下表现。

1. **湿性黏腻**　这一特点主要体现在两个方面:一是症状的黏滞性,即湿邪为病的症状多黏腻不爽;二是病程的缠绵性,即湿邪致病多起病隐缓,反复发作,病程较长,缠绵难愈。冠心病湿证患者常表现为胸闷不舒,心前区、胸骨后闷痛,痛引肩背,时作时止,或有大便黏腻不爽、口黏。

2. **湿性沉重**　"重"即为沉重、下坠之意。湿邪致病,患者常出现沉重的临床特点,如湿证患者易出现头昏、肢体困重乏力等。

3. **湿性滞浊**　"滞"即停滞、滞留之意。湿邪致病,临床症状常具有停滞不移的特点。湿邪停滞于血络之中,使气血瘀滞,不通则痛,常表现为特定部位如胸部刺痛,甚者可见舌质紫滞有斑点,脉则濡涩或结代。

4. **湿阻气机**　湿邪滞留于脏腑经络,易使气机升降失常。对于冠心病,湿邪常阻遏于心胸之中,临床表现常为胸闷如堵、心胸钝痛。

5. **湿性肿满**　湿邪伤人,常先困脾。脾主水液运化,喜燥而恶湿,易受湿邪所困。若脾阳不振,运化无权,水湿留聚,则可见脘腹痞闷胀痛、口淡不欲饮、恶心呕吐,甚者出现水肿等症。

湿邪也易夹风、夹寒、夹热等,与多种邪气复合伤人,由表入里,由浅入深;湿邪黏腻重着,易留滞于脏腑经络,若留注在脉络之中,使脉络不通则痛。疾病病机也因此复杂而多变。湿为阴邪,留恋不已,祛之不易,所以冠心病稳定型心绞痛常表现为病情迁延。同时,由于湿邪本身的性质和致病特征,在冠心病发展进程中,湿邪易转化为其他病理产物而引起新的病理变化。湿易困脾阳,使脾失健运,中焦水液输布受阻,水湿内生而凝聚成痰;同时,湿郁日久,血行不畅而成瘀。故在冠心病久病的患者中,多为湿浊凝聚成痰,血脉瘀阻不通的痰瘀互结的表现。

(三)冠心病湿证的中医诊断、鉴别诊断

本病的主要特征是胸部憋闷疼痛。轻者可无明显心痛,仅有胸闷如窒,心悸,怔忡;重者则见胸闷心痛,痛势剧烈,胸痛彻背,背痛彻心,持续不解,伴汗出,肢冷,面白,唇紫,甚则旦发夕死。

根据典型的发作特点和体征,休息或含硝酸甘油后缓解,结合年龄和存在的冠心病危险因素,除外其他疾病所致的心绞痛,即可诊断。发作不典型者,诊断要依靠观察硝酸甘油的疗效和发作时心电图(ECG)的变化。ECG未记录到症状发作者,可行ECG负荷试验或动态ECG监测,如负荷试验出现ECG阳性变化或诱发心绞痛时,亦有助于诊断。对于存在负荷试验禁忌证或功能试验尚不能确定诊断或确定危险程度的患者,可选择冠状动脉计算机体层成像血管造影(CTA)检查。经上述检查仍无法下结论的患者,可进一步行选择性冠状动脉造影检查。

根据2019年《冠心病稳定型心绞痛中医诊疗指南》,以胸闷痛为特点,症见痰多体胖,头晕多寐,身体困重,倦怠乏力,大便黏腻不爽,舌苔厚腻,脉滑者,可判断为痰湿证。

1. 基本证型

湿阻气机证

表现:胸闷不舒,心前区、胸骨后闷痛,痛引肩背,时作时止,心悸气短,头昏,肢体困重乏力,舌质暗,舌苔白,脉濡涩或结代等。

2. 兼夹证

(1)寒湿瘀滞证

表现:恶寒畏冷,肢体困重酸楚或刺痛,喜温恶寒,或脘腹痞闷胀痛,或身目色黄而晦暗,神疲,口淡不欲饮,或恶心呕吐,口唇紫暗,舌质紫滞、有斑点,苔白滑腻,脉细弦紧或沉细涩等。

(2)湿热内蕴证

表现:胸部闷痛,口苦而黏,或口干不欲饮,大便黏腻不爽,臭秽难闻,小便黄,舌苔黄腻,脉濡数。

(3)湿瘀互结证

表现:胸闷如堵,心胸钝痛,甚或刺痛,心悸怔忡,头昏头重,精神不振,舌紫暗或

有瘀斑,苔白腻,脉濡滑或弦滑。

(4)阳虚水泛证

表现:胸憋闷或心痛时作,心脉拘急,心悸气短,或气促,面色苍白,唇甲色淡,全身水肿,舌淡苔白,脉沉细。

(四)冠心病湿证的预防与治疗

1. 预防　本病的发生发展,与社会、体质、心理因素、饮食习惯、地理环境等诸多因素有关。因此,本病的护理与调摄应从多方面入手。

(1)合理膳食:本病多由过食肥甘所致,因此患者应改变不良的饮食习惯,多吃蔬菜、水果、豆制品,粗细搭配,不甜不咸,不过饱,保持大便通畅。

(2)保持心情愉快:精神因素在本病的发生发展中起重要作用。因此,对于冠心病患者,首先要通过宣教,针对患者具体情况做细致工作,使患者既不要有过大的精神压力,也不能满不在乎,而要使其保持愉快心情,避免精神刺激,树立战胜疾病的信心。

(3)戒烟限酒:吸烟、过量饮酒均可造成动脉硬化,是冠心病的独立危险因素。患者应戒烟限酒,尤其是烈性酒。

(4)体育锻炼:要根据患者年龄、体质、病情轻重等情况,指导患者进行适当的体育锻炼,有助于患者生存质量的提高,但要避免过度劳累及剧烈运动,以免引起心痛发作。

2. 中药治疗(表 15-1)

表 15-1　中药治疗

病因	湿,或兼夹寒、热,甚至血瘀、水饮		
病机	内有正虚,或外有邪侵而气血运行不畅,从而内生湿等邪而致病		
证型及治方	基本证型	湿阻气机证	橘枳生姜汤或温胆汤加减
	兼夹证	寒湿瘀滞证	薏苡附子散加减
		湿热内蕴证	三仁汤加减
		湿瘀互结证	温胆汤合血府逐瘀汤加减
		阳虚水泛证	真武汤加减

冠心病湿证多为本虚标实,本虚即心脾虚,标实为湿邪兼夹寒热之邪;久病者易转为本虚而以痰瘀、水泛等实证为主的兼夹证。治疗原则是辨证施治,标本兼治。治本依其寒热不同而有温补、清补之异。治湿法可包括行气化湿、温化寒湿、清热利湿、通阳化湿、活血通络和温阳利水。

(1)湿阻气机证:气滞者,症状以胸闷不舒,心前区、胸骨后闷痛,痛引肩背,时作时止为主。此时治疗以行气化湿为则。湿遏心气者,治以橘枳生姜汤或温胆汤加减。

若胸闷气窒严重可加郁金、石菖蒲、厚朴,短气明显可加茯苓,劳力性加重则加党参、黄芪。

(2)寒湿瘀滞证:寒湿瘀滞者,有恶寒畏冷、喜温恶寒等,可用薏苡附子散加减,并结合患者具体病情化裁。阴寒太盛者可加附子、蜀椒以温阳祛寒,痛剧者酌情加用细辛。

(3)湿热内蕴证:湿热内蕴者,可有口苦而黏,或口干不欲饮,大便黏腻不爽,臭秽难闻,小便黄等。此时治疗当以化湿兼清热为要,湿热明显者加黄芩、黄连、茵陈以清热祛湿,也可予黄连温胆汤化裁。

(4)湿瘀互结证:湿瘀互结者,可出现胸闷如堵,心胸刺痛时有发作,舌紫暗或有瘀斑,苔白腻,脉濡滑或弦滑,此皆为内有痰湿、瘀血之象。

(5)阳虚水泛证:阳虚水泛者,病机多为肾阳虚衰,不能制水,以致饮邪泛溢,水气凌心,故见胸憋闷或心痛时作,心脉拘急,严重者可伴有全身水肿、唇甲色淡、舌淡苔白、脉沉细等阳虚水泛之象。在化湿利水的基础上还需要温通阳气,常用真武汤化裁。中阳不足者可加砂仁、干姜,水肿明显者加防己、猪苓、车前子以助利水之功。

中成药推荐用药:

1)速效救心丸。用法:舌下含服,每次 10~15 丸。

2)复方丹参滴丸。用法:口服或舌下含服,每次 10 丸,每日 3 次。

3)麝香保心丸。用法:口服,每次 1~2 丸,每日 3 次。

4)宽胸气雾剂。用法:将瓶倒置,喷口对准口腔,喷 2 次或 3 次。

痰湿证者,可用丹蒌片。用法:口服,每次 5 片,每日 3 次,饭后服用。

(五)实践举例

陈某,男,70 岁。因反复胸部闷痛 8 个月、加重 4 天于 2001 年 1 月 28 日入院。

患者去年 5 月在外旅游时突发心前区闷痛,即在当地医院就诊;冠状动脉造影示冠状动脉三支病变,前降支、回旋支闭塞。当时诊断为急性心肌梗死,经治疗病情好转稳定;当地医院建议行冠状动脉搭桥术,但患者因经济困难而拒绝。此后仍有反复心前区闷痛不适,多为劳累时诱发,持续 10~15 分钟,含服硝酸甘油能缓解。近 4 天患者又觉胸闷不适,伴咳嗽,气促,动则加甚,双下肢水肿,遂入院治疗。入院时症见:神清,疲倦,胸闷,咳嗽,痰白,气促,动则加甚,双下肢轻度水肿,口干,纳眠欠佳,不能平卧,二便尚调,舌淡暗,苔白微浊,脉细数。查体:双肺呼吸音粗,中量干啰音及少量湿啰音,心率 100 次 /min,期前收缩 7~8 次 /min,心尖区闻及 SM3/6 杂音,双下肢 1 度水肿。心电图示窦性心动过速,陈旧性前壁心肌梗死、左前分支传导阻滞、频发房性期前收缩、室性期前收缩、心肌劳损。全胸片示慢性支气管炎肺气肿,主动脉硬化,符合冠心病诊断。心脏彩超示左室前间隔、前壁、下壁、尖段心肌变薄,运动低平,左室射血分数 25%。

入院后,中医治以涤痰活血,予温胆汤加丹参、桃仁、川芎等水煎口服,并静脉滴注灯盏花素,口服通冠胶囊、固心胶囊,配合西医强心、利尿、扩血管、抗心律失常等治疗。患者双下肢水肿消退,期前收缩消失,但仍有胸闷,气促,动则加甚,不能平卧,需24小时持续静脉滴注硝酸甘油。

西医诊断:①冠心病;②陈旧性前壁心肌梗死;③心律失常(频发房性期前收缩、室性期前收缩);④慢性心功能不全;⑤心功能Ⅳ级。

证型:湿瘀互结兼气虚证。

2月1日,邓铁涛诊病时见患者神清,疲倦,少气乏力,心前区有憋闷压迫感,动则喘促,不能平卧,咳嗽,痰少色白,纳呆。望诊见患者面色无华,唇色淡暗,舌质淡暗,舌边见齿印及瘀点瘀斑,舌底脉络迂曲紫暗,苔薄白微腻,左脉弦,右脉紧涩。

因患者以胸闷痛为主诉,属中医胸痹心痛之范畴。患者年已七旬,年老体衰,正气不足,肾阳虚衰,而脾阳有赖肾阳之温煦,故脾阳虚而脾失健运,痰湿内生(由舌苔白腻可见);气虚不能行血,则血脉不利,瘀血内停,痰瘀互阻,故可见舌质淡暗、有齿印及瘀点瘀斑;痰瘀阻于胸中血络,则心前区有憋闷压迫感;气虚,故疲乏气促。病位在心脾,病性为本虚标实,治应标本兼治。

邓铁涛以温胆汤加减治之:竹茹10g,枳壳6g,化橘红6g,半夏10g,党参24g,茯苓15g,白术12g,五指毛桃30g,炙甘草6g,丹参15g,三七末3g(冲服)。服3剂后,患者胸闷、气促减轻,精神好转,面有华色,不需再用硝酸甘油持续静脉滴注。

方中半夏辛温,燥湿化痰,和胃止呕,为君药;竹茹为臣,甘而微寒。君臣皆为化痰之药,一温一寒。化橘红辛苦温,理气行滞,燥湿化痰;枳壳辛苦微寒,降气导滞,消痰除痞。化橘红与枳壳相合,亦为一温一寒。方药平和,正适用于患者之本虚标实而寒热不显之象。佐以茯苓、白术,健脾渗湿,以杜生痰之源;再以炙甘草为使,调和诸药。又加用大量党参、五指毛桃,健脾补肺,疗其气虚;合用丹参、三七,以其行血化瘀,药简而有逐瘀之效。现代药理学研究也发现,十味温胆汤中的槲皮素、柚皮素、川陈皮素、β-谷甾醇等多种活性成分具有扩张血管、抗脂质氧化、抗氧化应激、抗炎、减少炎症损害以及抗血小板聚集等作用,可能通过调节心肌细胞增殖和凋亡、血管新生、炎症反应、抗氧化应激等治疗心绞痛,具有多组分、多靶点、多途径的协同干预效应。

2月8日邓铁涛复诊:患者胸闷偶有发作,活动时少许气促,咳嗽,痰白,纳呆,大便干结,舌淡暗,苔微浊,脉滑寸弱。邓铁涛认为,患者气虚之象明显,应加强益气,遂在上方基础上,白术用至30g,五指毛桃用至50g,加火麻仁30g,另予吉林参6g炖服,进3剂。药后病情进一步好转,胸闷偶有发作,无咳嗽、气促,胃纳增,大便调。复查心电图示陈旧性前壁心肌梗死,左前半支传导阻滞。于2月12日出院,门诊予原方10剂巩固疗效,嘱患者忌肥甘饮食,戒烟酒,以防复发。

(六)小结

根据目前相关证素研究,湿是心血管疾病的常见证素之一,而且冠心病不同阶段的证素分布结果显示,湿的比例始终高居前列,说明湿证贯穿冠心病病程始终,但在心力衰竭方面仍未有系统性的湿证相关研究。目前在诊断方面,多参考《冠心病痰湿证临床诊断标准》《慢性心力衰竭中医诊疗指南(2022 年)》,均为宏观辨证标准。中医药治疗心系统疾病湿证有一定的优势,注重标本兼治;在遣方用药方面,治湿的同时结合补气、温阳、化瘀等。在预防方面,要注意饮食以及身心调养。随着研究的深入,需要进一步探讨心系统疾病湿证的物质基础与微观表征、湿证治疗药物的作用机制,并以此指导今后的临床实践活动。

（吕渭辉　王 磊　李晓庆　郑烜坤）

参考文献

1. 郑洪新, 杨柱. 中医基础理论 [M]. 5 版. 北京: 中国中医药出版社, 2021.
2. 吴勉华, 石岩. 中医内科学 [M]. 5 版. 北京: 中国中医药出版社, 2021.
3. 中华中医药学会慢性心力衰竭中医诊疗指南项目组. 慢性心力衰竭中医诊疗指南 (2022 年)[J]. 中医杂志, 2023, 64 (7): 743-756.
4. 蔡海荣, 赵帅, 黄永莲, 等. 岭南地区中老年人群痰湿质、气虚质、平和质与心血管病危险因素关系分析 [J]. 中国中医基础医学杂志, 2016, 22 (10): 1360-1362.
5. 中华中医药学会. 湿证诊断标准: T/CACM 1454—2023 [S]. 北京: 中华中医药学会, 2023.
6. Lan T, Zeng Q, Fan Y, et al. Proteomics analysis of serum reveals potential biomarkers for heart failure patients with phlegm-blood stasis syndrome [J]. J Proteome Res, 2024, 23 (1): 226-237.
7. 中华中医药学会心血管病分会. 冠心病稳定型心绞痛中医诊疗指南 [J]. 中医杂志, 2019, 60 (21): 1880-1890.
8. 路晶晶, 雷翔, 商洪才. 丹蒌片治疗痰瘀互阻型稳定型心绞痛的系统评价 [J]. 中西医结合心脑血管病杂志, 2017, 15 (10): 1198-1202.
9. 王传池. 冠心病不同发展阶段中医证演变规律研究 [D]. 武汉: 湖北中医药大学, 2020.
10. 胡镜清. 病机兼化理论框架下的冠心病病机解析 [J]. 中国中医基础医学杂志, 2017, 23 (1): 4-7, 11.
11. 陈凯佳. 邓氏温胆汤 [M]. 广州: 广东科技出版社, 2023.
12. 杨雪莹, 陈聪. 基于网络药理学和分子对接探讨十味温胆汤治疗心绞痛的作用机制 [J]. 湖南中医杂志, 2024, 40 (1): 166-173.
13. 钟森杰, 赵新元, 高翔, 等. 冠心病不同阶段临床特征与证素分布的回顾性横断面调查 [J]. 中国中药杂志, 2024, 49 (5): 1406-1414.
14. 胡镜清, 许伟明, 王传池, 等. 冠心病痰湿证临床诊断标准解读 [J]. 中国中医基础医学杂志, 2017, 23 (9): 1247-1252.

第十六章

肝系统疾病的湿证认识与应用

第一节　总　　论

肝是五脏之一,在人体的生命活动中具有重要的作用。从生理上来说,肝体阴而用阳,喜条达而恶抑郁,具有主疏泄与主藏血两大生理功能。中医认为,肝是人体重要的血液储存器官。在人体处于安静或休息状态时,血液会回流至肝并被储存起来,以备身体活动时使用。肝会根据身体的需要,通过其疏泄作用,将储存的血液释放到全身,以支持身体活动和生理需求。同时,肝主疏泄,可通过疏通畅达全身气机以维持精、气、血、津液的正常代谢,调节心主行血、肺主通调水道等其他脏腑功能。正是由于肝的这两大生理功能,使得肝与全身各个脏腑联系密切,并且与痰、湿、饮、瘀血、结石等病理产物的产生密切相关。

一、肝对津液代谢的生理影响

(一)肝与津液生成的关系

津液的生成主要与脾、胃、大肠、小肠有关。肝与津液生成的关系是一种间接关系,主要体现在肝对脾胃生成津液的影响。在正常情况下,人体的津液乃饮食入胃,经过胃的腐熟、脾的运化、小肠的分清泌浊与大肠的传导等环节而最终生成。肝与脾共同参与食物的消化吸收过程。肝气的疏泄功能有助于脾的运化功能,使饮食的腐熟及运化、吸收正常,使食物中的精微物质转化为津液。同时,肝血的充足也有助于脾的运化。

(二)肝对津液代谢的生理影响

心主血脉,肺行水,肾主水,脾运水,三焦管理全身的水道。中医认为,津液的输布与脾、肺、肾、心和三焦等脏腑密切相关,是这些脏腑综合作用的结果,但是肝在津液的代谢输布中也起着重要作用。肝对津液代谢的生理影响,主要体现在肝调节全身气血津液运行和脾运化水谷精微物质两方面。首先,肝能调畅三焦的气机,调控上焦肺、中焦脾、下焦肾三脏的功能,从而调控津液的布散、运化、蒸化等。如肝气的疏泄有助于肺的宣发功能,使津液上输至全身;肝气的疏泄与肝血的充足有助于脾的运化,使食物中的精微物质转化为津液;肝气的疏泄有助于肾气的调节,使津液正常运行;肝血的充足有助于肾精的生成。所谓"水者气之子,气者水之母。气行则水行,气滞则水滞"(《医经溯洄集·小便原委论》),只有肝主疏泄及主藏血的功能正常,三焦气机调畅,才能使水道通利,而津液代谢才能正常。若肝失疏泄,气滞则水停,从而产生湿、痰、饮等病理因素。这也是现代部分医家提出"理气治水"的重要依据。其次,《血证论·脏腑病机论》指出:"食气入胃,全赖肝木之气以疏泄之,而水谷乃化。设肝之清阳不升,则不能疏泄水谷,渗泻中满之证在所不免。"脾主运化水谷精微,而只有肝气条达,肝血充足,才能助脾之运化,升发清阳,促进水谷精微的运化、输布,不致壅滞为患。

二、湿在肝系统疾病中的病理表现

(一)肝系统疾病中湿性病因的分类

《素问·至真要大论》提出:"夫百病之生也,皆生于风寒暑湿燥火,以之化之变也。"湿是肝系统疾病的重要病因。临床上,诸多原因如疫毒侵袭、饮食不节、素体脾虚、劳逸失度等,均可导致肝失疏泄,进一步影响津液代谢,导致湿邪内生。

1. 感受疫毒　病毒性肝炎是常见的疫毒致病的肝系统疾病之一。该疫毒之邪常夹湿邪,使疾病慢性化,导致病情反复,缠绵难愈。临床上,多见黄疸、乏力、腹胀、尿赤、便溏、腹泻、恶心、厌油腻等表现。

2. 饮食不节　所谓病从口入,虫毒之邪可经口损伤脾胃,饮食不节也可损伤脾胃。脾胃损伤,土反侮木,肝失疏泄,脾失健运,湿邪内生,而变生病毒性肝炎、脂肪肝、酒精性肝病等病证,临床上常见腹胀、黄疸、恶心、腹胀、尿赤、大便黏腻等表现。

3. 劳逸失度　劳逸失度通过影响脾胃功能而导致湿邪内生。《素问》认为"劳则气耗""久视伤血,久卧伤气,久坐伤肉,久立伤骨,久行伤筋"。无论过劳还是过逸,均容易伤及人体气机,导致气机失调,津液代谢失常,湿邪内生,从而引发脂肪肝或病毒性肝炎、肝硬化加重等。

4. 素体脾虚　素体脾气虚弱或脾阳不足,均容易导致脾失健运,湿从内生,阻滞中焦,使肝失疏泄,从而影响急慢性肝病的发生与发展。

(二)湿在肝系统疾病中的常见表现

湿邪在肝系统疾病中的表现多样。湿邪既可以单独为病,也可以与热、疫毒等多种病邪相结合,引起急性肝炎,或导致慢性肝病的进展甚至病情加重。例如,外湿与疫毒相结合,可成为湿浊疫毒或湿热疫毒之邪,可导致急性病毒性肝炎,出现黄疸、腹胀、纳呆等症状；慢性病毒性肝炎、肝硬化、脂肪肝、自身免疫性肝炎、酒精性肝病、原发性胆汁性胆管炎等各种慢性肝病，则以内湿多见；此外，这些慢性肝病常可夹气滞、痰、瘀等，严重时气血水互结，发展为鼓胀，或出现神昏、血证等并发症。

湿在肝系统疾病中常见的临床表现：身体困倦或倦怠，头身困重，腹胀，脘痞，黄疸、尿赤、腹胀如鼓、下肢肿、大便溏或溏结不调，舌苔白腻或黄腻，脉濡或滑。

（三）湿对肝系统疾病的影响

临床上，急性或慢性肝病，虽然主要病位均在肝，但常常伴见湿热或湿浊之象。五行学说认为，肝属木，脾属土，木克土。《金匮要略》言："见肝之病，知肝传脾。"由此可见，肝系统疾病常表现为肝脾同病。湿为长夏主气，与脾土相应。夏季外感湿邪或湿浊疫毒，伤肝损脾，若正气虚弱，易引发急性肝病，如急性病毒性肝炎等。而肝气失疏，不但影响三焦气机的调畅，也影响着脾土的运化，使湿聚成痰，形成湿、痰等病理因素，造成木郁土壅之象，如此则易导致急性肝病转变为慢性，迁延难愈。同时，湿浊之邪也可蒙闭清窍，导致肝衰竭或肝硬化患者发生肝性脑病，出现意识不清、神志失常、胡言乱语、随地大小便等危重表现。或长期水湿运化失常而内停，与气滞、血瘀相互作用，致肝、脾、肾功能失常，气、血、水互结，形成鼓胀；又或者长期水湿内停，气滞血瘀，损伤脉络，导致血不归经，出现吐血、便血、皮下出血等血证表现。

三、肝系统疾病湿证的治疗

对于肝系统疾病湿证的治疗，首先应分清外湿致病和内湿致病。外湿致病者，常见于急性肝炎患者，治疗以清热利湿、解毒退黄等为法；内湿与外湿兼夹致病者，多见于慢性病毒性肝炎；内湿致病者，多见于肝硬化、脂肪肝、酒精性肝病、自身免疫性肝炎、原发性胆汁性胆管炎等。内湿的治疗，多从肝脾入手，以疏肝健脾为法，所谓木郁达之，即调畅肝气能助脾健运，促进三焦的通调，使水道通利，则水湿自去。《素问·经脉别论》提出："饮入于胃，游溢精气，上输于脾。脾气散精，上归于肺。"脾宜健，如此则水湿精微的运化输布才能正常，水湿津液的代谢才能有序。内湿所致的肝系统疾病，多存在脾虚，若通过健脾、补脾、运脾、扶脾等法，使脾气健运，则津液的输布就能恢复正常，而水湿痰饮自除。

湿可寒化亦可热化，因此，无论是外湿还是内湿，均可出现寒湿或湿热的证候。临床上，常用的治疗肝系统疾病湿证的方剂有茵陈蒿汤、茵陈四苓散、茵陈五苓散、茵陈术附汤、甘露消毒丹、三仁汤、温胆汤、五苓散、参苓白术散、猪苓汤、实脾饮、五皮饮等。其中，茵陈类方多用于黄疸的治疗，而临证时应根据黄疸证候的不同，选用不同的方药；同样是湿热为患，热重于湿时选择茵陈蒿汤加减，湿重于热时则选择茵陈四苓散或茵陈五苓散加减；同样是寒湿为患，应根据脾阳的虚实合理选择茵陈五苓散或茵陈术附汤加减。甘露消毒丹、三仁汤、温胆汤可用于无黄疸的急慢性肝炎辨证属湿热的患者,临床上应根据患者的证候选用;若为素体脾虚的肝系统疾病湿证患者,则多选用五苓散、参苓白术散等加减;如寒湿致腹水,腹胀如鼓、下肢肿,则可选实脾饮、五皮饮等加减;肝阴易损,若阴虚水热互结,则宜用猪苓汤等加减。无论是湿热还是寒湿患者,无论是否合并黄疸,在使用上述方剂治疗肝系统疾病湿证时,加用疏肝、柔肝、理气药物,均可调畅气机,增强祛湿的效果。

　　在本章节中,将针对病毒性肝炎、肝硬化、非酒精性脂肪肝、酒精性肝病、自身免疫性肝炎、原发性胆汁性胆管炎 6 种常见急慢性肝病的湿证成因、临床表现、诊断及治疗进行阐述,以期更详尽地阐述肝系统疾病湿证的临床诊治。

第二节　分　　论

一、病毒性肝炎

(一) 病毒性肝炎湿证的内涵与成因

　　病毒性肝炎(viral hepatitis)是由多种肝炎病毒引起的,以肝脏炎症和坏死病变为主的一组传染病;一般以乏力、肝区疼痛、食欲减退、恶心、厌油腻、黄疸、肝大、肝功能异常为主要临床表现。病毒性肝炎属于中医学"黄疸""胁痛""肝热""肝着""肝瘟""肝厥""疫毒""郁病"等范畴。病毒性肝炎属于外感病,其病邪性质多为湿热疫毒。

　　肝炎病毒属于疫毒,属于中医学"疠气"范畴。疫毒侵袭机体,易困阻脾胃,壅塞肝胆,使疏泄失常,缠绵难愈,这也是病毒性肝炎容易表现为慢性病程的重要原因之一。其中,黄疸是病毒性肝炎的常见表现之一。黄疸的发生离不开湿。《黄帝内经》记载:"湿热相薄……民病黄瘅。"《金匮要略》也指出"然黄家所得,从湿得之"。由此可见,湿是黄疸发病的主要原因。湿属六淫范畴,为阴邪,重着黏滞,因而可阻遏人体气机,且湿可寒化,也可热化,并常常与其他邪气混杂,使本病加重,严重者甚至发展为急黄,危及生命。

(二) 湿的性质表现及对病毒性肝炎的影响

　　1. 湿邪在本病中的特征及对本病的影响　病毒性肝炎湿证由疫毒挟湿邪所致。感而即发者,是谓急性病毒性肝炎,可随正气强弱或为一过性,或迁延不愈成为慢性病毒性肝炎。由"胎毒"所致者,常深伏体内,隐而不发,待劳倦、酒色、外感湿热引动内邪,则可骤然起病。病毒性肝炎湿证中的急危重症类型,起病骤急,病情危重、变化迅速;当代众多医家将其病机概括为"瘀""毒""痰"。"瘀",当为邪热与湿相合,湿热郁遏,蕴蓄不解而成("瘀热在里"之证);"毒",主要指"湿热疫毒";"痰",根源于土湿。总之,"瘀""毒""痰"虽有不同,但不离"湿"之根本。

朱震亨认为,湿热相火为病甚多,热得湿而愈炽,湿热两合,其病重而速。《临证指南医案》云:"病以湿得之,有阴有阳,在腑在脏。阳黄之作,湿从火化,瘀热在里,胆热液泄,与胃之浊气共并,上不得越,下不得泄。"感湿邪之缓急,有无与他邪相合,感邪之久渐,甚则有无新感引动伏邪,以及病位,均对病毒性肝炎的发生、发展与转归起着重要影响。

2. 病毒性肝炎湿证相关证型及表现　病毒性肝炎分为急性病毒性肝炎与慢性病毒性肝炎,与湿相关的证型主要有如下 3 个。

(1)急性病毒性肝炎

1)湿热内蕴证:常见表现为纳呆,呕恶,厌油腻,右胁疼痛,口干口苦,肢体困重,脘腹痞满,乏力,大便溏或黏滞不爽,尿黄或赤,或身目发黄,或发热,舌红,苔黄腻,脉弦滑数。

2)寒湿中阻证:常见表现为纳呆,呕恶,腹胀喜温,口淡不渴,神疲乏力,头身困重,大便溏薄,或身目发黄,舌淡或胖,苔白滑,脉濡缓。

(2)慢性病毒性肝炎

湿热内结证:常见表现为纳差食少,口干口苦,困重乏力,小便黄赤,大便溏或黏滞不爽,或伴胁肋不适,恶心干呕,或伴身目发黄,舌红,苔黄腻,脉弦滑或弦滑数。

(三)病毒性肝炎湿证的中医诊断、鉴别诊断

1. 中医诊断　根据 2017 年中华中医药学会肝胆病分会发布的《病毒性肝炎中医辨证标准》以及 2020 年中华中医药学会发布的《急性病毒性肝炎中医诊疗指南》,急性病毒性肝炎与湿相关的最常见证型是湿热内蕴证、寒湿中阻证(适用于急性黄疸性肝炎和急性无黄疸性肝炎),慢性病毒性肝炎与湿相关的最常见证型是湿热内结证。具体诊断标准如下:

(1)急性病毒性肝炎之湿热内蕴证

主症:①纳呆或呕恶;②右胁疼痛;③舌红,苔黄腻。

次症:①脘腹痞满或肢体困重;②口干口苦;③脉弦滑数。

辨证标准:①具备所有主症者,即属本证;②具备主症 2 项及次症 2 项者,即属本证。

注:具备主症及次症"口干口苦"者属于热重于湿证;具备主症及次症"脘腹痞满或肢体困重"者,属于湿重于热证;具备全部主症及次症者,属于湿热并重。

(2)急性病毒性肝炎之寒湿中阻证

主症:①纳呆或呕恶;②腹胀喜温;③舌淡或胖,苔白滑。

次症:①头身困重;②大便溏薄;③脉濡缓。

辨证标准:①具备所有主症者,即属本证;②具备主症 2 项及次症 2 项者,即属

本证。

（3）慢性病毒性肝炎之湿热内结证

主症：①纳差食少；②口干口苦；③舌红，苔黄腻。

次症：①大便溏或黏滞不爽；②困重乏力；③脉弦数或弦滑数。

辨证标准：①具备所有主症者，即属本证；②具备主症中的任何 2 项及次症 2 项者，即属本证。

2. 鉴别诊断　湿热内蕴证与寒湿中阻证的鉴别。

两个证型虽然都可出现纳呆、呕恶、乏力、肢体困重、大便溏等湿困中焦的表现，但湿热内蕴证多见口干口苦、尿黄或赤，或发热，舌红，苔黄腻，脉弦滑数等湿邪与热邪互结困阻中焦的表现，而寒湿中阻证则可见腹胀、喜温、口淡不渴，舌淡或胖，苔白滑，脉濡缓等湿邪与寒邪互结困阻中焦的表现，可资鉴别。

（四）病毒性肝炎湿证的治疗与预防

1. 分证治疗

（1）急性病毒性肝炎

1）湿热内蕴证

治法：清热解毒，利湿退黄。

方药：茵陈蒿汤合甘露消毒丹加减。茵陈 30g，栀子 15g，大黄 9g，滑石 30g，黄芩 12g，石菖蒲 12g，川贝粉 2g（冲服），广藿香 9g，射干 6g，连翘 6g，薄荷 6g，白豆蔻 6g（后下）。

外治法：可选用中药灌肠。操作：将茵陈、大黄、泽泻等具有清热祛湿退黄功效的中药复方，煎煮药汁 150ml，保留灌肠，每天 1 次。

药膳食疗：可选用茵黄绿茶。茵陈 30g，大黄 6g，绿茶 3g。上药水煎代茶饮。

2）寒湿中阻证

治法：温阳散寒，健脾利湿。

方药：茵陈术附汤加减。茵陈 15g，苍术 15g，白芍 9g，白术 9g，茯苓 9g，熟附子 6g（先煎）。

外治法：可采用拔罐疗法。操作：采用走罐法，从肺俞至肾俞，先左后右，走罐至皮肤出现紫红色为度，然后将罐扣于肝俞、脾俞、肾俞 10 分钟。隔日 1 次，1 周为 1 个疗程。

药膳食疗：可予党参大枣陈皮茶。党参 15g，大枣 5 枚，陈皮 3g。将党参、大枣洗净，连同陈皮共同放入砂锅中，加适量水，煎汤，去渣取汁。代茶，频频饮用，可连续冲泡 3~5 次，当日饮完。

（2）慢性病毒性肝炎

湿热内结证

治法：清热利湿解毒。

方药：茵陈蒿汤合甘露消毒丹加减。茵陈 15g，栀子 9g，制大黄 9g，滑石 15g，黄芩 9g,石菖蒲 9g,浙贝母 6g,广藿香 9g,射干 9g,连翘 15g。

外治法:可选用刮痧疗法,适用于慢性病毒性肝炎急性发作,转氨酶水平明显升高、凝血功能无障碍者。操作:选取脊柱及两侧膀胱经走行部位,用水牛角刮痧板以泻法刮拭 5~10 分钟,以刮拭部位出痧为宜;在痧点密集处用真空罐拔罐,留罐 20 分钟后起罐。每周 2 次,2 周为 1 个疗程。

药膳食疗:可选用玉米须大枣黑豆粥。玉米须 60g,大枣 30g,黑豆 30g,胡萝卜 90g。先用水煮玉米须半小时,去须,用其水煮大枣、黑豆、胡萝卜(洗净切块),豆烂则止。早晚分食。

2. 名医从湿论治本病的经验　对于病毒性肝炎湿证的治疗,张仲景在《金匮要略》中提出了"诸病黄家,但利其小便"的基本治疗大法,并提供了一系列治疗方剂。如解表散邪、清热除湿的麻黄连翘赤小豆汤;清热利湿退黄的茵陈蒿汤;清泻里热的栀子柏皮汤;清热利湿通腑的大黄硝石汤等。宋代韩祗和提出"阴黄"和"阳黄"的分型,并指出"阳黄"多属实证、"阴黄"多属虚证,同时提出从寒湿中求之的治疗法则。朱震亨认为,所有黄疸都离不开湿热之邪,因此在治疗湿热时主要以茵陈蒿汤、茵陈五苓散为主;治疗主体考虑湿热,配合病情阴阳的具体划分加以治疗,如"热多,加芩、连;湿多者,茵陈五苓散,加食积药"。叶桂将湿热之邪与六经辨证相结合,提出表里虚实、半表半里之说,指出湿热黄疸若合并六经的症状,应以六经治疗思路为主。

近代肝病大家关幼波提出"治黄必治血,血行黄易却;治黄需解毒,解毒黄易除;治黄要治痰,痰化黄易散"的治疗观点。王伯祥认为,临床上常见久用清热利胆而黄疸不退,一旦改用温阳利湿则黄疸速降。黄疸后期,因正气耗散,病邪易于散漫不羁,若在清热祛湿或温化湿滞的基础上,佐用一些酸敛之品,有时黄疸反而容易消退。黄疸日久,脾不运化,水湿停聚则蕴湿郁热,久则煎熬凝炼为痰。湿热凝痰,更加胶固黏滞;痰阻血络,脉道不通,则胆汁更加难以循其常道。所谓治痰,即化痰散结,祛除胶结凝滞的湿热。常用药如杏仁、橘红、莱菔子、瓜蒌等,若配伍行气、活血药则更能提高疗效。

3. 预防

(1)病毒性肝炎湿证的预防:无论是治疗还是预防,首先应勿失天时,司岁备物。

(2)对特殊人群进行重点干预:如对素体湿热禀赋之人进行调体干预;老年人、幼童、素体脾胃虚弱之人以及嗜肥甘厚腻之人易生内湿,加之同类相召,故此类人群易感外湿,当避免久居湿热疫疠之地。

(五)实践举例

方某,男,2022 年 4 月 8 日来院就诊。

主诉:发现乙型肝炎表面抗原(HBsAg)阳性 30 余年,右胁胀闷 2 周。

现病史:患者 30 年前体检时发现 HBsAg 阳性,定期体检提示肝功能正常,未予重视。2周前自觉右胁胀闷,遂来就诊。现症见:神清,精神好,右胁胀闷,劳累后加重,易怒,肝掌,舌暗淡、边尖有齿痕,苔薄白、中根黄腻,脉沉弦濡。

辅助检查:2022年4月8日血液生化示 γ-谷氨酰转移酶(GGT)61U/L,甘油三酯(TG)3.05mmol/L,总胆固醇(TCH)5.80mmol/L,高密度脂蛋白(HDL)0.96mmol/L,低密度脂蛋白(LDL)3.53mmol/L。彩超示肝实质回声增粗,脾胰未见异常。肝脏瞬时弹性成像示肝硬度值(LSM)6.0kPa,受控衰减参数(CAP)271dB/m。

中医诊断:肝着。

中医证型:肝郁脾虚,湿瘀热结。

西医诊断:慢性乙型病毒性肝炎,高脂血症。

中医治法:疏肝健脾,祛湿活血通络。

处方:黄芪30g,炒白术15g,党参15g,茯苓10g,丹参15g,炒枳壳10g,法半夏5g,白芍10g,柴胡10g,姜竹茹15g,布渣叶15g,陈皮5g,炙甘草5g。

每日1剂,水煎温服,共14剂。

2022年4月22日二诊:右胁胀闷及易怒明显好转,但感口干,舌暗淡、边尖有齿痕,苔薄白、中根黄腻,脉沉弦濡。

治法:疏肝健脾,祛湿活血通络。

处方:黄芪30g,炒白术15g,党参15g,茯苓10g,丹参15g,炒枳壳10g,法半夏5g,白芍10g,柴胡10g,姜竹茹10g,猪苓10g,泽泻10g,炙甘草5g。

每日1剂,水煎温服,共14剂。

随访:经治疗后,患者右胁胀闷不适继续好转。在上方基础上加减治疗2周后,患者右胁胀闷不适消失,情绪明显好转。2022年8月17日复查血液生化示肝功能正常,TG 1.83mmol/L,TCH 5.23mmol/L,HDL 0.97mmol/L。继续门诊治疗与随访。

按语:本例患者诊断为慢性乙型病毒性肝炎,但未接受抗病毒治疗。从辨证上看,患者以肝郁脾虚为本,以湿瘀热结为标;临床治疗上,标本同治,以疏肝健脾、祛湿活血通络为法,采用四君子汤合温胆汤加减治疗。方中以四君子汤健脾益气,助脾健运以祛湿化浊,佐用黄芪加强益气健脾之力;以温胆汤(用枳壳易枳实)清热祛湿,配合应用柴胡、白芍一散一收,疏理肝气,加强温胆汤清热祛湿的力度;同时,湿瘀互结,故加用布渣叶、丹参活血祛湿消滞。二诊时,患者右胁胀闷、易怒等症状明显改善,但感口干,恐清热祛湿太过,伤及阴液,遂在一诊的基础上,姜竹茹减量,去布渣叶、陈皮,加猪苓、泽泻,取猪苓汤方意,以育阴利水。经过治疗,患者症状逐渐好转甚至消失。治疗4个月,患者肝功能恢复正常,血脂明显改善,继续门诊治疗与随访。

温胆汤与猪苓汤均是治疗慢性肝病的常用方剂。温胆汤是治疗胆胃不和、痰热内扰的代表方。《医方集解·和解之剂》认为温胆汤乃"足少阳、阳明药也。橘、半、生姜之辛温,以之导痰止呕,即以之温胆(戴氏云:痰在胆经,神不归舍,亦令人不寐);枳实破滞;茯苓渗湿;甘草和中;竹茹开胃土之郁,清肺金之燥,凉肺金即所以平甲木也(胆为甲木,金能平木)。如是则不寒不燥而胆常温矣"。肝胆同属于木。木郁不达,胃气失和,则气郁而生痰化热,因此,温胆汤在临床上不仅仅用于胆胃不和的病证,凡是气郁痰热的病证均可使用。急慢性肝病辨证属气郁痰热者均可使用温胆汤,如本例患者。猪苓汤出自《伤寒论》,是治疗水热互结证的代表方,由猪苓、茯苓、泽泻、阿胶、滑石组成,其中猪苓、泽泻、茯苓利水,滑石清热,阿胶养阴。本例患者虽有口干,但结合舌脉,并无阴虚之象,而是水热相结,津液受损,故采用猪苓汤方意,去陈皮、布渣叶,加猪苓、泽泻,合茯苓利水,加之姜竹茹清热化痰,则水热自去,湿证自除,诸症得解。经过治疗后,患者各种症状逐渐改善,病情好转。

二、肝硬化

(一) 肝硬化湿证的内涵与成因

肝硬化(cirrhosis)是由各种病因长期损害肝脏引起的,是各种慢性肝病进展至以肝脏慢性炎症、弥漫性纤维化、假小叶形成及肝内外血管增殖、血管扭曲变形、门静脉血回流受阻、门体侧支循环形成等为特征的病理阶段。

1. 内涵　西医学将肝硬化分为肝功能代偿期和肝功能失代偿期,分别对应于中医学的"积证"与"鼓胀"。湿作为疾病的中间产物,在肝硬化的发生发展中起着重要的作用,尤其在失代偿期,既是主要的病理产物,又是重要的发病因素。

2. 成因　机体感受疫毒湿邪、酒食不节、情志所伤、劳欲过度、虫毒侵袭等伤及肝、脾,肝脾损伤日久,脾虚运化失职,致水湿停聚;或他病日久失治,脾虚日久及肾,水不得泄而内停,反复持续,终致肝脾肾俱损,水痰聚停腹中,发为本病。

(二) 湿的性质表现及对肝硬化的影响

1. 湿邪在本病中的特征及对本病的影响　肝硬化大多缠绵难愈,变证繁多,而湿邪在其中起着重要的作用。湿邪具有易感与隐匿性,故肝硬化常隐匿起病,待确诊时往往病情已比较严重。湿邪具有滞中与蒙上趋下性,故肝硬化患者常见疲倦乏力、胸闷纳呆、脘痞腹胀、大便黏滞不爽、舌苔厚腻、脉濡滑等湿邪阻滞中焦的表现,同时常见湿邪蒙闭上窍导致神昏等肝性脑病的表现,亦可见水湿下注而出现双下肢水肿。湿邪具有黏滞性,故可见肝硬化腹水反复发作。在肝硬化代偿期,外感湿热之邪,侵袭肝胆,或嗜食肥甘醇酒辛辣,损伤脾胃,使脾失健运,生湿蕴热,如此则内外之湿热,均可蕴结于肝胆,阻遏气机,致气滞血瘀,湿热瘀阻而发病。此阶段的湿为无形之邪,与瘀热并存,且湿为瘀热之源,瘀热依附于湿,湿去则瘀热不存。在肝硬化失代偿期,初起时肝脾先伤,肝失疏泄,脾失健运,互为相因,乃致气滞湿阻,清浊相混(此时以实为主,湿为有形之邪,无寒热之分,得气则化),进而湿浊内蕴中焦,阻滞气机,既可郁而化热,而致湿热蕴结(此时湿为有形之邪,性偏热,得凉则解),亦可因湿从寒化,出现寒湿困脾之候(此时湿亦为有形之邪,但性偏寒,得温则化)。

2. 肝硬化湿证相关证型及表现

（1）肝硬化代偿期

湿热瘀阻证：常见表现为身目黄染，黄色鲜明，恶心或呕吐，口干苦或口臭，胁肋灼痛，脘闷，或纳呆，或腹胀；小便黄赤，大便秘结或黏滞不畅，舌暗红，苔黄腻，脉弦涩或弦滑或滑数。

（2）肝硬化失代偿期

1）气滞湿阻证：常见表现为腹大胀满，按之不坚，叩之如鼓，胁下胀闷或疼痛，胃纳减少，食后腹胀尤甚，嗳气或矢气后稍减，小便短少，大便黏腻不爽，舌苔白腻，脉弦。

2）寒湿困脾证：常见表现为腹大胀满，按之如囊裹水，神疲乏力，周身困重，畏寒懒动，甚则面浮肢肿，胸脘胀闷，得热稍舒，小便短少，大便溏稀，舌苔白腻水滑，脉缓。

3）湿热蕴结证：常见表现为腹大坚满，脘腹绷急，按之疼痛，烦热口渴，渴不思饮，纳呆，小便赤涩短少，大便秘结或溏垢臭秽，或伴面目肌肤黄染，舌红，苔黄腻或灰黑而润，脉弦数。

（三）肝硬化湿证的中医诊断、鉴别诊断

1. 中医诊断

（1）肝硬化代偿期

湿热瘀阻证：参照 2022 年国家中医药管理局华东南中医肝病诊疗中心联盟发布的《积聚（肝硬化代偿期）中医诊疗方案》中的诊断标准。

主症：①身目黄染，黄色鲜明，胁肋灼痛；②舌暗红苔黄腻，脉弦涩或弦滑或滑数。次症：①恶心或呕吐，口干苦或口臭，脘闷，或纳呆，或腹胀；②小便黄赤，大便秘结或黏滞不畅。辨证要求：具备所有主症者即属本证；具备主症①及次症 1 项者，即属本证。

（2）肝硬化失代偿期：参照 2011 年中华中医药学会发布的《鼓胀诊疗指南》中相关证候的诊断标准。

1）气滞湿阻证

主症：①腹胀按之不坚；②舌苔薄白腻，脉弦。次症：①胁下胀满或疼痛；②饮食减少，食后胀甚，得嗳气、矢气稍减；③小便短少。辨证要求：具备所有主症者即属本证；具备主症①及次症 1 项者，即属本证。

2）寒湿困脾证

主症：①腹大胀满，按之如囊裹水；②舌苔白腻，脉缓。次症：①颜面微浮，下肢水肿；②脘腹痞胀，得热则舒；③精神困倦，畏寒懒动；④小便少，大便溏。辨证要求：具备所有主症者即属本证；具备主症①及次症 1 项者，即属本证。

3）湿热蕴结证

主症：①腹大坚满；②舌边尖红，苔黄腻或兼灰黑，脉象弦数。次症：①脘腹胀

急；②烦热口苦，渴不欲饮；③面目皮肤发黄；④小便赤涩，大便秘结或溏垢。辨证要求：具备所有主症者即属本证；具备主症①及次症 1 项者，即属本证。

2. 鉴别诊断

（1）气滞湿阻证与湿热蕴结证的鉴别：气滞湿阻证主要由各种病因导致肝脾受损，即肝病则疏泄不通，气机阻滞，进而横逆乘脾，脾失运化，水湿内生，水停腹中所致；病位在肝脾，病性属本虚标实；临床表现除胃纳减少、大便黏腻不爽、舌苔白腻等湿邪为患的症状特点外，还有胁下胀闷或疼痛、腹胀嗳气或矢气后稍减等气滞的症状特点。湿热蕴结证主要由气滞湿阻证进一步发展，湿从热化所致；病位在中焦，病性属实；临床表现除纳呆、苔腻等湿邪为患的症状特点外，还有烦热口渴、小便赤涩短少、大便秘结或溏垢臭秽、面目肌肤黄染等热象的症状特点。

（2）气滞湿阻证与寒湿困脾证的鉴别：气滞湿阻证主要是气机不畅导致气机郁结，影响肝脾气机功能，使湿邪内阻。而寒湿困脾证，则是寒湿之邪共同作用于脾，导致脾阳受损，运化功能减弱，使水湿内停。因此，在症状表现上，气滞湿阻证是气滞明显，腹胀按之不坚，并且常在情志抑郁或情绪波动明显后症状加重，而寒湿困脾证的腹胀是水湿滞留明显，腹部肌张力高，并且常伴畏寒懒动、手脚冰凉等体内寒邪偏重的表现；在病程方面，气滞湿阻证多见于疾病早期，病程较短，而寒湿困脾证多见于疾病后期，病程偏长。

（四）肝硬化湿证的治疗与预防

1. 治疗

（1）肝硬化代偿期

湿热瘀阻证

治法：清热利湿，通腑祛瘀。

方药：茵陈蒿汤合失笑散加减。茵陈蒿 30g（后下），栀子 15g，大黄 10g（后下），五灵脂 10g，蒲黄 10g（包煎），甘草 5g。

外治法：针刺曲池、中脘、天枢、阴陵泉、丰隆、太冲等穴。

药膳食疗：马齿苋卤鸡蛋。先将马齿苋 60g 加水煮成马齿苋卤汁，再取 300ml 卤汁煮鸡蛋。每日 1 次，连汤同时服下。

（2）肝硬化失代偿期

1）气滞湿阻证

治法：疏肝理气，健脾除湿。

方药：柴胡疏肝散合胃苓汤加减。柴胡 10g，枳壳 10g，白芍 10g，川芎 10g，香附 10g，白术 10g，茯苓 15g，猪苓 10g，泽泻 15g，桂枝 10g，苍术 15g，厚朴 15g，陈皮 10g。

外治法：将沉香、木香、甘遂（等份）研成粉末，用醋调匀并呈糊状后置于纱布上敷于神阙穴，再用红外线灯照之。

药膳食疗：鲤鱼陈皮煲。将鲤鱼 1 条去鳞、去肠杂，洗净，与赤小豆 100g、陈皮

10g 同放入锅中,加适量清水煲熟,加调料即成。吃鱼饮汤。

2)寒湿困脾证

治法:温中散寒,行气利湿。

方药:实脾饮加减。干姜 10g,熟附子 10g(先煎),白术 10g,茯苓 15g,炙甘草 5g,厚朴 15g,大腹皮 15g,草果仁 10g(后下),木香 10g(后下),木瓜 15g。

外治法:艾灸神阙、足三里、阴陵泉、肾俞。

药膳食疗:五指毛桃鸡汤。把土鸡洗净切块,将五指毛桃、陈皮、生姜、茯苓洗净,然后一起加水炖汤饮用。

3)湿热蕴结证

治法:清热利湿,攻下逐水。

方药:中满分消丸合茵陈蒿汤加减。黄芩 15g,黄连 10g,知母 15g,茯苓 15g,猪苓 10g,泽泻 15g,厚朴 15g,枳壳 10g,半夏 10g,陈皮 10g,砂仁 6g(后下),姜黄 15g,干姜 10g,党参 15g,白术 10g,甘草 5g,茵陈 30g,栀子 10g,大黄 10g。

外治法:茵陈蒿汤煎剂保留灌肠。

药膳食疗:车前草田螺汤。将田螺 250g 用清水养 2 天,去污浊,再将田螺的根尖部剁掉,放入锅中加水适量,与车前草 30g 同时煎煮,熟后去渣饮汤。每日 1 次。

2. 名医从湿论治肝硬化的经验 历代对肝硬化的称谓虽有不同,但从元代至明清及现代,很多医家均认为,积聚乃气滞血瘀所致,其中兼夹水湿或痰湿凝聚体内,而对于鼓胀,则认为病变脏腑重点在脾,而气血水互结的本虚标实是其病机关键。如方药中认为,肝病腹水,多属中医水鼓范畴,病位多在肝、脾、肾三脏,性质多属本虚标实。本虚以脾气虚、脾胃气阴两虚、肝肾阴虚为多见;标实以气滞、血瘀、水停多见。治疗大法宜扶正祛邪。但在腹水严重时,又宜先治其标,以活血利水为主,佐以健脾化湿、滋养肝肾。创立苍牛防己汤治疗肝病腹水:苍白术各 30g,川怀牛膝各 30g,汉防己 30g,大腹皮 30g。方中汉防己、大腹皮有较强的利水作用;苍白术同用,健脾化湿;川怀牛膝同用,既能活血化瘀,又能滋养肝肾。方中药味不多,但皆用大量,取其功专力大。周仲瑛治疗肝硬化失代偿期脾失健运、气滞湿阻水停者,针对"水湿",采用健脾之法培土制水,渗利之法促进水湿排泄,活血之法去除经络隧道瘀血,理气之法如鼓行舟之帆,使得水道通调,脉道通利,脾土健运,而水湿自去,常用药有猪苓、泽泻、泽兰、水红花子、茯苓、沉香、大腹皮。其中,猪苓、泽泻、茯苓为五苓散的主要成分,取健脾利水渗湿之效;泽兰、水红花子活血利水;沉香、大腹皮行气化湿。孙同郊认为,肝炎病毒属中医学"疫毒"范畴,为湿热之性。湿热入侵,阻遏气机,使肝气郁结,气滞血瘀,导致肝血瘀阻,瘀结胁下而成积聚。"见肝之病,知肝传脾",肝病及脾,可致肝郁脾虚。脾主运化,为气血生化之源。脾虚失运,则气血生化不足,气虚血瘀,促使胁下包块形成,而成积聚。气血瘀滞,脉络滞塞,血行不利,化而为水;脾虚则运化水湿功能失常,使水湿停聚腹中;终因瘀血水湿停聚中焦,清浊相混而成鼓胀。肝脾久病及肾,而肾为水脏,若肾失开阖,水道不利,则鼓胀愈甚。

因此,湿热阻滞是肝炎肝硬化腹水的根本病因,而正虚瘀结水停是其基本病机。在临床中,常以自拟加味茵陈四苓汤加减治疗湿热蕴结、水湿内停证。方中茵陈清热利湿退黄,白术、茯苓、猪苓、泽泻健脾淡渗利水,赤芍、丹参、泽兰、益母草凉血活血利水,大腹皮、陈皮行气利水,金钱草、蒲公英、白花蛇舌草清热解毒除湿,甘草调和诸药。

3. 本专科从湿论治肝硬化的经验　岭南位于南海之滨,属亚热带海洋气候区,受东南季风影响,气候炎热,常年潮湿多雨。岭南人喜食冷饮,嗜食鱼虾及甜腻碍胃之物,加之居住地长期湿热,诸多因素共同酿成湿困脾胃的体质,尤其是肝硬化患者多情绪不稳、多愁善感、紧张焦虑,是以思虑过度而伤脾,使脾虚生内湿,可见内外交困在这类患者中表现得尤其明显。肝硬化患者湿邪为患,有三个特征,其一曰"重",其人多有头重身困、疲倦乏力、四肢沉重难举等症状;其二曰"浊",其人五脏之液(涕、泪、汗、唾、涎)和排泄物(二便、痰、白带等)多秽浊不清;其三曰"苦",其人多口苦、纳差、腹胀。在岭南地区治疗肝硬化湿证须注意以下几个方面:其一,疗程较长。湿性黏滞,易阻气机,气不行则湿不化,其体胶着难解,是以起病隐缓,病程较长,反复发作,难以速愈,而且岭南乃潮湿之地,外湿频频入侵体内,使内湿外湿合并为患,故治疗需要耐心,不可操之过急,不可重用燥烈之品以求速效。其二,须顾护脾胃,湿邪未清时禁用滋腻阻碍脾胃运化之品及助湿生热之物。湿邪为患,最易阻遏气机,困扰脾阳,故湿证患者忌用熟地黄、黄精、阿胶等养阴滋腻药,平时饮食亦忌肥甘厚腻之品。其三,应适当选用岭南道地药材治湿。岭南本地中药多属植物药,其功效大多具有清热利湿或祛湿的作用,形成了别具地方特色的岭南中草药。临床上常可选用砂仁、薏苡仁、陈皮、布渣叶等。一方水土养一方人,一方药材亦治一方人。根据中医天人相应的理论,道地药材更加适合当地居民的体质,疗效也更好。

4. 预防

(1)调节情志,怡情养性,安心休养,避免忧思郁怒等不良精神因素刺激。

(2)严格戒酒,饮食宜清淡易消化,慎食肥甘厚腻及暴饮暴食,勿食生冷食物。

(3)适当加强运动锻炼,避免熬夜。

(4)日常生活减少暴露在潮湿环境中,注意居室和工作场所的通风与干爽,潮湿下雨天减少外出,不要穿潮湿未干的衣服。

(五) 实践举例

杨某,女,67岁,2019年2月3日来院就诊。

主诉:腹胀1周。

现病史:患者长期乙肝病史,未系统诊治,2017年6月据磁共振成像(MRI)确诊为肝硬化、巨脾,在外院坚持予恩替卡韦抗病毒治疗,间断予中药汤剂及扶正化瘀胶囊口服治疗。1周前感腹胀,刻下伴左胁不适,大便烂。舌暗红、边尖有齿痕,苔白腻,脉弦细。

辅助检查：彩超示肝硬化，胆囊壁水肿，脾明显肿大，胰腺未见异常，腹腔中量积液；白蛋白（ALB）38.7g/L。

中医诊断：鼓胀。

中医证型：脾虚湿瘀互结。

西医诊断：乙型肝炎后肝硬化失代偿期。

中医治法：健脾祛湿，活血利水。

处方：苍牛防己黄芪汤加减。苍术15g，白术60g，牛膝15g，防己15g，黄芪30g，大腹皮30g，车前草15g，泽泻15g，桂枝15g，茯苓15g，猪苓10g，麦芽30g，炒薏苡仁30g，炒白扁豆15g，仙鹤草60g。每日1剂，再煎温服，共14剂。

2019年2月18日二诊：腹胀、左胁不适减轻，大便调。舌暗红、边尖有齿痕，苔白腻减轻，脉弦细。

处方：苍术15g，白术60g，牛膝15g，防己15g，黄芪30g，大腹皮30g，车前草15g，泽泻15g，桂枝15g，茯苓15g，猪苓10g，炒薏苡仁30g，仙鹤草60g，马鞭草15g，丝瓜络15g。每日1剂，再煎温服，共14剂。

2019年3月6日三诊：时感右胁隐痛，腹胀继续减轻，无左胁不适。舌暗红、边尖有齿痕，苔白，脉弦细。

处方：苍术15g，白术60g，牛膝15g，防己15g，黄芪30g，大腹皮30g，车前草15g，泽泻15g，茯苓15g，猪苓10g，炒薏苡仁30g，仙鹤草60g，马鞭草15g，小茴香15g，黑老虎15g。每日1剂，再煎温服，共21剂。

2019年4月1日四诊：无右胁隐痛，无腹胀。舌暗红、边尖有齿痕，苔薄白，脉弦细。

辅助检查：彩超示肝硬化，胆囊壁水肿，脾明显肿大，胰腺未见明显异常，腹腔内未见明显游离性液性暗区；ALB 42.6g/L。

处方：苍术15g，白术60g，牛膝15g，防己15g，黄芪30g，大腹皮30g，泽泻15g，猪苓10g，仙鹤草60g，马鞭草15g，小茴香15g，黑老虎15g，醋莪术15g，白背叶根30g。每日1剂，再煎温服，共7剂。

随访结局：患者继续坚持门诊治疗，随访2年，腹水未再发作。

按语： 苍牛防己黄芪汤是广东省中医院肝病科池晓玲根据临床实践，结合方药中等名老中医治疗肝硬化腹水经验，拟定的治疗肝硬化腹水的协定方。本方以苍术、白术、牛膝、防己、黄芪、大腹皮等药物为主组成。方中苍术、白术补脾燥湿以治本，牛膝益气活血、缓肝疏肝以利补脾，防己、大腹皮行气行水以治标。诸药合用，扶正祛邪，标本同治，共奏健脾、活血、利水之效。本例患者，辨证属脾虚湿瘀互结，治以健脾祛湿、活血利水，方以苍牛防己黄芪汤加减。该患者虽初发腹水，湿邪泛滥，但年老体弱，当补虚为上，不宜攻伐太过，故以大剂量白术补气健脾、燥湿利水，大剂量仙鹤草补虚消积，苍术减量以防辛燥太过伤阴，牛膝亦减量以防活血太过而致动血，并予茯苓、炒薏苡仁、炒白扁豆等加强健脾渗湿之力。

三、非酒精性脂肪肝

（一）非酒精性脂肪肝湿证的内涵与成因

非酒精性脂肪肝（non-alcoholic fatty liver）属于一种与胰岛素抵抗和遗传易感密切相关的代谢应激性肝损伤；其特征是肝中脂质的异常蓄积，通常在没有大量饮酒的情况下发生，肝组织学检查提示超过 5% 的肝细胞发生脂肪变性。本病又称非酒精性脂肪性肝病，包括一系列病理状态，从简单的脂肪肝到更严重的非酒精性脂肪性肝炎，还会进一步导致肝纤维化、肝硬化甚至肝细胞癌，故其临床表现差异较大，轻者无症状，重者病情凶猛。

1. 内涵　非酒精性脂肪肝属中医学"肝癖""胁痛"或"积聚"等范畴。中医学认为，本病临床多为本虚标实、虚实夹杂，以脾虚为本，以气郁、食滞、痰、湿、瘀为标，其中尤以痰、湿最为关键。各种病因导致脾胃损伤，使脾失健运，水湿不化，则痰湿内生。内生痰湿与饮食中的脂肪结合，导致脂肪在肝内的堆积，形成脂肪肝。外来之湿会影响肝对脂肪代谢的调控，进而促进脂肪在肝内的沉积，加重病情。

2. 成因　《丹溪心法》中强调了脾胃为湿邪之源，认为脾胃不和则生痰湿，痰湿内阻则可影响肝的疏泄功能，导致各种病证。本病湿的成因包括以下三方面：①饮食不节。脾主运化水湿，若脾功能失调，不能正常运化水湿和转化食物精微，就会导致湿邪内生和脂肪代谢异常。长期的饮食不节，如过食油腻、甜腻、生冷等食物，会损伤脾胃，导致湿邪和痰湿的产生，沉积在肝中，形成脂肪肝。②劳逸失度。《温热经纬》记载："过逸则脾滞，脾气困滞而少健运，则饮停湿聚矣。"过逸少劳，脾失健运，痰湿内生而变生本病。③情志内伤。情志不畅，如怒伤肝、忧伤脾等，也会影响脾胃的运化功能和肝的疏泄功能，导致气机不畅，湿痰内生，最终可能导致脂肪肝。

（二）湿的性质表现及对非酒精性脂肪肝的影响

1. 湿邪在本病中的特征及对本病的影响　在中医学中，"湿"作为体内的一种病理产物，性重浊、黏滞，容易阻碍气机和损伤脾胃的运化功能。在脂肪肝的发病过程中，湿邪的作用和影响如下：①病理特征：湿邪导致的脂肪肝通常表现为脾胃功能失调，脂肪代谢异常，从而使脂肪在肝细胞内过度堆积。②临床特征：患者可能出现身体困重、食欲不振、腹胀、大便溏泻等症状，这些都是湿邪作祟的体现。③病程发展：湿邪的持续作用可能导致脂肪肝病情加重，肝功能进一步受损，甚至可能发展为非酒精性脂肪性肝炎（NASH）。④并发症增多：湿邪的存在增加了脂肪肝并发其他疾病的风险，如胆囊炎、胆石症、代谢综合征等。⑤疾病预后：湿邪的性质和治疗的及时性会影响脂肪肝的预后。如果能够有效祛湿，配合适当的饮食和生活方式调整,脂肪肝的预后通常较好。如果湿邪得到有效控制,脂肪肝患者的肝功能可以得到改善,肝内脂肪沉积减少,从而使疾病可能得到逆转。反之,如果长期湿邪内蕴,不仅影响脂肪肝的治疗效果,还可能导致肝纤维化甚至肝硬化,影响患者的生活质量和寿命。

湿在脂肪肝的特征及疾病的演变、预后、结局等方面产生了显著影响。中医治疗脂肪肝时,重视祛湿的同时,也会结合其他辨证施治原则,以期达到调节脂肪代谢、减轻肝脏负担、防止病情进展的目的。

2. 非酒精性脂肪肝湿证相关证型及表现　参照 2023 年中华中医药学会肝胆病分会制定的《非酒精性脂肪性肝炎中医诊疗指南》,结合其他相关文献,可将非酒精性脂肪肝分为湿浊内停证、湿热蕴结证、痰瘀互结证 3 种证型。这些证型与湿证均相关,其证型特点及具体临床表现如下:

(1)湿浊内停证

证型特点:湿浊之邪内停,阻滞气机,清阳不升。

临床表现:胁肋胀满,头身困重,倦怠乏力,头昏如裹,胸脘痞闷,纳呆呕恶,口淡不渴,大便溏薄,舌质淡红,舌体胖大,舌苔白腻,脉弦滑。

(2)湿热蕴结证

证型特点:湿与热邪相互搏结,蕴结于中焦或下焦。

临床表现:胁肋胀满,口中发苦,口黏不爽,面部油垢,身热起伏,汗出热不解,肢体困重,脘痞腹胀,大便溏滞不爽,小便黄赤,舌红苔黄腻,脉濡数或滑数。

(3)痰瘀互结证

证型特点:痰湿与瘀血相互交织,阻滞于脉络或脏腑。

临床表现:胁肋胀满或胁肋刺痛,痛有定处,口干舌燥,口中发苦,胸脘痞闷,面色晦暗,手掌赤红,唇甲青紫,蛛丝纹缕,舌质暗淡或紫暗或有瘀斑,舌苔白腻,舌下脉络显露,脉涩或弦滑。

(三)非酒精性脂肪肝湿证的中医诊断、鉴别诊断

1. 中医诊断　参照 2023 年中华中医药学会肝胆病分会制定的《非酒精性脂肪性肝炎中医诊疗指南》,结合其他相关文献,将非酒精性脂肪肝分为湿浊内停证、湿热蕴结证、痰瘀互结证 3 种证型。这些证型与湿证均相关,其证候诊断如下:

(1)湿浊内停证

主症:①胁肋胀满。

次症:①形体肥胖;②周身困重;③倦怠乏力;④胸脘痞闷;⑤头目昏蒙;⑥干呕欲吐;⑦大便溏泄。

舌脉:舌质淡红,舌体胖大,舌苔白腻;脉弦滑。

(2)湿热蕴结证

主症:①胁肋胀满。

次症：①口中发苦；②口黏不爽；③面部油垢；④胸脘痞闷；⑤周身酸困；⑥大便黏滞；⑦小便黄赤。

舌脉：舌质偏红，舌苔黄腻，脉濡数或滑数。

（3）痰瘀互结证

主症：①胁肋胀满或胁肋刺痛。

次症：①口干舌燥；②口中发苦；③胸脘痞闷；④面色晦暗；⑤手掌赤红；⑥蛛丝纹缕。

舌脉：舌质暗淡，或有瘀斑，舌苔白腻，舌下脉络显露，脉弦滑或涩。

证候诊断：主症＋次症 2 项，参考舌脉特点，即可诊断。

2. 鉴别诊断　非酒精性脂肪肝的发病与湿邪有关，而湿邪可以与其他病理因素相结合，形成不同的证型。以下是非酒精性脂肪肝湿证相关证型的鉴别诊断要点。

（1）湿浊内停证与湿热蕴结证：湿浊内停证的病机为湿浊阻滞气机，清阳不升，主要影响中焦脾胃等脏腑功能，故以湿浊相关症状为主要表现，如头身困重、胸脘痞闷、纳呆呕恶、口淡不渴、大便溏薄、舌苔白腻等。湿热蕴结证的病机则为湿与热相互搏结，内蕴于脏腑或肌肤，进而阻滞气机，故以湿热内蕴为主要表现，常在湿邪症状如肢体困重、口腻不渴等基础上，兼见热象，如身热起伏、午后热甚、脘腹胀满、小便黄赤、大便溏滞不爽、舌红苔黄腻等。

（2）湿浊内停证与痰瘀互结证：湿浊内停证的病机为湿浊阻滞气机，清阳不升，主要影响中焦脾胃等脏腑功能，故以湿浊相关症状为主要表现，如头身困重、胸脘痞闷、纳呆呕恶、口淡不渴、大便溏薄、舌苔白腻等。痰瘀互结证的病机则为痰湿与瘀血相互交织，阻滞于脉络或脏腑，气血运行不畅，故以痰湿与瘀血相互交织为主要表现，常在痰湿症状的基础上，兼见瘀血相关症状，如刺痛、面色晦暗、唇甲青紫、舌质紫暗或有瘀斑等。

（3）湿热蕴结证与痰瘀互结证：湿热蕴结证的病机为湿与热相互搏结，内蕴于脏腑或肌肤，进而阻滞气机，故以湿热内蕴为主要表现，常在湿邪症状如肢体困重、口腻不渴等基础上，兼见热象，如身热起伏、午后热甚、脘腹胀满、小便黄赤、大便溏滞不爽、舌红苔黄腻等。痰瘀互结证的病机则为痰湿与瘀血相互交织，阻滞于脉络或脏腑，气血运行不畅，故以痰湿与瘀血相互交织为主要表现，常在痰湿症状的基础上，兼见瘀血相关症状，如刺痛、面色晦暗、唇甲青紫、舌质紫暗或有瘀斑等。

（四）非酒精性脂肪肝湿证的治疗与预防

1. 分证论治　中医治疗非酒精性脂肪肝，根据不同的湿证相关证型，会采用不同的治疗方法。

（1）湿浊内停证

治法：祛湿化浊。

方药：胃苓汤加减。苍术 10g，陈皮 5g，厚朴 10g，甘草 3g，泽泻 15g，猪苓 10g，赤茯苓 10g，白术 10g，薏苡仁 15g。

外治法：穴位按摩。按摩中脘、足三里、脾俞等穴，以健脾化湿，理气和中。

药膳食疗：薏苡仁白扁豆粥、陈皮茯苓茶等，有化湿浊、理气机的作用。

（2）湿热蕴结证

治法：清热利湿。

方药：茵陈五苓散加减。茵陈 15g，茯苓 10g，泽泻 10g，猪苓 10g，白术 10g，法半夏 5g，枳壳 5g。

外治法：中药熏蒸。使用清热利湿的中药（如荷叶、绵茵陈等）进行熏蒸，以助湿热之邪排出体外。

药膳食疗：绿豆薏米汤、冬瓜荷叶茶等，有清热利湿的作用。

（3）痰瘀互结证

治法：化痰祛瘀，活血通络。

方药：膈下逐瘀汤合二陈汤加减。桃仁 10g，赤芍 10g，延胡索 10g，炙甘草 3g，川芎 5g，五灵脂 5g，枳壳 10g，半夏 5g，茯苓 10g，生姜 10g，丹参 10g，荔枝核 10g。

外治法：针灸。选取丰隆、三阴交、脾俞、膈俞等穴进行针刺，以化痰祛瘀、活血通络。

药膳食疗：三七炖鸡、山楂红糖水等，有活血化瘀、化痰祛湿的作用。

在治疗非酒精性脂肪肝时，中医强调整体调理和个体化治疗。除了上述的治法、方药、外治法和药膳食疗外，患者还应注意生活方式的调整，如加强体育锻炼、控制饮食、减少酒精摄入、保持健康的体重等。

2. 名医从湿论治本病的经验　历代医家认为，非酒精性脂肪肝的发生发展缘于各种原因导致的脾虚、痰湿，进而导致气滞血瘀，继续发展则正气消耗，气血衰少，肝脾肾功能失调。病性多属虚实夹杂，病程较长，病势较缓，治疗当以标本兼治为则，特别注重健脾、化痰、祛湿等法。池晓玲认为，非酒精性脂肪肝的发生与肝、脾密切相关。肝脾失调、脾胃不和导致运化障碍，湿和痰瘀滞肝络，进而出现非酒精性脂肪肝。池晓玲认为，论治非酒精性脂肪肝，应"疏肝健脾治其本，祛湿化瘀治其标"，重视宣化湿邪。池晓玲巧妙选药配制成脂肝合剂（由柴胡、决明子、丹参、山楂、茯苓等组成）治疗本病。其中，茯苓长于健脾利湿，山楂长于泄浊排湿。若湿热内蕴，见大便干结、苔黄厚腻者，加黄连、黄芩清热燥湿；若脾虚湿甚，见疲倦乏力、苔白腻者，加黄芪、薏苡仁、白扁豆加强健脾利湿之功。

冯全生认为，就非酒精性脂肪肝而言，其湿浊以内生为主，往往因脏腑功能虚损，水液代谢功能障碍，使水湿停滞，凝聚成浊，致湿浊蓄积，尤其与肝脾两脏关系密切。湿浊之邪无处不到，流滞各脏腑经络、四肢百骸，且变化多端，随体质出现寒化或热化。治疗上,因个体素质之异,湿浊之邪可寒化或热化,故有偏湿重或偏热重的不同。若素体中阳不足,湿从阴化,发为湿重热轻,临床常予以加减正气散;若素体中阳偏旺,湿从阳化,发为热重湿轻,临床常予以蒿芩清胆汤。

3. 预防　在中医理论中,湿邪被认为是多种疾病的重要病因之一,非酒精性脂肪肝也不例外。中医认为,非酒精性脂肪肝由脾胃功能失调,湿邪内生,脂肪代谢异常所致。因此,湿理论在预防非酒精性脂肪肝方面具有重要的指导意义。以下是湿理论指导预防非酒精性脂肪肝的几个方面:

(1)调整饮食:饮食不当是导致湿邪内生的重要原因。过多摄入高脂、高糖、油腻、生冷的食物会损伤脾胃,导致湿邪积聚。预防非酒精性脂肪肝应采取清淡饮食,同时增加富含纤维的蔬菜和水果,以促进肠道蠕动,减少脂肪吸收。

(2)适度运动:适度的体育锻炼可以增强体质,促进气血运行,加速新陈代谢,有助于消耗体内多余的脂肪,减轻湿邪对肝的负担。因此,定期进行适宜的运动,如散步、慢跑、游泳、打太极拳等,对预防非酒精性脂肪肝有积极作用。

(3)调整生活方式:保持规律的作息时间,避免过度劳累和精神压力,有助于维持脾胃的正常功能,防止湿邪的产生。同时,避免过度饮酒,因为酒精会直接损伤肝脏,加重脂肪沉积。

(4)中药调理:根据个体差异和体质,可选用健脾利湿、疏肝解郁的中药进行调理,如茯苓、泽泻、白术、柴胡、郁金等,以增强机体的代谢功能,预防非酒精性脂肪肝的发生。

(5)情志调养:中医认为,情志内伤也会影响脾胃的功能,导致湿邪内生。因此,保持良好的心态,避免过度的情绪波动如愤怒、忧虑、抑郁等,对预防非酒精性脂肪肝也是非常重要的。

总之,湿理论在指导预防非酒精性脂肪肝方面主要是通过调整饮食、适度运动、调整生活方式、中药调理和情志调养等实现的。

(五)实践举例

何某,男,23岁,2022年8月12日来诊。

主诉:体检发现脂肪肝2周。

现病史:2周前外院体检发现脂肪肝。腹部彩超示中度脂肪肝,胆脾胰未见明显异常。余检查见后。

首诊:望诊见其体型肥胖,神疲乏力,汗出渗衣,舌质暗红,苔黄稍腻;闻诊察其语声低沉,不甚清亮;问诊知其长期口气秽浊,痰多色白,极易出汗,矢气频频不止,大便溏稀,小便略黄;切诊得其脉象弦滑。

既往史:8岁时诊断为"肥胖",曾行系统饮食调节、参与减肥夏令营,甚至使用"二甲双胍"等药物以协助减重,均无显效,近7年未再系统体检或诊治。甲状腺结节手术史(右侧甲状腺结节消融术后);否认嗜酒史;否认传染病史;否认高血压、糖尿病、心脏病、肾病等其他内科病史;否认其他手术史、外伤史及输血史。

过敏史:否认。

查体:体型肥胖,身高176cm,体重96kg。全身皮肤及巩膜未见黄染,双胁无叩击痛,肝掌征(-),蜘蛛痣(-)。

辅助检查:肝功能十二项示谷丙转氨酶(ALT)147U/L,谷草转氨酶(AST)53U/L,总胆红素(TBIL)25.3μmol/L;肾功能三项示尿酸(UA)666μmol/L;血脂四项示低密度脂蛋白胆固醇(LDL-C)3.43mmol/L;肝脏瞬时弹性成像示LSM 16.0kPa,CAP 400dB/m。腹部彩超:中度脂肪肝,胆脾胰未见明显异常。甲状腺彩超:右侧甲状腺结节。

中医诊断:肝癖(痰湿内阻证)。

西医诊断:脂肪肝,高尿酸血症,甲状腺结节。

处理:①嘱其减饮食,薄滋味,增运动,勿熬夜;②中医以标本兼治为则,先拟双皮饮加减,后参脉证,再予增减;③西医暂予护肝。

处方:广陈皮10g,山楂10g,木蝴蝶10g,决明子30g,青皮5g,枸杞子15g。水煎内服,日1剂,7剂。

二诊:2022年8月26日。服前药后,矢气明显减少,余症同前,舌暗红,苔黄腻减少,脉滑象减弱。

处方:桂枝15g,苍术10g,法半夏15g,山楂15g,藿香15g,生姜30g,炙甘草10g,小茴香15g,淫羊藿15g。水煎内服,日1剂,14剂。

三诊:2022年9月9日。服前药后,体重下降5kg。药后口气秽浊、痰多、小便黄均明显改善,大便正常。刻下少许乏力,仍易出汗,舌暗红,苔薄白润,脉沉弦。

处方:熟附子20g(先煎),淫羊藿10g,藿香5g,茯神5g,苍术5g,炒麦芽10g,桂枝10g,生姜20g,炙甘草5g,苦杏仁5g。水煎内服,日1剂,14剂。

此后继续以此方加减,以温扶正气、祛湿化痰为主法。至2023年3月3日,患者体重为81kg。数月来一般状况良好。刻下自觉小便偏黄。舌暗红,苔薄白稍腻,脉稍滑、较前有力。

辅助检查:肝功能十二项正常;血糖正常;肾功能示尿酸482μmol/L;肝脏瞬时弹性成像示LSM 5.7kPa,CAP 228dB/m。

遂将其纳入专科慢病管理中心,为其制订"慢性肝病中医调养方案",指导其结合情志、饮食、起居、运动调理,意在顺四时而合天地,复人体天真之生机,以期病根大去,健康得固。此遵《上古天真论》《生气通天论》之理也。

按语:《诸病源候论·癖病诸候》曰:"因饮水浆过多,便令停滞不散,更遇寒气,积聚而成癖。"可知癖证多兼湿邪。而《医学传灯》又曰:"隐在两胁之间,时痛时止,故名曰癖,痰与气结也。"可知此病多有痰气之郁。针对本例患者,亦考虑为痰湿内阻之证且兼有正气不足之象,故治疗上以祛湿化痰为法,时时兼顾扶正固本。在此基础上,又细分阴阳五行,察其有余不足、生克乘侮,故谨调四气五味、升降浮沉,以复一气之周流。再从体态舌脉,评其三焦是否通畅,诸药能否下沉,各至其位,各逞其能,使药如"钥",开启联通,恢复机体之良能。

此外,对肝癖之治疗,需常识此理:疗病之法,或调治,或管理,均有重义,不可偏颇,若契病情,皆归良道。故针对此患者,亦时刻不忘此病乃嗜好所起,将其纳入慢病管理,指导患者畅情志、调饮食、慎起居、适运动,更助其外避八方虚邪,内离五欲贪嗜,以期病根能断,生生不息。

四、酒精性肝病

酒精性肝病(alcoholic liver disease,ALD)是指由于长期过度饮酒导致的肝脏疾病。初期通常表现为脂肪肝,进而可发展成酒精性肝炎、肝纤维化和肝硬化。中医学认为,酒精性肝病当属"酒疸""酒癖""胁痛""积聚""鼓胀"等范畴,是由于患者长期过度饮酒,使酒毒内蕴,损伤肝脾,致脾虚失运,痰湿内生,郁久化热,与瘀血互结,阻滞肝脏络脉而成。

(一)酒精性肝病湿证的内涵与成因

1. 内涵　大多数医家认为,酒精性肝病发病的关键在于患者长期过度饮酒。酒为水谷之精气,其气慓悍而有大毒,属湿热有毒之品。明代《万氏家传点点经》认为:"酒毒湿热非常,肆意痛饮,脏腑受害,病发不一。"故而酒毒湿热之邪最易损伤脾胃及肝胆,继而痰湿内生、气血受阻而发为本病,其中湿是酒精性肝病的重要病理因素。酒精性肝病之湿以"湿热""痰湿"居多,当属内湿。

2. 成因　酒精性肝病的致病外因为过量饮用湿热酒毒之品,内因为脾失健运、痰湿内生,还与患者素体脾胃虚弱或为阳盛之体等体质因素相关。

(二)湿的性质表现及对酒精性肝病的影响

1. 湿邪在本病中的特征及对本病的影响　酒精性肝病之湿证以"痰湿""湿热"者多见,病位主要在脾胃、肝胆,病程大多缠绵难愈,临床常见疲倦乏力、胸闷纳呆、脘痞腹胀、大便黏滞不爽、舌苔厚腻、脉濡滑等湿邪阻滞中焦的表现。湿邪不仅是酒精性肝病的重要致病因素,亦是重要的病理产物,是影响酒精性肝病发生发展的重要因素。

2. 酒精性肝病湿证相关证型及表现　根据2017年国家中医药管理局发布的《酒精性肝病中医诊疗方案(试行版)》,酒精性肝病湿证相关证型包括痰湿内阻证、湿热内蕴证2个证型。

(1)痰湿内阻证:胁肋隐痛,脘腹痞闷,口黏纳差,困倦乏力,头晕恶心,便溏不爽,形体肥胖,舌淡红胖大,苔白腻,脉濡缓。

(2)湿热内蕴证:脘腹痞闷,胁肋胀痛,恶心欲吐,便秘或秘而不爽,困倦乏力,小便黄,口干口苦,舌红,苔黄腻,脉弦滑。

(三)酒精性肝病湿证的中医诊断、鉴别诊断

1.中医诊断

(1)主要表现:胁肋胀痛或隐痛,身重困倦,乏力,纳呆,脘腹痞闷,口中黏腻,便溏或大便不爽,苔腻,脉濡或滑。严重者可出现目黄、尿黄等症。

(2)病史:有长期饮酒史,一般超过 5 年,折合乙醇量 ≥ 40g/d(男),女性 ≥ 20g/d。

2.鉴别诊断 痰湿内阻证与湿热内蕴证的鉴别。

酒精性肝病痰湿内阻证主要因过度饮酒,酒食伤脾,脾气亏虚,脾失健运无以运化水湿,痰湿内生而成,显示出脾气虚、痰、湿、气滞等虚实互见的病机特点;临床表现除了困倦乏力、纳差、便溏等脾虚之象,还有脘腹痞闷、口黏、头晕恶心、大便不爽、形体肥胖、舌体胖大、苔白腻等痰湿困阻中焦的症状。而湿热内蕴证主要因患者素体本为阳盛之体,加之长期过度嗜食酒毒湿热之品,致湿热内生,横逆熏蒸肝胆、肝失疏泄、胆道不利而成,显示出湿热内蕴或肝胆湿热为患的病机特点;临床表现除了脘腹痞闷、恶心欲吐、困倦乏力等与痰湿内阻证相同的湿阻中焦症状,还有胁肋胀痛、便秘、小便黄、口干口苦、舌苔黄腻等湿郁化热熏蒸肝胆的症状。

(四)酒精性肝病湿证的治疗与预防

1.分证治疗

(1)痰湿内阻证

治法:健脾利湿,化痰散结。

方药:二陈汤合三仁汤加减。陈皮 10g,法半夏 10g,茯苓 15g,白术 10g,薏苡仁 30g,厚朴 10g,白蔻仁 10g,海蛤粉 10g(包煎),冬瓜仁 15g,枳椇子 5g,甘草 5g 等。

外治法:可选择针刺内关、丰隆、足三里、脾俞等穴,具有健脾化痰祛湿之功效,适用于痰湿内阻型酒精性肝病。

药膳食疗:宜食用芡实、薏苡仁、赤小豆、冬瓜仁、黄芪等健脾化痰祛湿之品。如解酒养肝饮:枳椇子、茯苓、薏苡仁、冬瓜仁、生山楂,等份,沸水冲泡 10 分钟后,代茶,频频饮用。

(2)湿热内蕴证

治法:清热利湿,化痰散结。

方药:黄连温胆汤合三仁汤加减。黄连 5g,炒枳实 10g,茯苓 15g,陈皮 5g,法半夏 10g,薏苡仁 30g,白蔻仁 10g,海蛤粉 10g(包煎),赤芍 10g,竹茹 10g,茵陈 15g,败酱草 10g,冬瓜仁 15g,枳椇子 5g,甘草 5g 等。

外治法:可选择针刺内关、丰隆、足三里、三阴交、太冲、公孙、日月、阴陵泉等穴,具有清热利湿、疏肝利胆之功效,适用于湿热内蕴型酒精性肝病。

药膳食疗：宜食用丝瓜、海带、绿豆、冬瓜、薏苡仁、茵陈、鸡骨草、枳椇子、葛花等清热利湿解酒之品。可选用养肝解酒茶，橄榄 5g，葛根 8g，枳椇子 5g，乌梅 5g，代代花 2g，菊花 2g，加水煎煮后代茶饮用。

2. 名医从湿论治酒精性肝病的特色　古代医家把过量饮酒导致本病的病机概括为毒、湿、虚、瘀、痰，其中湿邪伤脾是主要病机。如《景岳全书·杂证谟·饮食》曰："凡饮酒致伤者……以酒湿伤脾，致生痰逆呕吐，胸膈痞塞，饮食减少……"《医意商》云："盖酒之伤人，湿而且热，湿热之毒，永久不变……"由于湿邪与酒精性肝病的发病密切相关，不少医家提出从湿论治酒精性肝病，但不同医家提出的祛湿法的侧重点有所不同，主要有清热利湿法、健脾祛湿法、燥湿化痰消瘀法等。具体如下：

(1)清热利湿法：酒为湿热之品。酒毒入胃，损伤肝脾，初期以湿热之邪为患，当以清热利湿之法为要。如国医大师杨震提出从"湿热相火"论治酒精性肝病。他认为，酒精性肝病的外因为长期过度饮酒，而酒之辛热性质决定了患者以湿热体质为多，若湿热聚积日久与妄动之相火相合，则湿热相火产生，损伤肝胆而发病。因此，治疗上他主张利湿不伤阴，清热不助湿，以芳香化浊、辛开苦降为法，自拟经验方桃红化浊汤以疏肝健脾、清热利湿、活血通络。山西省名中医李双全亦提出"清泻法"论治酒精性肝病，认为酒精性肝病初期以脾胃湿热为主，当以清热泄湿为法，常用龙胆泻肝汤加减。

(2)健脾祛湿法：酒毒首伤脾胃。不少医家认为，脾失健运是酒精性肝病的关键，其治疗离不开健脾祛湿法。如辽宁省名中医卢秉久指出，酒精性肝病的总治则应为健脾祛湿，针对兼证配合清热利湿、活血祛湿、燥湿化痰等治法，首选甘淡之品清利湿邪，次选辛苦之品燥湿行气，常选用枳椇子、葛花解酒毒，配合车前子、泽泻祛湿利尿，使湿有去路。江苏省中医院邵铭(师从国医大师徐景藩)认为，脾运失健是酒精性肝病发病的关键，湿阻、气滞、血瘀是其主要病理因素，化湿运脾法是其主要治疗大法之一，当以平胃散为基本方，湿浊明显者配以藿香、佩兰、石菖蒲等醒脾祛湿，并可加用泽泻、茯苓、猪苓、白茅根等甘淡利湿之品使湿邪从小便而出。广东省名中医池晓玲认为，酒精性肝病是由于酒毒损伤肝脾，湿、热、痰、瘀互结所致，其治疗应以疏肝健脾法为基本治法，旨在恢复肝脾功能，同时在疾病的不同阶段，兼用清热利湿、燥湿化痰、活血祛湿等治法。

(3)燥湿化痰消瘀法：燥湿化痰消瘀法大多运用于酒精性肝病的中期或后期。如全国名中医田德禄提出三期三脏辨治酒精性肝病，认为肝脾俱损、气血痰湿结聚成癖是本病中期的病机关键，应以调肝理气、燥湿化痰消瘀为治疗大法，根据患者气、血、痰、湿、热的偏重，可选用金铃子散合失笑散、平胃散合二陈汤、龙胆泻肝汤等加减。他还研发了慢肝消治疗酒精性肝纤维化，疗效显著；方中以柴胡、生黄芪、益母草、炙鳖甲理气活血、化痰消癥，虎杖、土茯苓清热解毒化湿，佐以生山楂健脾和胃、化痰消积，共奏理气活血、祛湿化痰消积之效。山西省名中医李双全指出本病的中期大多夹痰湿，以清痰泄浊、行气化饮为法，以酒肝清泄汤加减；后期则湿热渐退，虚热滋生，以清瘀泄毒、退虚热,辅以养正为主要治疗之法,以葛花解醒汤合鳖甲煎丸加减。

3. 预防

(1)严格戒酒。

(2)节饮食,高蛋白质、高热量、高维生素、低脂肪饮食,多吃蔬菜水果,忌过食肥甘、生冷、辛辣之品,防止湿邪或湿热之邪内生,适当运动。

(3)畅情志,避免忧思郁怒等不良精神因素刺激。

(4)勿长期在潮湿、低洼之地居住,室内保持空气流通,冷暖适宜,预防湿邪外袭。

(五) 实践举例

张某,男,44 岁,2018 年 8 月 24 日来院就诊。

主诉:乏力伴皮肤瘙痒 1 个月。

现病史:患者长期过度饮酒,既往因肝功能异常曾在我院门诊就诊,予中药汤剂口服治疗,疗效可,后自行停药年余。此后仍时有饮酒,1 个月前出现乏力伴皮肤瘙痒,在当地医院就诊,予抗过敏治疗罔效,遂来我院就诊。刻下感乏力,皮肤瘙痒,眠差,头痛,腰痛,口干口苦,大便干结,小便黄,舌暗红,苔黄腻,脉弦滑。

辅助检查:2018 年 8 月 24 日肝功能示 ALT 50U/L,AST 48U/L,GGT 294U/L;甲胎蛋白(AFP)正常;上腹部彩超示肝回声稍密集,胆脾胰未见异常。

中医诊断:酒癖。

中医证型:湿热内蕴,兼肝郁脾虚血瘀。

西医诊断:酒精性肝病。

中医治法:清热利湿,兼疏肝健脾活血。

处方:柴芩承气汤加减。

柴胡 10g,黄芩 10g,大黄 10g,枳实 15g,厚朴 15g,郁金 15g,白术 15g,鸡内金 30g,金钱草 30g,威灵仙 15g,鸡血藤 60g,海金沙 15g(包煎),白芷 15g,合欢花 15g,蒺藜 15g,甘草 5g。每日 1 剂,再煎温服,共 14 剂。

2018 年 9 月 10 日二诊:乏力感、眠差、头痛、腰痛、口干口苦明显减轻,暂无皮肤瘙痒,二便调,舌暗红,苔薄黄腻,脉弦滑。

辅助检查:肝功能示 ALT 12U/L,AST 12U/L,GGT 65U/L。

治法:清热利湿,兼疏肝健脾活血。

处理:效不更方,患者头痛、腰痛明显减轻,二便转为正常,仍眠差、乏力,予大黄减量至 5g,金钱草减为 15g,鸡血藤减量至 30g,去白芷,加桑寄生补益肝肾,加首乌藤、龙骨以增重镇安神之力。

处方:柴胡 10g,黄芩 10g,大黄 5g,枳实 15g,厚朴 15g,郁金 15g,白术 15g,鸡内金 30g,金钱草 15g,威灵仙 15g,鸡血藤 30g,海金沙 15g(包煎),合欢花 15g,蒺藜 15g,桑寄生 15g,首乌藤 15g,甘草 5g,龙骨 30g(先煎)。每日 1 剂,再煎温服,共 14 剂。

随访结局：患者诸症明显改善，皮肤瘙痒未再发作，复查肝功能恢复正常，嘱坚持戒酒，门诊随诊。

按语：患者长期过度饮酒，致酒毒伤肝，肝失疏泄，横逆犯脾，脾失健运，运化失司，水湿内停，郁而化热，气不行则血停为瘀，湿热瘀结于肝脏，发为酒癖。脾气亏虚无以濡养四肢，故见乏力；湿毒蕴结肌肤，则见皮肤瘙痒；湿热上扰，蒙蔽清窍，则见头痛、眠差；湿热瘀阻，腰部经络不通则痛，故见腰痛；湿热横逆肝胆、壅滞肠腑、下注膀胱，故见口干口苦、大便干结、小便黄。故总体辨证当属湿热内蕴，兼肝郁脾虚血瘀，当以清热利湿，兼疏肝健脾活血及泄热行气通腑为法，方以自拟柴芩承气汤加减。方中柴胡、郁金疏肝利胆，白术健脾燥湿，黄芩清热燥湿，大黄通腑泄浊，枳实、厚朴行气以加强通腑之力，鸡内金、金钱草、海金沙合用利胆，甘草调和诸药。因此，本例患者服上方后，湿热一去，大便得通，肝之疏泄功能恢复，则头痛、腰痛、皮肤瘙痒、口干口苦诸症明显好转，肝功能恢复正常；其治湿关键在于清热利湿、泄热通腑，亦不忘佐以健脾祛湿。

五、自身免疫性肝炎

（一）自身免疫性肝炎湿证的内涵与成因

1. 内涵　自身免疫性肝炎（autoimmune hepatitis，AIH）是一种由针对肝细胞的自身免疫反应所介导的肝脏炎症性疾病，以血清自身抗体阳性、高免疫球蛋白 G 和 / 或球蛋白血症、肝组织学上存在界面性肝炎为特点，如不治疗常可导致肝硬化、肝衰竭。

中医认为，本病病性属虚实夹杂，以脾虚为本，以湿浊、气滞、血瘀等为标，久病由气及血，脾虚是贯穿本病的病机关键。除外感湿邪以外，脾为湿土，具运化水湿之功，恶湿，若脾气虚弱，则运化失职，水湿停聚而生内湿。明代吴崑在《医方考·脾胃门》中指出："湿淫于内者，脾土虚弱不能制湿，而湿内生也。"

2. 成因　外感湿热之邪，郁结少阳，则枢机不利，肝胆失于疏泄，胁络失和，或致胆汁疏泄失司，胆液不循常道，上泛睛目，外溢肌肤，下注膀胱；或素体脾胃虚弱，失于运化水谷精微，致水湿停滞，气机受阻，气滞血瘀，络脉阻塞；或病久肝脾肾俱伤，影响肝脾气血运行，以及肾与膀胱气化，使水湿停聚，均可发病。

（二）湿的性质表现及对自身免疫性肝炎的影响

1. 湿邪在本病中的特征及对本病的影响　湿在本病的发生、发展、预后转归等方面起着重要的作用。

AIH 发病隐匿，与湿邪熏蒸、人多不觉的特点相合。湿邪为患，正如《玉机微义》所言"感人于冥冥之中"。约 50% 的自身免疫性肝炎起病隐匿，一旦引起重视，则病时已久,病变较深;约 1/3 的患者诊断时已存在肝硬化表现,少数患者以食管胃底静脉曲张破裂出血引起的呕血、黑便为首发症状;10%~20% 的患者无明显症状,仅在体检时意外发现血清氨基转移酶水平升高;约 25% 的患者表现为急性发作,甚至可进展至急性肝衰竭。

AIH 病位广泛,与湿性弥漫、无处不到的特点相合。湿邪致病,内而脏腑、上中下三焦,外而四肢百骸、肌肉筋脉,均可侵犯。《证治准绳·杂病·伤湿》言:"土兼四气,寒热温凉,升降浮沉,备在其中……为兼四气,故淫泆上、下、中、外,无处不到。"AIH 常合并其他器官或系统性自身免疫性疾病,如桥本甲状腺炎(10%~23%)、糖尿病(7%~9%)、炎症性肠病(2%~8%)、类风湿关节炎(2%~5%)、干燥综合征(1%~4%)、银屑病(3%)及系统性红斑狼疮(1%~2%)等。AIH 和其他自身免疫性疾病如系统性红斑狼疮均为独立的疾病类型,若同时存在可按主要疾病类型处理。

AIH 病程迁延反复,与湿性黏腻、胶着难去的特点相合。湿邪不具有"热邪清之可除,风邪散之可去,寒邪温之可消"的特点,在临床治疗上不能也无法采取快速疗法。部分 AIH 患者病程迁延,症状缠绵,病情可呈波动性或间歇性发作,临床和生物化学异常可自行缓解,甚至在一段时间内完全恢复,但之后又会反复。这种情况需引起高度重视,因为这些患者的肝组织学仍表现为慢性炎症的持续活动,不及时处理可进展至肝纤维化,甚至肝硬化。

2. 自身免疫性肝炎湿证相关证型及表现　本病在疾病发展的不同阶段,分别属于中医的"肝痹""胁痛""黄疸""积聚""鼓胀"等范畴。参照 2008 年中华中医药学会发布的《自身免疫性肝炎中医诊疗指南》及综合目前的文献报道,自身免疫性肝炎湿证相关证型主要有如下 4 种。

(1)肝胆湿热证:胁肋胀痛,口苦口黏,胸闷纳呆,恶心呕吐,小便黄赤,或身目黄染,身热烦渴,头痛,舌红,苔黄腻,脉弦滑数。

(2)脾胃湿热证:发热口渴,身目发黄,脘腹痞满,四肢困重,大便不爽或溏滞,小便黄,舌红,苔黄白相间、腻,脉濡缓或滑。

(3)气滞湿阻证:腹部胀满,胁肋疼痛或胀满,纳差,或食后胀甚,嗳气得舒,尿少,口干口苦,舌苔薄白腻,脉弦。

(4)寒湿困脾证:神疲乏力,腹大胀满,按之如囊裹水,甚则颜面微浮或下肢水肿,脘腹痞胀,得热则减,怯寒,大便溏薄,小便短少,舌淡红,苔白腻,脉濡缓。

(三)自身免疫性肝炎湿证的中医诊断、鉴别诊断

1. 中医诊断　根据 2008 年中华中医药学会发布的《自身免疫性肝炎中医诊疗指南》,结合目前相关文献报道及专家共识,自身免疫性肝炎湿证相关证型主要有肝胆湿热证、脾胃湿热证、气滞湿阻证、寒湿困脾证。参考《中医临床诊疗术语　第 2部分:证候》(GB/T 16751.2—2021)和普通高等教育中医药类规划教材《中医诊断学》,制定上述中医证候诊断标准。具体如下:

（1）肝胆湿热证

主症：身目俱黄，黄色鲜明，胁肋疼痛，脘闷腹胀，烦热，口干而苦，小便黄赤，舌质红，苔黄腻。

次症：食欲不振，恶心呕吐，困倦乏力，皮肤瘙痒，大便秘结或稀溏，脉弦滑数。

主症 3 项（舌苔必备），或主症 2 项（舌苔必备）加次症 2 项，即可诊断。

（2）脾胃湿热证

主症：脘腹胀闷，口渴少饮，食少纳呆，大便溏而不爽，舌质红，舌苔黄腻。

次症：肢体困重，身热不扬或汗出不解，恶心欲呕，脉濡滑。

主症 3 项（舌象必备），或主症 2 项（舌象必备）加次症 2 项，即可诊断。

（3）气滞湿阻证

主症：腹部胀满，胁肋疼痛或胀满，遇情志不遂则加重，嗳气或矢气则舒，舌苔薄白腻。

次症：胸闷食少，食后胀甚，泛吐酸水，口干，脉弦。

主症 3 项（舌苔必备），或主症 2 项（舌苔必备）加次症 2 项，即可诊断。

（4）寒湿困脾证

主症：脘腹痞闷，口淡不渴，口腻，食少纳呆，大便溏泄，舌苔白腻。

次症：头身困重或怯寒，腹满或腹痛肠鸣，肢体水肿或小便量少，恶心欲呕，面目肌肤发黄，黄色晦暗不泽，妇女带下、量多色白，脉濡缓。

主症 3 项（舌苔必备），或主症 2 项（舌苔必备）加次症 2 项，即可诊断。

2. 鉴别诊断

（1）脾胃湿热证与肝胆湿热证：肝胆湿热证偏重于热，如身热、口干、口苦、大便干结、小便短赤等热的表现明显，而湿的表现相对较轻。脾胃湿热证偏重于湿，如肢体困重、纳呆、腹胀、大便溏泄等湿的表现明显，而热的表现相对较轻。肝胆湿热证因湿热郁结肝胆，疏泄失职，肝气郁滞，不通则痛，故胁肋部胀痛不适，并且往往还伴随湿热下注的症状，如阴囊湿疹、潮湿，睾丸肿胀、坠痛，或带下黄臭、外阴瘙痒等；脾胃湿热证由湿热之邪蕴结脾胃，使受纳运化、气机升降失常所致，故脘闷腹痛等脾胃症状相对明显，无胁肋胀痛及湿热下注等表现。

（2）寒湿困脾证与脾胃湿热证：二者均有脾胃功能障碍，病位均在中焦脾胃，但前者病性属寒属阴，后者病性属热属阳。前者初起急性期，多表现为寒湿内盛，故属实证；慢性阶段则因脾阳素虚，水湿不运或复感外湿，内外相引，合而致病，常为本虚标实证。后者湿热为患，既可外感，又可内生，属实证。寒湿困脾证和脾胃湿热证也可互相转化。

（四）自身免疫性肝炎湿证的治疗与预防

1. 分证治疗

（1）肝胆湿热证

治法：清热利湿，疏肝利胆。

方药：茵陈蒿汤加减。茵陈 15g,炒栀子 10g,大黄 5g,车前子 15g(包煎),白术 15g,苍术 10g,枳壳 10g。

外治法：中药灌肠。基本方：大黄 30g,赤芍 30g,山楂 30g,大青叶 15g,牡蛎 15g 等。煎取 100ml,温度控制在 40℃左右,保留灌肠 30~60 分钟,每天 1 次,7 天为 1 个 疗程。

药膳食疗：茵陈鸡蛋。茵陈 60g,鸡蛋 6 枚。将茵陈、鸡蛋洗净,同煮至鸡蛋变黑 即成,只吃鸡蛋,每日 2 枚。

(2)脾胃湿热证

治法：清热利湿退黄。

方药：茵陈五苓散加减。茵陈 30g,白术 10g,厚朴 10g,薏苡仁 15g,茯苓 15g,猪 苓 15g,泽泻 10g,藿香 15g,佩兰 10g,黄芩 10g。

外治法：刮痧治疗。沿着脊柱及双侧膀胱经走行部位,用水牛角刮痧板以泻法刮 拭 5~10 分钟,以刮拭部位出痧为宜,然后在痧点密集处用真空罐拔罐,留罐 20 分钟 后起罐。每周 2 次,2 周为 1 个疗程。

药膳食疗：马齿苋薏苡仁瘦肉粥。瘦肉 100g,马齿苋 30g,生薏苡仁 30g,粳米 100g,精盐少许。马齿苋去根洗净、切碎,生薏苡仁、粳米淘洗干净,猪瘦肉洗净、切 粒。把全部用料放入砂锅中,加适量清水,大火煮沸后,小火熬成粥,调入精盐即成。

(3)气滞湿阻证

治法：疏肝行气,健脾化湿。

方药：柴胡疏肝散合胃苓散加减。柴胡 10g,枳实 10g,赤芍 15g,白芍 15g,川楝 子 15g,陈皮 5g,苍术 15g,厚朴 10g,茯苓 15g,白术 15g,丹参 15g。

外治法：针刺期门、内关、太冲、阳陵泉、水分、气海等穴,平补平泻,每日 1 次。

药膳食疗：紫苏子粥。紫苏子 10g,粳米 100g,生姜 3 片。将紫苏子捣碎,加水搅 拌后沉淀,取其上清液放入锅内,与粳米同熬粥,将熟时加入生姜,稍煮片刻即可。早 晚分食。

(4)寒湿困脾证

治法：温中行气,健脾利水。

方药：实脾饮加减。白术 15g,熟附子 10g(先煎),干姜 10g,木瓜 15g,大腹皮 15g,茯苓 15g,厚朴 10g,木香 10g,草果 5g,大枣 15g,生姜 10g,炒薏苡仁 30g,车前 子 15g(包煎),甘草 5g。

外治法：敷脐疗法。可选用脐饼Ⅰ号,由干姜、熟附子、吴茱萸等组成,贴脐部,配 合红外线治疗仪照射,每次 30 分钟。每天 1 次,1 周为 1 个疗程,连续 1~2 个疗程。

药膳食疗：山药扁豆鲤鱼汤。白扁豆 30g,怀山药 40g,生姜 15g,鲤鱼 1 条。将 鲤鱼剖腹,去鳞、鳃及内脏,洗净,加水、调料适量,与前三味同煮 30 分钟即成。

2. 名医从湿论治自身免疫性肝炎的经验 笔者团队通过对与自身免疫性肝炎 相应中医疾病的历代医籍文献进行整理发现,古代医家认为本病的中医病因主要为外感侵袭、情志不调、饮食失宜、素体禀赋不足、他病传变等;其间又往往错综复杂,内外因相互影响,最终导致肝脾肾俱伤,瘀血痰湿内阻,或湿瘀热互结,虚实夹杂,缠绵难愈。而现代众多医家则认为,本病常见中医证型包括湿热内蕴证、瘀血阻络证等,病性以湿、热、瘀多见,因此在治疗上多注重祛湿、清热、活血等。

(1)周仲瑛:祛风利湿法治疗自身免疫性肝炎。

国医大师周仲瑛认为,虽然湿热是贯穿 AIH 病程的基本病理因素,清化湿热是其治疗大法,但因 AIH 常合并多种自身免疫性疾病,临床有"狼疮性肝炎"之称,故在临床上还应参照中医的"痹病""燥证""阴阳毒"等进行治疗,在治疗过程中当适时加入祛风利湿、滋阴润燥、凉血解毒之类的药物,如僵蚕、蝉蜕、地肤子、姜黄、秦艽、雷公藤、苍耳草、生地黄、玄参、知母等。

(2)金实:流气活络化湿法治疗自身免疫性肝炎。

金实认为,郁、湿、毒、瘀是本病之原,肝络瘀滞是病机之重要环节。金实善用流气和络化湿法治疗本病,即运用疏肝理气、活血和络法以流顺气机,和畅肝络,进而祛除湿、毒、瘀诸邪,则气顺络畅,气血阴阳平衡,疾病痊愈。金实喜用白豆蔻、藿香、石菖蒲等芳化湿浊,或配伍薏苡仁、茯苓、泽泻等淡渗利湿而使湿邪从小便去,少用苍术等苦温燥湿之品。

3. 预防　自身免疫性肝炎患者不可滥用药物,以防药物诱发肝炎活动;平素应起居有常,注意休息;应正确看待疾病,保持乐观心态,坚定战胜疾病的信心,避免情绪过激诱发或加重病情。此外,应注意饮食有节,按季节结合药膳食疗进行调理,注意健脾祛湿,顾护脾胃。

(五)实践举例

江某,女,30 岁,2018 年 10 月 10 日初诊。

主诉:反复肝功能异常 1 年,皮肤瘙痒 5 天。

现病史:患者 2017 年 10 月出现肝功能异常,予当地医院行护肝治疗,疗效不佳。2018 年 1 月在外院住院治疗,肝穿刺活检病理提示慢性活动性肝炎(中度,G3S3)。诊断为自身免疫性肝炎,予积极护肝抗炎治疗。2018 年 9 月底在我院住院治疗,查肝功能:前白蛋白(PA)64mg/L,ALT 109U/L,AST 297U/L,碱性磷酸酶(ALP)155U/L,GGT 116U/L,TBIL 35.8μmol/L,直接胆红素(DBIL)30.8μmol/L,总胆汁酸(TBA)243.6μmo1/L;肝纤四项:Ⅲ型前胶原 N 端肽 33.12ng/ml;上腹部 MR 平扫+增强:肝、胆、脾、胰未见明显异常。磁共振胰胆管成像提示肝内外胆管未见明显异常。出院后予复方甘草酸苷片、熊去氧胆酸胶囊及中医汤剂口服治疗。5 天前出现全身皮肤瘙痒,在当地医院予抗组胺药物治疗罔效。刻诊:感全身皮肤瘙痒,腹部胀满不适,嗳气,口苦,寐不安,梦多,月经色黑夹血块。舌暗淡、边尖有齿痕瘀斑,苔薄白、中根黄腻,脉沉弦滑。

既往史:否认酗酒史及病毒性肝炎病史。有结节性甲状腺肿病史。

过敏史：否认药物及食物过敏史。

体格检查：慢性肝病面容,全身未见皮疹。

辅助检查：肝脏自身抗体示抗核抗体阳性(+);抗核抗体核型为胞浆纤维型;抗核抗体效价为1:320。

中医诊断：肝痹。

证候诊断：气滞湿阻夹瘀证。

西医诊断：自身免疫性肝炎,结节性甲状腺肿。

治法：健脾祛湿,行气活血。

处方：柴胡疏肝散加减。柴胡10g,白芍10g,太子参15g,茯苓10g,土炒白术15g,枳壳10g,山药30g,丹参15g,郁金10g,黄芪15g,黄芩10g,甘草5g。水煎内服,日1剂,14剂。

二诊：2018年10月24日。药后全身皮肤瘙痒不适消退,腹胀、寐不安、梦多较前明显减轻。舌暗淡、边尖有齿痕瘀斑,苔黄白相间、腻,脉沉弦滑。

处方：柴胡10g,白芍10g,党参15g,茯苓15g,土炒白术20g,枳壳10g,山药30g,丹参15g,郁金15g,黄芪30g,甘草5g,砂仁5g(后下),六神曲15g(包煎)。水煎内服,日1剂,7剂。

三诊：2018年10月31日。药后无全身皮肤瘙痒,腹胀消退,寐不安、梦多诸症继续改善,月经第4天,量少,色暗。舌暗淡,边尖齿痕明显减轻、瘀斑减轻,苔黄白相间、腻减轻,脉沉弦滑。

处方：柴胡10g,白芍15g,党参15g,茯苓15g,土炒白术20g,枳壳10g,山药30g,丹参15g,黄芪30g,桑椹15g,砂仁5g(后下),甘草5g。水煎内服,日1剂,7剂。

后继续门诊随诊,定期复查,病情稳定。

按语：本例患者诊断为自身免疫性肝炎,出现皮肤瘙痒,但全身未见皮疹,外院予抗组胺药物治疗罔效,遂考虑与胆汁淤积相关,治疗上当从肝病着手,针对患者当前的证型进行辨证论治。此外,患者脉沉,主里病,亦非风邪袭表致痒之象,故切不可见痒止痒而在处方中堆砌搜风止痒之品。本例患者舌暗淡、边尖有齿痕瘀斑,提示湿瘀互结之象明显,故在疏肝理气的同时,加强健脾祛湿活血之力,但舌苔中根黄腻,又提示湿邪已化热,是以加少许黄芩清利湿热,最终收良效。

六、原发性胆汁性胆管炎

（一）原发性胆汁性胆管炎湿证的内涵与成因

原发性胆汁性胆管炎(primary blliary cholangitis,PBC)又称原发性胆汁性肝硬化,是一种慢性自身免疫性肝内胆汁淤积性疾病。PBC多见于中老年女性,最常见的临床表现为乏力和皮肤瘙痒,后期常见黄疸。湿在本病的发生发展中起着重要的作用,尤其是疾病进展以及黄疸乃至顽固性黄疸的产生均与湿、瘀、虚胶结难解密切相关。

PBC湿证以内湿为主,而内湿的产生主要与肝失疏泄、脾失健运密切相关。《读医随笔》卷四《证治类·平肝者舒肝也非伐肝也》指出:"凡脏腑十二经之气化,皆必借肝胆之气化以鼓舞之,始能调畅而不病。"三焦的气化有赖于脾阳的温煦与肝气的推动,若肝失疏泄、气机郁滞,则容易水湿壅滞;同时,脾气虚(PBC患者的常见证候)则运化失司,使湿停中焦,聚液成痰,并与瘀血胶结难解,是以痰瘀虚互相交织,使正气日衰、邪气日盛,加速疾病的进展。

(二)湿的性质表现及对原发性胆汁性胆管炎的影响

1. 湿在本病中的特征及对本病的影响　湿在原发性胆汁性胆管炎的发生发展中起着重要的作用。本病患者常表现为湿浊壅滞中焦,湿、痰、瘀互结与气滞、正虚并存(共同决定着疾病的发生与发展)。如本病反复出现肝功能异常及顽固性黄疸,均是由于湿邪作祟。在疾病的后期,因气血水互结于中焦而发生鼓胀,严重者湿、痰、瘀蒙蔽清窍,发生神昏等重症。

2. 原发性胆汁性胆管炎湿证相关证型及表现　我国古代中医文献中未见原发性胆汁性胆管炎的记载,很难将其归属于某一固定的中医病证。现代中医药学者对PBC的认识尚缺乏统一标准,但综合相关文献报道及笔者团队诊治经验,目前原发性胆汁性胆管炎湿证相关证型主要为肝胆湿热证、痰瘀阻络证及寒湿内停证。具体临床表现如下:

(1)肝胆湿热证:常见身目俱黄,色泽鲜明,小便黄赤,纳呆呕恶,厌食油腻,乏力,或伴见头身困重,腹胀脘闷,大便黏滞,苔厚腻微黄,脉濡。

(2)痰瘀阻络证:常见口中黏腻,脘闷不饥,腹胀纳少,大便溏泄或黏滞不爽,肢体困重,面色黧黑,胁下胀痛或刺痛,女子经行腹痛,经水色暗,皮肤瘙痒。

(3)寒湿内停证:常见面色晦暗,皮肤瘙痒,右胁不适,或见神疲乏力,形寒肢冷,食少脘痞,小便黄而清冷,舌体胖、质暗淡,苔白滑,脉沉缓。

(三)原发性胆汁性胆管炎湿证的中医诊断、鉴别诊断

1. 中医诊断

(1)主要表现:以疲乏及皮肤瘙痒为主要表现。

(2)伴有腹胀,纳谷不香,食少,口不渴或口渴不欲饮,口中黏腻,大便不爽或黏腻或溏结不调,舌体胖大、边有齿痕,苔腻或滑,脉濡或滑。随着病情加重,可伴有身目黄染,腹胀,腹部膨隆,赤丝血缕,腹壁青筋暴露等症状。部分患者可长期无临床症状。

(3)可伴有瘿病、泄泻、痢疾等病史。

2. 鉴别诊断　肝胆湿热证与寒湿内停证的鉴别。

两者均可见疲乏、皮肤瘙痒等主要表现,但是肝胆湿热证多伴见黄疸、黄色鲜明,小便黄赤,纳呆厌油腻,大便秘结或黏滞不爽,苔厚腻微黄或黄厚腻等;寒湿内停证多

伴见面色晦暗不泽,形寒肢冷,食少脘痞,小便黄而清冷,舌质淡,苔白滑,脉沉缓等。

(四)原发性胆汁性胆管炎湿证的治疗与预防

1. 分证论治

(1)肝胆湿热证

治法:清热化湿。

方药:①伴见黄疸者,茵陈蒿汤或茵陈五苓散加减。

常用药物:茵陈 30g,大黄 10g,栀子 10g,桂枝 10g,茯苓 15g,白术 10g,赤芍 30g,蒲公英 15g,郁金 10g,金钱草 15g,鸡内金 10g。

②无黄疸者,温胆汤加减。

常用药物:桔梗 10g,茯苓 10g,竹茹 15g,枳实 10g,连翘 10g,蒲公英 15g,藿香 10g,佩兰 10g,石菖蒲 10g。

外治法:①刮痧:选取双侧膀胱经,涂刮痧降酶液(由刮痧油及赤芍、大黄、栀子、虎杖等药物配制而成),以刮痧板用泻法刮拭 5~10 分钟,以出痧为宜,3 天 1 次。适用于 ALT、GGT 水平升高或伴有黄疸但凝血功能正常者。②梅花针:选取阿是穴、肝俞、脾俞、膈俞,每穴叩至皮肤发红为宜。每天 1 次,适用于伴有皮肤瘙痒者。

药膳食疗:田基黄饮。田基黄 50g,白糖适量。制法:田基黄切小段,洗净,加入 800ml 清水中,用大火煮沸后,再用小火煎煮 20 分钟,去渣留汁,调入白糖,当茶饮。

(2)痰瘀阻络证

治法:化瘀祛痰。

方药:膈下逐瘀汤合导痰汤加减。

常用药物:赤芍 15g,丹参 15g,牡丹皮 10g,桃仁 10g,红花 10g,当归 10g,甘草 10g,香附 10g,橘红 10g,白术 10g,郁金 10g,茵陈 30g,法半夏 10g,苍术 10g,藿香 10g,黄芪 30g 等。

外治法:中药灌肠 / 中药结肠水疗。选用赤芍、槐花等中药,煎成 200ml,保留灌肠,每次保留 30 分钟,每天 1 次。或先以温水 20 000ml,应用结肠水疗仪进行结肠水疗,然后用中药保留灌肠 30 分钟,隔天 1 次。

药膳食疗:益母草黑豆汤。益母草 30g,黑豆 50g,红糖适量。制法:益母草加水 800ml,大火煮沸后小火煎 15 分钟,去渣留汁;药汁与洗净的黑豆一同放入砂锅,加适量清水,熬至黑豆熟烂,调入红糖即可。早晚分食。

(3)寒湿内停证

治法:温化寒湿

方药:①见黄疸者,茵陈术附汤加减。

常用药物:茵陈 30g,熟附子 10g(先煎),桂枝 10g,白术 15g,干姜 10g,茯苓 30g,丹参 15g,郁金 10g,甘草 10g,法半夏 10g,砂仁 10g(后下),黄芪 30g,党参 15g,猪苓 10g,泽泻 15g 等。

②无黄疸者,香砂理中汤加减。

常用药物:党参 15g,白术 10g,茯苓 15g,甘草 5g,干姜 10g,砂仁 5g(后下),木香 10g,苍术 10g,薏苡仁 30g,大腹皮 15g 等。

外治法:①艾灸:可采用悬灸、热敏灸或雷火灸,选取中脘、气海、关元、涌泉,每穴灸 20 分钟,每天 1 次。②脐疗:用桔梗、苍术、砂仁等中药制成药饼,放于神阙穴,再以 TDP 灯照射 30 分钟,每天 1 次。

药膳食疗:五苓粥。猪苓、茯苓、泽泻、白术各 10g,桂枝 6g,粳米 50g,白糖适量。前 5 味煎取药汁,将药汁与粳米同煮成粥,调入白糖,当主食食用。

2. 名医从湿论治原发性胆汁性胆管炎的经验 中医药在治疗 PBC 方面具有一定优势,病位论及肝、脾、肾、胆、胃等,病性则有虚实夹杂或专主以实。综合相关文献报道发现,大多数学者认为脾虚湿困是本病的重要病机,健脾助运是本病的治疗大法,而治疗大多在此基础上选方化裁。

(1)健脾祛湿:国医大师杨震认为本病之湿多因脾虚失运而生,临床上应用金砂散(鸡内金、砂仁、茯苓、薏苡仁)以健脾祛湿,伴见黄疸时,加用三金(鸡内金、郁金、金钱草)以利胆退黄。广东省名中医池晓玲认为肝郁脾虚在本病的发生发展中起着重要作用,治疗时应当注意益气健脾祛湿,常用大剂量黄芪、党参补气,枳术丸、苍术运脾燥湿,并配合薏苡仁、布渣叶祛湿消滞,使脾运得健,湿浊自去。

(2)祛湿退黄:"黄家所得,从湿得之。"湿热黄疸是原发性胆汁性胆管炎的常见证候,而清热利湿退黄是其常用治法。如上海市名中医王灵台认为本病宜采用调肝脾肾三脏、清湿热、祛瘀黄的治疗大法,强调党参、黄芪扶正的同时适当加用苦寒解毒清热之品,如白花蛇舌草、蛇六谷等,可有效截断病势,防止病情加重。广东省名中医周大桥认为湿热内蕴是本病的重要病机,在茵陈蒿汤的基础上,配合鳖甲、丹参等药形成自拟方"加味茵陈蒿汤"进行治疗。

3. 预防

(1)保持情志舒畅,避免抑郁忧思、过怒等不良精神因素刺激。

(2)戒酒,饮食宜清淡易消化,慎食肥甘厚腻之品,忌暴饮暴食,勿食生冷食物。

(3)慎用对肝有损害的药物或保健品。

(4)适当加强运动锻炼,避免熬夜。

(5)日常生活减少暴露在潮湿环境中,注意居室和工作场所的通风与干爽,不要穿潮湿未干的衣服,平素怕冷的患者可多晒太阳。

(五)实践举例

杨某,男,31 岁,2023 年 9 月 22 日来院就诊。

主诉:反复身目尿黄 3 年余,加重 1 个月。

现病史:患者有慢性乙型病毒性肝炎、溃疡性结肠炎、原发性胆汁性胆管炎病史,正在服用恩替卡韦、美沙拉秦治疗,慢性乙型病毒性肝炎病情控制好。2022 年 8 月外院肝组织病理检查提示 G3S3-4,不能排除 IgG4 相关胆管炎或抗体阴性 PBC;肠镜检查提示溃疡性结肠炎仍有活动。1 个月前在外院应用泼尼松治疗溃疡性结肠炎,服药 1 周后自觉目黄、尿色加深,遂在外院就诊,服用异甘草酸二铵肠溶胶囊、熊去氧胆酸胶囊、丁二磺酸腺苷蛋氨酸治疗,但目黄、尿色仍在加重,遂来院求中医治疗。现症见:疲倦乏力,皮肤黄、目黄,面色黄晦暗,舌暗淡、边尖有齿痕瘀斑,苔薄黄,脉濡滑。

辅助检查:2023 年 9 月 21 日肝功能示 ALT 67U/L,AST 65U/L,ALP 260U/L,GGT 353U/L,TBIL 79.3μmol/L,间接胆红素(IBIL)72.7μmol/L。

中医诊断:黄疸。

中医证型:肝胆湿热,兼肝郁脾虚血瘀。

西医诊断:原发性胆汁性胆管炎,溃疡性结肠炎,慢性乙型病毒性肝炎。

中医治法:清热祛湿退黄,兼疏肝健脾活血。

处方:茵陈五苓散加减。茵陈 30g,酒大黄 5g,炒栀子 5g,柴胡 5g,赤芍 15g,山楂 10g,郁金 15g,茯苓 10g,黄芪 30g,鸡内金 10g,桂枝 5g,甘草 5g。每日 1 剂,水煎温服,共 7 剂。

2023 年 10 月 8 日二诊:仍感疲倦乏力,偶有右胁不适,尿色较前浅,面色较前鲜明,舌暗淡、边尖有齿痕,苔薄黄,脉濡滑。治法同前。

处方:上方赤芍加量至 20g,山楂、鸡内金加量至 15g,加砂仁 5g(后下)。

每日 1 剂,再煎温服,共 7 剂。

2023 年 11 月 24 日三诊:上方加减服用月余。2023 年 11 月 2 日肝功能示 AST 62U/L,ALP 249U/L,GGT 333U/L,TBIL 60.7μmol/L,IBIL 55.9μmol/L。

处方:上方茵陈减量为 15g,赤芍加量至 45g,去郁金,加白术 15g。

每日 1 剂,再煎温服,共 7 剂。

2023 年 12 月 6 日肝功能示 AST 64U/L,ALP 245U/L,GGT 336U/L,TBIL 53.7μmol/L,IBIL 48.2μmol/L。继续门诊随访。

按语:本例患者以黄疸为主要表现。《金匮要略·黄疸病脉证并治》云:"黄家所得,从湿得之。"本例患者虽然在舌象上无明显湿证表现,但其舌边有齿痕提示脾气亏虚、水湿不运,而脉濡则提示水湿内停,兼之舌边有瘀斑提示湿瘀内停之象;究其湿瘀产生之本,乃肝失条达,气机不畅,脾失健运所致。故治疗上,应用大剂量黄芪益气健脾,鸡内金健脾助运,从源头截断水湿的产生。肝病名家关幼波先生提出"治黄先治血,血行黄自退"的治黄大法,故应用赤芍、山楂消积化滞、凉血活血退黄。全方以疏肝健脾治本,以清热祛湿、活血祛瘀退黄治标。经中药治疗后,患者黄疸逐渐减轻,病情好转。

(池晓玲　蒋俊民　萧焕明　谢玉宝　蔡高术　施梅姐　张朝臻)

参考文献

1. 张仲景. 金匮要略 [M]. 何任, 何若苹, 整理. 北京: 人民卫生出版社, 2017.
2. 韩祗和. 伤寒微旨论 [M]. 程磐基, 校注. 北京: 中国中医药出版社, 2015.
3. 朱震亨. 丹溪心法 [M]. 王英, 竹剑平, 江凌圳, 整理. 北京: 人民卫生出版社, 2003.
4. 赵伯智. 关幼波肝病杂病论 [M]. 2 版. 北京: 中国医药科技出版社, 2013.
5. 童光东, 邢宇锋. 积聚 (肝硬化代偿期) 中医诊疗方案 [J]. 中国肝脏病杂志 (电子版), 2022, 14 (2): 18-26.
6. 车念聪. 鼓胀诊疗指南 [J]. 中国中医药现代远程教育, 2011, 9 (16): 120-121.
7. 赵崇学. 方药中治疗肝病腹水的经验 [J]. 中国医药学报, 1989, 4 (4): 45-47.
8. 王盼盼. 周仲瑛教授从湿热瘀毒郁结复合病机辨治肝硬化经验知识网络研究 [D]. 南京: 南京中医药大学, 2021.
9. 朱晓宁, 汪静, 王晓栋, 等. 孙同郊教授辨治肝硬化腹水经验 [J]. 中西医结合肝病杂志, 2022, 32 (12): 1059-1062.
10. 邓文婷, 区蓝芯, 张莹洁, 等. 池晓玲教授治疗非酒精性脂肪性肝病经验 [J]. 中西医结合肝病杂志, 2022, 32 (6): 565-567.
11. 邹嘉曦, 冯全生. 冯全生从湿浊论治非酒精性脂肪肝经验 [J]. 中华中医药杂志, 2021, 36 (3): 1472-1474.
12. 傅克模, 谢圣影, 莫耘松, 等. 200 例酒精性肝病患者中医证候分布调查分析 [J]. 中西医结合肝病杂志, 2019, 29 (2): 133-136.
13. 李小平, 郝建梅, 赵晶. 杨震教授从 "湿热相火" 论治酒精性肝病经验 [J]. 河北中医, 2021, 43 (2): 189-192.
14. 许多, 李双全, 李嘉茜, 等. 李双全教授基于 "清泄法" 论治酒精性肝病经验撷菁 [J]. 山西中医药大学学报, 2023, 24 (11): 1231-1235.
15. 郑佳连, 李偲, 王岩, 等. 基于中医传承辅助平台探讨卢秉久教授辨治酒精性肝病用药经验 [J]. 中西医结合肝病杂志, 2021, 31 (1): 34-36.
16. 卢殿强, 邵铭. 邵铭教授从脾论治酒精性肝病 [J]. 世界中西医结合杂志, 2013, 8 (11): 1160-1161.
17. 方俐晖, 郭志玲, 张轶斐, 等. 田德禄教授三期三脏辨治酒精性肝病经验 [J]. 现代中医临床, 2021, 28 (5): 38-42.
18. 马雄, 邱德凯. 自身免疫性肝病基础与临床 [M]. 2 版. 上海: 上海科学技术出版社, 2018.
19. 罗云坚, 黄穗平. 消化科专病中医临床诊治 [M]. 3 版. 北京: 人民卫生出版社, 2013.
20. 马雄, 王绮夏, 肖潇, 等. 自身免疫性肝炎诊断和治疗指南 (2021)[J]. 临床肝胆病杂志, 2022, 38 (1): 42-49.
21. 陈四清. 周仲瑛教授清热化湿治疗免疫性肝炎 [J]. 实用中医内科杂志, 2013, 27 (1): 16, 18.
22. 钱程亮, 金实. 金实诊治自身免疫性肝炎的经验 [J]. 江苏中医药, 2010, 42 (4): 25.
23. 喻亚南, 王仙梅, 郝建梅. 杨震教授从 "肝体阴用阳" 论治原发性胆汁性肝硬化经验 [J]. 中西医结合心血管病电子杂志, 2016, 4 (24): 10, 12.
24. 范兴良, 祝峻峰, 王灵台. 王灵台论治原发性胆汁性肝硬化 (胆管炎) 经验 [J]. 上海中医药杂志, 2016, 50 (8): 1-4.
25. 徐洪玲, 邢宇锋, 徐留斌, 等. 周大桥教授治疗原发性胆汁性胆管炎临床经验 [J]. 中西医结合肝病杂志, 2023, 33 (8): 747-749.
26. 施梅姐, 欧金龙, 黎胜, 等. 岭南名中医池晓玲治疗黄疸特色探析 [J]. 中华中医药杂志, 2020, 35 (1): 212-214.
27. 蔡高术, 黎胜, 施梅姐, 等. 池晓玲辨治黄疸经验 [J]. 广州中医药大学学报, 2021, 38 (10): 2250-2253.

第十七章

肺系统疾病的湿证认识与应用

第一节 总 论

一、肺系统与湿的关系

人体水液代谢是由肺、脾、肾、三焦等脏腑密切配合、共同参与的复杂过程,包括津液的生成、输布与排泄等,其中肺为华盖,居位最高,是参与调节体内水液代谢的重要脏器之一。肺为水之上源,主通调水道,通过肺气宣发肃降的功能,对肺及全身的水液代谢起到调节作用。肺气宣发与水液代谢的关联主要体现在两方面:一是津液经肺气宣发而布散肌肤、毛发、头面、官窍,发挥濡养肌肤、润泽皮毛、滑利官窍作用,代谢后化为汗液排出体外;二是在呼出浊气的同时能呼出少量水分。肺气肃降与水液代谢的关联主要体现在三方面:一是津液通过肺之肃降向下向内布敷于脏腑组织,发挥滋润、濡养作用;二是三焦水道为肺气肃降所调节,促使机体多余水液下达膀胱,其中浊者化为尿液,排出体外;三是肺气清肃下行,肺及气道之痰涎湿浊亦随之清除,从而保持洁净。肺气宣则湿气行,肺之宣发肃降正常,周身水道通利,津液输布与排泄有条不紊,则无津停成湿之虞。因此,治湿宜宣肺,调一身气机及水液代谢。

二、湿在肺系统疾病中的内涵与表现

痰、湿本属一类,均为体内水液停聚而形成的病理产物,难以截然划分,因此湿与肺系有形之痰的内容有所交叉。湿之为病,有外湿、内湿之分。外湿属于六淫邪气之一,常缘于气候潮湿,或久居湿地,或冒雨涉水,或汗出浴水、劳汗当风。外湿伤人,或从表而入,或从口鼻而入。"皮毛者,肺之合也。皮毛先受邪气,邪气以从其合也",是以外湿病位所主皆在肺,属于肺之外湿病证。内湿为脏腑功能失调,水液不归正化,水液代谢失常而形成的病理产物。一方面,肺气不利,水道失于通调,可直接导致津液的输布和排泄障碍,形成肺之内湿病证;另一方面,饮食等因素可直接损伤脾土,使津液失于运化,母病及子,则水湿上犯肺金,此即"脾为生痰之源,肺为贮痰之器"之谓也。同时,内湿与外湿可相互影响,其中肺气被外湿所遏,失于宣降,使水液停滞而成内湿之源,而内湿又再度影响肺之宣发,使卫气不能固护体表,更易被外湿侵犯,引动外湿。内湿与外湿合而为病,在肺系统疾病的发生发展中占据关键地位。

三、肺系统疾病湿证的辨治

肺系统疾病湿证的辨治,首先当区别外湿与内湿。外湿者,因湿邪袭表,正邪交争,见恶寒发热、身重头痛等表证,或有湿邪留滞经络关节,痹阻气血,可见肢体关节疼痛、酸楚、重着等症。治法上当解表祛湿为主,注意解表不可发汗太过,因湿邪黏腻,大汗则阳随汗泄,津液内耗,而湿邪反而不易祛除。内湿者,因湿邪停聚、阻滞经络而影响肺之气机,表现为咳嗽、咳痰、气喘等症,同时可伴有纳呆、便溏等他脏湿证表现。内湿在肺者,治法上宜轻宣肺气,俾气化则湿亦化;湿邪郁阻肺气,胸中气机闭郁者,以宣肺化湿法治之;湿阻上焦,变生热象,湿重于热时,以芳香化湿法治之。至于内湿由肺流滞他脏,宜参看其他章节,随证治之。又由于湿邪在外易与风、寒、暑、热等六淫之邪相兼致病,在内易留滞缠绵多脏,因此在肺系统疾病湿证的治疗中,应全面察源候机,随证治之。具体辨证依据和治法用药在分论中展开详细阐述。

第二节　分　　论

一、过敏性哮喘

(一)过敏性哮喘湿证的内涵与成因

过敏体质具有潜在的湿,是特禀体质中最主要的类型。此类体质人群由于机体水液代谢功能失常,形成水湿、痰饮、湿浊、痰浊等病理产物,停留于不同部位,导致相应的过敏性疾病,如荨麻疹、湿疹、过敏性鼻炎、过敏性哮喘、肠易激综合征、过敏性紫癜等。

过敏性哮喘是由过敏原触发机体驱动辅助 T 淋巴细胞 2 产生免疫反应而引起的一大类疾病,是最为常见、最重要的一种哮喘表型,占支气管哮喘的 50%~80%,属中医学"哮病"范畴。久居湿地,反复吸入或接触尘螨、真菌等湿性过敏原,致外湿兼夹风、寒、热等外感淫邪经皮毛或口鼻而入,是为哮喘发作的诱因;或先天禀赋特殊,嗜食酸咸甘肥或鱼虾蟹等发物,或久病耗气伤元,脾土受损,肺肾失养,使津液运化功能失调而生内湿,若湿聚成痰饮,壅阻气机,上犯于肺,致肺失宣降,肺气上逆,气道挛急,则发为哮喘。"湿邪"贯穿过敏性哮喘发病的全过程,所谓"伏湿为第一夙根,伏痰为第二夙根"。其核心病机主要是"肺脾肾虚,湿邪遏阻",治疗上应以"固本祛湿"为大法,分期论治,明晰主次缓急,随证治之。

《素问·经脉别论》言:"饮入于胃,游溢精气,上输于脾。脾气散精,上归于肺,通调水道,下输膀胱。水精四布,五经并行。"故脏腑功能失调时,水谷精微不得正化,津液代谢失常,潴留而成"湿、水、饮、痰"。四者一源而四歧,在致病特点上有共性:其一,同属湿类,分属阴邪,易伤阳气;其二,氤氲黏腻,壅滞气机;其三,黏滞固着,致病起病缓、病程长,治疗难求速效;其四,致病广泛,变幻多端,或相互转化兼夹,如痰饮、痰湿、水饮、水湿等,因此难以完全区分。

湿为类病之始也。"湿、水、饮、痰"在性状、致病部位和层次上有着区别,相互之间又层层递进、相互络属。在性状上,湿为津液弥散于人体组织而成的一种状态,而水多清澈澄明,饮者常清稀,痰者多稠浊。津液弥散而成湿,湿聚成水,水停为饮,饮凝成痰。于致病层次言,因湿性弥漫,致病广泛,氤氲无形,阻滞气机,留而不去,可聚而成水、饮、痰。

元代医家朱震亨指出"哮喘必用薄滋味,专主于痰";明代张介宾提出"喘有夙根";《中医内科学》论及哮病时,指出风痰伏肺,素体禀赋异常,复加外邪、饮食、情志、劳倦等诱因,致使气滞痰阻、气道挛急,发为哮喘,即外邪引动伏痰夙根致哮喘时作。而痰湿本同源,所谓湿停聚成水,水停留成饮,饮停凝成痰,即湿为痰之根源。根据临床实践及经验摸索,于过敏性哮喘而言,深究之,必有所以致之者,当责之于湿之根。

外触湿邪,致外湿夹杂风、寒、热等邪气侵入人体,或饮食偏颇或不节,使脾失健运,肺脾肾失养失司,津液运化失常则形成"湿、水、饮、痰"等病理产物,而在其中属湿致病层次最浅,故在过敏性哮喘中,湿常常先于痰而生成,尔后随着疾病的发生发展,脏腑功能进一步失调,湿凝聚成痰,伏藏于肺,终致痰湿胶着,结为过敏性哮喘的"夙根"。其中,痰为本,湿为根,伏湿为第一夙根,伏痰为第二夙根。

(二)过敏性哮喘湿证的性质表现及对肺的影响

或沾洒雾露,或居海滨洼地,或行远涉川,或汗出而浴,此皆外触湿邪,经由口、鼻及皮毛侵袭机体,导致肺卫被遏,肺失宣降,触发哮喘。外湿致哮,常缘于久居湿地,或反复接触尘螨、真菌等湿性致敏原,所谓湿邪兼夹风寒热等外感淫邪经皮毛或口鼻而入,发而为病。

湿为最基本、最始动的因素,故外感六淫之中,不曰痰、不曰水、不曰饮,而曰湿。《医学入门》云:"湿气觉来分内外,风寒暑暴伤人便觉,湿气熏袭人多不觉。"叶桂指出"吾吴湿邪害人最广"。湿邪致病广泛、变化多端,易兼他邪。湿阻日久,结成夙根,相兼他邪,碍滞气机,壅塞气道,形成过敏性哮喘触发的先决条件。

外湿常与气候、环境、地域等密切相关,如岭南地区属亚热带海洋气候区,常年受偏东南暖湿气流影响,外湿较盛。《医碥》亦指出:"岭南地卑土薄,土薄则阳气易泄……地卑则潮湿特盛,晨夕昏雾,春夏淫雨,人多中湿。"外湿邪气旺盛常导致尘螨、真菌等快速滋生繁衍,易通过口鼻及皮毛侵犯人体,待邪盛正虚则发病。

内湿之患,主要责之于脾,缘于嗜食酸咸甘肥及鱼虾蟹等发物伤及脾胃,或久病耗气伤元,使脾失健运,津不归位,致湿邪内生,上犯于肺,壅塞气道;肺脾肾三脏失养,功能失司,水谷精微不得正化,津液代谢失常,潴留体内而成。于过敏性哮喘患者而言,内湿致哮的本质实为食物性过敏原的摄入伤及脾土,使脾失运化,致脾胃虚滞,助生内湿,化而成水湿、痰饮、湿毒等稽留、停滞于不同部位,导致相应部位过敏性疾病的发生,其中内湿伏于肺及气道者,肺失宣降,气道挛急,发为哮喘。

湿贯穿于过敏性哮喘的发生发展和演变过程中,在疾病的不同分期发挥不同作用。急性发作期,外邪侵袭,引动伏痰,致哮喘发作及脏腑功能失调,痰气交阻,痰随气升;此时痰湿之邪与风、寒、湿、火等六淫之邪相兼,痰在病理过程中起到了关键作用,治疗时应以治痰为主,辅以化湿。慢性持续期和临床缓解期则脏腑虚而以湿为主,核心病机为"肺脾肾虚,湿邪遏阻",以肺脾肾为本虚,以湿邪困遏为标实。湿性缠绵,为过敏性哮喘慢性持续期及临床缓解期病情缠绵难愈的核心因素。

(三) 过敏性哮喘湿证的中医诊断、鉴别诊断

1. 中医诊断

(1)症状呈反复发作性,常由接触潮湿环境、气候突变、饮食不当、情志失调、劳逸失度等诱发。

(2)发作迅速突然,可有鼻痒、喷嚏、咳嗽、胸闷等先兆。喉中有明显哮鸣音,呼吸困难,不能平卧,甚至面色苍白,唇甲青紫。

(3)伴随湿证症状,如痰多色白、痰质黏稠、胸闷;或身体困重,倦怠乏力;或纳差,腹部饱胀;或便溏、排便黏腻不爽等;或舌苔腻、舌苔厚、舌苔水滑、舌体胖大、舌有缨线等。

注:西医诊断标准参照《中国过敏性哮喘诊治指南(第一版,2019 年)》。

2. 鉴别诊断

(1)痰证:痰是指体内水液停聚凝结而形成的一种质稠浊而黏的病理产物。痰证指痰浊之邪滞留或流窜于体内的病证。痰可分为有形之痰与无形之痰。有形之痰常导致咳嗽气喘、咳痰量多、苔腻、脉弦滑等肺系统疾病表现;无形之痰只见其征象,不见其形质,多见于眩晕、癫狂等。过敏性哮喘中的痰证和湿证难以完全划分,常可见痰证与湿证并存,相互兼夹,其中咳吐大量痰涎者以有形之痰为主,而少痰或干咳无痰者之中,伴随症状表现为天气湿冷或接触潮湿环境易发作、身体困重、倦怠乏力、胸脘痞闷、纳呆、易腹泻便溏者则以湿证为主。

(2)支饮:支饮乃饮留胸膈导致的病证,虽然也可表现痰鸣气喘的症状,但多由慢性咳嗽经久不愈、逐渐加重而成,病势时轻时重,发作与间歇的界限不清,以咳嗽和气喘为主,且因饮留胸膈,可见肋间隙饱满。而过敏性哮喘湿证的发作与间歇界限分明,一般无肋间隙饱满体征。

（四）过敏性哮喘湿证的治疗与预防

1. 辨证施治　反复吸入或接触尘螨、真菌、蟑螂分泌物、花粉、动物皮屑等过敏原,使外邪经皮毛或口鼻而入,可诱发哮喘发作;亦有特禀体质或痰湿体质者,饮食不节,或久病伤元,肺脾肾失养,致津液运化失调,酿生内湿,聚成痰饮,壅塞气机,使肺失宣降,肺气上逆,气道挛急,发为哮喘。痰湿固结,湿为类病之始,为病之第一夙根。而论及哮喘,国医大师周仲瑛指出,若视"夙根"为痰伏于肺,似有一间之隔,其本质应为肺、脾、肾功能失调影响津液运化。治疗上,应以"固本祛湿"为大法,同时遵循"未发以扶正气为主,既发以攻邪气为急"的原则,谨守病机,机圆法活,分期辨证论治。

（1）发作期

1）风热夹湿证

临床表现:发热,可有恶寒,有汗或少汗,咳喘气涌,胸部胀痛,痰多、质黏、色黄,伴胸中烦闷,身热,面赤,咽干,口渴而喜冷饮,小便短赤,大便秘结,或稀溏黏腻臭秽,舌苔黄厚,脉浮数或滑数。

证机概要:风热犯表,痰湿蕴肺。

治法:疏风清热,化湿定喘。

方药:定喘汤合麻杏薏甘汤加减,配伍茵陈、土茯苓、云芝、木棉花。

主要药物组成:白果、麻黄、苏子、甘草、款冬花、杏仁、桑皮、黄芩、制半夏、薏苡仁、茵陈、土茯苓、云芝、木棉花等。

2）风寒夹湿证

临床表现:发热恶寒,喉中哮鸣如水鸡声,呼吸急促,喘憋气逆,胸膈闷如塞,咳不甚,痰少、咳吐不爽、色白而多泡沫,口不渴或渴喜热饮,形寒怕冷,天气湿冷或接触潮湿环境易发,面色青晦,舌苔白滑,脉弦滑或浮滑。

证机概要:风寒遏表,痰湿伏肺。

治法:祛风散寒,除湿定喘。

方药:麻黄加术汤或麻杏薏甘汤加减,配伍防风、羌活、秦艽。

主要药物组成:麻黄、桂枝、甘草、杏仁、白术、薏苡仁、防风、羌活、秦艽等。

（2）慢性持续期

1）痰湿阻肺证

临床表现:喉中痰涎壅盛,声如拽锯,或鸣声如吹哨笛,喘急胸满,但坐不得卧,咳痰黏腻难出,或为白色泡沫痰液,无明显寒热倾向,胸闷,咳嗽,气喘,口淡纳减,舌苔白滑腻,脉弦滑或濡滑等。

证机概要:湿聚成痰,肺气郁闭,升降失司。

治法:祛湿涤痰,降气平喘。

方药:小柴胡汤合白果汤加减,配伍藿香、白豆蔻。

主要药物组成：柴胡、黄芩、人参、半夏、甘草、砂仁、五味子、益智仁、杜仲、熟地黄、覆盆子、远志、桑螵蛸、阿胶、山茱萸、白果、藿香、白豆蔻等。

2）湿热蕴肺证

临床表现：咳嗽，痰量多、色白或黄黏腻、并不稠厚，咳声重浊；或痰热壅肺证后期，热象已退而咳嗽不止，痰量反而增多，胸闷，脘痞，纳少，恶心，腹胀，便溏，不渴，病程较长者可见轻度气急，舌苔白腻，脉濡或滑。

证机概要：湿热蕴肺，壅阻气道，肺失清肃。

治法：利湿化浊，清热平喘。

方药：甘露消毒丹合定喘汤加减。

主要药物组成：滑石、黄芩、茵陈、藿香、连翘、石菖蒲、白豆蔻、薄荷、木通、射干、浙贝母、白果、麻黄、苏子、款冬花、杏仁、桑白皮、制半夏等。

3）寒湿阻肺证

临床表现：咳嗽反复发作，咳声重浊，受冷咳甚，痰黏腻或稠厚成块，痰多易咳，早晨或食后咳甚痰多，进甘甜油腻物加重，胸闷脘痞，呕恶纳少疲乏，便溏，舌淡苔白黏腻，脉濡滑。

证机概要：寒湿伏肺，寒凝湿阻，肺失宣畅。

治法：宣肺散寒，祛湿平喘。

方药：射干麻黄汤合三仁汤加减。

主要药物组成：射干、麻黄、生姜、细辛、紫菀、款冬花、五味子、半夏、杏仁、滑石、白通草、白蔻仁、厚朴、薏苡仁等。

2. 预防

（1）预防外湿：注意防寒保暖，避免外触湿邪，防止湿邪随风邪、寒邪等经皮毛或口鼻而入，以免诱发哮喘发作。根据身体情况，做适当的体育锻炼，逐步增强体质，提高抗病能力。天晴时将居室门窗打开通风，保持室内干燥，降低环境湿度。勤换被褥衣物，将被褥衣物晾晒在阳光充足、通风、干燥的地方，防霉防潮。

（2）减少内湿：保持心情舒畅，睡眠充足，劳逸适当，有助于调节身体功能，减少体内湿气。减少食用油腻、生冷、甜食等易加重湿气的食物，在膳食中适当添加具有祛湿作用的食材，如薏苡仁、赤小豆等。体虚者可在医师指导下服用玉屏风散、金匮肾气丸等扶正固本药物，以调护正气，提高抗病能力。

针对湿为类病之始、湿先于痰为过敏性哮喘之第一凤根等病机认识，在哮喘欲作而未发作时，采取从湿论治的治疗原则常可获得理想临床疗效。治法：健脾理肺，固本祛湿。常用药物：人参、白术、茯苓、炙甘草、陈皮、法半夏、藿香、杏仁、白豆蔻、莱菔子、枳壳、木香、砂仁、桔梗等，临证可根据具体情况加减运用。

（五）现代研究

1. 外湿　高湿气候及湿性过敏原与哮喘的交互作用：过敏性哮喘是典型的环境

和机体交互作用的变态反应性疾病,常常由过敏原引发机体免疫微环境改变、免疫应答失衡,致使气道慢性炎症产生。因此,接触过敏原是哮喘发作的最主要因素之一。有资料表明,最常引起我国哮喘过敏反应的吸入性过敏原分别是尘螨(包括屋尘螨及粉尘螨)、花粉、真菌、蟑螂、猫毛、狗毛、皮屑等。

尘螨喜欢高湿环境,在75%的湿度环境下繁殖速度最快,广泛分布于日常生活环境中,如床垫、被子、沙发等处,是人类最主要的吸入性过敏原。真菌作为大自然广泛存在的一类真核生物,常生活在阴暗、潮湿、通风不良的环境中。蟑螂亦喜欢潮湿温暖的生长环境,繁殖能力强,难以消灭,其分泌物、排泄物等均可成为过敏原,诱发哮喘发作。

《中国过敏性哮喘诊治指南(第一版,2019年)》明确指出,环境潮湿会增加患哮喘的风险(证据等级:A)。这是由于,高湿气候或环境为螨类、真菌、蟑螂等湿性过敏原提供了快速滋生和繁殖的生长条件。中国呼吸系统过敏性疾病研究联盟在2018年启动了大规模流行病学调查,系统探索了我国10年间室内室外吸入性过敏原的致敏情况,地域涵盖了我国北部、东部、中部和南部沿海地区的26个城市,发现目前首位致敏原仍是尘螨,10年间显著增加,且由北至南,尘螨过敏的阳性率逐渐增高。而岭南地区地处我国南部,受亚热带海洋气候影响,多温暖潮湿,更加适宜尘螨、真菌、蟑螂等繁衍。尘螨、真菌、蟑螂等湿性过敏原常在阴暗、潮湿、温暖的环境中生长繁衍,是过敏性疾病中重要的危险因子,与过敏性哮喘症状的持续密切相关。因此,长期生活或工作在高湿环境中,由于尘螨、真菌、蟑螂等湿性过敏原的暴露风险增加,常易诱发哮喘。

2. 内湿

(1)水液代谢异常与哮喘的病理生理改变:水通道蛋白(aquaporin,AQP)是一组主要参与调节水的跨膜转运,维持机体水液代谢平衡的细胞膜转运蛋白。在肺组织中已发现AQP的6种亚型,它们在肺泡间质的液体运输、气道加湿、胸膜腔积液吸收和黏膜下腺体的分泌中发挥着重要作用。而支气管哮喘是一种以气道炎症、气道高反应性、黏液高分泌及气道重塑为主要病理特征的慢性呼吸道疾病。各研究亦表明,AQP的异常表达与支气管哮喘的病理改变有着密切联系。

AQP的异常表达,常导致炎症细胞积聚致炎症渗出;部分AQP还参与黏液腺体的分泌调节,异常表达时常引起气道黏液高分泌。哮喘炎症细胞以细胞迁移的方式积聚在气道黏膜下层,是导致气道慢性炎症和气道高反应性的直接因素。研究表明,在卵清蛋白致敏哮喘小鼠模型中,AQP1和AQP5的表达水平显著下调,白细胞介素-4、白细胞介素-5、TNF-α的表达水平上调,气道炎症加重,同时出现黏膜水肿。而治疗组可通过上调AQP的表达水平改善肺水肿,将AQP5基因敲除后亦可改善尘螨所致哮喘小鼠模型中的气道炎症。AQP1、AQP5参与哮喘发病时还可引起气道黏液高分泌。一项基础研究结果显示,AQP1和AQP5在实验性哮喘大鼠的小气道中增加,表明它们可能参与黏膜下水肿和黏液高分泌的形成,而肺泡中AQP1和AQP5

的减少可能与肺泡液体黏度的增加和黏液栓的形成有关。

肺 AQP 在调节和维持机体水液代谢平衡中起着关键作用,参与呼吸道的湿化与肺泡液体吸收等。而肺为水之上源,主通调水道,通过肺气宣发肃降的功能,对肺及全身的水液代谢起着调节的作用。脾运化之水谷精微经肺之宣发而布散至全身,脾运化之水液经肺之肃降而下输于膀胱,从而保证水液通畅运行,小便通利。肺行水、为水之上源的作用与肺 AQP 的作用存在相关性。肺失宣降,通调水道功能失常,使水液代谢障碍,则痰湿内生,壅阻气道,致气道挛急,发为哮喘。肺 AQP 功能失常时,则气道炎症渗出增加,加重黏膜下水肿,黏液腺体高分泌,造就哮喘发作的病理环境,引发哮喘发作。

(2)肠道菌群与哮喘的发生发展:过敏性疾病的发生与肠道菌群结构异常密切相关。肠道菌群的失调可以不断刺激机体局部或产生全身免疫应答反应,导致机体免疫功能紊乱。尽管胃肠道和呼吸道在生理上有所不同,但它们具有共同的胚胎起源和许多结构上的相似性,这就使得两者可能以多种方式双向相互作用,此现象即肺-肠轴。研究提示,过敏性哮喘患者与健康人相比,肠道菌群结构组成发生了显著改变,存在多种差异菌。因此,肠道菌群失调可能通过改变免疫、激素和代谢稳态等多种途径促进哮喘等肺部疾病的发展。

肠道微生物的失调与哮喘和过敏性疾病的风险增加有关。婴儿肠道微生物如双歧杆菌属、阿克曼菌属和粪杆菌属的发育,不仅与儿童后期抵御特异性反应和哮喘发展相关,而且会影响器官和细胞的正常功能发育和生理代谢。一项针对婴儿早期微生物的研究结果显示,哮喘患儿肠道菌群失衡,表现为与肠道微生物的成熟相关的毛螺菌属、韦荣球菌属、罗氏菌属、粪杆菌属数量减少,而这些菌群可控制异常的炎症和免疫反应,其丰度的降低可能导致患儿发生哮喘的风险增加。同时,肠道菌群产生的代谢物包括短链脂肪酸、胆汁酸、色氨酸代谢物,在哮喘的发生发展中起着重要作用。如短链脂肪酸产生于肠道,能通过体循环进入肺组织,通过调控 ERK1/2 信号通路、TGF-β_1/Smads 信号传导通路及 GPR41 和 GPR43 的表达,参与哮喘气道高反应性的发生。

由此可见,过敏性哮喘的发生发展与肠道菌群密切相关,而肠道菌群与水液代谢密切相关。以肠道菌群为切入点,有望进一步诠释水液代谢在过敏性哮喘发病中的机制和科学内涵。首先,《脾胃论》指出"大肠主津,小肠主液,大肠、小肠受胃之荣气,乃能行津液于上焦,溉灌皮毛,充实腠理。若饮食不节,胃气不及,大肠、小肠无所禀受,故津液涸竭焉",可见大小肠本身即对水液代谢起重要作用。进一步而言,肠道菌群为中医脾胃功能的生物学基础。《灵枢·本输》提及"大肠小肠皆属于胃",认为大肠、小肠的功能皆可归属于胃的功能之中。脾胃运化腐熟水谷,输布精微物质至肠,对肠道菌群产生一定影响。若脾胃功能异常,会出现腹满、泄泻等肠道疾病症状,引起肠道菌群失调。若肠道菌群失调,无法维持肠道微生态,也会引起脾胃运化水湿失司。水液运化功能失常,导致水液潴留,变生水湿、痰饮、湿浊、痰浊等病理产物,若母病及子,则水湿上犯肺金,发为哮喘。

（六）实践举例

许某，男，71 岁。2023 年 1 月 13 日来诊。主诉：咳嗽气促 10 个月余，加重 2 周。患者 10 个月前开始出现咳嗽，于 2022 年 6 月在广东省中医院呼吸科门诊首次就诊。查肺功能：轻度阻塞性肺通气功能障碍，支气管激发试验阳性；胸部 CT：右肺下叶外基底段、左肺上叶尖后段、上舌段实性小结节，考虑炎性肉芽肿；过敏原检测：户尘螨 5.1U/L；总 IgE>200U/L。诊断为尘螨过敏性哮喘，平时规律使用布地奈德福莫特罗粉吸入剂。2 周前因新型冠状病毒感染后出现发热、咳嗽喘息加重，自行服用抗感染、抗炎解痉平喘等药物，发热可退，咳喘症状有所减轻。现因症状反复，遂来就诊。

刻下症：咳嗽频多，日夜皆咳，无咽痒咽干咽痛，痰少、色黄白、质黏，无喉间哮鸣音，气短、活动后喘息，乏力困倦，口干喜饮，无恶寒发热、鼻塞流涕，纳呆，眠一般，大便稍烂，小便调。舌暗红，苔黄厚微腻，脉弦滑。中医诊断：哮病（湿热蕴肺证）。处方：草果 10g，槟榔 15g，厚朴 10g，知母 10g，法半夏 10g，陈皮 10g，苍术 10g，蜜麻黄 10g，款冬花 10g，紫苏子 10g，苦杏仁 10g，桑白皮 15g，炒薏苡仁 30g，广藿香 10g，党参 20g。水煎服，共 10 剂。继续使用布地奈德福莫特罗粉吸入剂。

2023 年 1 月 30 日复诊：患者咳嗽基本缓解，晨起偶尔咳嗽，咳少量白黏痰，气促消除，乏力困倦感和纳呆较前减轻，少许口干，饮水一般，二便正常。舌淡暗，苔白偏厚。考虑病情趋向稳定，标实渐除，本虚为主，故改予平喘固本汤。嘱患者继续维持布地奈德福莫特罗粉规范吸入，避风寒，慎起居，节饮食。

按语： 反复吸入或接触尘螨、真菌、蟑螂分泌物等湿性过敏原，外触湿邪，致湿邪兼夹他邪经皮毛或口鼻而入，诱发哮喘发作；亦有特禀体质或痰湿体质者，饮食不节，或久病伤元，肺脾肾失养，致津液运化失调，酿生内湿，聚成痰饮，壅塞气机，使肺失宣降，肺气上逆，气道挛急，发为哮喘。痰湿固结，湿为类病之始，为病之第一凤根。而论及哮喘，国医大师周仲瑛指出若视"凤根"为痰伏于肺，似有一间之隔，其本质应为肺、脾、肾功能失调影响津液运化。因此，过敏性哮喘的核心病机为"肺脾肾虚，湿邪遏阻"，以肺脾肾为本虚，以湿邪困遏为标实。治疗上，应以"固本祛湿"为大法，同时遵循"未发以扶正气为主，既发以攻邪气为急"的原则，谨守病机，圆机活法，分期辨证论治。

本案患者久居岭南湿地，素体偏湿，且反复接受户尘螨等湿性过敏原的刺激，加之伏湿藏于肺，触而哮喘时发。2 周前患者感染新型冠状病毒，是为疫毒寒湿外犯，引触伏湿，相互搏结，壅塞胸肺，使肺气失宣，哮喘乃发。现患者外感之邪已去，内湿尤在，湿盛壅肺，使肺失宣降，故咳嗽频繁；湿聚成痰，痰湿蕴肺，湿郁而化热，故见咳黄白黏痰、舌苔黄。日夜皆咳，无咽痒咽干咽痛者，不因风，不因热，不因燥，实因湿困也。湿重困脾，则纳呆；脾失运化，津液内停，无以上荣舌面而见口干；水湿滞留肠间而见大便稍烂；肺脾气虚则乏力困倦；肺肾气虚，纳气不利，则见气短、活动后喘息；舌苔厚微腻，脉弦滑，均为典型的湿证表现。四诊合参，辨证属湿热蕴肺证。

中药予达原饮、二陈平胃散合定喘汤加减。方中厚朴芳香化浊,理气祛湿;草果辛香化浊,宣透伏湿;槟榔辛散湿邪,化痰破结。三药共为君药,气味辛烈,取达原饮"直达膜原"之意,直达病所,逐湿外出。陈皮、法半夏共起燥湿化痰行气之功。苍术、厚朴燥湿,同治湿阻中焦。苍术配伍党参兼以健脾,厚朴兼行气。陈皮、半夏、苍术、厚朴四药合用,共为臣药,取二陈平胃散祛湿化痰止咳之功。患者肺气壅闭,不得宣降,郁而化热,故臣以蜜麻黄宣肺散邪、桑白皮清泄肺热,共起止咳平喘之功;紫苏子、苦杏仁、款冬花亦为臣药,加强降气平喘、止咳祛痰之力,取定喘汤宣降肺气、清热化痰之功。佐以炒薏苡仁健脾渗湿,广藿香芳香化湿、和中醒脾,知母清热滋阴并可防辛燥药物耗散阴津。诸药合用,使肺气宣降得当,脾之运化如常,湿热得清,则咳喘诸症自除。

二、病毒性肺炎

(一)病毒性肺炎湿证的内涵与成因

病毒性肺炎(viral pneumonia)是由上呼吸道病毒感染向下蔓延所致的肺部炎症,常伴气管支气管炎,临床主要表现为发热、头痛、全身酸痛、干咳及肺浸润等,严重时可导致患者呼吸窘迫甚至休克。引起肺炎的病毒类型较多,常见的有腺病毒、人偏肺病毒、呼吸道合胞病毒、鼻病毒、流感病毒、副流感病毒、冠状病毒等。本病中传染性、毒力较强,具有"乖戾之气"特性者,如流感病毒肺炎,能引起较大范围流行,属于"疫病"范畴。

在疫病中,湿邪常以伏邪形式停留在膜原之间。温病学家吴有性首先提出疠气这一特殊邪气概念,所述温疫疾病症状为头痛、憎寒壮热、胸膈痞闷,舌象以积粉苔为特征,与湿之致病特点相类似。吴有性认为疠气伏藏膜原之间,据此创制达原饮,以开达膜原、辟秽化浊、宣通气机;该方由槟榔、厚朴、草果、知母、芍药、黄芩、甘草7味药组成,为治疗湿温病的经典组方。正如《温病条辨》所载"温疫者,疠气流行,多兼秽浊,家家如是,若役使然也"。疫气的主要性质之一即是"秽浊",而"秽浊"之黏腻、滞浊之性同样为湿邪的特性,因此疫气之伏邪自带"湿"性。

流感病毒在世界各地常有周期性大流行。流感病毒感染虽然大多为自限性,但部分患者因出现肺炎而发展为重症。国医大师周仲瑛认为流感病毒肺炎由感受温疫毒邪所致,属于"湿热疫"范畴,具有起病急、易从火化、传变快、易掺杂湿邪的病机特点,早期主要表现为邪气由表入里,表邪未解,疫气入肺而成卫气同病,湿热内蕴而肺失宣肃,或邪正抗争,气分热盛,继而传营入里,变为重症。

新型冠状病毒感染是由新型冠状病毒引起的一种急性呼吸道传染病。患者初期多表现出寒湿束表、郁肺、碍脾的临床症状,除了肺系症状,尤以湿邪碍脾的征象显著,而舌苔多为白厚腻或罩黄、脉多滑濡同为湿邪留滞人体的表现,病后"长新冠"现象则与湿邪黏腻难除相关。国医大师周仲瑛认为新型冠状病毒属"湿毒疫气",其致病的基本病机为湿困表里,肺胃同病。仝小林认为新型冠状病毒感染系夹杂"秽浊湿气"的一类特殊"寒疫",并将其称为"寒湿疫"。

综上所述,病毒性肺炎不离"湿"之范畴。本篇分论以流感病毒肺炎及新型冠状病毒感染为例展开阐述。

(二)病毒性肺炎湿证的性质表现及对肺的影响

1. 流感病毒肺炎 湿热疫气循卫气营血传变,亦兼夹三焦传变,初起见湿热遏阻肺卫分证。湿热犯表,卫表失和,见发热恶寒;湿性黏腻,腠理开合失常,故无汗或汗出不畅;湿性重浊,客于肌腠,则身重乏力;湿热抑遏肺脾气机,更见胸闷脘痞;湿阻中焦,枢机不利,则呕恶纳呆、大便溏泄。湿热疫气在卫分停留时间较短,随即入气,蕴于肺则成湿热毒壅肺证。湿热蕴肺,肺失宣降,故咳嗽气急;热蒸津液成痰,痰湿相合,故痰少难出,咳吐不爽,痰色黄白,稠厚质黏;热盛伤津而口干,湿邪内留,则不欲多饮;或有卫分证不罢,卫气同病,则伴见发热恶寒。少数患者出现营血分证。若湿热壅盛,疫气成毒,湿与热、毒、瘀交织,阻滞肺脏,致肺司呼吸无权,则气促明显、喘促烦躁、呛咳少痰,甚则胸满闷不能活动,或言不成句;或疫气闭阻心肺,成内闭外脱的危候,出现喘促昏蒙、唇暗面紫、汗出如雨、四肢厥逆、脉微欲绝的表现。

2. 新型冠状病毒感染 疫气或经肌表而侵,或由口鼻而入,甚或直中于里,侵袭肺脾,波及他脏。疫气侵袭体表,表气郁闭,则见发热、恶寒、头痛、身痛等表证;疫气从口鼻而入,侵袭肺脏,使肺之宣发肃降受扰,则见干咳少痰、痰白质黏、气喘胸闷等症状;疫气直中脾胃而运化失司,则见呕恶、纳差、腹泻等胃肠道症状。若疫气深陷于肺,郁闭气机,则会继生湿热痰瘀,阻滞三焦,伤肺损肺,闭阻肺气,则见发热咳嗽、喘憋气促、痰色黄黏、腑气不通等症,甚至闭脱。

(三)病毒性肺炎湿证的中医诊断、鉴别诊断

1. 中医诊断

(1)起病急骤,初期以卫表及鼻咽症状为主,可见鼻塞、流涕、多嚏、咽痒、咽痛、周身酸楚不适和恶寒发热等。

(2)传变迅速,卫分未罢,旋即入气,或卫气同病,或直中于里,可见咳痰喘等症,以肺系症候群为主,并常伴见脾胃症候群,或呕恶纳差,或腹满腹泻。

(3)有较强的传染性,易发生流行,在同一时期发病人数剧增,且病证相似。

(4)四季皆可发病,而以冬、春两季为多。

注:西医诊断参照《内科学》第9版。

2. 鉴别诊断

(1)湿热疫与寒湿疫:湿热疫与寒湿疫都属于疫气所致疾病,都有较强的传染性,能引起流行,且在症状表现上都有"湿"的性质,如胸闷脘痞、呕恶纳差、舌苔厚腻、脉

兼濡滑之象。寒湿疫初起时以恶寒尤甚、身体沉重疼痛为特征,寒湿阻肺未郁而化热时可见咳吐白痰或无痰等症,病久易伤及阳气;湿热疫初起虽有恶寒,继之则但热不寒,昼夜发热或身热不扬,日晡益甚,而且当湿热蕴肺时,热可灼津成痰而与湿合,可见有痰难咳、色黄白质黏等症,病久易耗伤气阴。

(2)疫病与暑湿感冒:两者初起均有表证,且均可伴有湿性症状,如肢体酸痛、头昏重胀痛、胸闷脘痞等。但暑湿感冒病情较轻,全身症状不重,少有传变;在暑天时发病率可以升高,但无明显流行特点。若感冒1周以上不愈,发热不退或反见加重,应考虑感冒继发他病,传变入里。疫病病情较重,发病急,全身症状显著,可以传变入里,继发或合并他病,传染性、流行性较强。

(四) 病毒性肺炎湿证的治疗与预防

1. 证治分类

(1)流感病毒肺炎:流感病毒肺炎总属"湿热疫",疫气循卫气营血传变,与湿相关的具体辨证分型如下。

1)湿热犯卫证

临床表现:发热恶寒,无汗或汗出不畅,身重乏力,胸闷脘痞,口干饮水不多,呕恶纳呆,大便溏泄,舌淡红或偏红,苔薄白腻,脉浮略数。

证机概要:湿热犯表,肺卫失常,脾湿不运。

治法:宣化湿热,透邪外达。

方药:三仁汤合升降散加减。

主要药物组成:杏仁、滑石、白通草、白蔻仁、竹叶、厚朴、薏苡仁、半夏、白僵蚕、蝉蜕、姜黄、大黄等。

2)湿热蕴肺证

临床表现:发热,或伴恶寒,气促明显,呛咳少痰,咳吐不爽,痰色黄白,稠厚质黏,胸闷,口干,饮水不多,舌红,苔薄黄腻,脉滑数。

证机概要:湿热蕴肺,卫气同病。

治法:清热利湿,化浊宣肺。

方药:流感双解方加减。流感双解方是国医大师周仲瑛基于卫气营血辨证治疗流感病毒肺炎的经验方。

主要药物组成:藿香、酒大黄、淡豆豉、荆芥、柴胡、黄芩、鸭跖草、青蒿、连翘、金银花、前胡等。

3)湿热毒瘀闭肺兼气阴两伤证

临床表现:气促明显,喘促烦躁,呛咳少痰,胸闷甚则不能活动,或言不成句,口干,气短乏力,汗出,舌红略绛,苔厚黄腻,脉细数或细促。

证机概要:湿热疫毒入肺,酿生毒瘀,耗气损阴。

治法:清热化湿,解毒化瘀,益气养阴。

方药：五虎汤、葶苈大枣汤、苇茎汤合生脉散加减。

主要药物组成：麻黄、杏仁、甘草、腊茶、石膏、葶苈、大枣、苇茎、薏苡仁、桃仁、冬瓜仁、麦冬、五味子、人参等。

（2）新型冠状病毒感染：新型冠状病毒感染既存在"寒湿疫"特性，而在特殊地域如岭南地区，亦有"湿热疫"表现，但总属疫气携湿，故在临证时应秉持三因制宜的原则，分期分证辨治。与湿相关的具体辨证分型如下：

1）寒湿袭表证

临床表现：恶寒发热，周身酸痛，乏力，咽干痒痛，咳嗽少痰，纳呆呕恶，便黏或泻，舌淡胖、有齿痕、暗淡或暗红，舌苔白厚腐腻或罩黄，脉滑或濡。

证机概要：寒湿束表、郁肺、碍脾。

治法：散寒祛湿，除秽化浊。

方药：藿朴夏苓汤、达原饮合神术散加减。

主要药物组成：藿香、半夏、赤苓、杏仁、薏苡仁、白蔻仁、猪苓、泽泻、厚朴、槟榔、草果、知母、黄芩、苍术、白芷、细辛、羌活、川芎等。

2）湿热蕴肺证

临床表现：低热或不发热，微恶寒，乏力，头身困重，肌肉酸痛，干咳痰少，咽痛，口干不欲多饮，或伴有胸闷脘痞，无汗或汗出不畅，或见呕恶纳呆，便溏或大便黏滞不爽，舌淡红，苔白厚腻或薄黄，脉滑数或濡。

证机概要：湿热袭表，疫毒蕴肺。

治法：宣湿透邪，清热祛痰。

方药：柴胡达原饮加减。

主要药物组成：槟榔、草果、厚朴、黄芩、柴胡、枳壳、桔梗、荷叶梗、青皮、炙甘草等。

3）寒湿阻肺证

临床表现：发热恶寒无汗，咳嗽咳痰，痰多色白黏稠，气喘胸闷，或有胸痛，周身酸痛，骨节疼痛，咽干或痛，腹胀纳差，乏力，或恶心、腹泻、大便黏腻，舌淡胖，苔白腻或腐腻，脉濡或滑。

证机概要：寒湿戾气入肺，阻碍肺之宣降。

治法：开达膜原，散寒化湿，宣肺平喘。

方药：散寒化湿方加减。散寒化湿方又名寒湿疫方，为仝小林治疗新型冠状病毒感染的经验方。

主要药物组成：厚朴、焦槟榔、煨草果、生麻黄、生石膏、炒苦杏仁、羌活、葶苈子、生姜、广藿香、佩兰、苍术、云茯苓、生白术、焦三仙、徐长卿、绵马贯众、地龙等。

4）疫毒闭肺证

临床表现：身热不退或往来寒热，喘憋气促，咳嗽咳痰，痰黄而黏，乏力倦怠，或恶心不食，大便不畅，舌暗红，苔黄白相间、厚腐腻，脉滑数大。

证机概要：寒湿戾气入脾，阻滞肺气，继生湿瘀热毒，终至疫毒闭肺。

治法：化湿解毒，祛瘀排痰，宣肺通腑。

方药：子龙宣白承气汤加减。子龙宣白承气汤是全小林为新型冠状病毒感染重症患者拟定的处方，用诸临床，收效良好。

主要药物组成：生石膏、大黄、杏仁、瓜蒌、葶苈子、地龙等。

2. 预防

（1）疫气流行时尽量减少外出，避免人员聚集；戴口罩，保持手卫生。保持环境清洁，开窗通风以使室内空气流通。定期对经常接触的物体表面进行消毒。

（2）养成健康生活方式。加强身体锻炼，坚持作息规律，保证睡眠充足，保持心态健康；健康饮食，戒烟限酒；做好每日健康监测，有发热、干咳、乏力、咽痛等症状时，及时就医。

（3）疫气流行时，可根据实际情况服用周仲瑛拟定的病毒性肺炎预防方。治法：清养肺气，芳香辟秽。处方：生黄芪 10g，太子参 10g，南沙参 10g，藿香 10g，苏叶 10g，荆芥 6g，野菊花 10g，重楼 6g。每日 1 剂，连服 7 天。

（五）实践举例

刘某，男，53 岁。患者于 2 天前开始出现恶寒发热、周身乏力、肌肉酸痛等症状。1 月 25 日来院首次就诊，新型冠状病毒核酸检测阳性，胸部 CT 提示双肺多发小斑片影，考虑新型冠状病毒感染。入院后查血常规示白细胞计数 $2.1 \times 10^9/L$，淋巴细胞计数 $0.99 \times 10^9/L$，中性粒细胞计数 $1.70 \times 10^9/L$。

刻下：持续发热，体温 38.6℃，但热不恶寒，咳嗽频繁，夜间咳嗽较为严重，痰浓稠、色黄白，气短、活动后喘息伴呼吸困难，全身酸痛乏力，汗出稍多，纳差，夜寐欠安，口干口苦，大便可，小便色黄，无尿频、尿急，舌苔厚腻、中间偏黄腻，舌质红。

中医诊断：疫病（湿热郁肺证）。

处方：藿朴夏苓汤合二陈汤加减。广藿香 10g，厚朴 10g，佩兰 10g，法半夏 15g，陈皮 10g，茯苓 15g，鱼腥草 20g，浙贝母 10g，桑白皮 15g，桔梗 5g，芦根 20g，青天葵 10g，龙脷叶 10g，甘草 6g。水煎服，7 剂。

同时予"头孢哌酮钠舒巴坦钠"抗感染及补液、鼻导管吸氧等一般治疗。

1 月 30 日，新型冠状病毒核酸检测结果转阴，血常规示白细胞和淋巴细胞、中性粒细胞均恢复正常。患者未再发热，咳嗽基本缓解，仅有少许干咳，呼吸较前顺畅，稍有气紧，食纳恢复，少许口干，二便调，舌尖红，苔白偏腻。2 月 5 日胸片提示两肺病灶减少，右下肺少许纤维化灶存留。

按语：患者为中年男性，初发病时以恶寒为主要表现，伴有肌肉酸痛，符合寒湿邪气初起征象。1 月 25 日于广州入院，其临床表现发展为发热而不恶寒，咳嗽，咳浓稠黄白痰，舌质红，舌苔厚腻、中间偏黄腻，系寒湿化热之象，为湿邪酝酿成痰、阻滞气机而逐渐热化所致。

治疗上采用芳香化浊、清热化痰之法。方用藿朴夏苓汤合二陈汤加减，其中藿香芳化宣透以疏表湿,佩兰芳香化湿,厚朴、半夏健脾燥湿运脾;桔梗开宣肺气于上,使肺气宣降,水道自调;茯苓淡渗利湿于下,使水道畅通,湿有去路;鱼腥草、浙贝母、桑白皮清金泻火化痰;岭南道地药材龙脷叶、青天葵润肺清肺、止咳化痰,其中青天葵清热解毒、清肺止咳、健脾消积,龙脷叶润肺除痰、生津健胃,两药搭配既清肺又润肺,清中有润,清肺不伤阴,润肺不留邪;二陈汤燥湿化痰,使病邪无以留存。全方辛温芳香,辛开苦降,淡渗并用,共奏宣化之功,使表里上下弥漫之湿邪内外齐解,上下分消,内外同治,为治"湿温、湿热、湿重挟秽"之方,而尤以祛湿为主,系祛湿良方,融芳香化湿、苦温燥湿、淡渗利湿三法为一体。患者入院后体温逐渐下降,第5天恢复正常,病毒核酸检测转阴,咳嗽、咳痰也逐渐减少,痰色逐渐转白,胃纳明显改善。

(林　琳　陈远彬　吴　蕾　池逸和　刘志航)

第十八章

肾系统疾病的湿证认识与应用

第一节　总　论

《素问·上古天真论》云："肾者主水，受五脏六腑之精而藏之。"《素问·逆调论》又云："肾者水脏，主津液。"《素问·灵兰秘典论》亦有"膀胱者，州都之官，津液藏焉，气化则能出矣"的说法，可见肾与膀胱在水液代谢中起到了重要的作用。《素问·水热穴论》云："肾者，胃之关也，关门不利，故聚水而从其类也。"《证治准绳》曰："诸水溢之病，未有不因肾虚得之。"可见湿邪的产生与肾病水液代谢失常密切相关。同时，《素问·至真要大论》云："湿气大来，土之胜也，寒水受邪，肾病生焉。"说明湿邪也是肾病的重要病因。由此可见，肾病是湿邪内生的重要原因，同时湿邪也是导致肾病的重要原因，二者之间关系密切。

一、肾系统对津液代谢的影响

肾系统对津液代谢的影响主要分为输布与排泄两部分。人体内的津液汇聚于膀胱，由肾之阳气蒸腾气化，其中有用的津液被肾阳气化（与西医学所说的肾小管重吸收功能相仿），在肺、脾、肝等脏腑的配合下重新输布全身；另一部分代谢废物及多余的水分则在肾气的推动下由膀胱排出体外。这种气化与排泄的功能，能够帮助人体将津液维持在一个稳定的状态，对津液代谢的平衡起到了至关重要的作用。

（一）肾系统对津代谢的影响

1. 肾对津代谢的影响　肾为水脏，主津液。肾对水液代谢的影响可大致归纳为开阖作用，"开"即输出和排出水液，"阖"即关闭以防止水液流失。肾的开阖作用正常是对人体水液平衡的保证。肾的开阖作用主要依赖于肾的气化功能来实现。膀胱中贮藏的水液经过肾阳的温煦得到气化，重新蒸腾，输布全身，而膀胱中的尿液在肾阳的推动下方可顺利排出体外；同时，肾阳的温化作用还可调节大肠对饮食糟粕中水分的吸收，进而调节体内水液的平衡。

2. 膀胱对津代谢的影响　膀胱是人体水液代谢的主要器官之一，能够接收并贮存全身各脏腑组织的水液,在肾阳及其本身气化功能的作用下,将有用的水液重新蒸腾,输布全身,而多余的水分则形成尿液排出体外;同时,足太阳膀胱经直接络属于膀胱,为全身阳气之所宗属(《素问·热论》),循行于背部(《灵枢·经脉》),主表,故膀胱中贮藏的部分水液在足太阳膀胱经阳气的气化及推动下行至肌表化作汗液排出体外。膀胱对水液的贮藏、排出以及气化作用,对维持人体水液代谢的平衡起到了至关重要的作用。

(二)肾系统对液代谢的影响

1. 肾对液代谢的影响 肾藏精,"受五脏六腑之精而藏之"。精是构成和维持人体生命活动的精微物质,有先后天之分。先天之精源于父母,藏于肾;后天之精源于饮食水谷,乃饮食水谷经脾胃消化吸收转化为精,输布全身,剩余部分则归于肾,藏以备用。当五脏六腑之精不足时,肾中所藏之精就会补其不足,以维持其正常的生理活动。因此,肾藏精对于精微物质代谢起到了重要的调控作用。

另外,肾中蕴有元阳,对脾胃有着温煦和激发的作用;在元阳的推动下,脾胃对饮食水谷中的精微进行消化吸收,并输布全身。肾精对脾胃有着濡润的作用。胃喜润而恶燥,在肾精的濡养下方可发挥受纳水谷的作用。因此,肾对水谷精微的吸收与输布亦起到了重要的调节作用。

2. 膀胱对液代谢的影响 巢元方《诸病源候论·五脏六腑病诸候·膀胱病候》云:"膀胱象水,主于冬。足太阳其经也,肾之腑也。五谷五味之津液悉归于膀胱,气化分入血脉,以成骨髓也;而津液之余者,入胞则为小便。"全身各脏腑组织的津液汇聚贮存于膀胱,其中有益的精微物质在气化作用下进入血脉,除发挥濡养作用外,亦可转化为骨髓。同时,这些精微物质也会在膀胱经阳气的推动下到达肌表,以助卫气温分肉、肥腠理、司开合、御外邪之功。

二、肾系统对湿邪的影响

(一)肾对湿邪的影响

1. 津代谢的异常 肾的气化功能异常,开阖作用失司,水液积聚体内,则湿气内生,进而出现肢体沉重麻木、倦怠乏力等湿困的表现,此时湿邪不盛,治宜益肾化湿,可选用金匮肾气丸加减;若患者肾病加重,肾阳衰惫,水液失于温化,湿邪逐渐由无形至有形,形成水湿之邪,泛滥肌肤,可见小便短少、肢体水肿等水湿证的表现,治宜温肾化湿、利水消肿,可选用济生肾气丸合五苓散加减;若肾病进一步加重,形成湿浊,聚湿成饮,凌心射肺,可见心悸喘满、肿胀加剧等水饮凌心的表现,此时多为肾病晚期(即尿毒症阶段),肾阳虚甚,水饮内盛,治宜温阳化饮、平冲降逆,可选用真武汤加减。

2. 液代谢的异常 肾病的治疗过程亦会对湿邪产生影响。激素及免疫抑制类药物常用于肾病的治疗。研究表明,糖皮质激素联合环磷酰胺治疗膜性肾病前后,湿证的表现出现了明显的改变;激素等免疫抑制类药物性属温燥之品,长期服用易耗伤阴液,造成口咽干燥、大便干结困难等脏腑失于濡润的表现,其证型由水湿证逐渐转变为湿热及湿浊证。因此,在中医药联合西医治疗时,可在原本基础上加入清热祛湿化浊的药物如积雪草、积实等,以防止变证的出现。

另外,在肾病终末期,即尿毒症阶段,液的代谢严重异常,精微物质与代谢毒素混杂积聚,阻碍脾胃升降功能;同时肾阳衰惫,无力温煦脾胃,导致受纳水谷失常,胃气上逆,则可见恶心作呕、纳呆、大便异常等症状。此时患者多需接受透析治疗以清除液代谢异常导致的毒素积累,同时中药治疗宜化浊和胃、降逆止呕,可选用陈夏六君汤加减。

(二)膀胱对湿邪的影响

1. 津代谢的异常 膀胱气化功能异常,则有用的水液无法重新蒸腾,输布全身,而多余的水分亦难以形成尿液排出体外,可见口干、饮入则吐、小便不利等太阳蓄水证的表现,治宜通阳化气利水,可选用五苓散加减。若膀胱气机受阻,尿路堵塞,出现小便点滴而出甚则闭塞不通的癃闭表现,可见小腹满胀,严重时还可出现头晕、胸闷气促、恶心呕吐、口气秽浊、水肿,甚至烦躁、神昏等症,治疗时应明确病因,并参考癃闭辨证施治,如湿热内蕴可予八正散加减,气虚湿阻可予春泽汤加减,肾阳衰惫可予济生肾气丸加减。

若足太阳膀胱经经气不利,或为外邪所侵,则可见汗出异常,如无汗、自汗出等,可参考太阳病进行辨治。

2. 液代谢的异常 膀胱居下焦,通过尿道与外界相通,因此极易为外邪所犯。足太阳膀胱经为全身阳气之所宗属,为抵御外邪侵袭的重要屏障,一旦卫外不固,则邪气趁虚而入,损伤膀胱,临床常见为尿路感染。邪犯膀胱,气化受阻,则可见小便淋沥涩痛;邪气郁而化热,热灼血络,可见小便频急,伴有血尿;膀胱为五脏六腑津液汇聚之所,为邪热所灼,可见小便混浊不清,甚则如米泔样,检查可见小便白细胞增多;膀胱受邪,易传至膀胱经,而膀胱经主表,故可见恶寒发热、汗出异常等全身症状。治疗时可参考淋证辨证论治,如湿热壅盛者,可予八正散清利湿热;血尿明显者,可予小蓟饮子清热通淋、凉血止血;小便混浊明显者,可予程氏萆薢分清饮清热利湿、分清泄浊。

三、湿邪对肾系统的影响

(一)外感湿邪对肾系统的影响

外感湿邪往往与其他邪气夹杂,由于夹杂邪气的性质不同,对肾的损伤也有所不同。

肾与膀胱相表里,故外感湿邪最易通过膀胱伤肾。此类湿邪往往与热邪夹杂,致湿热蕴结膀胱,损伤血络,发为尿路感染,可见小便频数短涩、淋沥刺痛、欲出未尽、小腹拘急。湿热留恋,经久不愈,耗伤肾阴,则见发热、腰膝酸软、少腹拘急等阴虚内热的表现;湿热日久损伤肾气,气化失司,可见水肿、恶心、大便异常等脾肾气虚的表现。

肺属金,肾属水,金生水,故肺受邪极易传肾。若湿邪夹风侵犯肺表,经肺卫肌腠,渐进筋脉,加之失治误治,内传于肾,使肾气受损、肾络受伤,则发为膜性肾病,见蛋白尿、血尿、水肿等。或在肾病缓解期,感受风湿邪气,趁虚犯肾,导致疾病复发。

(二) 内生湿邪对肾系统的影响

内生湿邪可由饮食起居等不良生活习惯产生,亦可由他病传变而来。不良的生活习惯如嗜食辛辣、酒酪导致湿热内盛,或过食生冷、肥腻,或饥饱无常,以致脾胃受损,运化不及,湿邪内生;或因长期情志不畅,导致肝失疏泄,气机阻滞,气不行水,水湿内蕴。他病传变如糖尿病日久不愈,脾肾之气日渐衰弱,使水液代谢失调,则湿邪内蕴。

1. 直接影响　湿性趋下,而肾居于下焦,极易被湿邪侵犯;湿性沉重,腰为肾之府,若湿犯于肾,可见腰部困重,即《金匮要略》所述"腰重如带五千钱"的肾着表现;湿性肿满,湿邪浸渍,可见下肢肿胀、小腹坠胀等症状,病理检查亦可见局部肥大、增生的表现。若无他病传变,则为原发性肾病,如膜性肾病;若由他病传变而来,则为继发性肾病,如糖尿病肾病。

湿性黏腻,缠绵难愈,故肾系统疾病如有明显的湿证表现,则往往易反复,难以根除。

2. 间接影响　湿为阴邪,易损伤阳气。肾阳受损,开阖失司则气化无力,易导致水湿内停而见阳虚水泛之证。

湿性滞浊,久停于肾络,则阻滞气机。气为血之帅,气机不畅则血流受阻,导致瘀血内生,进而损伤肾及膀胱血络,可见尿血;若瘀血日久,郁而化热,则可见蛋白尿等慢性肾炎表现,或小便涩痛等尿路感染的表现。

(三) 湿邪损伤肾系统的常见表现

肾为湿邪所伤,除常见的湿证表现外,亦有一些肾脏疾病特有的表现。如湿性肿满,若湿邪浸淫肾脏,病理上可见肾小球肥大、基底膜增厚、肾小管上皮细胞肿大等肾脏局部结构肥大增厚的表现;湿性黏腻滞涩,一旦滞留肾脏,则易导致血流不畅,血液中物质积聚的情况,故病理上可见肾小球沉积物;湿停肾中,影响肾之封藏,或湿热阻滞中焦,脾失健运,升清无力,精微下泄,故临床可见蛋白尿;湿损肾络,血行络外则可见尿血。湿热下注,蕴结膀胱,热迫膀胱,则小便频急灼痛;湿阻尿路,则小便混浊欠畅。

证型方面,肾系统疾病常见的湿证类型包括湿热证、水湿证、湿浊证、痰湿证,治疗上可根据具体病证分别配合程氏萆薢分清饮或八正散、五苓散或真武汤、胃苓汤、二陈汤等加减。此外,还有部分患者可有风湿、寒湿的证候表现,可配合防己黄芪汤、实脾饮等加减治疗。

（四）肾系统与脏腑风湿的关联

《素问·评热病论》言："邪之所凑,其气必虚。"《灵枢·百病始生》云："风雨寒热不得虚,邪不能独伤人。卒然逢疾风暴雨而不病者,盖无虚。"若因饮食劳倦,或他病传变,导致肾气不足,则风湿邪气趁虚而入,潜伏于肾,逐渐影响局部的气血运行。气血滞涩不畅则生瘀,郁久则化热,从而形成慢性炎症,局部可见肾小球系膜增生、基底膜增厚、免疫复合物沉积等病理表现,同时伴有蛋白尿、血尿、电解质紊乱等临床表现。此时若复感外邪,则极易引动伏邪导致病情加重。此类情况在狼疮肾炎、过敏性紫癜肾炎、IgA 肾病及泌尿系肿瘤中较为多见,在治疗时除针对患者临床表现辨证施治外,还可加入雷公藤、忍冬藤、青风藤、络石藤等祛风湿药。

四、肾系统疾病湿证的饮食宜忌

肾系统疾病湿证患者在日常生活中应注意避免熬夜,起居有节。在饮食上尤应注意:①辛辣厚味的食物除易导致湿热内盛外,往往重油多盐,会加重肾脏负担,因此口味上应以清淡为主;②中医认为肥甘之品滋腻碍胃,易助湿生痰,且肉类为高蛋白食物,经过代谢后会产生大量代谢废物,而这些代谢废物需经肾排出,食用过多则会加重肾病及湿证表现,因此饮食应控制肉类摄入,增加蔬菜的比例;③海鲜类食物性寒,多食易损伤脾肾阳气,不利于湿邪的清除,且海鲜类食物多嘌呤,易导致高尿酸血症甚至痛风发作,而嘌呤类代谢物的排出亦依赖肾脏,因此需控制海鲜类食物的摄入,以适量的淡水水产代替。

总的来说,湿与肾系统的关系密切,肾系统疾病往往导致湿邪内盛,而肾系统疾病的发生与发展亦与湿邪的损害密切相关,因此本章节选取尿路感染、膜性肾病、糖尿病肾病 3 种代表性疾病论述肾系统疾病与湿的相互作用。

$$\boxed{\text{第二节 分 论}}$$

一、尿路感染

（一）尿路感染湿证的认识源流与传承变化

尿路感染(urinary tract infection)是指由细菌为主的病原微生物在尿路中异常繁

殖所致的尿路感染性疾病。临床表现为尿频、尿急、排尿灼热感或疼痛、耻骨上区不适和腰骶部疼痛等局部症状,可伴有发热、恶心、呕吐等全身症状,其中最常见的症状依次为尿痛、尿急和尿频,可有肉眼血尿。查体可有耻骨上区不适或疼痛。除了以上临床表现,现代医学结合尿沉渣显微镜检和尿培养阳性可以明确诊断。

尿路感染为现代疾病定义,中医古籍中并无相应的中医病名记载。根据尿路感染的临床表现,该病归属于中医学"淋证"范畴,指小便频数短涩、淋沥刺痛、欲出未尽,小腹拘急,或痛引腰腹的病证。

许多中医古籍描述了淋证以及相似的疾病。如《金匮要略·消渴小便不利淋病脉证并治》曰:"淋之为病,小便如粟状,小腹弦急,痛引脐中。""淋闷"病名记载于《素问·六元正纪大论》("不远热则热至……血溢血泄,淋闷之病生矣"),后世名为"淋闭"。"淋秘"病名记载于《金匮要略·五脏风寒积聚病脉证并治》:"热在下焦者,则尿血,亦令淋秘不通。""淋溲""淋沥"和"淋闭"等病名,指的是排尿困难、点滴不畅的症状,为淋证的主症之一,可散见于中医古籍,并收入《中医大词典》。此外,根据病因病机和临床症状的不同,将淋证细分为"热淋""石淋""气淋""劳淋""膏淋""血淋"等6种不同的证型。

早在隋代,巢元方就在《诸病源候论》一书中系统总结了淋证的病因病机。他认为:"诸淋者,由肾虚膀胱热故也……若饮食不节,喜怒不时,虚实不调,则腑脏不和,致肾虚而膀胱热也。膀胱,津液之府,热则津液内溢而流于睾,水道不通,水不上不下,停积于胞,肾虚则小便数,膀胱热则水下涩。数而且涩,则淋沥不宣,故谓之为淋。"由此可知,尿路感染的基本病机是湿热蕴结下焦,肾与膀胱气化不利。

(二)尿路感染湿证的内涵与成因

《素问·灵兰秘典论》云:"膀胱者,州都之官,津液藏焉,气化则能出矣。"膀胱是泌尿系统的主要器官,主贮存、排泄尿液。膀胱的排尿,有赖于肾与膀胱的气化功能。若气化失司,则膀胱不利,可见尿痛、淋涩、排尿不畅等淋证表现,甚者癃闭。

尿路感染的病因主要包括外感湿热、饮食不节、情志失调、禀赋不足或劳伤久病。基本病机是湿热蕴结下焦,肾与膀胱气化不利。其中,湿热既是病因也是主要病理产物,若蕴于下焦泌尿系统,则影响尿路感染的发生发展。

湿热的产生或缘于外感或缘于内生。感于外者可因外阴不洁,秽浊之邪上犯膀胱,或由其他脏腑传入膀胱,如小肠邪热、心火炽盛移于膀胱,或下肢感受丹毒,壅遏脉络,波及膀胱。生于内者,多因饮食不节,如嗜食肥甘酒热之品,致中焦积湿生热,若湿热流入膀胱,使气化失司,水道不利,则发为此病。正如隋代巢元方《诸病源候论·淋病诸候》言:"诸淋者,由肾虚膀胱热故也。膀胱与肾为表里,俱主水。水入小肠,下于胞,行于阴,为溲便也。肾气通于阴,阴,津液下流之道也。若饮食不节,喜怒不时,虚实不调,则腑脏不和,致肾虚而膀胱热也。"临床上,尿路感染湿证之产生,常缘于外感湿邪,并与内湿相应,合而致病。

（三）尿路感染湿证的性质表现与专业影响

1. 直接影响　湿性趋下，易犯下焦。肾与膀胱居于下焦，最易被湿邪侵犯。尿路感染患者体内本有湿邪，或因外感湿热，或因饮食不节，使邪盛于内，下注膀胱而发病。膀胱开合不利，则尿痛、淋涩、排尿不畅。湿邪内蕴，郁而化热，发于肌肤，可伴发热。湿热损伤肾经，阻塞经络，可发为腰痛。

湿性重浊，若湿邪下注，致膀胱不利，则小便混浊。若合并热邪，则小便色深黄；若素体虚寒，湿浊不化，则小便色白如米泔。

湿为阴邪，易伤阳气，阻遏气机。湿困肾阳，导致肾阳不足，气化失司，可见尿频数。湿邪易阻气机，致膀胱不利，可见小便短涩不利。气机不畅，则瘀血阻滞，或湿热灼伤脉络，可见血尿。

2. 间接影响　膀胱湿热内蕴，耗伤阴精，或素体阴虚，或因房劳、妊娠、产后等导致精血亏损，则阴虚内热，以肾精损耗为主，加之肝肾同源，损及肝阴，故肝肾阴虚为本，可合并发热、腰膝酸软、少腹拘急隐痛。

久淋不愈，湿热耗伤正气，或劳累过度，房室不节，或年老、久病、体弱、多产，皆可致脾肾亏虚。脾失健运，肾失气化，则水液通调失司，导致水湿内停，聚集下焦，湿热夹杂，可合并水肿、恶心呕吐、大便溏烂或便秘，或出现虚劳病证。

3. 病证转化　尿路感染的病理性质有实证和虚证，也可见虚实夹杂之证。急性起病多因湿热为患，正气尚未虚损，多属于实证。久病（复发性及慢性）湿热伤正，由腑及脏，由实转虚，导致脏腑亏虚，常见脾肾两虚。如果邪气未尽，正气渐伤，或虚体受邪，则致虚实夹杂之证，常见阴虚夹湿热，气虚夹水湿。此外，湿邪阻碍气机，可致肝失疏泄，气机郁结，膀胱气化不利。

单纯性尿路感染一般预后良好，并发症少，初起若治疗及时得当，湿热得除，则病情趋愈。但若控制不当，也可发生热毒入血，出现高热、神昏等危重证候。复发性尿路感染，多久病迁延不愈，湿热留恋，正气耗伤，可成虚劳病证，甚者出现水肿、癃闭、关格等病证。

（四）尿路感染湿证的中医诊断、鉴别诊断

1. 中医诊断　符合以下主症和实验室检查即可诊断尿路感染。

（1）主症：小便频急，淋沥不尽，尿道涩痛，少腹拘急，痛引脐中等淋证表现。

（2）伴随症状和体征：或伴发热、寒战、恶心、呕吐、尿血、尿出砂石而痛止、尿如脂膏或米泔水等。查体可有耻骨上区不适或疼痛。

（3）实验室检查：尿液检查示白细胞阳性（显微镜下每微升超过 10 个白细胞），中段尿细菌培养阳性（$\geq 10^5$CFU/ml），可伴尿检出现红细胞或蛋白，或血常规检查示白细胞计数升高、中性粒细胞数上升，或有乳糜尿。其他如膀胱镜检查、X 线检查、B 超检查等排查器质性病变。

符合尿路感染诊断标准后,根据病程的长短和发病次数可以分为急性尿路感染、慢性尿路感染和复发性尿路感染。急性尿路感染发病急,病程短,根据发病部位可分为上尿路感染(急性肾盂肾炎)和下尿路感染(膀胱炎或尿道炎)。慢性尿路感染是经治疗 7~14 天后尚未治愈的尿路感染,常伴有肾脏慢性损害和功能减退。复发性尿路感染指 6 个月内发作 ≥2 次,或 12 个月内出现尿路感染 3 次或 3 次以上。

2. 鉴别诊断

(1)尿浊:尿浊和淋证均为湿邪下注,肾与膀胱开合不利的表现。前者主要病机为脾肾功能失调,水湿不化,或水谷精微外泄;后者主要病机为湿热下注,蕴结膀胱。前者尿液呈现混浊状态,如同淘米水或泡沫经久不消失,可伴有轻微排尿不适;后者也可见尿液混浊,同时伴有尿道灼热感、排尿不畅和疼痛。

(2)尿血:尿血和淋证均可因湿邪下注膀胱,阻滞气机,瘀血内生或损伤脉络,而见尿中带血。前者发病原因多,包括外伤、肿瘤、尿石症等,以尿液明显带血为主症,可伴或不伴排尿疼痛;后者为感染引起,乃湿热下注,灼伤脉络,或气滞血瘀而成,以排尿疼痛和不适为主症,兼有尿中带血,量少。

(3)癃闭:癃闭和淋证均有湿邪闭阻膀胱,气化不利,导致排尿不畅的表现。前者病因复杂,乃肾气不足,膀胱气化不利,气机闭阻而成,以排尿困难甚至不能排尿为主症;后者以膀胱湿热为主要病机,以排尿不畅、尿频数为主症,尿量多正常。淋证误治或失治,迁延不愈,致湿邪闭阻气机,合并正气耗伤,肾气化失司,可发展至癃闭。

(五)尿路感染湿证的治疗与预防

抗生素是治疗尿路感染的一线用药。然而,抗生素滥用和过度处方导致尿路致病菌产生了耐药性。此外,抗生素相关胃肠道症状以及念珠菌感染导致患者倾向避免使用抗生素。中医药辨证治疗可作为替代治疗方案,或与其他疗法组成联合治疗方案。

尿路感染以湿热蕴结下焦为基本病机,急性发作时多为标实证,治疗以清热利湿为主;反复发作或慢性感染多为本虚标实,治疗以扶正为本,兼顾清热利湿。

1. 急性尿路感染 急性尿路感染以膀胱湿热为主要病机,表现为小便频数,尿道灼热刺痛,尿黄混浊或尿中带血,少腹拘急胀痛,或有寒热,口苦,呕恶,或有腰痛拒按,或有便秘,舌苔黄腻,脉濡数或滑数。治疗以清热利湿通淋为法,方药以八正散加减。

广东省名中医黄春林提倡辨病与辨证相结合,根据不同患者、不同菌种感染等情况,在辨证的基础上,选用不同抗菌中药。尿路感染的致病菌多属于革兰氏阴性杆菌,其中以大肠杆菌最为多见(80%~90% 由大肠杆菌引起)。针对大肠杆菌感染,可选用大黄、黄连、黄芩、黄柏、秦皮等具有抗大肠杆菌作用的清热利湿中药。针对真菌感染,可选用虎杖、知母、黄柏、山豆根、黄连等具有抗真菌作用的中药。针对不洁性生活者,还要注意支原体、衣原体感染的可能,可选用黄柏、白芷、地肤子、大黄、板蓝根、鱼腥草、益母草等具有抗支原体和衣原体作用的中药。

此外,还需要根据患者年龄、基础疾病、所处环境等情况适当调整用药。老年患者多虚多瘀,清热利湿之品多为寒凉药物,若患者近期使用抗生素,容易加重损伤脾胃,因此需要固护正气,兼顾脾胃,酌予活血化瘀之品。湿热邪气一旦解除,即以补益脾肾为法,调补真元,不可苦寒、清利、活血太过,以免重伤肾气。临床不拘泥于一证一方,要在整体辨证基础上,随证调整方药。

2. 慢性尿路感染　慢性尿路感染常有反复发作病史,多见于老年人,遇劳即发,属于中医"劳淋"范畴。《诸病源候论》云:"劳淋者,谓劳伤肾气而生热成淋也……劳倦即发也。"故本病以膀胱湿热为标,以肾气亏虚为本。广东省名中医杨霓芝认为,老年人处于"天癸竭,地道不通""精少,肾脏衰"的特殊生理阶段,具有本虚的特征。老年人尿路感染之所以迁延难愈,主要因素在于正气虚弱,加之湿热缠绵,易耗伤阴精或损伤正气,故治疗过程中应以扶正为主,慎用破气、破血之品,不可因"炎"而滥用清热苦寒之剂而伤正气。

根据患者的体质,以及湿热侵袭的脏腑,分为肝肾阴虚和脾肾气(阳)虚。

肝肾阴虚者,表现为尿频,排尿涩痛,头晕目眩,腰膝酸软,午后低热,手足烦热,口干口苦,舌质红,苔薄黄,脉细数。治以滋养肝肾、育阴利水、滋阴清热为法,方药以二至丸合知柏地黄汤加减。

脾肾气(阳)虚者,表现为小便不甚赤涩,淋沥不已,时作时止,遇劳则发,神倦乏力,腰膝酸软,少腹坠胀,大便溏,舌质淡,舌体胖大或边有齿痕,苔薄白,脉沉细或细弱。治以补益脾肾、佐清热利湿为法,方药以无比山药丸或参芪地黄汤加减。

此外,杨霓芝善于运用疏肝解郁和活血化瘀法佐治慢性尿路感染。湿热邪气阻遏气机,致肝郁气滞,除了尿频尿急等尿路刺激征,以心烦、郁闷、情绪波动、胁肋部满闷或气窜疼痛为主症,遇情志刺激则发作或加重,治宜疏肝解郁、理气疏导,方选沉香散合逍遥散加减。湿热邪气损伤脉络,"湿热伤血""湿热熏蒸而为瘀""久病必有瘀",故本病多兼见血瘀,而血瘀证又是造成本病病情迁延的重要原因之一。因此,临床上在辨证施治的基础上,适当加用活血化瘀之品,能收到良效。

3. 复发性尿路感染　复发性尿路感染的病机关键在于反复性,每因过劳、感邪、情志刺激后发作;湿热邪气未去,正气已伤,正虚邪留为其基本病机。国医大师张琪提出,复发性尿路感染应根据疾病所处的阶段辨证施治,临证分为急性发作期、转化期和恢复期进行论治。急性发作期以尿频、尿急、尿痛、尿道口灼热等膀胱湿热表现为主,治疗以清热利湿通淋为主法,切不可误用补法,否则易犯"实实之戒";若药轻病重,致使湿热留恋,余邪不尽,郁滞下焦,更伤肾气,则变证丛生。需要注意的是,急性发作期虽投以清利之剂,但切莫苦寒太过,以免戕害正气。转化期因正气耗伤而导致湿热邪气滞留,多表现为疲倦乏力、胃纳欠佳等脾肾亏虚之象;此阶段以益气健脾补肾为主,同时配以清利湿热之品,以免"闭门留寇"。恢复期为邪去正复的调整阶段,治以扶正固本为主,从而增强机体抗御病邪之力;切忌妄用苦寒之品,以免损伤阳气,否则日久阳损及阴,导致阴阳俱损,致使病情反复。治疗上应攻补兼施,祛邪而不伤正,补益而不助邪,此为治病求本。除了内服中药,配合针灸治疗可以调整阴阳平衡,有效预防疾病复发,其中主穴可取膀胱俞、中极、阴陵泉、委阳、三阴交等,从而起到益肾固摄、补脾祛湿、通利三焦之效。

4. 预防 本病应以预防为主,消除外邪入侵和湿热内生的易感因素。

(1)多饮水,不憋尿、勤排尿,降低尿路感染的风险。

(2)保持外阴及尿道口卫生,每日用温水清洗并保持局部清洁,以免尿道口的细菌进入尿路,重新引起尿路感染。

(3)注意房室频率及房室清洁。房室前双方都要清洁阴部,房室后应排尿,避免房室过频增加细菌感染的概率。

(4)生活起居规律,调畅情志,适量运动,注意休息,避免过劳。可适当习练太极拳、八段锦等中医传统养生功法,在增强人体正气的同时放松身心。

(5)养成良好的饮食习惯,清淡饮食,忌食生冷、煎炸、辛辣之品,避免饮酒过度。多进食各种蔬菜、水果,可选择有清热解毒、利尿通淋功效的食物如菊花、荠菜、马兰头、冬瓜等。此外,可在医师指导下选用中药代茶饮,可选用蒲公英、竹叶、金银花、菊花、金钱草、车前草等,煎煮后饮服。

(六) 实践举例

许某,女,73 岁,因"反复尿频、尿急、尿痛 2 年余,再发 1 天"至广东省中医院门诊就诊。患者 2 年前无明显诱因出现尿频、尿急、尿痛,疲倦乏力,当时无腰痛、恶寒发热等不适,曾于外院就诊,查尿常规示白细胞(+++)、潜血(+++),考虑尿路感染;给予左氧氟沙星静脉滴注治疗后,患者尿频、尿急症状好转,复查尿常规正常。之后患者尿频、尿急症状反复,多次查尿常规示白细胞波动于(++)~(+++),中段尿培养提示大肠埃希菌,泌尿系统 B 超未见异常,其间多次因尿路感染住院治疗。1 天前,患者再次出现尿频、尿急、尿痛,排尿灼热感,尿液偏浊,无恶寒发热等不适,遂来诊。

症见:患者神清,精神疲倦,乏力,时有头晕,耳鸣,尿频、尿急、尿痛,排尿灼热感,无恶寒发热,无咳嗽咳痰,无腰酸腰痛,口干口苦,纳一般,眠可,大便调。舌暗红,苔黄偏腻,脉沉细。体格检查:无肾区叩击痛,双侧肋脊点、肋腰点无压痛。辅助检查:血常规示白细胞计数 6.11×10^9/L,中性粒细胞百分率 77.5%;尿常规示白细胞酯酶(+++),潜血(+),白细胞计数 120.0 个 /μl。

根据患者的病史及辅助检查,西医诊断"尿路感染(复发性)"明确,中医诊断为"淋证",辨证属"气阴两虚,湿热瘀阻",病位在脾、肾、膀胱,病性属本虚标实,治以益气养阴、清热祛湿为法。方药如下:

黄芪 15g,太子参 20g,车前草 15g,荠菜 15g,女贞子 15g,白芍 15g,泽兰 15g,首乌藤 15g,黄精 15g,甘草 5g。7 剂,水煎煮,分 2 次服,饭后半小时服用。

二诊:患者精神改善,头晕、耳鸣减轻,少许腰酸、腰痛,已无明显尿频、尿急、尿痛,纳一般,眠可,大便色黄偏烂、每日 2 次,伴脐周隐痛,泻后痛缓。舌暗红,苔少、中后部微黄腻,脉细。结合大便次数和性状,考虑脾虚肝旺、木旺克土之象,故在前方基础上,加强补气健脾益肾,合用痛泻要方,遂去黄精,加炒白术 30g、防风 15g、菟丝子 15g、生山茱萸 15g。7 剂。

三诊:患者无尿频、尿急、尿痛,腰背酸痛减轻,进食后稍腹胀,纳一般,眠可,大便偏烂,无腹痛呕吐。舌暗红,苔少、中后部微黄,脉浮细。复查尿常规示白细胞酯酶(+),潜血(−),白细胞计数 12 个 /μl。中药在二诊方的基础上加用厚朴续服。

后随症加减,随访 6 个月,患者病情稳定,未复发。

按语:《诸病源候论》对淋证的病机进行了概括,强调肾虚导致膀胱热。因此,淋证的病理性质有虚实之分,且常出现虚实夹杂。发病初期多因湿热侵袭,正气尚未受损,多属实证。然而,淋证持续时间长,湿热伤害正气,导致脾肾两虚,由实转为虚。若邪气未除,正气逐渐耗损,或体质虚弱遭受邪气侵袭,则呈现虚实夹杂的证候。治疗上,需根据虚实轻重情况综合考量,以扶正祛邪并重。

本案患者为老年女性,病程长,多次发作,出现了肾精亏虚的症状,如头晕、耳鸣、腰酸等。因此,治疗应以补益为主,辅以祛邪。根据不同阶段的病情,调整药方。初诊时,药方以利湿通淋为主,兼以益气养阴。后根据患者病症的变化,逐步调整药方。患者长期服用抗生素,损伤中焦脾胃,故出现腹胀、腹泻等脾胃不和、脾虚肝旺之象,治疗上加强补气健脾、行气和胃之力。通过药物的搭配和加减,达到补中有通、清中有补的效果,故得以阴平阳秘,邪去正安。

二、膜性肾病

(一)膜性肾病湿证的认识源流与传承变化

膜性肾病(membranous nephropathy,MN)是非糖尿病成人患者中最常见的肾病综合征病因,约占肾活检诊断的 1/3。术语"膜性肾病"反映了肾活检组织病理学检查发现的损伤:肾小球基底膜(glomerular basement membrane,GBM)增厚和上皮下含免疫球蛋白沉积物,很少或无细胞增殖或浸润。其中病因未明者称为特发性膜性肾病(idiopathic membranous nephropathy,IMN)。

中医学并无膜性肾病的病名,根据其临床特点,可将其归为"水肿""尿浊"等范畴。

对于水肿,《灵枢·水胀》云:"水始起也,目窠上微肿,如新卧起之状……其水已成矣。"《素问·水热穴论》云:"肾者,胃之关也,关门不利,故聚水而从其类也。上下溢于皮肤,故为胕肿。"《景岳全书》谓:"凡水肿等证,乃脾、肺、肾三脏相干之病。"说明水肿之病,定位在肾,与脾肺相关,主要在于肾虚失于蒸腾气化,开阖不利,则水湿内停。

关于尿浊,《景岳全书·杂证谟·淋浊》指出"人之五脏六腑俱各有精,然肾为藏精之府,而听命乎心……水火不交,精元失守,由是而为赤白浊之患"。主要因肾虚不固,精不内藏而泄于外,导致尿浊。

膜性肾病在辨证上始终与"水""湿"密切关联。"湿为水之渐,水为湿之积"。本病特点,多有水湿,且水湿难以截然分开。

膜性肾病湿证可由外感所致,又可由内伤而生,还可由内外合邪而成。

外感之湿,乃气候潮湿、淋雨涉水,或久居阴冷潮湿之地,致湿邪从皮毛、口鼻而入,或汗出衣湿未能及时更换,湿浸肌肤而成。湿邪侵袭人体,常侵犯肾脏。如《素问》言:"人久坐湿地,强力入水即伤肾。"另外,风邪为百病之长,多夹湿侵袭肌表,导致卫外不固,影响肺之宣降,使肺不能通调水道,上源之水不能下输膀胱,从而津停为湿。但在临证中,由外湿所致膜性肾病较少见,然外湿多使病情加重或疾病复发。

膜性肾病多以内湿引发为主。内湿之生,多缘于脾不健运,或肾不化气。津液代谢失输,不能布达于周身,聚而成湿。《景岳全书》云:"有湿从内生者,以水不化气,阴不从阳而然也,悉由乎脾肾之亏败。"或素体虚弱,肾阳不能蒸水化气,津液内停而发为水肿。

膜性肾病湿证与气机调畅有关。《素问·灵兰秘典论》言:"三焦者,决渎之官,水道出焉。"《难经·六十六难》云:"三焦者,原气之别使也,主通行三气,经历于五脏六腑。"三焦既是人体水液运行的通道,亦是全身气机运行的重要通道。三焦气机不畅,水道不利,湿阻水停,水湿壅盛而发为水肿。《读医随笔》云:"凡脏腑十二经之气化,皆必借肝胆之气化以鼓舞之,始能调畅而不病。凡病之气结、血瘀、痰饮、胕肿、臌胀……"肝主疏泄,负责调畅全身气机,若疏泄失常,气机阻滞,气不行水,亦可为水肿。所谓"气停则水停",即是此理。

膜性肾病湿证与瘀血内阻也密切关联。《金匮要略》所载"血不利则为水"就较早言明了血、水之间相互影响转化的关系。《血证论·淋浊》所载"若病血而又累及于水……下而淋浊,均不能免",提示瘀血阻络,水湿停滞,肾失封藏,可发为尿浊、水肿。

综上所见,并结合近年的临床研究,广东省中医院膜性肾病研究团队提出,膜性肾病属于"水肿""尿浊"范畴,病性本虚标实,本虚以脾肾气虚为主,标实以湿、瘀为主。尤其是湿,既是病理状态,也是病因。在膜性肾病,湿证有4种特征表现:①水湿很难明确区分;②患者普遍存在湿,多以内湿为主,外湿少见;③湿多兼夹,夹瘀最常见,还有夹风、夹热等;④湿在病情不同阶段,表现有所差异,如疾病早期多为风湿,疾病中期多为水湿,疾病后期多为湿浊、湿瘀、湿热等。

另外,湿性缠绵、迁延难愈也致使本病治疗时间长、缓解慢、容易复发。

(二)膜性肾病湿证的分布特征与兼夹表现

研究提示,膜性肾病标实证以湿证(如水湿证、湿热证、湿浊证)居多,本虚证以脾肾气虚证、脾肾阳虚证为主。广东省中医院膜性肾病研究团队基于问卷统计分析建立了膜性肾病湿证调查表,运用该调查表对膜性肾病患者进行评分;研究结果提示,膜性肾病患者尿蛋白与湿证相关,湿证越重,尿蛋白水平越高,而且膜性肾病风险分层越高的患者,湿证比例越高。

在兼夹证方面,研究提示,膜性肾病本证属脾肾气虚证者居多,标证属湿浊证者居多。其中,脾肾气虚证常与湿浊证、湿热证兼夹,肺肾气虚证常与风湿证、湿浊证兼夹,肝肾阴虚证常与湿热证兼夹,脾肾阳虚证与湿浊证兼夹为多。无本证的患者以湿浊证居多。

(三) 膜性肾病湿证的性质表现与专业影响

湿既是膜性肾病的致病因素,也是疾病发展过程中产生的重要病理产物。

1. 直接影响　外湿乃自然界风、寒、暑、湿、燥、火6种致病邪气之一,长夏多见。外湿伤人多缘于气候潮湿、久处湿地、淋雨涉水等。外湿侵袭人体,常侵犯肾脏。如《素问》言:"人久坐湿地,强力入水即伤肾。"《素问·太阴阳明论》云:"伤于湿者,下先受之。"湿为阴邪,重浊黏腻,其性趋下,易袭阴位,导致尿浊、水肿等。

内湿则因禀赋不足,或天热贪凉,嗜食生冷硬物,损及脾阳,致脾阳虚衰,运化失司而生。湿盛则肿,如《素问·六元正纪大论》说:"湿盛则濡泄,甚则水闭胕肿。"

内湿是膜性肾病发生的重要病因,外湿易导致病情反复或加重。

2. 间接影响　湿性黏滞,若聚于体内,使气机运行受阻,则胶着难解,故湿是膜性肾病缠绵难愈、反复发作的重要原因。正如《温病条辨》曰:"其性氤氲黏腻,非若寒邪之一汗而解,温热之一凉则退,故难速已。"加之气为血之帅,气机不畅则血流亦受阻,导致瘀血内生,湿瘀互结内阻,从而使膜性肾病难缓解、易复发。

3. 症状涉及　膜性肾病湿证以水湿证、湿浊证常见,因湿多兼夹,也有风湿、湿热、湿毒、湿瘀等证。

膜性肾病患者水湿难分,水湿浸渍泛滥者,可见面部、肢体水肿,甚者喘促、腹胀,尚有疲倦乏力、纳差、尿少,舌淡,苔腻,脉濡等。

水湿蕴久成浊,湿浊内盛,弥漫三焦,清浊分化失司,可见尿液混浊、尿多泡沫、也有肢体水肿、困倦、呕恶、胸闷、腹胀、大便黏腻、苔厚腻、脉滑等。

外感风湿者,病情多有反复或突然加重,如常在感冒后出现尿中泡沫增多,水肿加重,全身肌肉、关节酸痛等。

湿热多因在治疗过程中服用大剂量激素等药物后水湿、药毒合郁而化,或外感后水湿热化,可见全身水肿,皮肿肤亮,胸闷脘痞,自觉身热心烦、口渴,尿少色赤,或大便秘结,舌红,苔黄腻,脉濡数。

湿毒多由水湿、湿浊、湿热等久蕴而成。湿毒侵袭皮肤,则皮肤瘙痒,甚者疮疡;湿毒内侵脏腑,致脾胃运化无力则恶心欲呕,肾衰失于开阖则尿少,甚至发为关格。

湿瘀最易互结,二者互为因果。有专家认为,膜性肾病本是肾脏微血管及微循环病变,与中医络病的病理特点相同,以湿瘀阻络为特点,故水肿、蛋白尿缠绵反复。

(四)膜性肾病湿证的中医诊断

我院包崑、杨小波等牵头起草制定了《特发性膜性肾病湿证诊断规范》(草案)。

1. 特发性膜性肾病湿证诊断依据　通过文献研究、专家调查(访谈法、德尔菲法),确定了特发性膜性肾病湿证的诊断条目(表 18-1),采取必备可选症状、体征结合的诊断模式进行临床诊断。

表 18-1　特发性膜性肾病湿证诊断量表

指标类型	必备症状指标	可选症状指标
指标内容	1 水肿　2 苔腻	1 纳呆　2 身重　3 神疲乏力　4 口黏腻 5 脘痞　6 呕恶　7 口气重　8 渴不欲饮 9 腹胀　10 面部秽浊　11 小便混浊　12 尿量减少 13 小便不利　14 便溏　15 排便不爽　16 胖大舌 17 苔白腻　18 苔滑　19 脉沉　20 脉滑　21 脉濡

注:水肿指全身或局部水肿,包括颜面、双下肢水肿等显性水肿,以及通过影像学检查发现的胸水、腹水等隐性水肿。苔腻指苔质颗粒致密细腻,可融合成片,如涂有油腻之状,不易刮脱。

2. 特发性膜性肾病湿证诊断原则　临床具备 1 项必备症状指标 +2 项可选症状指标,即可诊断特发性膜性肾病湿证。

(五)膜性肾病湿证的预防治疗

膜性肾病患者应避免劳累、避免感染、避免使用肾毒性药物,饮食上避免辛辣刺激之品,还应避免吸烟、喝酒。适当运动有助于增强体质。

治疗方面,基于膜性肾病湿证的临证特点,我院膜性肾病团队提出"从湿论治",即分期祛湿治疗膜性肾病:早期患者,水肿初起时,当以祛风胜湿为主;中期患者,大量蛋白尿,周身水肿时,以利水渗湿为主;后期患者,蛋白尿渐消、水肿渐去,应注重补法,当以温阳祛湿、健脾祛湿为主。同时,还当重视"湿瘀互结",全程配合活血祛湿通络之法进行治疗。

若在治疗过程中,膜性肾病患者合并上呼吸道感染、泌尿系统感染、疱疹等情况,则应以疏风清热、祛湿利湿之法为主,先控制感染,再进行下一步治疗。

1. 早期应祛风胜湿　"风为阳邪,其性开泄",若风邪袭于肾,则易影响肾的封藏功能而导致精微下泄。临床上常可见到膜性肾病患者平素无明显不适,外感风邪之后出现蛋白尿加重方来医院就诊的情况,这与风邪影响了肾的封藏功能相关。

对于膜性肾病初期蛋白尿明显,外感风邪、内蕴湿热的患者,用麻黄连翘赤小豆汤加减,以疏风清热、宣肺利水;对于风湿在表,虚象明显而热象不显者,则可考虑使用防己黄芪汤加减治疗。

2. 中期要利水渗湿　水肿是膜性肾病的典型症状,大多数患者有面肿、下肢水肿,这与水湿泛滥相关。

如伴有呕吐、泄泻等脾胃功能失调表现,治以理气健脾、利水化湿。加味胃苓汤"治脾胃受伤,胸膈不宽,两胁膨胀,小水不利,面目四肢浮肿者"(《外科正宗·湿肿》)。

如素体气虚,可用春泽汤。《张氏医通》说:"春泽汤治气虚伤湿,小便不利。五苓散加人参。"春泽汤是在利水渗湿、通阳化气的五苓散方基础上,加上补益元气的人参而成。

3. 后期需扶正祛湿(温阳祛湿)　病久湿浊内蕴,耗伤阳气,使阳气受损,阳不化气,又加重水湿停聚,容易导致病情反复,故在膜性肾病后期,常常注重温阳祛湿之法,以巩固疗效。

治疗上用真武汤温阳化水则可取效。《伤寒论》言:"少阴病……腹痛,小便不利,四肢沉重疼痛,自下利者,此为有水气,其人或咳,或小便利,或下利,或呕者,真武汤主之。"

若出现身体沉重、腰背冷痛,同时有"自利不渴"的太阴证表现时,则可考虑使用甘姜苓术汤;若患者同时具有"脉沉"等少阴证表现,则可考虑使用麻黄附子汤。甘姜苓术汤、麻黄附子汤皆出自《金匮要略》:"肾著之病,其人身体重,腰中冷,如坐水中,形如水状,反不渴,小便自利。……腹重如带五千钱,甘姜苓术汤主之。""水之为病,其脉沉小,属少阴……水,发其汗即已,脉沉者,宜麻黄附子汤。"

4. 膜性肾病合并感染期　膜性肾病患者常并发呼吸道感染、泌尿系统感染、疱疹等,导致病情反复,多与湿热合邪相关。因膜性肾病患者服用激素、免疫抑制剂等温热之品,加之湿邪阻滞气机,郁而化热,易导致体内湿热相合,若外感邪气,入里化热,同气相求,则内外合邪,使湿热之邪更盛,此时宜采用清热利湿之法。

一般在此情况下,应以祛邪为先。即先治疗感染,待感染稳定后,再重新以治疗肾病为主。

如有咽痛、咳嗽等肺热证表现,可考虑使用三仁汤。

若有口舌疮疡、口唇疱疹等症,因脾开窍于口,常常提示脾有湿热,此时便可投升阳益胃汤,以清利脾之湿热。

膜性肾病伴有泌尿道感染,多以湿热下注为主,用程氏萆薢分清饮,既能消蛋白之浊,又有清下焦湿热之功。

(六)膜性肾病湿证的现代生物学基础

膜性肾病以水肿、蛋白尿为主要表现。

中医传统理论认为,水肿的本质是水液运化失调,停聚于组织间隙,与"肺主通调水道""脾主运化""肾主水"的功能失常有关。现代医学认为,水肿的病理机制主要是体液代谢失调,与低蛋白血症引起血浆胶体渗透压下降、体液自血管渗入组织间隙有关。此外,肾素-血管紧张素-醛固酮系统的激活,抗利尿激素分泌增加导致肾小管对水钠的重吸收增多,以及肾病本身所致水钠潴留等因素,亦促进了水肿的发生发展。

对于膜性肾病而言,湿与水的中医病因病机一致,水湿不可分。从现代医学角度看,中医湿证的典型症状如大便溏薄、胃胀纳差,与体液代谢失调导致胃肠道水肿的表现一样。

有学者研究发现,湿证程度与膜性肾病患者尿蛋白水平、症状严重程度呈正相关。因此,湿不仅是膜性肾病的病理产物,又是促进疾病进展的加重因素。进一步研究认为,湿损肾络的作用机制可能与湿影响机体免疫功能,导致免疫功能紊乱相关。此外,多项研究表明,湿证与T细胞免疫功能抑制和免疫反应缺陷密切相关,并且湿证的存在导致体内处于持续的微炎症状态。炎症反应与免疫系统紊乱被认为是膜性肾病发生发展的重要因素。因此,膜性肾病湿证与免疫紊乱、炎症反应有密切关联。

还有学者通过研究膜性肾病患者的代谢特征发现,与正常人群相比,膜性肾病患者存在氨基酸、核苷酸、类固醇激素代谢紊乱,以及肠道微生物群和相关代谢物的失调。由此推测,膜性肾病湿证与代谢紊乱有关,值得进一步研究证实。

陈以平认为,膜性肾病患者肾小球基底膜上皮细胞下弥漫的免疫复合物沉积当属中医湿热胶着成瘀。因此,微炎症状态、凝血功能机制异常可能是湿瘀互结的生物学基础,而肾脏局部的增生、渗出、纤维化和硬化可能是湿瘀互结的微观依据。

在治疗方面,有研究证实,祛风湿中药可通过抑制炎症反应、抗氧化应激等机制发挥类似非特异性抗炎作用;部分祛风湿中药还具有糖皮质激素样作用、显著的免疫抑制作用;祛风湿中药可明显改善肾小球微循环,降低血管通透性,从而减少渗出、抑制肾微血管增生,有效降低尿蛋白水平。

(七) 实践举例

龙某,男,28岁,2020年9月11日因"发现尿检异常月余"入住我科。

症见:精神疲倦,小便量少、有大量泡沫,双下肢水肿,舌淡暗苔白,脉弦滑。

入院查血压134/88mmHg,心率92次/min。尿常规:尿潜血(+),尿蛋白(++++)。血液生化:总蛋白43.1g/L,白蛋白25.6g/L,肌酐78μmol/L。免疫6项:IgG 3.37g/L,余未见异常。抗磷脂酶A2受体抗体阳性(1:200)。24小时尿蛋白定量9.393g/24h。B超:双肾饱满,膀胱未见明显异常。肾脏病理:符合Ⅱ期膜性肾病。中医诊断:尿浊(脾肾气虚,湿浊瘀阻)。西医诊断:膜性肾病。治疗:口服缬沙坦、甲泼尼龙片(40mg,每天1次口服,逐渐减量)联合环磷酰胺间断冲击(0.8g静脉滴注,每月1次,持续3~6个月之后减量)。中医治法:健脾补肾益气,利湿化浊活血。方药:自拟"三芪祛湿方"加减。黄芪30g,三七粉3g(冲服),土茯苓20g,赤芍15g,莪术10g,白术15g,蝉花10g,巴戟天15g。每日1剂,分服。

二诊(2020年10月16日):精神可,双下肢水肿较前消退,小便中泡沫较前减轻,舌淡暗,苔白,脉弦滑。血液生化:总蛋白 45.4g/L,白蛋白 31.5g/L,肌酐 60μmol/L。24 小时尿蛋白定量 1.010g/24h。治疗上,甲泼尼龙片逐渐减量,余治疗同前。中药增黄芪至 45g。

三诊(2020 年 11 月 20 日):病情好转,水肿消退,小便中大量泡沫,舌暗红,苔白腻,脉弦滑。血液生化:总蛋白 54.4g/L,白蛋白 37g/L,肌酐 63μmol/L。24 小时尿蛋白定量 0.741g/24h。西医治疗,甲泼尼龙片逐渐减量,余治疗同前。中医治法同上。方药:二诊方加淫羊藿 15g。每日 1 剂。

随访,患者病情继续好转,水肿基本消退,病情明显改善。2021 年 4 月复查尿蛋白转阴,一直随诊至今。

按语:患者因大量泡沫尿发现问题,经积极检查明确诊断为膜性肾病。依据《特发性膜性肾病中医临床实践指南》,本患者属于高风险,应中西医结合治疗。西医给予激素联合环磷酰胺的免疫抑制方案。中医病机为气虚、湿浊、瘀血相兼为患,故以健脾补肾益气、利湿化浊活血为法,用"三芪祛湿方"加减。三芪祛湿方虽着重祛湿化浊,但兼有益气活血、化瘀通络之效。方中以黄芪为君,益气利水;以三七、莪术、赤芍为臣,针对湿瘀互结,疏血络、利水道,俾血络通,则水道也通,水湿方有出路;以白术、蝉花、土茯苓为佐,增强除湿化浊之功,使湿有出路,祛湿不伤正。

本患者经上述治疗 2~3 个月,病情就达到部分缓解,可见中医药在膜性肾病的治疗中有着独特的优势。中医药诊疗膜性肾病,可提高缓解率,促进病情快速缓解,减轻激素、免疫抑制剂等的不良反应。

三、糖尿病肾病

(一)糖尿病肾病湿证的认识源流与传承变化

糖尿病肾病(diabetic kidney disease,DKD)是导致终末期肾病的主要原因。DKD 起病隐匿,进展迅速,肾小球滤过率(GFR)每年可下降 7~12ml/min,往往快速进展至终末期肾病,开启长期的肾脏替代治疗,从而带来沉重的社会和经济负担,已成为影响我国人口健康的重大慢性疾病之一。DKD 由糖尿病发展而来,在中医古籍中有"消肾""肾消""下消"等病名与之相对应。《太平圣惠方·治消肾小便白浊诸方》云:"夫消肾,小便白浊如脂者。此由劳伤于肾,肾气虚冷故也。肾主水,而开窍在阴。阴为小便之道。胕冷肾损,故小便白而如脂,或如麸片也。"清晰阐述了糖尿病肾病蛋白尿的症状以及本病本于肾气虚冷。明代《明医指掌·赤白浊精滑梦遗证》云:"盖脾湿则化气不清,而分注于膀胱者,亦混浊而稠厚。"湿邪在肾病(包括糖尿病肾病)中的重要性开始为医家所重视。

湿在糖尿病肾病的发生发展过程中起到了重要的作用。据统计,在我国北方地区(如北京、天津),糖尿病肾病患者中约 25% 有典型的湿证表现,而在我国南方地区

（尤其是广东）这个比例达到 48%。

（二）糖尿病肾病湿证的成因

1. 内因　糖尿病肾病由糖尿病发展而来。糖尿病与中医"消渴"相对应。"消渴"早见于《素问·奇病论》："帝曰：有病口甘者，病名为何？何以得之？岐伯曰：此五气之溢也，名曰脾瘅。夫五味入口，藏于胃，脾为之行其精气，津液在脾，故令人口甘也。此肥美之所发也，此人必数食甘美而多肥也。肥者令人内热，甘者令人中满，故其气上溢，转为消渴。治之以兰，除陈气也。"可见古代医家对消渴病机的认知为恣食肥甘厚味之品，以致湿热中满，津液输布失常或热伤津液，因此需要兰草以除湿浊、运脾胃。《太平圣惠方》载："三消者，本起肾虚，或食肥美之所发也。"认为消渴本起于肾虚，亦可由过食肥甘之品导致痰湿内蕴而发，可见消渴的起因与湿密切相关。

现代社会，随着物质生活的丰富，恣食生冷肥甘之品、日常起居不节的人群日益增多，然生冷伤脾阳，肥甘碍脾气，起居不节耗肾精。脾阳受伤，脾气不运，则水湿不得化，聚而生痰，痰湿内蕴。肾主水，调节全身的水液代谢，而肾之气化也促进脾气运化水液。肾脏虚惫，肾乏气化致分清泌浊失司，从而水湿内生。因此，脏腑功能失调，是糖尿病肾病患者湿来源的主要原因。此外，疾病发展过程中形成的痰饮、瘀血等病理产物亦可阻滞气机，致气化失司，水液运行障碍，湿浊停滞。

2. 外因　天暑下逼，蒸腾，雾露雨淋，是天之湿；卑湿之地，江河湖海之滨，是地之湿。对外感湿邪的这一描述，正与岭南地区的气候和地域特征相符合，而现有国内各地证候研究数据也提示，广东地区的糖尿病肾病湿证患者比例远高于其他地区。

（三）糖尿病肾病湿证的性质表现与专业影响

1. 直接影响　湿性趋下，易犯下焦、下肢；肾居于下焦，主水液气化，最易被湿邪侵犯。糖尿病患者体内湿邪，或缘于外感，或缘于内伤，邪盛于内，加之糖尿病患者"本起肾虚"，邪之所凑，其气必虚，故糖尿病患者极易出现肾络损伤，而见糖尿病肾病。

湿性沉重，腰为肾之府，湿犯于肾，可见腰部困重，与《金匮要略》所述"腰重如带五千钱"的肾着表现相仿，可配合甘姜苓术汤治疗。

湿性滞浊，易阻气机。湿邪侵犯肾络，滞留肾络之内，阻碍气血运行，进而损伤肾络。肾络受损，封藏失职，精微外泄，则见小便夹带泡沫，即蛋白尿，可予水陆二仙丹补脾祛湿、益肾固精。湿邪伤肾，停滞于下焦，阻碍肾之气化，令水液不得化，积聚体内，与湿邪夹杂，致无形之湿渐成有形之水，水湿内盛可见水肿，可予胃苓汤祛湿利水，恢复肾之气化。

湿性肿满。肾长期被湿邪浸渍，病理检查可见肾小球肥大、基底膜增厚、肾小管上皮细胞肿大等肾局部结构肿满的表现，可在辨证基础上加入积雪草、苍术等祛湿药治疗。

湿性黏腻,缠绵难愈。一旦肾络为湿邪所伤,往往难以根除,成为慢性疾病,但若放任不管,则湿邪益甚,影响预后。

2. 间接影响　湿为阴邪,易损伤阳气。糖尿病患者本有肾气不足,加之阴邪伤阳气,肾气受伤累及肾阳,肾阳受损,则易见阳虚水泛之证,可予金匮肾气丸治疗;若水肿严重,可予真武汤治疗。

湿性黏滞,若久停于肾络,易阻滞气机。气为血之帅,气机不畅则血流受阻,导致瘀血内生,进而损伤肾脏。因此在治疗时,除活血化瘀外,仍需加入陈皮、薏苡仁、苍术等祛湿药。

3. 症状涉及　痰湿内蕴,津液输布失常,津不至口则口干但饮不解渴,津液溢于肌表则肥胖多汗;湿困伤脾,脾失健运则疲倦乏力、少气懒言、食欲不振;湿蕴日久则化热,湿热上扰则心烦失眠,困阻脾胃则易饥不欲食,内阻大肠则大便不爽,下注膀胱则小便黄赤灼热。在治疗时可针对症状进行辨治。

(四)糖尿病肾病的诊断与辨证治疗

1. 糖尿病肾病的诊断　符合美国糖尿病学会(ADA)2020年制定的糖尿病肾病诊断标准者,可诊断为糖尿病肾病。

2. 糖尿病肾病的临床表现　早期的糖尿病肾病患者并无明显症状,检查无异常,或可见以持续性微量白蛋白尿为特征,或肾小球滤过率正常或轻度下降。临床上,糖尿病肾脏疾病期可见明显蛋白尿,部分可表现为"糖尿病肾脏疾病三联征",即大量蛋白尿、高血压、水肿。肾小球滤过率呈较明显下降趋势。而至肾衰竭期,则可见到终末期肾病相关临床表现。

3. 糖尿病肾病与湿相关的证型及表现　糖尿病肾病往往以脾肾两虚为本,以湿证为标,因此在治疗时应标本兼顾,根据本虚与标实的不同配合用药。

(1)常见本虚证

1)脾气虚证

临床表现:脘腹胀满,食后为甚,口不知味,甚至不思饮食,大便溏薄,精神不振,肢体倦怠,少气懒言,面色萎黄,舌淡胖,苔白,脉缓软无力。

治法方药:健脾益气,参苓白术散或六君子汤加减。

2)肾气虚证

临床表现:气短乏力,腰膝酸软,腹胀便溏,面白少华,小便频数,甚或遗尿、尿失禁,男子遗精早泄,女子带下清稀,舌淡胖、有齿痕,苔薄白,脉沉细。

治法方药:补益肾气,济生肾气丸加减。

3)脾肾阳虚证

临床表现:畏寒肢冷,腰膝冷痛,大便溏泄,尿少水肿,或小便清长,或夜尿频多,舌淡胖,苔薄白或水滑,脉沉迟无力。

治法方药：温肾健脾,附子理中丸加减。

4)气阴两虚证

临床表现：神疲乏力,汗出气短,干咳少痰,纳呆,头晕目眩,午后潮热,心悸,手足心热,腰酸耳鸣,尿少便结,舌红,苔少,脉细数无力。

治法方药：益气养阴,参芪地黄汤加减。

(2)常见的标实证兼证

1)湿热证

临床表现：头晕沉重,或腰腿酸困,或肢体沉重,或脘腹痞闷,或胀满,或恶心食少,口中黏腻或口甜,大便黏滞不爽,或小便黄赤、涩痛,或妇女白带多、味重,舌质红,舌苔黄腻,脉濡滑或滑数。

治法方药：清热祛湿,四妙丸加减,或加入茵陈、秦皮等清热祛湿药;若小便黄赤涩痛明显,则用八正散加减。

2)痰湿证

临床表现：胸闷,或伴脘腹痞闷,或咽中窒闷,或咳痰不利,或呕恶痰多,形体肥胖,头晕头沉,或肢体困重,舌苔白腻,脉滑或濡滑。

治法方药：化痰除湿,二陈汤加减,或加入苍术、厚朴等祛湿化痰药。

3)水湿证

临床表现：眼睑、足踝、颜面、肢体甚至全身水肿,或伴胸水、腹水,少尿无尿,舌苔水滑,脉沉。

治法方药：利水渗湿,五苓散加减;阳虚水泛者,可用真武汤加减治疗。

4)湿浊证

临床表现：食少纳呆,或伴恶心呕吐,或伴脘腹痞满,或表情淡漠,或烦躁不安,或皮肤瘙痒,口中黏腻,口有尿味,大便不畅,甚或数日不行,伴夜尿频多,或尿少,舌苔腻。

治法方药：祛湿泄浊,胃苓汤加减,或加入积雪草、大黄、枳实等祛湿泄浊药。

(五) 糖尿病肾病湿证的预防

1. 未病先防　患者发现血糖升高后,须控制饮食,适当运动,将血糖控制在合理范围,如少吃肥甘厚味、辛辣刺激之品,以免助湿生痰、痰湿蕴热;同时避免冒雨涉水,以免外感湿邪,伤及肾脏。

2. 既病防变　患者发现糖尿病肾病后,除避免食用对肾有损伤的食物及肥甘辛辣之品外,还可将土茯苓、薏苡仁、陈皮等具有祛湿作用的药物加入日常饮食当中(药食同源),以减轻湿对人体的影响,从而起到延缓糖尿病肾病进展的作用。起居上,适当运动,以微微气促汗出为宜,因出汗可促进湿邪从表而出。

(刘旭生　包　崑　张　蕾　左　琪　秦新东　王若冰)

参考文献

1. 任艳芸, 赵艳龙, 马巧亚, 等. 慢性肾脏病从湿论治探析 [J]. 辽宁中医药大学学报, 2008 , 10 (1): 45-47.

2. 白东海, 王艳云, 张南南, 等. 50 例膜性肾病患者糖皮质激素治疗前后中医证候演变规律研究 [J]. 北京中医药, 2022, 41 (7): 812-814.

3. 曹博宁, 王耀献. 王耀献教授应用升阳益胃汤治疗膜性肾病蛋白尿经验 [J]. 世界中西医结合杂志, 2023, 18 (4): 663-667.

4. 杨亚珍, 王永钧, 陈洪宇, 等. 王永钧论治肾病学术经验述要 [J]. 浙江中医杂志, 2022, 57 (5): 313-315, 310.

5. 赵启涵, 戴浩然, 姜韩雪, 等. 基于脏腑风湿论构建原发性膜性肾病态靶辨治体系 [J]. 中医杂志, 2023, 64 (8): 774-778.

6. 王翼天, 杨映映, 李深, 等. 运用脏腑风湿理论探讨肾病综合征的治疗 [J]. 北京中医药, 2018, 37 (9): 861-864.

7. 陈俊利, 杨康, 杨洪涛, 等. 藤类药在慢性肾脏病中的应用现状 [J]. 中国中西医结合肾病杂志, 2021, 22 (6): 550-553.

8. 郑军华. 泌尿系感染诊断治疗指南 [M]. 北京: 科学出版社, 2022.

9. 中华中医药学会. 中医内科常见病诊疗指南: 中医病证部分 [M]. 北京: 中国中医药出版社, 2008.

10. 李经纬, 余瀛鳌, 蔡景峰, 等. 中医大辞典 [M]. 2 版. 北京: 人民卫生出版社, 2005.

11. 王钢, 邹燕勤, 周恩超. 邹云翔实用中医肾病学 [M]. 北京: 中国中医药出版社, 2013.

12. 吴勉华, 石岩. 中医内科学 [M]. 5 版. 北京: 中国中医药出版社, 2021.

13. Wagenlehner F, Nicolle L, Bartoletti R, et al. A global perspective on improving patient care in uncomplicated urinary tract infection: expert consensus and practical guidance [J]. J Glob Antimicrob Resist, 2022, 28: 18-29.

14. 杨霓芝, 刘旭生. 中医临床诊治泌尿科专病 [M]. 3 版. 北京: 人民卫生出版社, 2013.

15. 卢富华, 李芳, 黄春林. 黄春林教授治疗尿路感染的经验 [J]. 辽宁中医药大学学报, 2008, 10 (1): 82.

16. 韦芳宁, 劳丽陶. 杨霓芝教授治疗老年尿路感染经验临证拾零 [J]. 中国中西医结合肾病杂志, 2010, 11 (1): 5-6.

17. 黄雯静. 张琪治疗再发性尿路感染经验 [J]. 国医论坛, 2024, 39 (1): 62-65.

18. Qin X, Coyle ME, Yang L, et al. Acupuncture for recurrent urinary tract infection in women: a systematic review and meta-analysis [J]. BJOG, 2020, 127 (12): 1459-1468.

19. Fogo AB, Lusco MA, Najafian B, et al. AJKD Atlas of renal pathology: membranous nephropathy [J]. Am J Kidney Dis, 2015, 66 (3): e15-e17.

20. 王海燕. 肾脏病学 [M]. 3 版. 北京: 人民卫生出版社, 2008.

21. 张铭睿, 洪晓帆, 包崑, 等. 基于多中心疾病登记系统的膜性肾病中医主要证型分布特征分析 [J]. 广州中医药大学学报, 2023, 40 (7): 1581-1589.

22. 郑佳旋, 杨丽虹, 张腊, 等. 原发性膜性肾病常见中医证型的专家调查分析与探讨 [J]. 中医药导报, 2022, 28 (2): 113-117.

23. 洪晓帆, 黎创, 蔡凤丹, 等. 膜性肾病湿证调查问卷的构建及尿蛋白与湿证的相关性探讨 [J]. 广州中医药大学学报, 2021, 38 (10): 2260-2267.

24. 董洪哲. 原发性膜性肾病患者中医证型分布及相关因素研究 [D]. 济南: 山东中医药大学, 2023.

25. 潘莉, 杨洪娟, 鲁琴, 等. 通络法在膜性肾病中的应用 [J]. 中华中医药杂志, 2018, 33 (9): 3833-3835.

26. 张丽君, 彭广华, 贺新怀. 湿邪病理实质探微 [J]. 实用医技杂志, 2008, 15 (23): 3153-3155.

27. Walsh NP, Whitham M. Exercising in environmental extremes: a greater threat to immune function？[J]. Sports Med, 2006, 36 (11): 941-976.

28. 陈雪吟, 康福琴, 杨丽虹, 等. 中医湿证与微炎症状态的相关性探讨 [J]. 中医杂志, 2021, 62 (21): 1841-1845, 1854.

29. Ye M, Tang D, Li W, et al. Serum metabolomics analysis reveals metabolite profile and key biomarkers of idiopathic membranous nephropathy [J]. Peer J, 2023, 11: e15167.

30. Shi X, Li Z, Lin W, et al. Altered intestinal microbial flora and metabolism in patients with idiopathic membranous nephropathy [J]. Am J Nephrol, 2023, 54 (11-12): 451-470.

31. 高志卿, 邓跃毅, 王琳, 等. 陈以平教授分期论治膜性肾病 [J]. 上海中医药杂志, 2004, 38 (2): 35-36.

32. 张小丽, 张明发, 杨智锋, 等. 祛风湿中药镇痛抗炎的药性研究 [J]. 中华中医药学刊, 2008, 26 (11): 2386-2396.

33. 阎翔, 郭明阳, 刘德芳, 等. 类激素样作用祛风湿中药研究进展 [J]. 中国中医急症, 2009, 18 (3): 437-438.

34. 中华中医药学会肾病分会, 广东省中医药学会肾病专业委员会. 特发性膜性肾病中医临床实践指南 (2021) [J]. 中国全科医学, 2023, 26 (6): 647-659.

35. 中华医学会糖尿病学分会. 中国 2 型糖尿病防治指南 (2017 年版)[J]. 中国实用内科杂志, 2018, 38 (4): 292-344.

36. 张蕾, 刘旭生. 糖尿病肾病中医病名源流探索性研究 [J]. 辽宁中医杂志, 2012, 39 (1): 52-54.

37. 王恺, 卞陈晨, 安晓飞. 基于"湿邪"分期论治糖尿病肾病 [J]. 河南中医, 2024, 44 (5): 670-675.

38. 张广德, 邹本良, 孟辉, 等. 2 型糖尿病肾病Ⅲ期中医证型及其相关因素的回顾性研究 [J]. 中国中西医结合杂志, 2010, 30 (9): 915-918.

39. 苏保林, 李敬, 汤水福, 等. 糖尿病肾病患者的中医证型及其与实验室指标的相关性研究 [J]. 中国全科医学, 2020, 23 (1): 70-74.

40. 中华医学会肾脏病学分会专家组. 糖尿病肾脏疾病临床诊疗中国指南 [J]. 中华肾脏病杂志, 2021, 37 (3): 255-304.

第十九章

肿瘤的湿证认识与应用

第一节 总 论

一、湿在肿瘤中的特征与表现

湿在不同肿瘤中的特征与表现具有差异性,这与肿瘤分期、肿瘤类型等因素相关,但仍然与湿邪的性质、特性、致病特点等保持一致。

(一)湿在不同分期肿瘤中的特征与表现

1. 早期肿瘤 早期肿瘤中以痰湿(包含肿湿/湿聚)为主,其次为脾湿。邪盛而正愈虚/正不虚。痰湿主要表现为肿块/积聚等局部有形之邪。患者具有脾土生痰湿的体质基础而渐成此病。《保命歌括》所载"湿土生痰",朱震亨所言"凡人身上中下有块者,多是痰",说明肿块是脾土所生痰湿的重要表现。

2. 中晚期肿瘤 中晚期肿瘤中脾湿、痰湿(包含肿湿/湿聚)俱盛。邪盛正虚。脾湿主要表现为食欲不振、纳差少食、腹满便溏、恶心呕吐、舌嫩苔腻/腐、脉濡/弱等无形的功能性症状。痰湿表现为已经产生的肿块、积聚等局部有形之邪。《医学正传》:"治痰用利药过多,致脾气虚,则痰反易生而多矣。"值得注意的是,早期肿瘤治疗中多用化痰软坚之品,手术、放化疗等综合治疗损伤脾气,肿瘤分期越晚阳气越虚,至肿瘤中晚期时,主要矛盾已由痰湿(包含肿湿/湿聚)转变为脾湿,治疗中不能一味化痰湿,当从脾湿治疗,否则痰湿更盛。

(二)湿在不同病理类型肿瘤中的特征与表现

根据肿瘤的性质(良性、交界性、恶性)与肿瘤的分化方向(上皮性、间叶性、神经性、淋巴造血组织与其他组织如胎盘、生殖细胞及三胚叶组织),可对肿瘤进行病理分类。最主要的两类肿瘤为上皮性和间叶性,其中上皮组织来源的肿瘤最常见,可分为以下类型(表19-1):

表 19-1　肿瘤类型

组织来源		良性肿瘤	恶性肿瘤	好发部位
上皮组织	鳞状上皮	乳头状瘤	鳞状细胞癌	乳头状瘤见于皮肤、鼻、鼻窦等处；鳞状细胞癌见于子宫颈、皮肤、食管、鼻咽、肺、喉和阴茎等处
	基底细胞		基底细胞癌	头面部皮肤
	腺上皮	腺瘤	腺癌（各种类型）	腺瘤多见于皮肤、甲状腺、胃、肠等处；腺癌见于胃、肠、乳腺、甲状腺等处
		黏液性或浆液性囊腺瘤	黏液性或浆液性囊腺癌	卵巢、胰腺
		多形性腺瘤	恶性多形性腺癌	涎腺
	移行上皮	乳头状瘤	移行上皮癌	膀胱、肾盂

对于与外界相接触部位或器官的恶性肿瘤（如皮肤、口咽部、食管、胃、乳腺、子宫颈、膀胱、肛门、直肠等处的原发性恶性淋巴瘤），热象、火毒之象往往较其他恶性肿瘤明显，而胰腺癌、肾癌、肝癌等内在脏腑病变则寒湿之象多见。这一规律与《素问·金匮真言论》所言"夫言人之阴阳，则外为阳，内为阴。言人身之阴阳，则背为阳，腹为阴"相合。

腺上皮来源的肿瘤多分布在内、在下、在腹部，如胃、肠等处，此皆属阴位，病属寒、湿者居多，多伴有分泌物量多、秽浊，腹满便溏、体重困倦等明显湿证表现。如肺腺癌多为肺外周病灶，常见于不吸烟的患者及女性患者，多属寒；易出现胸水、淋巴转移，其中胸水多为阳虚寒湿，淋巴转移多见痰湿，故腺癌多属寒湿。且腺上皮多具有分泌黏液的功能，这与湿性滞浊的特点相类似。

鳞状上皮来源的肿瘤多分布在外、在上，与外界直接接触较多，如皮肤、鼻咽、食管、肺等处，此皆属阳位，病属火、热者居多，临床大多可见火热之象，而湿证表现较少。如肺鳞癌多见于吸烟者，位于肺门处属火者居多，多证属痰热；小细胞肺癌亦多见于吸烟者，多位于肺门处，证属痰热者居多。但小细胞肺癌的痰湿表现较肺鳞癌更多，如小细胞肺癌较肺鳞癌更易出现淋巴转移、脑转移、胸水。

总之，腺上皮、移行上皮来源肿瘤的湿证特征与表现较多，以痰湿、寒湿、湿浊为主；鳞状上皮、基底细胞来源肿瘤的湿证特征与表现较少，以痰热为主。湿对腺上皮来源肿瘤的影响大于鳞状上皮来源的肿瘤。

二、湿与肿瘤发生发展的关系

（一）湿促进肿瘤形成、进展

1. 湿促进肿瘤形成　湿邪发病具有隐袭性，常"感人于冥冥之中"（《刘纯医学全集·玉机微义》)。《温热论》言:"湿邪害人最广。"湿性弥漫无形,无处不到,内而脏腑,外而躯体,四肢百骸、肌肉皮肤,皆可侵害。湿邪较其他病因更具普遍性,是许多疾病的重要病因,其中也包含肿瘤。

首先,湿为阴邪,易伤阳气。"阳化气,阴成形。"有形肿块的产生与人体阳气状态密切相关。肿瘤总属本虚标实,肿块的产生过程、疾病病性从实证转为虚实夹杂的过程也是阳气逐渐衰弱的过程。《温热论》言:"湿胜则阳微。"湿邪在这个过程中发挥着损伤阳气的作用,且较其他病因也更具普遍性。肿瘤的病因病机与湿邪密切相关。现代研究通过对肿瘤人群体质分布、中医病机特点及分子机制进行分析发现,痰湿体质与肿瘤的发生具有高度相关性。

其次,湿性重浊。湿邪通过影响津液代谢产生浊化物。渗出、化脓、肿胀等湿浊表现也是慢性炎症的体现,长期慢性炎症也是许多恶性肿瘤产生的重要因素。

此外,湿还可以促进良恶性肿瘤转化(癌变)。湿性肿满,肿湿与气滞、热邪、瘀血夹杂,形成肿块/积聚,日久酿毒。"毒"是良恶性肿瘤转化的关键因素。凡恶物皆可称毒,毒邪蕴积,易成痼疾。清代尤怡《金匮要略心典》言:"毒者,邪气蕴蓄不解之谓。"湿邪是"毒"产生的重要因素。湿邪长期不能祛除,郁而化热,腐水不流,郁为湿毒。湿毒日久不化而入血分,或凝为痰毒,或郁为瘀毒、热毒,或伤正耗阳兼夹寒毒、风毒。"毒邪"顽固难愈、症状秽浊的致病特点也与湿邪黏滞、重浊的致病特点相似。是故湿为因,"毒"为果,久羁的湿邪可以促进毒邪产生,从而促进良性肿瘤向恶性肿瘤转化。

2. 湿加速肿瘤进展　其一,湿性重浊。湿浊化物致使血液黏稠,影响血液运行,继发瘀血等。其二,湿性黏滞,易阻气机。湿可间接影响气与血的运行,继发气滞、热邪、瘀血等,加速肿瘤病情进展。有学者提出,气机升降失常、津液失于输布导致"燥湿相混"是恶性肿瘤的关键病机。国医大师周仲瑛认为,恶性肿瘤病机的一大特点就是阻滞不通,局部的阻滞不通势必影响到全身气血津液的运行,从而生湿,进而又生瘀、热,而湿、热、瘀等病理产物又进一步阻塞气血津液的运行,加速肿瘤病情进展。

因此,湿可以影响肿瘤的形成与进展,而调畅气机、水液,从湿论治恶性肿瘤是肿瘤综合调治的重要方面。

(二)湿对不同部位肿瘤发生发展的影响

湿邪类水属阴而有趋下之势。《素问·太阴阳明论》言:"伤于湿者,下先受之。"小便混浊、泄泻、下痢、妇女带下等,多由湿邪下注所致。故湿邪为病,多易伤及中下二焦。通常情况下,湿对中下二焦肿瘤的影响大于上焦。

1. 头颈部肿瘤　头颈部肿瘤包括鼻咽癌、甲状腺癌、涎腺肿瘤、颅内肿瘤等。头颈部肿瘤位在上焦,以火热性质的肿瘤居多,与湿的相关性较小。其中,涎腺肿瘤、甲状腺癌、颅内肿瘤与痰湿相关。涎腺肿瘤常见局部缓慢增长的肿块,可归属痰湿范畴;甲状腺癌常可扪及颈部肿块、颈部淋巴结等,与痰湿、气结相关,多呈现少阴太阴虚寒伴少阳郁热等上盛下虚、上热下寒之象,患者常伴有舌苔黄／白厚／腻等;颅内肿瘤患者常伴见头痛昏蒙、恶心呕吐痰涎、形体肥胖、运动迟缓等症状,其发生发展主要与风痰上扰、痰湿内阻相关。

2. 胸部肿瘤　胸部肿瘤包括肺癌、食管癌、贲门癌、乳腺癌、纵隔肿瘤等。胸部肿瘤中,肺癌、乳腺癌与湿相关。肺癌有多种病理类型,与痰湿、寒湿、痰热(部分伴气阴两虚)等相关。值得注意的是,中医面对的多为经放化疗等综合治疗后的肺癌患者,此时痰湿表现较痰热等其他证候更加突出。乳腺癌多属火,除常见的肝郁气滞化火证型外,经化疗后的乳腺癌患者,火象可转变为阳虚寒湿之象。

3. 腹腔肿瘤　腹腔肿瘤包括胃癌、原发性肝癌、结直肠癌、胰腺癌、壶腹周围癌、腹部肿块等。临床多伴有食欲不振、形体消瘦、纳差少食、腹痛腹满、便溏便频、恶心呕吐、苔腻／腐等湿证表现。腹腔肿瘤位在中下二焦,多属于消化系统肿瘤,隶属中医脾土范畴,与脾湿、寒湿、湿热等湿证联系十分紧密。湿也是许多消化系统肿瘤发生发展的重要因素。不同肿瘤的湿证表现各有侧重:胃癌偏脾湿;右半结肠癌以湿浊、寒湿为主;左半结肠癌、直肠癌以湿热为主;胰腺癌整体寒湿多见,但胰头癌常并发黄疸,常兼夹湿热。

4. 泌尿及男性生殖系统肿瘤　泌尿及男性生殖系统肿瘤包括肾细胞癌、膀胱癌、前列腺癌、睾丸生殖细胞肿瘤、阴茎癌等。湿对泌尿及男性生殖系统肿瘤发生发展的影响较大。病在下焦,临床表现与湿性趋下、湿性滞浊等特点相合,如膀胱癌多见血尿、小便不利等症状,多与肾虚湿热相关。

5. 妇科肿瘤　妇科肿瘤包括子宫颈癌、子宫内膜癌、卵巢癌、妊娠滋养细胞疾病、外阴癌等。湿对妇科肿瘤发生发展的影响较大。病在下焦,临床表现与湿性趋下、湿性滞浊等特点相合。子宫颈癌临床常表现为阴道分泌物增多,白色或血性,稀薄如水样／米泔样,伴腥臭味,甚者伴有大量脓性恶臭白带,此皆属于女子“带下病”范畴;“夫带下俱为湿也”,与寒湿夹瘀密切相关,伴有感染时常出现湿郁化热蕴毒等。卵巢癌、子宫内膜癌早期仅有轻度非特异性症状,如食欲不振、腹胀、腹痛和消瘦等,后期可发现腹盆腔肿块,易远处转移,并发胸腹水、肠梗阻、下肢疼痛水肿等,总体而言以肾虚寒湿多见。

6. 淋巴造血系统肿瘤　淋巴造血系统肿瘤包括恶性淋巴瘤、白血病、多发性骨髓瘤等,隶属三焦。其中,白血病与虚损、热毒、瘀毒等相关,与湿联系并不紧密。恶性淋巴瘤与痰湿联系紧密,属于中医学“痰核”“瘰疬”“石疽”“失荣”等范畴,多以淋巴结肿大为首发症状,临床可分为寒痰凝滞、气郁痰结、痰瘀互结、肝肾亏虚等证型。多发性骨髓瘤主要表现为骨痛、疲乏、反复感染、贫血等,大多与脾湿相关。值得注意的是,淋巴造血系统肿瘤患者极易并发感染,当感染出现反复高热不退或热退复热等情况时,常表现为湿热。

(三)湿对肿瘤并发症的影响

1. 癌痛　癌痛是肿瘤最常见的并发症。中医把癌痛的主要病因概括为气滞、血瘀、痰浊、热毒、虚损等。西医认为,慢性癌痛主要由肿瘤侵犯骨骼、神经系统、器官包膜等处的疼痛敏感结构所致。在临床实践上,癌痛病位局部处于慢性炎症环境中,局部渗出、水肿使得疼痛敏感结构所受的压力增加,从而使疼痛加重,这属于肿湿的范畴。此时,利水消肿以减轻局部肿湿,较之其他治法,可更加迅速、有效地缓解癌痛。

2. 恶性积液 恶性积液包括恶性胸腹水、恶性心包积液、恶性脑积液等,与湿密切相关。恶性积液有"阴水""阳水"之分。病属"阴水"者,积液色黄但质清,正如《素问·至真要大论》所云"诸病水液,澄彻清冷,皆属于寒",于疾病中晚期大量恶性积液时常见。因湿为阴邪,阻滞气机,损伤阳气,致脾阳不足则运化无力,故阴水常辨证为脾阳虚兼有寒湿水泛。病属"阳水"者,积液混浊或呈血性,正如《素问·至真要大论》所云"诸转反戾,水液浑浊,皆属于热"。因水邪停聚日久,郁而化热伤阴,故阳水常辨证为湿热阴伤,伴见口干、舌红少苔或剥苔。赵桂侠等将肺癌合并恶性胸腔积液根据临床辨证分为阳虚湿困证、饮停胸胁证、湿瘀互结证3种类型,用中药辨证施治(阳虚湿困证——实脾饮合五苓散;饮停胸胁证——甘遂半夏汤;湿瘀互结证——调营汤)联合恩度(重组人血管内皮抑制素注射液)进行治疗,有效率为58.97%(恩度组25.64%),不良反应较少,可有效改善患者生活质量,明显抑制 HIF-1α、IL-2 表达。

三、湿与肿瘤预后转归的关系

(一)湿对早期肿瘤预后转归的影响

肿瘤早期以病在三阳为主。湿在早期肿瘤患者中以痰湿(包含肿湿/湿聚)居多,可见肿块/积聚等局部有形之邪。但以湿为主要病因的早期肿瘤,较之以瘀血、毒邪为主者,预后更加良好。

(二)湿对中晚期肿瘤预后转归的影响

肿瘤中晚期以病在三阴为主。湿为阴邪。因此,湿证在中晚期肿瘤患者中更多见,且以脾湿居多。经历了手术、放化疗等抗肿瘤治疗后,脾胃受损,易夹脾湿,加之湿邪易伤阳气,故中晚期肿瘤患者脾胃生化不足,机体阳气乏源,致使阳化气不足,阴成形太过而肿瘤复发转移。加之湿性黏滞,使疾病迁延反复,缠绵难愈。曾秀娣等对120例大肠癌术后及术后化疗后患者进行回顾性和前瞻性研究发现,脾虚湿滞是大肠癌术后化疗后转移的重要因素,脾虚是发病的内在因素,湿邪是其病理产物,亦是致病原因。李秋华等对348例中晚期女性乳腺癌患者进行预后影响因素及生存分析发现,中晚期夹湿证乳腺癌患者无进展生存期短于非湿证乳腺癌患者,其中BMI、糖类抗原19-9(CA19-9)、血脂异常等相关指标,均属于患者不良预后的独立危险因素。由此可知,夹脾湿的中晚期肿瘤的转归预后更差。

（三）湿对肿瘤转移灶的影响

一般而言，淋巴转移多为寒湿、痰湿；脑转移多为痰热夹风、脾虚痰湿；胸膜、心包转移多为阳虚，而阳虚则寒湿易生，常出现胸水、心包积液等并发症；肺转移癌与脾虚痰湿、湿热蕴结相关。范永升等认为，治疗肝癌肺转移，需紧扣湿热蕴结、气阴两虚的病机。曲仕宇等发现，脾虚痰湿证是胃腺癌发生肺转移的最常见中医证型。肝转移癌与脾湿、湿热、血虚等相关。黄金昶提出肝转移癌与血虚相关。王博偲等认为肝转移癌的证型可依次分为肝郁脾虚、阳虚水泛、瘀热内结、阴虚毒聚 4 类，且以虚寒证居多。刘宣等发现湿热能够促进结肠癌的肝转移，其机制可能与湿热上调血管内皮生长因子（VEGF）、基质金属蛋白酶 -2（MMP-2）和 MMP-9 的表达有关。

四、抗肿瘤治疗与湿证的关系

许多抗肿瘤治疗的并发症与湿相关。

（一）手术治疗

手术前后禁食及身体应激性溃疡、部分化疗药物的消化道反应、放疗后黏膜炎症等均可使肿瘤患者脾胃受损，脾胃虚弱，升降失常，脾失健运，湿浊内生，可见食欲不振、纳差少食、腹满便溏、恶心呕吐、舌嫩苔腻 / 腐、脉濡 / 弱等脾湿表现。

（二）介入治疗

经导管动脉化疗栓塞术（transcatheter arterial chemoembolization，TACE）是中晚期肝癌患者的首选疗法。TACE 后肝损害是影响肝癌预后的重要因素。曾普华等认为，TACE 治疗的中医病机可理解为"药毒"通过血管介入手段直达病所，对局部癌毒肿块实施"以毒攻毒"治疗，然该类"药毒"长期留滞肝部使肝胆气机受阻，疏泄不利，导致湿浊内停，肝病及脾，肝脾不调，脾失健运，加重湿困。陶毅强等认为，TACE后患者可见乏力纳少、恶心呕吐、腹泻、身目黄染等症，为中医脾虚湿滞的典型表现，从而提出 TACE 后肝损害的中医病机为脾虚湿滞，治疗应以健脾化湿为总则。

（三）药物治疗

侯仰韶等提出化疗不良反应的总病机为先脾及肾，先实后虚，实在湿浊，虚在精血。第一阶段（消化道反应阶段）时，大多患者以湿浊中阻证多见，部分患者兼郁而化热，治疗总以祛湿化浊、和胃降逆为主，或兼清热通腑。该阶段因湿浊困脾易致脾气亏虚，故健脾益气有利于祛湿化浊；临床治疗常在祛湿化浊、和胃降逆等基础上重加健脾益气，酌加补肾填精养血之品，以助其功、防其变。第二阶段（骨髓抑制阶段）多辨为脾肾两亏、血虚不荣，或兼见气不摄血，治疗宜补肾填精生髓化血、健脾益气养血,或兼摄血止血。

化疗后周围神经病变常见于铂类、紫杉烷类、埃博霉素、长春花碱、硼替佐米、沙利度胺等药物使用后。曹璐畅等认为,肿瘤患者阳气本虚,化疗寒湿毒邪数损内阳并壅塞阳气升发,形成阳虚、阳郁之势,致阳虚无力行血、寒湿滞碍血行而血脉涩滞,引发化疗后周围神经病变。

在消化道肿瘤化疗过程中,皮肤瘙痒是常见并发症。全国名老中医杨春波认为其病机为湿热内蕴、脾胃亏虚,亦可见药毒内炽化热生风,倡导初起当以清热化湿为主。

关于抗肿瘤药物对湿证的影响,张海波等提出化疗药物以寒性药物为主,可促进脾湿的产生,加速脾湿进展。其团队临床研究发现:阴证的非小细胞肺癌患者更有可能存在表皮生长因子受体(EGFR)基因突变。非小细胞肺癌热毒证与PIK3CA基因突变显著相关,并且是表皮生长因子受体酪氨酸激酶抑制剂(EGFR-TKI)治疗后的不良预后因素。由此揭示EGFR-TKI可能属温燥类药物,有助于祛除性质属阴的湿邪。(图19-1)

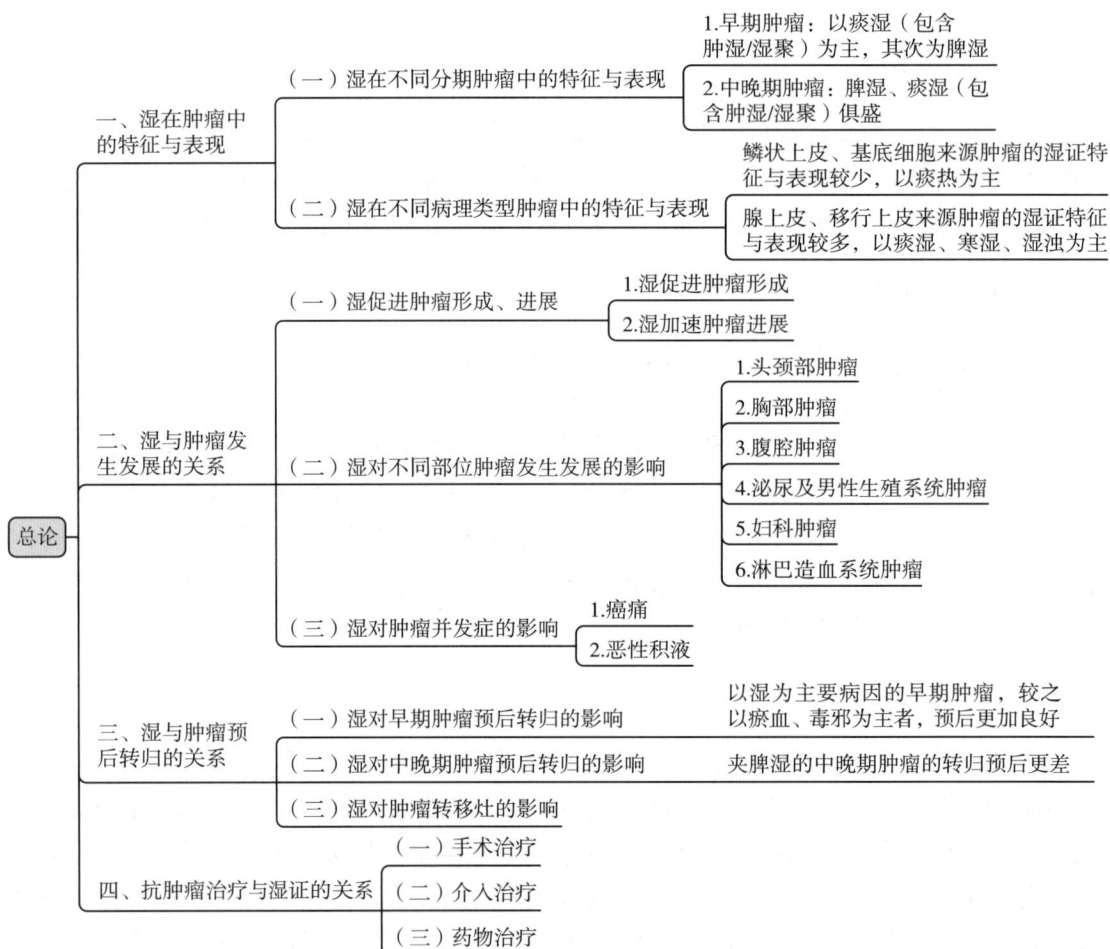

图 19-1　总论框架图

第二节　分　　论

一、肺癌

肺癌(lung cancer)是严重危害人类健康的恶性肿瘤之一。世界卫生组织(WHO)将肺癌的组织学表现分为以下几类:鳞状细胞癌、腺癌、大细胞癌、腺鳞癌、小细胞癌、其他类型癌。除小细胞肺癌以外的肺癌统称非小细胞肺癌(NSCLC),在肺癌发病率中占比最高。研究认为,我国肺癌的发病主要与精神因素、吸烟、室内环境污染、呼吸系统疾病史及家族史、蔬菜及水果摄入量等因素有关。由于肺癌就诊时大多属晚期,因此肺癌的预后较差。

(一)肺癌湿证的内涵与成因

1. 内涵　肺癌湿证主要指痰湿,常合并肺脾肾虚、热、寒、瘀、毒等。

2. 成因　肺癌病位在肺,与脾、肾密切相关,以肺、脾、肾虚损为本,以痰湿、血瘀、络阻、癌毒为标。地域差异也使不同医家对肺癌成因持不同观点。如国医大师周岱翰位处岭南地区(长期多雨多湿),认为肺癌的发生发展与痰湿关系密切,提出益气除痰法治疗肺癌。国医大师洪广祥强调痰湿、烟毒、邪毒是晚期肺癌的主要病理要素。肺为水之上源,主通调水道,与津液代谢密切相关,因此肺癌痰湿的产生也与这一特性相关。

(1)外邪犯肺:肺在窍为鼻,与外界相通;肺为娇脏,易受外邪(六淫、邪毒等)所扰。《医贯》言:"有在天之湿,雨露雾是也。"《灵枢·邪气脏腑病形》言:"形寒寒饮则伤肺,以其两寒相感,中外皆伤,故气逆而上行。"外来寒湿、暑湿、湿热、风湿可从口鼻而入直接伤肺,引发痰湿。其他的六淫、邪毒也可以损伤肺脏,影响肺通调水道功能,间接产生痰湿。其中,燥热之邪最易伤肺,如长期吸烟,因"烟为辛热之魁",致燥热灼阴,"火邪刑金",炼液为痰,形成积聚;如废气、矿尘、石棉和放射性物质等邪毒袭肺,则肺之宣降失司,通调水道功能失常,致毒痰瘀结聚,日久而成肿瘤。此类肺癌以鳞癌为主,男性患者多见。

(2)阳气亏虚:肺癌虽然病位在肺,但与后天脾、先天肾两脏密切相关。先天阳气不足,阴寒内盛,后天辛劳过度,脾虚失养,则肺生气不足,肺气虚弱,导致肺通调水道功能下降,水液代谢不利,痰湿内生。阳虚不能蒸腾气化水湿,也加重了湿聚成痰,出现食少、便溏、小便清长、咳喘痰多,甚则水肿等脾肾两虚、肺弱痰盛之证。此类肺癌以腺癌为主,常见于女性患者。

(3)情志失调:七情内伤,导致气滞,则津停成痰;或思虑伤脾,脾失健运,聚湿生痰。痰贮于肺,则肺失宣降,气滞血瘀,痰凝毒聚,局部结而成块。诚如《素问·举痛论》所言:"悲则心系急,肺布叶举,而上焦不通,荣卫不散……思则心有所存,神有所归,正气留而不行,故气结矣。"

(4)饮食所伤:"饮食自倍,肠胃乃伤""形寒寒饮则伤肺"(《黄帝内经》)。暴饮暴食、恣食生冷可损伤脾胃。脾为生痰之源,在于脾虚则水谷精微不能生化输布,致湿聚生痰;肺为贮痰之器,是以痰浊留于水之上源,阻滞肺络,致痰瘀为患,结于胸中,则肿块逐渐形成。脾失健运,水不化津,湿浊内生,聚为痰饮,贮存于肺,则肺失宣降,而出现咳嗽、喘息、痰鸣等症。

(二)痰湿的性质表现及对肺癌发生发展的影响

1. 痰湿在肺癌中的性质表现　湿证在肺癌中主要以痰湿形式存在,属阴证。主要表现为肺部肿块,淋巴转移,咳嗽咳痰量多,痰液混浊,胸闷脘痞,倦怠嗜睡,口腻不渴,纳呆恶心,大便稀溏,小便混浊,面色晦垢,舌苔白/黄滑腻,脉濡、缓或细等。值得注意的是,部分肺癌(尤其是鳞癌)患者虽出现刺激性干咳少痰,但并见舌苔白厚腻、胸闷脘痞、大便稀溏等痰湿表现;此种情况可能属于胸腔积液刺激胸膜引起的干咳,仍可归于痰湿范畴。

2. 痰湿对肺癌发生发展的影响　古今医家认为,痰湿是肺癌发生发展最重要的因素。在古代中医文献中未见肺癌这一病名,但根据其临床表现,肺癌可归属于中医学"咳嗽""肺痿""痰饮""肺积""息贲""肺壅"等范畴。《素问·阴阳应象大论》云:"秋伤于湿,冬生咳嗽。"可知肺癌的发生与体内的"伏湿"相关。《金匮要略》云:"肺痿吐涎沫而不咳者,其人不渴,必遗尿,小便数,所以然者,以上虚不能制下故也。此为肺中冷,必眩,多涎唾,甘草干姜汤以温之。"从"肺中冷,必眩,多涎唾"可知,肺癌与"寒湿"相关。《杂病源流犀烛·积聚癥瘕痃癖痞源流》:"邪积胸中,阻塞气道,气不宣通,为痰,为食,为血,皆得与正相搏,邪既胜,正不得而制之,遂结成形而有块。"可见痰湿是肺癌形成的重要病因。

(三)肺癌湿证的中医诊断、鉴别诊断

1. 中医诊断　根据国家级规划教材《中医肿瘤学》(周岱翰主编),将肺癌分为肺郁痰瘀证、脾虚痰湿证、阴虚痰热证、气阴两虚证4个证型。其中与湿相关的证型包括肺郁痰瘀证与脾虚痰湿证,具体如下:

(1)肺郁痰瘀证:咳嗽不畅,咳痰不爽,痰中带血,胸肋背痛,胸闷气急,唇紫口黏,便溏或黏腻不畅,舌暗有瘀斑(点),苔白或黄腻,脉弦滑。

(2)脾虚痰湿证:咳嗽痰多,咳痰稀薄,胸闷气短,疲乏懒言,纳呆消瘦,腹胀便溏,舌淡胖、边有齿痕,舌苔白腻,脉濡、缓、滑。

2. 鉴别诊断　肺郁痰瘀证与脾虚痰湿证的鉴别。

肺癌肺郁痰瘀证主要因吸烟和废气、矿尘等邪毒袭肺,导致肺气郁闭,失于宣降,气机不利,血行瘀滞,痰浊内生,毒邪结聚于肺而成。病机特点为气郁、痰湿、瘀血互见,病性属实。临床表现为咳嗽不畅,咳痰不爽,胸闷气急,痰中带血,胸肋背痛,言语有力,便溏或黏腻不畅,唇紫,舌暗、有瘀斑(点),舌红,苔白或黄,脉弦滑等气机郁阻、痰浊内停、瘀血阻滞之象。

肺癌脾虚痰湿证主要因素体阳气亏虚,或后天饮食所伤、劳逸失度等,导致脾气亏虚,失于运化,痰湿内生,上渍于肺而成。病机特点为脾虚、痰湿互见,病性属虚实夹杂。在临床表现方面,与肺郁痰瘀证的咳嗽不畅、咳痰不爽相比,脾虚痰湿证咳嗽痰多、咳痰稀薄,且易咳出;与肺郁痰瘀证的痰中带血、唇紫、舌暗有瘀斑(点)等血瘀证候相比,脾虚痰湿证痰中带血较少,舌象瘀象不显,多表现为舌边有齿痕、舌苔白腻等痰湿之象;与肺郁痰瘀证胸闷气急、言语有力、脉弦滑等实证表现相比,脾虚痰湿证的疲乏懒言、纳呆消瘦、腹胀便溏、胸闷气短、脉濡缓等脾虚之象表现突出。

(四)肺癌湿证的预防与治疗

1. 预防

(1)戒烟、不吸烟、避免二手烟是很好的肺癌预防措施。

(2)避免接触石棉、砷、铀、镍、铬等肺癌致病危险因素。

(3)"形寒寒饮则伤肺",故预防肺癌需顺应四时寒暑,防寒保暖,避免感受外界寒湿。减少冷饮摄入,避免过食瓜果,以免损伤肺脏。

(4)在积极筛查高危人群、动态评估"结 - 癌转变"风险的基础上,从中医整体观念的角度认识结节,及时干预。

2. 治疗　肺癌是一种全身属虚、局部属实的疾病。随着正邪盛衰的变化,各证型之间常发生转变,应随着病情变化辨证施治。此外,肿瘤与其他疾病不同,在辨证论治的基础上,还需要辨病论治,选用具有一定抗肺癌作用的中草药。肺癌整个发病过程中的相关湿证主要是痰湿,可合并虚、瘀、毒等,故扶正重在补益肺脾肾、调整气血阴阳平衡,祛邪重在化痰、祛瘀、解毒。

(1)辨证论治

1)肺郁痰瘀证

临床表现:咳嗽不畅,咳痰不爽,痰中带血,胸肋背痛,胸闷气急,唇紫,便溏或黏腻不畅,舌暗有瘀斑(点),苔白或黄,脉弦滑。

辨证分析:肺主气,司呼吸,若邪毒外侵,则肺气郁闭,失于宣降,气机不利,血行瘀滞,痰浊内生,毒邪结聚于肺而成本病。肺气郁闭,失于宣降,痰浊凝聚,则咳嗽不畅、咳痰不爽、胸闷气急;肺朝百脉,主治节,若气滞血瘀,迫血妄行,损伤络脉,则痰中带血;气滞血瘀,不通则痛,故胸肋背痛;肺失宣发肃降,致湿阻肠道,气机不畅,故便溏或黏腻不畅;唇紫、舌暗有瘀斑(点)皆为血瘀之征;舌红,苔白或黄,脉弦滑,皆为气机郁阻之象。

治法：宣肺理气，化痰逐瘀。

方药：星夏涤痰饮（周岱翰方）。

生天南星15g，生半夏15g，壁虎6g，薏苡仁30g，鱼腥草30g，仙鹤草30g，桔梗12g，夏枯草15g，北杏仁12g，全瓜蒌15g，田七6g，浙贝母15g。

加减：胸胁胀痛者，加制乳香、制没药、延胡索；咯血者，重用仙鹤草、白茅根、墨旱莲；痰瘀发热者，加金银花、连翘、黄芩。

2）脾虚痰湿证

临床表现：咳嗽痰多，咳痰稀薄，胸闷气短，疲乏懒言，纳呆消瘦，腹胀便溏，舌淡胖、边有齿痕，舌苔白腻，脉濡、缓、滑。

辨证分析：脾气亏虚，失于运化，痰湿内生，上渍于肺，故咳嗽痰多、咳痰稀薄；脾失健运，故疲乏懒言、纳呆消瘦、腹胀便溏；脾失运化，痰湿内生，贮存于肺，肺失宣降，故胸闷气短；舌边有齿痕，舌苔白腻，脉濡缓滑，均为肺脾气虚夹痰湿的表现。

治法：健脾燥湿，理气化痰。

方药：星夏健脾饮（周岱翰方）。

生天南星15g，生半夏15g，壁虎6g，薏苡仁30g，全瓜蒌15g，浙贝母15g，桔梗12g，猪苓20g，茯苓20g，党参30g，白术15g。

加减：痰涎壅盛者，加陈皮、牛蒡子；肢倦思睡者，加人参、黄芪。

（2）常用中药

1）天南星：苦、辛，温，有毒。具有燥湿化痰、祛风散结的功效。《证类本草》云："主中风，除痰，麻痹，下气，破坚积，消痈肿，利胸膈。"临床常用于治疗消化道肿瘤、肺癌、子宫颈癌等证属痰湿壅阻、瘀血凝结者。内服：煎汤5~10g，宜久煎，或入丸散。

2）半夏：辛，温，有毒。具有燥湿化痰、降逆止呕、消痞散结的功效。《主治秘诀》云："燥胃湿……化痰……益脾胃之气……消肿散结……除胸中痰涎。"临床常用于治疗食管癌、胃癌、肺癌等证属痰湿内阻者。内服：煎汤5~10g，宜久煎。

3）泽漆：辛、苦，微寒，有小毒。具有利水消肿、化痰止咳、散结的功效。《神农本草经》云："主皮肤热，大腹水气，四肢面目浮肿。"《长沙药解》云："长于泻水，故能治痰饮阻格之咳。"临床常用于治疗肺癌、癌性水肿、瘰疬等证属痰湿内阻者。内服：煎汤5~10g。可敷膏供内服或外用。

4）黄芪：甘，微温。具有补中益气、固表利水、托脓生肌、祛除表湿的功效。《本草汇言》载："黄芪，补肺健脾，实卫敛汗，驱风运毒之药也。"临床常用于多种放、化疗期间或脾气亏虚的肿瘤患者。内服：煎汤9~15g，大剂量要用至30g。

3. 学术特色　国医大师周岱翰等以益气除痰法为主治疗肺癌，临床效果良好；所创系列抗肺癌中成药，包括鹤蟾片、固金磨积片、清金得生片，实验及临床研究均证实具有较好的抗肿瘤作用。于2001—2004年承担了"十五"国家科技攻关计划课题"提高肺癌中位生存期的临床研究"，通过组织全国6个单位，对294例Ⅲ期、Ⅳ期非小细胞肺癌患者进行了前瞻性临床随机对照研究；该研究以益气除痰法为基本治疗大法,运用中医辨证与辨病相结合的方法,以中西医结合治疗(中药加化疗)、西医治疗(化疗)为对照组。结果显示:中医药治疗能有效延长中晚期非小细胞肺癌患者的生存期,可使Ⅲ期、Ⅳ期非小细胞肺癌的中位生存期达到近 10 个月,同时可以让患者保持相对较高的生存质量,与化疗配合应用可使中位生存期达到 12 个月,提示中医药与化疗联合应用有协同作用。亚组分析证实,中医药治疗Ⅲ期、Ⅳ期非小细胞肺癌尤以脾虚痰湿证为优,其中位生存期达到 13 个月以上。对于脾虚痰湿证患者,中医药治疗更显示出生存优势。包括国家"十五"课题研究在内的长期临床实践表明,中医药治疗方案对于中晚期非小细胞肺癌患者来说是可供选择的较好的治疗方案,采用中医辨证与辨病相结合的治疗模式可以充分发挥中医药的治疗优势,延长肺癌患者的中位生存期,同时可以提高患者的生存质量。在辨证治疗方面,益气除痰方由党参、白术、云苓、法半夏、瓜蒌皮、鱼腥草、露蜂房、枳实等组成。方中党参、半夏、白术、云苓健脾化痰为君药;臣以鱼腥草清热化痰,露蜂房消积化痰;枳实破气化痰消积为佐药;瓜蒌皮清利化痰、利气宽胸为使药。全方宣肺健脾,除痰消积,经长期临床实践证明疗效确切,且无明显不良反应。在辨病治疗方面,根据周岱翰经验方研制而成的中成药鹤蟾片,具有益气除痰、清肺解毒、扶正消积的功效。

张海波等前瞻性研究了 310 例非小细胞肺癌患者的阴证与阳证类型,发现阴证的非小细胞肺癌患者更有可能出现 EGFR 基因突变。此外,诊断了 109 例非小细胞肺癌患者中医证型,运用二代基因测序技术检测肿瘤组织及血浆中 168 种肿瘤相关基因的变异情况,定期影像学随访应用 EGFR-TKI 治疗的非小细胞肺癌患者的无进展生存期(PFS)和总生存期,分析中医证候分型与基因分型及 EGFR-TKI 疗效的相关性,发现非小细胞肺癌患者热毒证与 PIK3CA 基因突变显著相关,并且是 EGFR-TKI 治疗后的不良预后因素。由此也可推断,属阴的湿邪也可能与 EGFR 基因存在一定相关性,EGFR-TKI 可能属温燥类药物,有助于祛除湿邪。另外,还曾收集ⅢB 期及以上非小细胞肺癌初治患者的肿瘤组织样本 69 例,基于 Opal 多重染色技术探讨非小细胞肺癌肿瘤微环境与中医证型的关系,发现其中伴有气虚证、痰湿证的患者居多。通过分析临床特征与中医辨证分型、肿瘤免疫微环境的关系发现,Ⅳ期患者中,CD8$^+$ T 细胞表达的比例最高;男性患者中痰湿证的比例比女性高,程序性死亡受体配体1(PD-L1)的表达比例最高;非 L858R 敏感突变患者中痰湿证居多,EGFR 突变中 TIM3 表达比例最高。中医辨证分型与肿瘤免疫微环境的分析结果提示,热证患者中 CD4$^+$ T 细胞及 CD8$^+$ T 细胞表达水平更高,阴虚证与肿瘤区域中 CD8$^+$ T 细胞的表达呈负相关,痰湿证与整个区域中 PD-L1 的表达呈负相关。由此可知,中医热证患者的肿瘤微环境更偏向于免疫"热肿瘤",中医寒证向热证转化可能提高患者对免疫疗法的应答率,中医痰湿证患者的肿瘤微环境可能处于免疫抑制状态。总之,湿证与肺癌基因等分子层面的相关性有待于进行更深层次的探究。

（五）实践举例

冯某,男,55 岁,2015 年 6 月初诊。2015 年 1 月 23 日外院 PET-CT 提示左肺上叶癌,病理提示腺癌,EGFR(−)。患者及家属不同意手术治疗。行 3 程 TP 方案(多西他赛 130mg+ 洛铂 50mg)化疗后,2015 年 6 月不愿继续化疗,遂前来门诊部就诊。刻下:精神一般,稍显疲乏,咳嗽咳痰,痰色白黄,活动后气促,胃纳一般,二便调,眠差。舌质淡红,苔白腻,脉沉滑。结合舌脉症,辨为肺积,证属脾虚痰湿。以健脾化痰除湿为治法,方予星夏健脾饮加减。组成:天南星(先煎)、全瓜蒌、浙贝母、枳壳各 15g,薏苡仁、党参各 30g,茯苓、猪苓、白术各 20g,半夏(先煎)、桔梗、厚朴、炙甘草各 10g,壁虎 5g。7 剂,每日 1 剂,水煎服。二诊时患者咳痰减少,腹胀已消,寐差,故去厚朴,加夜交藤。三诊时患者精神可,睡眠改善,咳嗽咳痰显减,故去全瓜蒌、猪苓、壁虎,加用陈皮、白芥子行气化痰。经定期中医药治疗后,状态良好,可正常生活及劳作,卡诺夫斯凯计分(KPS)>80 分,病情稳定超过 5 年。

按语:本案中,晚期非小细胞肺癌患者经过基因检测明确为 EGFR 阴性,在化疗 3 程后拒绝继续化疗而选择中医药治疗。就诊时以咳嗽痰多、疲乏、活动后气促、纳食一般、寐差等为主要表现,辨病为肺积,辨证为脾虚痰湿。周岱翰认为,患者由于脾肺气亏虚,故见疲乏;脾虚失于运化,痰湿内蕴,上犯于肺,故见咳嗽痰多;脾失运化,痰浊渐生,贮存于肺,致肺失宣降,气机不利,故气短气促。治疗应健脾燥湿、理气化痰,予星夏健脾饮加减。一诊时考虑患者时有腹胀,加厚朴、枳壳行气消胀;二诊时患者咳痰减少,腹胀已消,寐差,故去厚朴,加夜交藤安神助眠;三诊时患者精神可,睡眠改善,咳嗽咳痰减少,故去全瓜蒌、猪苓,又恐病久伤正,不耐攻伐,故去壁虎,并加用陈皮、白芥子行气化痰。方中党参、白术、天南星、半夏健脾消积为君药;壁虎、浙贝母化痰散结,茯苓、薏苡仁渗湿除痰为臣药;全瓜蒌、猪苓宽胸散结以利水之上源为佐;桔梗开宣肺气为使。其后根据辨证进行加减治疗,患者生活质量佳,随访 5 年仍存活。本案采用益气除痰法治疗肺癌,提升患者生活质量,延长生存期,体现了中医药在晚期肺癌综合治疗中"带瘤生存"的理念。(图 19-2)

［选自:陈婷,方灿途,李陆振,等.国医大师周岱翰运用星夏健脾饮治疗肺癌经验［J］.陕西中医,2021,42(7):938-940,973］

二、结直肠癌

结直肠癌(colorectal cancer)是消化道常见的恶性肿瘤。结肠癌是发生在结肠(包括升结肠、横结肠、降结肠和乙状结肠)的恶性肿瘤。直肠癌是指发生于直肠齿状线以上到直肠和乙状结肠交界部长约 12~15cm 肠管的恶性肿瘤。结直肠癌常见的病理组织学类型有腺癌(乳头状腺癌、管状腺癌、黏液腺癌)、印戒细胞癌、未分化癌、腺鳞癌、鳞状细胞癌等。结直肠癌的病因中种族遗传的作用较小,而生活方式、膳食

肺癌
- （一）肺癌湿证的内涵与成因
  - 1.内涵：主要指痰湿，可合并虚、热、寒、瘀、毒等
  - 2.成因
    - 外邪犯肺
    - 阳气亏虚
    - 情志失调
    - 饮食所伤
- （二）痰湿的性质表现及对肺癌发生发展的影响
  - 1.痰湿在肺癌中的性质表现
  - 2.痰湿对肺癌发生发展的影响
- （三）肺癌湿证的中医诊断、鉴别诊断
  - 1.中医诊断
    - （1）肺郁痰瘀证
    - （2）脾虚痰湿证
  - 2.鉴别诊断　肺郁痰瘀证与脾虚痰湿证的鉴别
- （四）肺癌湿证的预防与治疗
  - 1.预防
  - 2.治疗
    - （1）辨证论治
      - 1）肺郁痰瘀证
        - 临床表现
        - 辨证分析
        - 治法
        - 方药
        - 加减
      - 2）脾虚痰湿证
    - （2）常用中药
  - 3.学术特色
- （五）实践举例

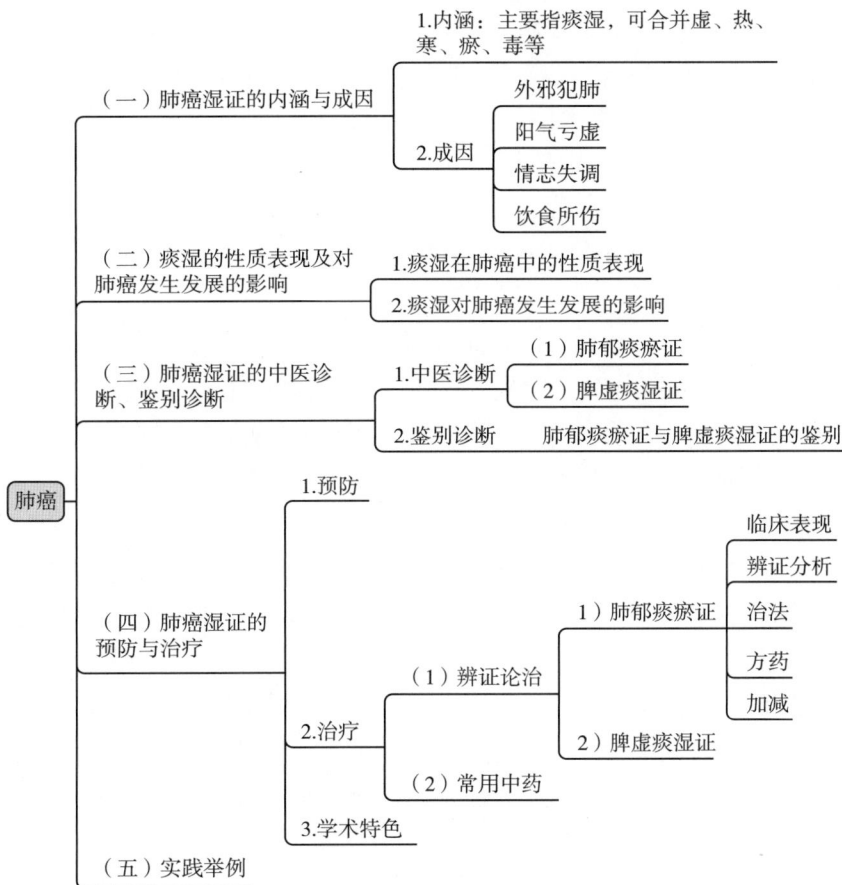

图 19-2　肺癌框架图

结构、环境因素可能是其主要病因。一般认为，发达国家肠癌的发病率明显高于发展中国家。自 20 世纪 80 年代以来，我国结肠癌发病率上升趋势明显，其中以东南沿海地区最为高发。高脂低纤维饮食、炎症性肠病、肠息肉、血吸虫病、胆囊切除术后等都是结直肠癌发病的危险因素。早期结肠癌患者预后较好，术后 5 年生存率可达 95%~100%。

（一）结直肠癌湿证的内涵与成因

1. 内涵　主要指湿浊，常合并脾肾亏虚、热、寒、瘀等。

2. 成因　结直肠癌病位在大肠，与脾、肾密切相关。湿浊是结直肠癌发生最重要的因素之一。结直肠癌湿浊的成因可概括为内因和外因，内因包括脾肾亏虚和情志失调，外因包括感受外界湿浊之邪、环境因素和饮食所伤。

（1）饮食因素：饮食因素是结直肠癌湿浊产生的最重要因素。酒食无度，嗜食冷饮、甜物、膏粱厚味，以及不规律饮食，均可伤及脾胃，致运化失司，酿生湿热，若湿热乘虚下注，搏结于肠，蕴毒日久，则成肿块。《温热论》言："酒客里湿素盛。"《素

问·痹论》言:"饮食自倍,肠胃乃伤。"《证治要诀·积聚》言:"多饮人,结成酒癖,腹肚积块,胀急疼痛。"说明饮食失宜、饮食不洁、饮食偏嗜都可使脾胃损伤,湿浊内聚。当代人嗜食高糖饮品、重油腻食物,皆属"甘"味,然"甘"入脾,过食可壅滞脾气,内生湿热。此外,反季节水果、冷饮等皆属寒凉之品,可直中脾阳,使寒湿内生。

(2)劳逸失度:过度劳力或劳心的工作/生活方式均会损伤脾气,致使脾胃运化功能下降而内生湿浊;久坐办公、缺乏运动等过逸的生活方式可导致人体气机运行不畅,气滞津停,则湿浊内生。

(3)脾肾亏虚:年老体弱、久病、久居寒湿之地,致使脾肾虚弱,脾虚运化水饮失常,肾虚水饮难化,则湿浊内生。"精气夺则虚","同气相求",复感外来湿浊之邪,邪毒留滞肠道而为本病。张元素言:"壮人无积,虚人则有之。由于脾胃怯弱,气血两衰,四时有感,皆能成积。"脾肾亏虚所生湿浊,常致患者肌肉松软、腠理疏松、汗出恶风、少食易胖,呈现骨弱而肌肤盛状。

(4)情志失调:忧思郁怒,致肝气横克脾土,使胃肠气机不畅,湿浊内生,发为腹胀痞满等症。湿浊再次影响脾胃运化,最终使得湿浊、湿热、邪毒等蕴结肠道,日久而成本病。《素问·玉机真脏论》言:"忧恐悲喜怒,令不得以其次,故令人有大病矣。"

(5)外感湿邪:久居寒湿/湿热之地,不避寒暑,寒温失节的生活、着衣方式等,使天地湿邪从口鼻、皮肉筋骨、血脉等进入人体,终致浸淫肠道。外界寒湿、湿热、暑湿等损伤脾胃,致使气机不畅,气、血、外邪搏结于肠道,发为本病。《医贯》言:"有在天之湿,雨露雾是也……有在地之湿,泥水是也。"《灵枢·九针论》言:"四时八风之客于经络之中,为瘤病者也。"可知外感天地湿邪也是结直肠癌发生的重要因素。

(二)湿浊的性质表现及对结直肠癌发生发展的影响

1. 湿浊在结直肠癌中的性质表现　湿证在结直肠癌中主要以湿浊形式存在,当合并脾肾亏虚、热、寒、瘀等因素时可出现大肠湿热、阳虚寒湿、湿瘀互结、脾虚湿蕴等情况,且这些情况常兼夹同见。其中,右半结肠癌以湿浊、寒湿为主;左半结肠癌、直肠癌以湿热为主。湿浊在结直肠癌中可表现为以下症状:

(1)肠刺激症状和排便习惯改变:湿浊在结直肠癌中的主要表现为大便频、便溏、腹泻或便秘、便秘腹泻交作、里急后重、肛门坠胀等。《素问·阴阳应象大论》言:"湿胜则濡泻。"便溏、腹泻、便频、腹胀等正是湿证的表现。根据泄泻的症状区别,也可对湿浊的寒、热、虚、实进行分辨。泻下脓血/赤白、腥臭,肛门灼热,里急后重,腹痛拒按者,为湿热瘀毒;久泻久痢,肛门坠胀,肠鸣而泻,泻后稍安,便下血色淡红,腹痛喜按,形寒肢冷者,常为寒湿;泻下稀薄,泻后气短头晕,面色无华,腰膝酸软者,多为气血两虚夹湿。《金匮钩玄》指出:"夫泄有五,飧泄者,水谷不化而完出,湿兼风也;溏泄者,所下汁积粘垢,湿兼热也;鹜泄者,所下澄彻清冷,小便清白,湿兼寒也;濡泄者,体重软弱,泄下多水,湿自甚也;滑泄者,久下不能禁固,湿胜气脱也。"

(2)便血:便血为结直肠癌患者常见症状。血色鲜红,常伴大便不爽、肛门灼热者,为湿热下注、热伤血络所致。或见果酱样大便,黏液血便等,亦与湿性滞浊的特性相合。

(3)腹胀腹痛:腹胀腹痛,时作时止,痛无定处,排便排气稍减,大便干稀不调者,多为湿阻气滞。

(4)腹部肿块:此乃结直肠癌痰湿/肿湿的表现。大便变细、变扁,常夹有黏液或鲜血,症状进行性加重,乃由肿块不断增大堵塞肠道所致,可继发肠梗阻。

(5)部分并发症:结直肠癌晚期的部分并发症也是湿证的体现。如并发双侧输尿管梗阻引起的尿闭、尿毒症,压迫尿道引起的尿潴留,腹水、淋巴管阻塞或髂静脉受压引起的下肢、阴囊、阴唇水肿,肝转移黄疸、腹水等,均可考虑湿热、湿浊、寒湿、湿毒等情况。锁骨上淋巴转移亦可考虑痰湿。

2. 湿浊对结直肠癌发生发展的影响　湿浊是结直肠癌发生的重要因素,可以促进结直肠癌的发生发展。湿邪中人,多因有湿热、脾湿、寒湿等内湿及正虚的体质基础,所谓同气相求,外来湿邪才得以乘虚而入。内外湿相合,湿浊内聚,或可化热,伤及气血,形成湿聚血瘀,促使肿瘤的发生。湿邪引起的肿瘤,多以中下二焦为主,正如《素问·太阴阳明论》所言"伤于湿者,下先受之",《灵枢·百病始生》所云"清湿袭虚,则病起于下"。湿邪对脏腑特殊的亲和性使得位于下焦的肠道更易受湿邪影响,引发肿瘤。由此可知,结直肠癌的发生发展与湿浊关系紧密。

(三)结直肠癌湿证的中医诊断、鉴别诊断

1. 中医诊断　根据国家级规划教材《中医肿瘤学》(周岱翰主编),将大肠癌分为结肠癌与直肠癌,其中结肠癌可分为大肠湿热证、瘀毒内结证、脾肾亏虚证、气血两虚证4个证型,直肠癌可分为气滞血瘀证、湿热蕴结证、脾肾亏虚证、气血两虚证4个证型。综合之后,其中与湿相关的证型可分为大肠湿热证与脾虚湿阻证,具体如下:

(1)大肠湿热证:腹痛,腹胀,大便滞下,里急后重,大便黏液,或便下脓血、血色紫暗,或大便难,胸闷口渴,口苦口干,恶心纳差,小便短赤,舌质红/暗红,或有瘀斑瘀点,舌苔黄腻,脉(弦)滑数。

(2)脾虚湿阻证:乏力,便溏,懒言身重,面色萎黄/少华/无华,腹胀脘痞,食欲减退,口黏腻,大便黏滞/溏结不调/排便不爽/大便频繁,舌淡白,胖大舌或齿痕舌,苔白腻,脉滑/细/弱/濡。

2. 鉴别诊断　大肠湿热证与脾虚湿阻证的鉴别。

大肠湿热证主要因酒食不节,恣食肥腻,食滞胃肠或外感邪毒日久,内生湿热,与痰、瘀互结于肠道,大肠传导失司而成。病机特点以湿热为主,可伴见湿毒、瘀血等,病性属实。临床表现为腹胀腹痛阵作,大便滞下或大便难,里急后重,伴有黏液/脓血,胸闷口渴,恶心纳差,口干口苦,小便短赤,舌质红,舌苔黄腻,脉滑数等。

脾虚湿阻证主要因饮食不节损伤脾胃,或劳逸失度损伤脾气,或素体中焦虚弱,正虚邪恋,或治疗不当,苦寒太过,以致脾气受损,湿浊内生,阻滞肠道而成。病机特

点为脾虚、湿浊互见,日久及肾。病性属虚实夹杂。在临床表现方面,与大肠湿热证的口干口苦、小便短赤、舌质红、舌苔黄腻、脉滑数等热象相比,脾虚湿阻证的热象不重,痰湿之象更加明显,多表现为舌淡白、胖大舌或齿痕舌、苔白腻、脉滑/细/弱/濡;相较于大肠湿热证脉滑数有力、言语有力等实证表现,脾虚湿阻证中乏力、便溏、懒言身重、面色萎黄/少华/无华等脾虚之象更加明显。

(四)结直肠癌湿证的预防与治疗

1. 预防

(1)合理安排膳食:多食新鲜蔬菜、水果等富含碳水化合物和粗纤维的食物。摄取适量的钙、钼、硒,有助于预防结直肠癌。食物中的钙离子在肠道中与胆酸结合,形成不溶性钙复合物,保护肠黏膜免受胆酸的毒性损害,而起防癌作用。

(2)积极治疗溃疡性结肠炎、息肉、腺瘤和克罗恩病。

(3)普查和筛检:在人群中进行普查和筛检,对大肠病变的早期诊断和治疗,对预防结直肠癌和防止结直肠癌发展到晚期以及降低死亡率,都有重要作用。在人群中普查可用序贯粪便隐血试验法,即先用化学法粪便隐血试验筛检发现阳性患者,再用免疫法粪便隐血试验剔除假阳性者,最后用内镜确诊。

(4)养成良好的生活方式,如不抽烟、不酗酒、平衡饮食、积极参加体力活动、控制体重和防止肥胖。

2. 治疗　结直肠癌的辨证主要应辨别便血、便形及腹痛、腹泻情况,以区别其寒热虚实。色暗红或解黏液脓血便或下痢赤白,肛门灼热,里急后重,便臭难闻,腹痛拒按者,多为实证、热证;病程日久,症见肛门坠胀,便下血色淡红,面色无华,气短乏力,腹痛喜按,腰膝酸软,形寒肢冷者,多属虚证、寒证。在病程变化过程中,多有兼夹,且多为虚实夹杂、寒热并现之证。肿瘤与其他疾病不同,在辨证论治的基础上,还需辨病论治,选用具有一定抗肠癌作用的中草药。

(1)辨证论治

1)大肠湿热证

临床表现:腹痛,腹胀,大便滞下,里急后重,大便黏液,或便下脓血,或大便难,胸闷口渴,口苦口干,恶心纳差,小便短赤,舌质红,舌苔黄腻,脉滑数。

辨证分析:酒食不节,恣食肥腻,食滞胃肠,或外感邪毒日久,内生湿热,与痰、瘀互结于肠道,致大肠传导失司,故见腹胀腹痛阵作、大便滞下或大便难;湿热之邪下注于肠,故见里急后重、大便黏液;湿热之邪阻塞肠道,日久损伤肠络或热势急迫,迫血妄行,则见便下脓血;湿为阴邪,与热邪胶着,阻滞气机,损伤脾胃之气,使津气不能上承,加之火热之邪灼伤津液,故可见胸闷口渴、恶心纳差、口干口苦、小便短赤;舌质红,舌苔黄腻,脉滑数等均属湿热内蕴之征。

治法:清热利湿,解毒散结。

方药:白头翁汤(《伤寒论》)加减。

白头翁 10g,黄连 12g,黄柏 12g,秦皮 12g,炒白术 15g,茯苓 30g,猪苓 30g,败酱草 30g,生薏苡仁 30g,红藤 15g,半枝莲 15g,白花蛇舌草 15g。

加减:若腹痛、里急后重明显者,加用木香、台乌药,理气止痛;下痢赤白者,可加罂粟壳、木棉花,收涩止痢;便血不止者,加用仙鹤草、山栀炭,凉血止血。

2)脾虚湿阻证

临床表现:乏力,便溏,懒言身重,面色萎黄/少华/无华,腹胀脘痞,食欲减退,口黏腻,大便黏滞/溏结不调/排便不爽/大便频繁,舌淡白,胖大舌或齿痕舌,苔白腻,脉滑/细/弱/濡。

辨证分析:饮食不节损伤脾胃,或劳逸失度损伤脾气,或素体中焦虚弱,正虚邪恋,或治疗不当,苦寒太过,以致脾气受损,气血生化不足,日久及肾,故见乏力、便溏、懒言身重、面色萎黄/少华/无华;脾失健运,运化水谷不利,湿从中生,阻滞气机,故腹胀脘痞、食欲减退、口黏腻、大便黏滞/溏结不调/排便不爽/大便频繁;舌淡白,胖大舌或齿痕舌,苔白腻,脉滑/细/弱/濡,均为脾虚湿阻之象。

治法:健脾化湿,温肾解毒。

方药:参苓白术散(《太平惠民和剂局方》)合薏苡附子败酱散(《金匮要略》)加减。

党参 15g,白术 15g,茯苓 15g,白扁豆 10g,陈皮 10g,莲子 10g,砂仁 6g,山药 15g,甘草 6g,薏苡仁 15g,熟附片 6g,败酱草 20g。

加减:如久泻不止,可加石榴皮、五倍子、罂粟壳,益气固脱;便下赤白,出血多者,可加用槐花、地榆、大黄炭等,凉血止血;夹有湿毒内阻者,可加苦参、黄连等,清热燥湿。

(2)常用中药

1)藤梨根:酸、涩,凉。具有清热解毒、祛风除湿、止血消肿的功效。含熊果酸、齐墩果酸、琥珀酸及氨基酸等多种成分。现代研究表明,藤梨根具有抗肿瘤、调节免疫等作用。《青岛中草药手册》载其"性平,味甘、微酸;入足少阴、阳明经,具有健胃、清热解毒、利湿、祛风除痹的作用"。临床常用于治疗胃肠道肿瘤。内服:煎汤 30~60g。外用适量。

2)薏苡仁:甘、淡,凉。具有健脾、利湿、排脓的功效。含脂肪油,油中含薏苡仁脂、氨基酸等。动物实验证明,本品对消化道肿瘤有抑制作用。《名医别录》云:"利肠胃,消水肿。"《药性论》云:"破毒肿。"临床常用于治疗胃肠道肿瘤、肺癌等,以脾虚水湿内停者尤佳。内服:煎汤 9~30g。

3)半枝莲:辛、苦,寒。具有清热解毒、活血祛瘀、利水消肿的功效。含生物碱、黄酮苷、酚类、甾体等。《泉州本草》云:"内服主血淋、吐血、衄血、痈疽、疔疮、无名肿毒。"临床常用于治疗肿瘤证属热毒蕴结、水湿内盛者。内服:煎汤 15~30g。外用适量。

4)白花蛇舌草:甘、微苦,寒。具有清热解毒、活血祛瘀、利水通淋的功效。含齐墩果酸、棕榈酸、白花蛇舌草素等。《潮州志·物产志》云:"可治一切肠病。"《泉州本草》云:"清热散瘀,消痈解毒。治痈疽疮疡、瘰疬。"临床常用于治疗肿瘤证属热毒瘀结、水湿内停者。内服:煎汤 15~30g。外用适量。

5)野葡萄根:甘,平。具有清热消肿、利尿祛湿的功效。对金黄色葡萄球菌有抑制作用。动物实验证实,水提物能使兔静脉血管收缩而有止血作用,可减轻癌肿局部水肿,从而改善大便性状,减少大便次数。另外,还对小鼠肉瘤 S_{180} 细胞有抑制作用。临床常用于治疗结直肠癌证属痰毒蕴结者。内服:煎汤 30~60g。

6)苦参:苦,寒。具有清热燥湿、祛风杀虫的功效。《医学心悟》治痢散用本药治泻痢证属实热者。临床常用于治疗结直肠癌证属湿热蕴结者。内服:煎汤 6~15g。反藜芦。

3. 学术特色　张海波等采用前瞻性、横断面研究,共调查 152 例初治结直肠癌患者,应用省部共建中医湿证国家重点实验室推出的《湿证诊断标准》判别患者湿证与非湿证,并进行相关疾病信息收集,对比初治结直肠癌患者湿证与非湿证之间的差异。研究发现,初治结直肠癌中湿证患者占 86.84%(132/152),非湿证患者占 13.16%(20/152),其典型特征为舌苔腻、肠鸣及便溏,且湿证与部分临床预后高危因素有关,因此结直肠癌湿证的诊断对于临床具有一定的指导意义。《湿证诊断标准》可作为临床上结直肠癌湿证诊断的辅助工具。

湿证也会促进肠癌术后化疗相关消化道不良反应的产生。张海波等总结出湿邪在肠癌术后化疗过程中发生发展的主要病理机制,包括 4 个方面:胃肠道黏膜损伤;肠道细菌过度生长;肠道制动受损;胆汁酸增高。其中,脾虚湿盛、湿热瘀毒是肠癌术后化疗相关消化道不良反应的基本证候病机。健脾祛湿、清热解毒祛湿法在肠癌术后化疗相关消化道不良反应的治疗中有重要地位。

(五)实践举例

某男,66 岁,2020 年 10 月 20 日初诊。主诉:确诊升结肠腺癌伴肝转移近 2 个月。2020 年 8 月患者因右上腹部疼痛、大便次数增多就诊于当地医院,查全腹部 CT 平扫示肝脏实质多发低密度影,考虑转移性肝癌;升结肠管壁增厚,占位不排除,请结合肠镜及病理确诊。2020 年 8 月 25 日肠镜检查示回盲瓣恶性肿瘤?病理示(升结肠)低分化腺癌(含印戒细胞癌成分)。免疫组化:肿瘤细胞表达 CK7(-),CK20(+),Villin(+),Ki67(20%+),Her2(0),CK-P(+);错配修复蛋白 MLH1、MSH2、PMS2、MSH6 均呈保留表达。已行 FOLFOX 方案化疗 4 周期。刻下:右上腹部刺痛间作,痛处固定不移,大便日行 5~6 次,溏结不调,肛门坠胀,排便不爽,体倦乏力,面色暗滞,口干口苦,纳差,寐尚安,小便正常。舌质紫暗、有瘀斑,苔黄腻,脉弦滑。西医诊断:结肠癌。中医诊断:肠癌;中医辨证:湿热瘀毒,脾气亏虚。治法:清热化湿,健脾益气,祛瘀消癥,抗癌解毒。处方:仙鹤草 15g,黄连 5g,黄芩 10g,苦参 9g,醋三棱 10g,醋莪术 10g,桃仁 10g,红花 10g,茯苓 10g,薏苡仁 30g,炙黄芪 30g,麸炒白术

12g、诃子 10g、炒刺猬皮 10g、山慈菇 9g、延胡索 10g、白花蛇舌草 20g、炒鸡内金 10g、焦神曲 12g、炙甘草 6g。14 剂，日 1 剂，水煎，早晚 2 次分服。

二诊（2020 年 11 月 3 日）：服药后患者大便次数较前减少、时有不成形，肛门仍感坠胀，右上腹刺痛稍有好转，乏力仍作，口干不苦，纳食少，寐尚可。舌质暗红、有瘀斑，苔黄微腻，脉弦滑。上方加党参 15g、麦冬 15g、五味子 10g、川楝子 10g、鸡血藤 15g、焦山楂 15g、炒麦芽 15g。14 剂，日 1 剂，水煎，早晚 2 次分服。

三诊（2020 年 11 月 17 日）：服药后患者大便次数明显减少、日行 1~2 次、基本成形，肛门坠胀缓解，右上腹疼痛偶作，乏力不显，纳寐尚可。舌质暗红，苔黄，脉弦。处方：二诊方去黄芩、醋三棱、醋莪术，加藤梨根 20g、半枝莲 15g。14 剂，日 1 剂，水煎，早晚 2 次分服。

四诊（2020 年 12 月 1 日）：患者自诉服药后诸症好转，右上腹疼痛近期未作，食欲可，纳食增，大便基本正常，肛门坠胀不显，夜寐安。舌质暗，苔薄黄，脉弦。处方：三诊方改苦参为 6g，去五味子、焦神曲、炒麦芽、诃子、炒刺猬皮、延胡索、川楝子，加山药 15g、南沙参 10g。28 剂，日 1 剂，水煎，早晚 2 次分服。

患者此后门诊随诊，以健脾益气、抗癌解毒为法加减调服，各种症状改善，随诊至 2021 年 2 月，情况尚稳定。

按语：患者升结肠腺癌伴肝脏多发转移，病至晚期，已无手术指征。肠癌发病多与湿浊有关。湿热内蕴，故见大便日行 5~6 次、溏结不调、口干口苦，苔黄腻，脉弦滑；湿阻气机，故见肛门坠胀、排便不爽；瘀血内停，故见右上腹部刺痛间作，痛处固定不移，面色暗滞，舌质紫暗、有瘀斑，且肝转移者多夹血虚血瘀；脾气亏虚，故见乏力纳差，加之姑息性化疗，损及正气，促进脾湿产生。本案基本病机为湿热瘀毒、脾气亏虚，以清热化湿、健脾益气、祛瘀消癥、抗癌解毒为基本治法。方中薏苡仁、茯苓利水渗湿；黄连、黄芩、苦参清热燥湿；炙黄芪、麸炒白术、炙甘草健脾益气；炒鸡内金、焦神曲健运中焦；桃仁、红花、醋三棱、醋莪术祛瘀消癥；山慈菇、白花蛇舌草抗癌解毒；延胡索行气止痛；仙鹤草、诃子、炒刺猬皮涩肠止泻。二诊时，患者诸症稍有缓解，但乏力、肛门坠胀、右上腹刺痛、口干、纳食少、大便不调等症状仍在，故加党参、麦冬益气养阴，焦山楂、炒麦芽健脾开胃，鸡血藤养血行血，五味子助诃子、炒刺猬皮固涩止泻，川楝子助延胡索行气止痛。三诊时，患者仅右上腹疼痛偶作，余不适症状基本缓解，提示湿热瘀暂退，故去黄芩、醋三棱、醋莪术；癌毒难消，故加藤梨根、半枝莲，增益抗癌解毒之功。四诊时病情基本稳定，诸症得解，故去五味子、诃子、炒刺猬皮、延胡索、川楝子、焦神曲、炒麦芽；为防止长期服用苦寒药物伤及脾胃，再生湿浊，故减少苦参用量，加山药、南沙参补脾益胃。（图 19-3）

[选自：任明名，顾立梅，杨文娟，等 . 国医大师周仲瑛从湿热瘀毒、脾气亏虚论治结直肠癌经验[J]. 中华中医药杂志，2022，37（8）：4488-4492]

```
结直肠癌 ┬ （一）结直肠癌湿
         │   证的内涵与成因 ┬ 1.内涵：主要指湿浊，常合并脾肾亏虚、热、寒、瘀等
         │                  └ 2.成因 ┬ 饮食因素
         │                          ├ 劳逸失度
         │                          ├ 脾肾亏虚
         │                          ├ 情志失调
         │                          └ 外感湿邪
         │
         ├ （二）湿浊的性质表现及对 ┬ 1.湿浊在结直肠 ┬ （1）肠刺激症状和排便习惯改变
         │   结直肠癌发生发展的影响 │   癌中的性质表现├ （2）便血
         │                         │               ├ （3）腹胀腹痛
         │                         │               ├ （4）腹部肿块
         │                         │               └ （5）部分并发症
         │                         └ 2.湿浊对结直肠癌发生发展的影响
         │
         ├ （三）结直肠癌湿证的 ┬ 1.中医诊断 ┬ （1）大肠湿热证
         │   中医诊断、鉴别诊断 │          └ （2）脾虚湿阻证
         │                     └ 2.鉴别诊断　大肠湿热证与脾虚湿阻证的鉴别
         │
         ├ （四）结直肠癌湿 ┬ 1.预防
         │   证的预防与治疗 ├ 2.治疗 ┬ （1）辨证论治 ┬ 1）大肠湿热证
         │                 │       │             └ 2）脾虚湿阻证
         │                 │       └ （2）常用中药
         │                 └ 3.学术特色
         │
         └ （五）实践举例
```

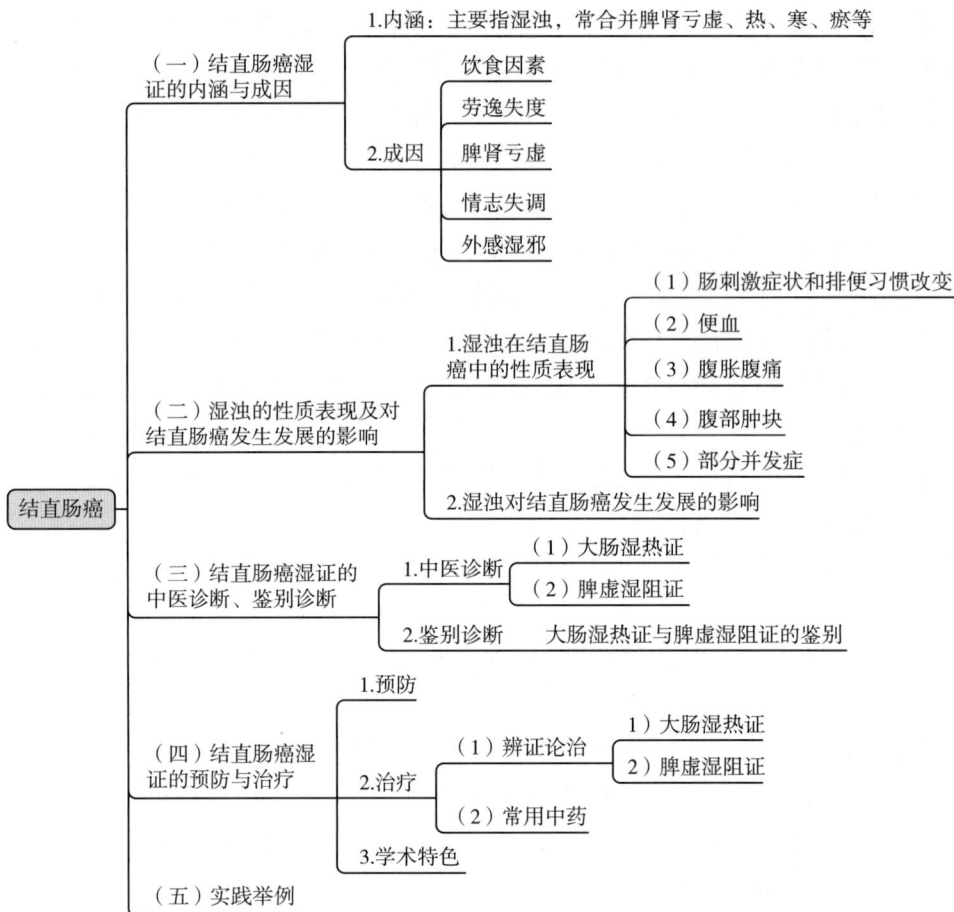

图 19-3　肠癌框架图

三、胃癌

胃癌（gastric cancer）是指起源于胃黏膜上皮的恶性肿瘤，其发病部位包括贲门、胃体、幽门。胃癌是常见的恶性肿瘤，病理类型多为腺癌，其他还有腺鳞癌、鳞癌、未分化癌和不能分类的癌等。胃癌的发病与多种因素有关，如亚硝基化合物、多环芳烃化合物、幽门螺杆菌、饮食及遗传等；慢性萎缩性胃炎、胃息肉、手术后残胃以及胃黏膜巨大皱襞属于胃癌前病变。早期胃癌预后佳，若只侵及黏膜层，术后5年生存率可达95%以上；侵及浅肌层者，术后5年生存率为50%，深肌层者为25%；侵犯浆膜者，术后5年生存率仅为10%。

（一）胃癌湿证的内涵与成因

1.内涵　主要指脾湿，常合并气滞、虚、瘀等。脾湿可分为脾虚生湿、脾不虚甚至脾盛生湿，常伴见肝胃不和、气滞湿阻。

2. 成因　胃癌的病变在脾胃,与肝肾两脏密切相关。胃癌属于中医学"胃反""反胃""翻胃""膈症""积聚"等范畴。胃反之名首见于东汉《金匮要略·呕吐哕下利病脉证治》("朝食暮吐,暮食朝吐,宿谷不化,名曰胃反"),明确指出本病的病机主要是脾胃损伤,不能腐熟水谷。胃癌湿证形成的基本病机是胃降浊功能失职,气滞不畅,水湿内停、血瘀不行,凝滞不散,瘀结日久,致癌毒停聚。如黄元御言:"胃主降浊……一刻不降,则浊气上逆……噎膈反胃,种种诸病,于是生焉。"胃癌脾湿的病因可分为以下4类:

(1)饮食因素:多食生冷、甜腻之品,损伤胃气,致脾胃运化不力,中阳不振,湿自内生。饮食不节,致水谷不易消化,水易成湿,谷易成滞。亦可因常饮酒,酒湿留胃,损伤胃气。《重订严氏济生方》云:"夫积者,伤滞也。伤滞之久,停留不化,则成积矣。"

(2)药物因素:不恰当地用滋阴养胃之品,可滋腻助湿。恣用参芪补气,使胃气壅滞而致湿热内生。若用抗癌药过久,或抗菌药使用不当、补液过多,可引起胃中湿浊之证。

(3)外邪因素:幽门螺杆菌(Hp)感染,使正气损伤,湿热毒邪蕴结于胃,气血阻滞,毒瘀互结,加之梅雨、长夏时节湿从口鼻而入于胃,如原有胃湿,外内合邪则湿浊尤甚。若脾胃素虚,再感外寒则胃中寒湿更重。

(4)情志因素:情志不畅,肝气郁滞,气郁于中,胃津不布,则气滞湿阻。若肝郁化火,则湿与热合,通降失司。故情志致病,主要引起五脏气机失调。《诸病源候论》云:"夫阴阳不和则三焦隔绝,三焦隔绝则津液不利,故令气塞不调理也,是以成噎。"积结日久,发为胃癌之疾。

上述诸种因素,每可相兼,形成胃湿久蕴,不易骤化,故胃癌湿证具有一定的基础。

(二)脾湿的性质表现及对胃癌发生发展的影响

1. 脾湿在胃癌中的性质表现　湿证在胃癌中主要以脾湿的形式存在。脾湿可分为脾虚生湿、脾不虚甚至脾盛生湿。胃癌相关湿证还有肝胃不和、气滞湿阻。脾湿在胃癌中可表现为以下症状:

(1)上腹饱胀不适或隐痛,以饭后为重,可为湿阻气滞的表现。

(2)食欲减退、多痰涎、喜呕、舌胖大有齿痕、脉滑等可归属脾虚运化失司,湿阻气滞的表现。嗳气、反酸、恶心、呕吐等可归属肝胃不和,胃气上逆的表现。恶心、呕吐常由肿瘤引起的梗阻或胃功能紊乱所致。贲门部癌可出现进行性吞咽困难及食物反流,胃窦部癌引起幽门梗阻时可呕出宿食。

(3)其他症状如腹泻、水肿、黄疸、腹水等也是湿热、寒湿、脾湿的表现。

(4)腹部肿块,锁骨上淋巴结肿大,幽门梗阻时震水音,小肠或系膜转移引发的部分或完全性肠梗阻,均是痰湿的表现。

2. 脾湿对胃癌发生发展的影响　湿、痰、瘀、毒作为脏腑功能失调产生的病理物质,与胃癌的发生发展密切相关。胃腺癌多属阴证,临床常表现为寒湿、湿热、湿浊,具有分泌物秽浊等湿证表现。结合现代医学对湿证的研究,总结出湿证在胃癌发生发展中的主要病理机制:早期呈胃肠功能紊乱,幽门螺杆菌感染引发黏膜局部炎症反应和组织微循环代谢紊乱,晚期则是胃肠衰竭,水通道蛋白上调及缺氧诱导因子活化导致全身机体水液及能量代谢障碍。由此可知,胃癌的发生发展与脾湿关系紧密。

(三)胃癌湿证的中医诊断、鉴别诊断

1. 中医诊断　根据国家级规划教材《中医肿瘤学》(周岱翰主编),将胃癌分为肝胃不和证、痰湿结聚证、气滞血瘀证、脾肾两虚证4个证型。其中与湿相关的证型可总结为气滞湿阻证、脾盛痰湿证与脾虚痰湿证,具体如下:

(1)气滞湿阻证:胃脘胀满或疼痛,窜及两胁,嗳气陈腐或呃逆,纳食少或呕吐反胃,舌质淡红,苔白／白滑／白腻,脉弦滑。

(2)脾盛痰湿证:脘腹满闷,食欲尚可,吞咽困难,泛吐黏痰,呕吐宿食,大便溏薄,苔白腻,脉弦滑。

(3)脾虚痰湿证:胃脘隐痛,喜温喜按,朝食暮吐,暮食朝吐,宿谷不化,泛吐清水,食欲不振,面色萎黄,大便溏薄,神疲肢冷,舌质淡,舌边有齿痕,苔白／白腻／白滑,脉沉缓／细弱／濡。

2. 鉴别诊断　脾盛痰湿证与脾虚痰湿证的鉴别。

胃癌脾盛痰湿证主要因饮食不节,恣饮无度,或劳倦内伤,致脾失健运,水湿内停,湿聚为痰而成。病机特点以脾气尚实,生化正常,健运失常为主;病性属实。临床表现为形体未衰,食欲尚可,脘腹满闷,吞咽困难,泛吐黏痰,呕吐宿食,大便溏薄,苔白腻,脉弦滑等。

胃癌脾虚痰湿证主要因疾病日久,脾肾阳虚,致阳虚阴盛,寒从内生,寒凝气滞,痰湿内生阻滞胃脘而成。病机特点以脾肾阳虚,生化不足,健运失常为主;病性属虚实夹杂。与脾盛痰湿证形体未衰、食欲尚可相比,脾虚痰湿证形体已衰、食欲不振;与脾盛痰湿证脘腹满闷、吞咽困难、泛吐黏痰、呕吐宿食等脾失运化、胃气上逆症状相比,脾虚痰湿证多表现为胃脘隐痛、喜温喜按、神疲肢冷等寒凝气滞之象,以及朝食暮吐、暮食朝吐、宿谷不化、泛吐清水等胃失温煦,受纳、腐熟衰败之象。与脾盛痰湿证苔白腻、脉弦滑等痰湿之象相比,脾虚痰湿证多表现为舌质淡、舌边有齿印、苔白、脉沉缓或细弱之象。

(四)胃癌湿证的预防与治疗

1. 预防

(1)一级预防(病因预防)除了积极治疗胃癌前疾病外,还要:①注意饮食卫生;②食物冷冻保鲜;③多食果蔬鱼肉奶豆制品;④避免高盐饮食,戒烟。

(2)二级预防(胃病的普查)普查对象为胃痛高危人群:①有原因不明的上消化道症状,特别是中年以上的患者。②既往无胃病史,短期出现胃部症状;原有慢性胃病

史,近期症状加剧者。③有胃癌家族史者。④胃癌高发区,40岁以上人群。

普查方法:①胃肠道双重对比造影—内镜—病理系统;②胃癌概率数学模型计算机初筛—胃液系列分析及癌胚抗原(CEA)单克隆检测—内镜—病理活检。

2. 治疗　气机阻滞是造成胃癌湿证的主要原因。胃癌湿证初期以标实为主,多呈肝胃不和、气滞湿阻,以及脾盛痰湿。后期以本虚为主,可出现脾虚痰湿、气血两虚。治宜权衡病情之轻重,根据不同阶段的表现,采取不同的措施,或祛邪,或扶正,或扶正祛邪并举。

(1)辨证论治

1)气滞湿阻证

临床表现:胃脘胀满或疼痛,窜及两胁,嗳气陈腐或呃逆,纳食少或呕吐反胃,舌质淡红,苔白/白滑/白腻,脉弦滑。

辨证分析:病变早期,郁怒伤肝,肝失疏泄,肝郁犯胃,胃失和降,故见胃脘胀满或疼痛,窜及两胁,嗳气陈腐或呃逆,纳食少或呕吐反胃;舌质淡红,脉弦滑,为肝郁气滞之候;苔白/白滑/白腻为气机郁滞所生痰湿之象。

治法:疏肝理气,化湿止呕。

方药:柴胡疏肝散(《景岳全书》)合旋覆代赭汤(《伤寒论》)加减。

柴胡10g,白芍15g,郁金15g,旋覆花10g,代赭石10g,枳壳15g,木香6g,厚朴15g,陈皮6g,法半夏10g,川楝子10g,香附15g,人参15g,甘草10g。

加减:体质未虚者,可选半枝莲、蚤休、徐长卿等解毒抗癌;胀痛甚者,可加延胡索;嗳腐胀满者,加鸡内金、山楂、谷麦芽;胃中嘈杂、口干、舌红少苔者,可去木香、陈皮、半夏、厚朴,加砂仁、麦冬、石斛、佛手。

2)脾盛痰湿证

临床表现:脘腹满闷,食欲尚可,吞咽困难,泛吐黏痰,呕吐宿食,大便溏薄,苔白腻,脉弦滑。

辨证分析:饮食不节,恣饮无度,或劳倦内伤,致脾失健运,则水湿内停,湿聚为痰。痰湿结聚于胃脘,遏阻气机,故脘腹满闷。胃失和降,痰湿随胃气上逆,故吞咽困难、泛吐黏痰、呕吐宿食。湿邪下注,故大便溏薄。苔白腻,脉弦滑,为脾盛痰湿结聚之佐证。

治法:理气化痰,软坚散结。

方药:导痰汤(《济生方》)加减。

生半夏10g,生南星10g,陈皮6g,枳实15g,茯苓20g,海藻15g,昆布15g,生牡蛎30g,象贝母10g,木馒头15g,山楂15g。

加减:脘痞腹胀者,加厚朴;舌淡便溏、喜热饮,属脾阳不振者,可加干姜、草豆蔻、苍术。

3)脾虚痰湿证

临床表现:胃脘隐痛,喜温喜按,朝食暮吐,暮食朝吐,宿谷不化,泛吐清水,食欲不振,面色萎黄,大便溏薄,神疲肢冷,舌质淡、边有齿痕,苔白/白腻/白滑,脉沉缓/细弱/濡。

辨证分析:疾病日久,脾肾阳虚,寒从内生,故胃脘隐痛、喜温喜按、神疲肢冷;胃失温煦,受纳、腐熟之功衰败,故朝食暮吐、暮食朝吐、宿谷不化、泛吐清水;舌质淡、边有齿痕,苔白/白腻/白滑,脉沉缓/细弱/濡,为脾虚痰湿之象。

治法:益气健脾,温中化湿。

方药:理中丸(《伤寒论》)合六君子汤(《医学正传》)加减。

党参 20g,白术 15g,附子 10g,生姜 15g,吴茱萸 10g,丁香 10g,法半夏 15g,陈皮 6g,白蔻仁 10g,藤梨根 15g,甘草 6g。

加减:如脾肾阳虚,更见形寒肢冷者,可加肉桂、补骨脂、淫羊藿等;大便质软、数日一行者,可加肉苁蓉;恶心、呕吐甚者,加灶心土、赭石。

(2)常用中药

1)天南星:苦、辛,温,有毒。具有燥湿化痰、祛风散结的功效。《证类本草》云:"主中风,除痰,麻痹,下气,破坚积,消痈肿,利胸膈。"临床常用于治疗消化道肿瘤、肺癌、子宫颈癌等证属痰湿壅阻、瘀血凝结者。内服:煎汤 5~10g,宜久煎,或入丸散。

2)半夏:辛,温,有毒。具有燥湿化痰、降逆止呕、消痞散结的功效。《主治秘诀》云:"燥胃湿……化痰……益脾胃之气……消肿散结……除胸中痰涎。"临床常用于治疗食管癌、胃癌、肺癌等证属痰湿内阻者。内服:煎汤 5~10g,宜久煎。

3)白英:苦,微寒。具有清热解毒、祛风利湿的功效。《本草拾遗》曰:"主烦热,风疹,丹毒,疟瘴,寒热,小儿结热。"《本草纲目拾遗》云:"清湿热,治黄疸水肿。"临床常用于治疗胃癌、食管癌、肝癌等证属热毒内盛、湿热蕴结者。内服:煎汤 10~15g。

3. 学术特色 邱佳信确立了以健脾益气化痰为基础,辅以清热解毒、软坚散结、活血化瘀、补肾培本的治疗原则,并且将这一指导思想贯穿胃癌治疗的始终。其创制的治疗胃癌的经验方——胃肠安,以六君子汤为基础方健脾益气,并配以红藤、野葡萄藤、藤梨根清热解毒,生牡蛎、夏枯草、天龙软坚散结,白扁豆健脾燥湿等。研究中,将 148 例进展期胃癌根治术后患者分为胃肠安组、化疗组和胃肠安加化疗组(简称中西医组)。观察 3 组患者的生存率、转移率、生存质量和转移复发后带瘤生存时间。其中,胃肠安组的术后 1 年、2 年、3 年生存率分别为 93.23%、79.34%、71.78%,中西医组分别为 89.51%、69.77%、55.76%,明显高于化疗组的 83.86%、59.33%、49.43%($P<0.05$);胃肠安组与中西医组比较差异无显著性。胃肠安组的生存质量和复发转移后的生存时间明显好于化疗组($P<0.05$)。赵海磊等通过实验研究发现,胃肠安对于乙基硝基亚硝基胍诱发皮革犬胃癌模型术后复发与转移具有防治作用,并能显著抑制人胃癌细胞裸小鼠皮下移植瘤和原位移植瘤的生长与转移,其作用机制在于抑制胃癌细胞增殖、诱导凋亡并影响某些凋亡调节相关基因表

达,并且从多变量分析的角度再次证实胃肠安在胃癌临床综合治疗中具有明确的、独立的治疗作用。

(五) 实践举例

患者,女,60岁,平素性格内向,主因"胃癌术后年余,恶心、呕吐1个月"入院。患者于2009年8月出现进食哽噎,于望京医院查胃镜示贲门高分化腺癌(早期);于2009年8月28日行胃癌胃部分切除术,术后化疗6个周期,后坚持复查,未见复发。近1个月来,频繁出现恶心、呕吐,呕吐大量白色质稀痰涎,口干苦、黏腻,无法进食、水,进食后症状加重,心烦眠差,食管有烧灼感,大便数日未行,小便少,舌红,苔腻,脉弦滑。既往胃切除术后诊断为反流性食管炎。查体:慢性病容,负力体型,舟状腹,腹软,移动性浊音阴性,听诊肠鸣音弱、2次/min。肿瘤标志物CA19-9 83U/ml,CA125 47U/ml。立位腹平片未见肠梗阻迹象。复查胃镜:吻合口隆起物,残胃癌,Hp(−)。病理:高分化腺癌。中医诊断:呕吐(胆胃不和,痰热内扰)。西医诊断:胃癌术后(残胃癌)。

患者胃癌术后复发,临床属胃癌晚期。症见:恶心、呕吐痰涎,不能进食,虚烦不得眠,舌红,苔腻,脉弦滑。四诊合参,辨证属胆胃不和、痰热内扰证;予温胆汤加减,理气化痰,清胆和胃。方药:姜半夏9g,淡竹茹10g,栀子10g,陈皮12g,茯苓10g,炙甘草6g,大枣5枚,紫苏10g,厚朴10g,旋覆花10g,代赭石10g,黄芪30g,当归10g,生地黄10g。水煎服,日1剂。

患者服用第3天后恶心明显好转,呕吐停止,能进少量食物,自觉胃肠蠕动,听诊腹部肠鸣音4次/min,已排大便。服用第6天后,患者进食量明显增加,无呕吐,偶有恶心,乏力好转,大便通畅。服用第8天,症状已缓解,仅稍有乏力。

按语:此例胃癌属中医"噎膈"范畴。《医学衷中参西录》指出"中气衰弱不能撑悬贲门,以致贲门缩如藕孔,痰涎遂易于壅滞。因痰涎壅滞,冲气更易于上冲,所以不能受食",认为"噎膈"与痰湿壅滞相关。患者2009年因胃癌行胃切除术,致正气受损,内伤脾胃,使脾胃运化水湿功能障碍而痰湿内生,故呕吐大量白稀痰涎,口干苦、黏腻,苔腻,脉弦滑;水液代谢异常,则小便少;脾主肌肉,痰湿壅滞致使脾胃运化、生化不足,则形体消瘦;近年丧偶,情志不舒,胃癌复发,肝郁气滞,影响脾胃升降功能,胃不降则进食哽噎、恶心、呕吐、大便数日未行。中医辨证属胆胃不和,痰热内扰。开其孔,顺其气,以化痰祛湿,清除胃中之壅滞为法。方予温胆汤加减。方中姜半夏、陈皮、茯苓燥湿化痰,健运脾胃;肝郁化热,胆热内蕴,导致心烦不得眠,故用栀子、淡竹茹清热利湿除烦;中气受损,脾不升,则乏力、懒言,故酌加黄芪、当归益气培本。服药后痰热已去,孔得开,气得顺,患者胃肠蠕动,大便通畅,恶心明显好转,呕吐停止。(图19-4)

[选自:王芳,冯利,杨新娣,等.温胆汤从痰治论胃癌并发顽固性呕吐1例报告[J].世界中西医结合杂志,2013,8(5):510-511]

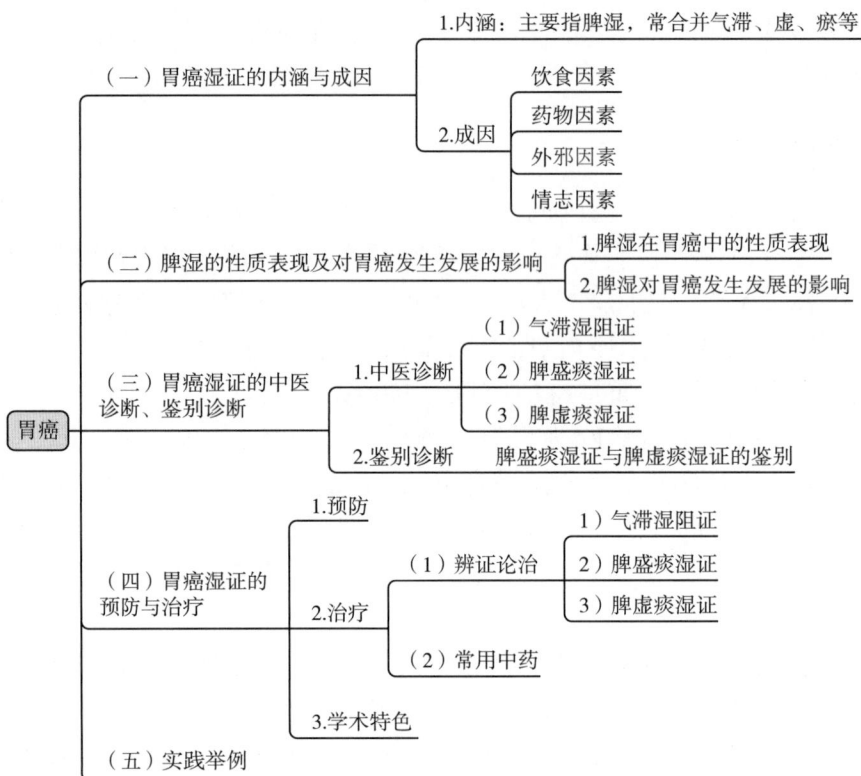

图 19-4　胃癌框架图

（张海波　陈亚栋　胡玉星）

参考文献

1. 黄金昶. 黄金昶肿瘤专科二十年心得 [M]. 北京: 中国中医药出版社, 2012.
2. 魏华民, 朱瑞丽, 刘瑞, 等. 升降三焦气机在肿瘤化湿治法中的应用 [J]. 世界中医药, 2019, 14 (2): 495-499.
3. 王三虎. 燥湿相混致癌论 [J]. 山东中医杂志, 2005, 24 (1): 3-5.
4. 吴勉华. 周仲瑛教授从癌毒辨治恶性肿瘤用药分析 [J]. 南京中医药大学学报, 2010, 26 (4): 255-258.
5. 桑天庆, 周红光. 基于癌毒理论的恶性肿瘤的从湿论治 [J]. 时珍国医国药, 2020, 31 (10): 2461-2463.
6. 朱月玲. 范永升教授治疗肝癌肺转移举隅 [J]. 浙江中医药大学学报, 2017, 41 (9): 731-733.
7. 曲仕宇. 胃腺癌肺转移的相关因素分析及中医证型研究 [J]. 西部中医药, 2021, 34 (8): 95-98.
8. 王博偲, 张宁苏, 唐广义. 原发性肝癌与肝转移癌的中医证候关系探析 [J]. 内蒙古中医药, 2016, 35 (14): 4-5.
9. 刘宣, 季青, 柴妮, 等. 湿热因素对结肠癌血管新生与肝转移的影响 [J]. 中华中医药杂志, 2015, 30 (6): 1934-1937.
10. 李秋华, 李康, 唐广义, 等. 中晚期痰湿证候乳腺癌患者预后影响因素及生存分析[C]// 中华中医药学会, 北京中医药大学第三临床医学院. 第四届全国肿瘤阳光论坛暨中西医肿瘤创新国际高峰论坛论文集. 北京: 中华中医药学会, 北京中医药大学第三临床医学院, 2019.

11. 周岱翰. 中医肿瘤学 [M]. 北京: 中国中医药出版社, 2011.

12. 万德森. 临床肿瘤学[M]. 4 版. 北京: 科学出版社, 2015.

13. 吴晴, 汪海东, 王庆其. 胃癌从湿论治的现代理解 [J]. 中华中医药杂志, 2016, 31 (3): 797-801.

14. 马灏川, 刘译鸿, 朱燕娟, 等. 从湿邪探讨肠癌术后化疗相关消化道不良反应的发病机制 [J]. 中医肿瘤学杂志, 2021, 3 (3): 6-10.

15. 陈亚栋, 赵文杰, 刘译鸿, 等. 基于横断面调查的 152 例初治结直肠癌患者中医湿证特点分析 [J]. 广州中医药大学学报, 2024, 41 (2): 271-277.

16. 肖真真, 朱燕娟, 刘译鸿, 等. 非小细胞肺癌中医辨证分型与肿瘤免疫微环境的关系 [J]. 中医肿瘤学杂志, 2022, 4 (4): 14-20.

17. Zhu YJ, Zhang HB, Liu LR, et al. Yin-Cold or Yang-Heat syndrome type of traditional Chinese medicine was associated with the epidermal growth factor receptor gene status in non-small cell lung cancer patients: confirmation of a TCM concept [J]. Evid Based Complement Alternat Med, 2017, 2017: 7063859.

18. 赵桂侠, 王延辉, 邹善思, 等. 中药辨证施治联合恩度治疗肺癌合并恶性胸腔积液的疗效及对 HIF-1α、IL-2 的影响 [J]. 河南中医, 2023, 43 (9): 1391-1394.

19. 许越淇, 莫丽莎, 柯诗文, 等. 国医大师洪广祥 "以补助攻, 留人治病" 原则辨治晚期肺癌经验 [J]. 中华中医药杂志, 2023, 38 (3): 1078-1081.

20. 曹璐畅, 李杰, 吴静远, 等. 基于脏腑风湿论治化疗后周围神经病变 [J]. 环球中医药, 2022, 15 (4): 614-617.

21. 陶毅强, 李伟林, 洪小兵, 等. 健脾化湿汤治疗原发性肝癌经导管肝动脉化疗栓塞术后肝损害 27 例 [J]. 中西医结合肝病杂志, 2014, 24 (3): 170-171.

22. 曾普华, 刘伟胜, 潘敏求, 等. 原发性肝癌围血管介入期中医证候演变规律初探 [J]. 湖南中医药大学学报, 2008, 28 (3): 54-56.

23. 胡光宏, 骆云丰. 杨春波论治胃肠道肿瘤化疗后皮肤瘙痒经验 [J]. 中医药通报, 2012, 11 (2): 24-25.

24. 侯仰韶. 化疗不良反应辨治体会 [J]. 山东中医药大学学报, 2012, 36 (5): 419-420.

25. 曾秀娣. 大肠癌术后化疗后转移的中医证候规律研究 [D]. 广州: 暨南大学, 2016.

26. 朱燕娟, 曲鑫, 陈惠惠, 等. 非小细胞肺癌热毒证与基因突变及表皮生长因子酪氨酸激酶抑制剂疗效的相关性 [J]. 中华中医药杂志, 2022, 37 (8): 4756-4760.

27. 陈惠惠, 范家鸣, 江啸锋, 等. 从肿瘤阴阳属性辨治恶性肿瘤的思路探析 [J]. 医学争鸣, 2018, 9 (4): 44-47.

第二十章

脑血管疾病的湿证认识与应用

第一节 总 论

一、津液代谢对脑的影响

津液是人体一切正常水液的总称,具有滋润、濡养的作用。脑也依赖津液的濡润,即《灵枢·五癃津液别》所谓"五谷之津液,和合而为膏者,内渗入于骨空,补益脑髓"。津液来源于后天摄入的水谷精微,由脾胃布散,渗入血脉,上输至脑,渗灌而生化为脑中之津液,以濡养脑髓。

在生理状态下,脾胃受纳水谷精微,化为津液,输布入脑,滋润脑髓,濡养脑窍,使神机运转如常。在病理状态下,如后天运转无权,津液生成不足,致脑中津液亏少,脑髓、脑窍濡润不及,神机不利,可发为种种脑病;或因气化失司,津液输布异常,停滞不行,化为痰浊,以致痰湿阻滞脑络,蒙蔽清窍,也可引发多种脑系病症。因此,津液代谢与脑的生理病理密切相关。

二、湿对脑的影响

津液与血、精同源,共同发挥濡养脑髓的作用。津液的正常运行、输布是津液充养脑髓的前提条件。津液的化生、输布与排泄是一个由多个脏腑参与协调的复杂过程,这个过程的任何一个环节发生障碍都可以导致脑髓中津液运行的障碍而产生脑髓病变。津液不足、生成过多、排泄不及、运行失常,化湿化痰化瘀,阻滞脑络,是导致脑髓病变的常见病机形式。或五脏六腑功能失常,或七情内伤,六淫外感,饮食劳倦,导致津液运行障碍,使得脑髓中津液生成过多或排泄不及,常常使脑汁淤积,导致颅脑内产生水瘀痰湿浊,若阻滞经络,阻碍气血运行,可出现肢体麻木甚或半身不遂等,或可上蒙清窍,扰乱神明,出现一系列神志失常的病证。

肺脾肾三脏在津液的输布中发挥主导作用。此三脏的功能障碍易导致津液输布失常,酿生湿浊,扰及清窍,引起神经功能障碍。如《灵枢·天年》所载"肺气衰,魄离,故言善误",提示肺气虚衰可能是神机失用的关键。肺具有"水精四布,五经并行"之功。肺失宣降则湿浊停聚,上蒙神窍,可见"肺虚"是血管性痴呆发生发展过程中的重要病理基础。又如《脾胃论》云:"脾胃既为阴火所乘……清气不升,九窍为之不利。"嗜食肥甘厚味,伤及脾胃,致运化失常,水湿内停,滞而化热,湿热夹杂,阻碍气机,是以升降失常——清阳不升,蒙蔽清窍,则昏不知人;浊阴不降,腑气不通,则糟粕内停。此外,湿热伤及脾胃,影响脾胃"灌四旁"的作用,使气血不畅,故可出现半身不遂、言语不利等表现。"诸湿肿满,皆属于脾。"脾失健运则生痰湿,若痰湿留滞于血脉则易引发瘀血内停,若痰湿阻碍气机升降则发生气机逆乱,若痰湿上犯心胸及脑致心阳瘀闭、心脉痹阻则发为胸痹;胃气失于和降,痰热扰心则可见不寐等症。

外湿侵袭人体,先客于皮肤肌表,后由浅入深,传变入里,与血气相搏,形成瘀血,终致湿瘀互结。湿邪致病以脾胃为中心。脾失健运,则湿邪内生,若郁久化热,火热炼湿成痰,则痰湿内伏,此时脑血管病的危险因素便已产生。有脑血管疾病危险因素者,尤其是中风高风险人群、中风或短暂性脑缺血发作患者,其湿证程度将会明显增高;而后由饮食失宜、情志不遂、外感寒湿等引动触发,横窜经络,蒙蔽清窍,闭阻脑络;或损伤脑络,迫血妄行,可现中风之证;反复外邪侵袭,或情志失调,或劳倦耗伤,导致脏腑气化受损,气机不利,气血津液输布异常而生痰湿瘀血,若痰湿瘀血蓄积蕴结日久不解,则酿成毒。痰湿瘀毒搏结,既可壅滞脑络,导致脑络痉挛瘀闭,气血渗灌失常,形成缺血性中风,又可毒损脑络,导致脑络破损,血溢脉外,发生出血性中风。

三、湿在脑病中的表现和特征

(一)湿在脑病中的特征

证候上,湿浊上犯脑窍多表现为头蒙如裹,昏昏欲睡,肢体沉重,胸脘痞满;健忘,嗜卧,呕恶;表情呆钝,智力衰退,不思饮食,脘腹胀痛;眩晕,头重昏蒙;头晕头痛,手足麻木,突发口舌㖞斜,口角流涎,舌强言謇或失语,半身不遂;突然晕厥,呕吐涎沫,呼吸气粗等。

病程上,脑血管疾病多迁延日久,缠绵难愈,长期反复发作,短时间治疗难以起效,或经治疗后略有好转,一旦停止治疗则症状缠绵反复,需要进行长期治疗,坚持用药以控制症状。这也正符合湿性重浊黏腻的特点。

脾主运化,脾虚则运化无能,水湿内停,湿聚生痰,故有"脾为生痰之源"之说。痰湿阻遏气血,则出现头蒙如裹、肢体困重、腹部癥瘕积聚。如痰瘀互结所致肝豆状核变性之肝硬化腹水、脑血管病之多种神经功能障碍等。寒湿内阻,脾阳受损,致运化失职,水湿不化,聚而成痰,若寒与痰凝滞而成寒痰,进一步阻塞经络,蒙闭孔窍,便可发为癫痫。寒湿内阻型癫痫的主要辨证要点:发作前常有腹胀、纳呆、便溏、头身困重,或肢体肿胀,小便短少;发作呈多样性,或突然跌倒、神志不清、四肢抽搐,或短暂神志不清、双目发呆、茫然所失、说话中断、持物落地，或精神恍惚而无抽搐，舌质淡胖，舌苔白滑或白腻，脉濡缓或沉细。

现代社会，生活、工作节奏加快，竞争压力增大，使人精神紧张、焦虑，情志不畅，所欲不能，是以肝气郁滞，横乘脾土，终致脾失健运，水湿内生，若湿郁、肝郁化热，湿热弥漫三焦，则影响脉道通畅。这些内外因素均会对脑血管疾病湿热证的形成产生直接影响，致湿热蕴结，阻于上焦，气机失畅，血脉瘀阻，发为胸痹。因此，临床上脑血管疾病湿热证的比例显著增加，湿热交阻为患逐步成为脑血管疾病常见的中医证型。

脑血管病以湿热上扰清窍、湿热上蒙清窍、湿热阻滞脉络等证较为突出。湿热上扰清窍证多见于缺血性脑血管病、高血压，常表现为头晕头胀、头面烘热、肢体瘫痪、舌体胖大有齿痕、苔黄腻；湿邪偏盛时兼见头沉、头重如裹甚至颜面拘胀、舌苔白腻少津；热邪偏盛时兼见面红、头面烘热频繁发作，尤以情绪激动时表现突出。湿热上蒙清窍证多见于大面积脑梗死、脑出血等危重患者，多表现为头晕、头昏、头痛、面色潮红，甚至神志昏迷、颜面歪斜，或失语，或发热，或抽搐等，舌质红绛，舌体胖大有齿痕，苔黄腻或黄腻少津。湿热阻滞脉络证多见于脑血管病恢复期，主要表现为头晕、头痛、头重项强、半身抽痛、软弱无力、舌体胖大、苔黄腻等。上述湿与热同时兼见的表现是近年来脑血管病的一个显著特点。

临床发现，中风存在肝胆湿热证型。病因病机学研究表明，肝胆热郁，疏泄不及，湿郁生痰，热盛生风，肝火挟痰，阻滞脉络，是导致半身不遂、神识昏蒙等症的主要原因，因此使用清泻肝胆湿热的龙胆泻肝汤治疗收效甚佳。

湿热是中风发生发展不可忽视的重要病因。在中风病机文献中，多有从湿热论述者。如《丹溪心法》："湿土生痰，痰生热，热生风。"《中风斠诠》："肥甘太过，酿痰蕴湿，积热生风，致为暴仆偏枯，猝然而发。"叶桂"浊邪害清"理论可视为"湿热致中"的概括性论述。湿热合邪，困碍中焦，阻滞气机，上蒙清窍，导致头面诸症，甚则诱发中风。"中气实则病在阳明，中气虚则病在太阴"，"湿热致中"病变核心责之"脑-脾胃-肠"；防治中风湿热证，应树立脾胃、大肠脏腑发病观，以祛湿清热、通腑开窍为核心治法。"浊邪害清"理论与祛湿清热、通腑开窍法均源于温病学理论与经验，"分消走泄""滋阴生津"等治法在中风治疗中多有应用，菖蒲郁金汤、三香汤、宣清导浊汤、《湿热病篇》第四条方、三仁汤、大定风珠、小定风珠、三甲复脉汤等经典温病方治疗中风亦每获良效。因此，尝试借鉴温病学理论与方法，可为中风的防治提供新的思路与方法。

湿热不仅可以作为引发中风的始动因素存在于中风急性期，还因湿性黏滞，与热相搏，胶着难解，不易清除，而又常常存留于中风的恢复期和后遗症期，使中风迁延日久，缠绵难愈，且易于复发，故湿热之邪常常贯穿中风病程的始终。湿热型中风临床不仅见半身不遂、口眼㖞斜、神识昏蒙、舌强言謇或不语、遍身麻木等中风主症，还常常兼见形体肥胖、头重如裹、昏沉不清、胸闷脘痞、身体沉重、小便不利、大便黏腻不爽、舌红、苔黄腻、脉濡数等湿热之象。湿热之邪，易于蒙上、阻中、流下，导致浊邪流窜，引发中风。中风湿热证病位虽在脑，但与脾胃密切相关；病变核心病机责之"脾胃湿热"。湿热具有蒙上、阻中、流下的特点，若困遏清阳，阻滞气机，壅滞经筋，可诱发中风。

（二）湿对神经功能和意识的影响

湿浊上扰清窍则常见神志异常；湿邪常与其他邪气胶结，共同致病。如中风之颅脑水瘀证，系指瘀血与水湿痰浊互阻于脑窍，致神明失主，肢体失用，七窍失司为主要表现的一类证候；临床表现为神志障碍，半身不遂，语言謇涩等。本证急则可因瘀血水浊之病理产物压迫脑筋而致病危，缓则可致脑髓失养而萎缩（相当于血管性痴呆）；常见于中风急性期或恢复期及其他脑病中。国医大师张学文认为颅脑水瘀为诸多脑病之病机关键所在，为血不利则为水之所因，治以通窍活血利水为大法，常用自拟脑窍通口服液（丹参、赤芍、红花、茯苓、水蛭、麝香等）治疗。湿与暑合（如外感暑湿之邪），阻碍全身气机，致全身气运不畅，气机逆乱，中阳不升，清窍失养，故见头重如蒙、昏昏欲睡。黄培新认为，浊阴内阻不降者，素体亏虚，气机阻滞，运化无力，浊邪内生，痰湿蕴结，因风、火而动，上蒙清窍，则易发眩晕；湿阻中焦，气机不利，可见脘痞腹胀；胃气上逆，故见恶心呕吐；湿困脾胃，致脾失健运，可有泄泻；暑邪入里，正邪相搏，故见发热；舌淡苔薄白腻为气虚湿阻之象，濡脉主湿。从现代自主神经功能来看，该组病症均为正常神经调节功能障碍或衰竭所致，几乎波及该系统全部功能。湿与热合则成湿热，最为常见，易致神志异常且表现多样。如《薛生白湿热病篇》（全篇46条）论及湿热病中神志异常的条文达12条之多，且表现多样，包括发痉神昏、谵语或笑、发痉神昏笑妄、胸闷不知人、瞀乱、惊悸梦惕、神思不清、眼欲闭、时谵语、默默不语、神识昏迷等等，不一而足。

脾胃为中焦，若湿热秽浊之邪弥漫上下，阻塞三焦气机则出现神志异常。湿温病邪虽以犯中焦脾胃为主，但亦易困遏清阳，阻滞气机，化燥化火，入营及血，侵扰心神而引发神志异常类症，如心烦不安、神昏谵语、神志昏蒙、神志如狂等。在对神志异常的治疗上，薛雪主要采用轻宣上焦，透邪外达，通下存阴，灵活变通、清营凉血，随证伍佐、清泻余热，安神定惊、益气生津，调补脾胃、滋阴回阳，治当有别、清暑化湿，巧配寒温等治疗法则。

有国医大师指出，湿热蒙蔽型昏迷多由湿邪夹热、郁阻气分所致。气分湿热上蒙，神机不运，故临床表现为身热不扬、昏昧少清。《温病条辨》："湿之中人也，首如裹，目如蒙，热能令人昏，故神识如蒙，此与热邪直入包络、谵语神昏有间。"邪入厥阴型昏迷多由暑湿入侵、心主阻遏所致。热邪夹湿不得外泄，交固血脉，使厥阴灵气不通，故临床表现为发热壮盛、昏迷默默。

湿与暑合，如中暑、感受暑湿之邪，致脾运失司，痰浊内生，若蒙蔽心窍，则神识昏蒙。《辨舌指南》卷三曰："绛舌上浮黏腻质，暑兼湿秽欲蒸痰；恐防内闭芳香逐，犀珀菖蒲滑郁含。"中暑证见高热神昏、舌红绛、苔黏腻，应急用"芳香逐秽，宣窍涤痰"

之法,选用石菖蒲、犀角 [①]、琥珀、滑石、郁金。方中石菖蒲、郁金芳香开窍、化痰逐秽,犀角清营透暑,琥珀、滑石清暑利湿。此为芳香开窍之药与清利暑湿、镇静安神之品合用。

叶桂基于“浊邪害清”理论,认为神昏谵语多由湿热合邪、热蒸湿动、上蒙清窍所致,治宜清热化湿、醒神开窍。薛雪所言“眼欲闭,时谵语,浊邪蒙闭上焦”“不知人,瞀乱大叫痛,湿热阻闭中上二焦”,明确指出湿热秽浊之气阻滞中上二焦,阻闭气机,蒙蔽清窍而出现神识昏蒙,当治以辛香之品,燥湿化浊,芳香开窍。吴瑭谓:“火能令人昏,水能令人清,神昏谵语,水不足而火有余,又有秽浊也。”吴瑭认为火旺水亏兼秽浊为神昏谵语之主要病机,故以苦寒泻火、咸寒补水、芳香利窍为法治疗;同时指出,邪入心包之时易生阴竭阳脱之危证,应以敛阴回阳、扶正固脱为当务之急。

(三)湿在脑血管病全疾病链中的规律

湿邪入络,聚而为痰,痰滞为瘀,痰瘀互结,损伤血络,从而引起或加重中风。缺血性中风的核心病机为脑络闭阻,出血性中风的核心病机为脑脉破裂。中风既成,脑络闭阻,气血不通,或脑络破裂,血液外溢,蓄积于周围组织,是以两者都有瘀象。津液与血液并行于脉中,一方面,血液运行不畅或停滞,形成新的瘀血;另一方面,津液渗泄于外,津停为湿,湿邪积聚为水,则梗死灶或血肿周围出现水肿。脑脉闭阻,津液、血液停积于脉,蓄久不化,津凝血败,皆化为痰。中风后形成的湿邪、痰浊、瘀血亦会在饮食、情志、不良生活习惯及气候等因素作用下再次导致中风。中风后产生的湿邪、痰浊、瘀血蓄积脑内,加之正虚无力驱邪外出,则留而不去,日久可酿生毒邪;脑络闭阻,血管周围的脑组织长期缺血变性坏死,蓄积于内,日久亦化为毒邪;毒邪进一步损伤脑脉,导致中风再次发生。如此周而复始,形成恶性循环。

四、脑病湿证的评估和防治

(一)中风湿证相关的诊断及评估

通过分析专家问卷和临床信息研制的《缺血性中风证候要素诊断量表》,较1994年《中风病辨证诊断标准》在特异性、敏感性和判断准确率方面效果更优,适合对急性期和恢复早期患者进行证候诊断。

中医证候的流行病学研究报道提示,湿证是脑血管病常见的证素之一,但常见于痰湿的描述中,主要存在于缺血性中风,而对于脑出血及蛛网膜下腔出血则主要体现在疾病恢复期。省部共建中医湿证国家重点实验室方向一课题组已逐步开展脑血管疾病湿证的相关研究,采用《湿证诊断标准》进行调查,初步得出结论:中风高风险人

---

① 犀角:现为禁用品。

群、有中风或短暂性脑缺血病史患者的湿证程度相对较高。

(二)脑病湿证的治法治则和常用方药

在脑病尤其是中风的诊治和预防中,在辨证论治的基础上选用适当的祛湿方药,有助于临床疗效的提高。详见表 20-1。

表 20-1　祛湿方药

治法	常用方剂	常用中药
芳香化湿法	六君子汤、异功散	广藿香、佩兰、石菖蒲、砂仁等
苦温燥湿法	平胃散、半夏白术天麻汤	苍术、厚朴、陈皮、草果等
淡渗利湿法	胃苓汤、渗湿汤	茯苓、薏苡仁、猪苓、泽泻等
活血利水法	脑窍通方	泽兰、牛膝、益母草等
疏风散湿法	小续命汤、大秦艽汤、除湿汤	羌活、独活、防风等

湿热多黏滞胶着,易导致气机阻滞。因此,治疗湿热病证,用药多辛温芳香,宜宣畅气机、泄湿透热合施,才能宣化湿邪,透泄郁热,疏畅气机。多以藿香、佩兰、香薷、厚朴、陈皮、大腹皮等芳香化浊,祛湿行气。方用三仁汤加减:常加用桔梗、紫苏叶、瓜蒌等调畅上焦气机之药,使肺气得宣,则郁于上焦之湿热邪气易散;加芦根、茯苓皮,甘淡渗湿于热下,使湿热两分;加丹参、赤芍、红花、当归、川芎以活血祛瘀通络。"湿热之邪,非辛不通,非苦不降。"一方面用苦寒降泄药,如黄连、黄芩之类,以燥湿泄热降运;另一方面用辛温宣化药,如苍术、陈皮、石菖蒲、远志之属,宣透湿邪,升清除湿。以辛温开郁除湿、苦寒降泄清热为主,并根据湿与热之轻重,调整辛温药与苦寒药的比例。由于湿热之邪中热以湿为依附,故其治疗当分解湿邪,并根据湿邪所在部位不同,因势利导,将湿邪驱出体外。叶桂将温胆汤作为走泄湿热的代表方,广泛用于临床。以温胆汤为基本方,灵活加减黄连、石菖蒲、瓜蒌、丹参、桃仁、红花、川芎、地龙等,治疗脑血管疾病湿热证及痰浊证可获得良好效果,热象明显者也可用蒿芩清胆汤加减治之。

针对湿热型中风的湿热内蕴、脉络阻滞、肝风内动病机,李士懋提出"清热除湿、通络息风"的基本治则,临床常用"薛氏 4 号方"治疗。"薛氏 4 号方"为李士懋据其出处而命名的,出自《薛生白湿热病篇》第四条:"湿热证,三四日即口噤,四肢牵引拘急,甚则角弓反张,此湿热侵入经络脉隧中。宜鲜地龙、秦艽、威灵仙、滑石、苍耳子、丝瓜藤、海风藤、酒炒黄连等味。"此条文本为湿热致痉而设,但该条文的病机和治法与湿热型中风的病机和治法相合,故李士懋将"薛氏 4 号方"广用而治疗湿热型中风。

第二节 分　论

一、动脉粥样硬化和脑动脉狭窄

（一）中医内在病机

《素问·通评虚实论》言："仆击，偏枯……甘肥贵人，则高粱之疾也。"朱震亨主张"湿土生痰，痰生热，热生风"；元代王履认为"因于火、因于气、因于湿者，类中风而非中风也"。中医认为，动脉粥样硬化的形成无外虚、实两因，与"浊毒"一致，由气血津液运行输布异常所致。肝肾阴虚可影响津液生成、气血输布，酿生血瘀痰浊，痹阻脉络，最终导致动脉粥样硬化和脑动脉狭窄的发生。

（二）评估和防治

痰湿阻气机是中医药干预脾虚痰浊所致动脉粥样硬化痰阻脉道的重要节点。动脉粥样硬化病程的始终，乃瘀证继发于痰证进而痰瘀互结，而脾肾亏虚为虚证内涵。

高血压合并颈动脉粥样硬化的中医证型分布以痰瘀互结证为主。中风高危人群的证候要素有 5 个，其中痰证患者最多、占 56.0%，其次为火证、瘀证、气虚证、阴虚证。证候要素诊断量表将总分设定为 100 分，其中火证、痰证、瘀证、气虚证、阴虚证的诊断阈值分别为 16 分、12 分、12 分、15 分、13 分。中风高危人群风险评估诊断方程式和风险评估量表对中风高危人群患中风的风险具有较好的评估价值。中风高危人群风险评估诊断方程式纳入了高血压、糖尿病、高血脂、年龄等标量，以及火证、痰证等中医证素，并经转化形成了易于操作、便于推广应用的量表。

（三）动脉粥样硬化和脑动脉狭窄湿证的防治和治法方药

在传统治疗方案的基础上加用化痰消栓汤对治疗缺血性中风急性期合并心绞痛具有较好疗效，且对提高生活质量、缓解心绞痛发作等具有良好效果。

益气活血解毒化浊法治疗颈动脉斑块的临床效果明显。浊毒致病多夹血瘀，所以活血通络亦是重要治法之一。化浊解毒活血通络方可减轻浊瘀毒损型脑梗死患者的神经功能缺损程度，改善中医证候，减轻炎症反应（降低 IL-4、TNF-α、hs-CRP 水平）。"痰浊"与血脂异常密切相关。高血压、糖尿病、吸烟、脂代谢异常及高同型半胱氨酸血症等在痰浊形成过程中扮演着重要角色。此外，血流动力学因素、动脉几何形态、基因因素等加速了动脉粥样硬化的形成，而脂质过氧化反应在痰湿体质未病状态下即存在。补肾活血化痰方治疗缺血性中风脑动脉狭窄,临床效果确切,可降低基质金属蛋白酶 9(MMP-9)、组织金属蛋白酶抑制物 1(TIMP-1)水平,改善脑动脉狭窄。

(四) 现代生物学基础

越来越多的药理学研究发现,治湿的中药在抗动脉粥样硬化中具有一定的作用。半夏可降低动脉粥样硬化模型大鼠的血脂、炎症指标水平;黄芩苷可以降低核因子 κB 的转录活性、抑制炎症因子的表达,减轻内皮细胞损伤。黄连降脂合剂明显抑制动脉粥样硬化大鼠血管细胞间黏附分子 1(ICAM-1)和核因子 κB 的表达,起到抑制动脉粥样硬化的作用。瘀浊宜散宜化,化浊行血颗粒可有效抑制核因子 κB 表达,从而阻抗动脉粥样硬化的发生、发展。大黄䗪虫丸具有破瘀化浊、补虚、通络等功效,而现代研究发现其可以抑制核因子 κB 信号通路的蛋白表达,抑制炎症反应,发挥抗动脉粥样硬化的作用。涤痰汤具有益气除痰的功效,而现代研究发现其能降低核因子 κB、E 选择素、肿瘤坏死因子 α 以及白细胞介素 -6 等炎症因子的表达,从而发挥抗动脉粥样硬化的作用。大黄中的蒽醌衍生物可阻止脑梗死区紧密连接蛋白 Occludin mRNA 的降解,减轻血 - 脑脊液屏障损伤和脑水肿。黄连素能够有效改善小鼠血脂,抑制动脉粥样硬化斑块形成,通过降低血 C 反应蛋白、白细胞介素 -6 水平发挥抗炎作用。

二、缺血性中风

(一) 中医内在病机

湿(痰)是中风的中医病因。中风患者出现以下症状,如头晕目眩、呕吐、昏昏欲睡、目光呆滞、昏不识人、腹胀便秘、咳痰或痰多、鼻鼾痰鸣、舌苔白腻、脉弦滑等,多属湿(痰)证候。

痰湿为阴浊之邪,若蒙蔽神明,轻者可见昏昏欲睡、目光呆滞、眩晕、头痛,重则突然昏仆,甚而不识人等;若客于经络,使机体失养,则可见肢体麻木、半身不遂、口舌㖞斜等。《杂病广要》曰:"中风之证,卒然晕倒,昏不知人,或痰涎壅盛,咽喉作声,或口眼㖞斜,手足瘫痪,或半身不遂,或舌强不语……昏乱晕倒,皆痰为之也。"若阻于肠胃,影响脾胃运化,可致呕吐、腹胀便秘等;若停留于肺,使肺失宣肃,可见咳痰或痰多、鼻鼾痰鸣等。

痰湿不仅致病广泛,而且变化多端,所以平时无明显症状,然而一旦发作,可急性起病,与缺血性中风的发病密切相关。缺血性中风的高危因素包括高血压、心脏病、血脂异常、动脉粥样硬化、肥胖等,而这些高危因素与中医学的眩晕、心悸、胸痹、肥胖等十分相似,且这些疾病与痰湿密切相关。历代以来,诸多文献认为上述疾病与痰湿关系密切。如《素问·通评虚实论》:"甘肥贵人,则高粱之疾也。"从饮食习惯看,这类患者多喜食膏粱厚味,嗜烟酒;从临床特征看,这类患者常见头晕、头胀、心悸、胸痹、失眠、易怒烦躁等表现,同时舌质多暗、舌苔多腻或滑、舌体多大、脉象常弦,也与痰湿密切相关;从临床治疗看,多给予半夏白术天麻汤、温胆汤、苓桂术甘汤等祛痰类方药。医圣张仲景治疗胸痹心痛以辛温通阳、豁痰宽胸、开痹散结为法,创制瓜蒌薤白半夏汤等名方;《金匮要略》有"夫短气,有微饮"及"水停心下,甚者则悸,微者短气"的记载;《丹溪心法》指出"头眩,痰挟气虚并火。治痰为主,挟补药及降火药。无痰则不作眩,痰因火动","惊悸者血虚……痰迷心膈者,痰药皆可……肥人属痰,寻常者多是痰","悸者,怔忡之谓,心虚而痰郁",皆认为这些病与痰湿有密切关系。

　　近现代以来,众多临床医家在中医体质学说的指导下,开始注意到肥胖者痰湿体质对中风发生发展的影响,自觉不自觉地应用豁痰利湿开窍、活血化瘀、镇肝息风、通腑泄热等治则治法,并考虑改善痰湿体质的重要性,减少食盐用量,减少食物中的脂质成分,禁酗酒,降低肥胖者体重,减少中风的诱发因素,从而对中风辨证论治的深入起到了推动作用。

(二) 缺血性中风湿证的诊断和评估

　　痰湿证候在缺血性中风中占据重要地位。痰湿是缺血性中风发病的危险因素。缺血性中风湿(痰)证的中医临床表征呈现动态关联性。头昏或头晕、头重、头闷痛、神情呆滞、咳痰或喉中痰鸣、苔腻、脉滑等是缺血性中风痰湿证急性期的主要表征。

　　1996 年发布的《中风病诊断与疗效评定标准(试行)》就明确了中风病"痰湿蒙神"证型的诊断标准;2002 年颁发的《中药新药临床研究指导原则》所载《中药新药治疗中风病的临床研究指导原则》制定了"痰湿蒙窍证"的诊断标准;2011 年发布的《缺血性中风证候要素诊断量表编制及方法学探讨》为缺血性中风"痰湿"证候制定了具体的诊断评分量表。最新的《湿证诊断标准》于 2023 年发布,缺血性中风的湿证证候可参照此标准进行诊断。

(三) 缺血性中风湿证的防治和治法方药

　　1. 急性缺血性中风　痰湿在急性缺血性中风的发病中发挥重要作用。研究表明,化痰息风法治疗痰湿体质缺血性中风患者的疗效确切,能有效降低患者的中医证候积分和神经功能缺损评分,改善患者的痰湿体质,进而改善患者疗效及预后。在预防及发病后预防复发的干预上,黄培新依据多年临床经验,总结出一套行之有效的治疗方案,其中主要代表药物为 3 种中成药制剂——松龄血脉康胶囊、银杏酮酯滴丸和丹田降脂丸。

　　2. 短暂性脑缺血发作　祛痰通滞方可有效治疗痰湿血滞型短暂性脑缺血发作(TIA)。应用健脾祛湿、化痰通络类中药治疗可提高 TIA 的临床疗效。半夏白术天麻汤治疗痰湿中阻型 TIA 性眩晕,可改善患者的临床症状,有效调节椎动脉、基底动脉的平均血流速度。

　　3. 椎基底动脉缺血　温阳化痰法可有效治疗痰湿中阻型椎基底动脉供血不足

性眩晕。加味温胆汤可改善椎基底动脉供血不足性眩晕痰湿中阻证的中医证候疗效、血脂情况及经颅多普勒超声(TCD)表现等。

(四) 现代生物学基础

现代生物学研究从多角度探索了痰湿证候与中风发病的相关性。痰湿同风邪一样，是中风的主要致病因素和病理产物之一，贯穿中风发生发展的始终；唾液的生成变化与脾肾密切相关，与痰湿的盛衰互为影响；唾液蛋白质组学技术可能是预测与诊断中风痰湿证的有效方法。微观辨识唾液之变，有可能为防治痰湿型中风提供新思路。湿证血清代谢组学变化机制与氨基酸代谢、能量代谢、脂类代谢密切相关，涉及血脑屏障破坏、无氧糖酵解增强、叶酸代谢通路障碍、胆碱代谢异常。痰湿证患者的促肾上腺皮质激素、皮质醇含量均较非痰湿证患者升高，所以促肾上腺皮质激素、皮质醇可能作为中风早期微观辨证分型参考指标之一。

三、脑出血和蛛网膜下腔出血

(一) 中医内在病机

脑出血和蛛网膜下腔出血发生发展的病机，临床多见血溢脉外压迫脑髓、痰瘀互生致脑髓受损或诸邪胶结化毒伤脑。本病不外乎因气血逆乱，肝阳扰动，风痰上扰，致脑髓受损，瘀血、水饮、痰浊等病理产物积聚于脑，使脑髓肿胀受压，阳气损伤而发。

脑出血和蛛网膜下腔出血的病因病机与中医学中风的病因病机相近，已有大量古籍文献对其进行阐述研究，且对本病的认识也已经较为成熟。历代医家论述脑出血和蛛网膜下腔出血的病机多从风、火、痰、瘀、毒立论，认为本病总属本虚标实，病位在脑，发病时涉及多个脏腑。刘完素提出"六气皆从火化""五志过极皆为热甚"等理论，认为本病由火热导致。《素问病机气宜保命集》言："风本生于热，以热为本，以风为标……是以热则风动。"火热之极使气血运行不畅，心神昏愦，出现偏瘫、神昏、口㖞等症状；此类动摇不定、上扰清窍的临床表现正符合中医风邪善动不居、易袭阳位的特点。研究表明，脑出血和蛛网膜下腔出血在临床的常见病机大体可分为以下几种：瘀血停留、水瘀互结；毒损脑络；髓虚毒损；肾虚血瘀痰阻。辨证以中脏腑为主；闭脱兼见证居多。治疗时应综合采用平肝、逐瘀、止血、逐饮、涤痰、通腑、固脱等法。

(二) 湿证的诊断和评估

脑出血和蛛网膜下腔出血的疾病分期与中医证候存在一定关系，其中急性早期主要的中医证候为风证、痰证、火证、瘀证、阴虚阳亢证及气虚证；急性中期主要的中医证候为风证、火证、痰证；急性后期主要的中医证候为痰湿证和火热证。研究表明，湿证与本病的预后转归存在较强相关性，而在本病既病防变、预后转归、病后生活质量改善等方面,重视湿的相关诊断及干预有着重大意义。

本病的病情程度、出血量与中医证候亦存在相关性。无论出血量有多少,本病都是以风证、火热证、痰湿证最多。无论病情程度如何、出血量的多与少,湿证在本病中都占据一定比重。因此,在本病的诊疗过程中,需重点关注与湿证相关的诊疗,做到未病先防,尽早预警,在疾病发展到一定程度前先给予辨证干预,起到减轻病情程度、改善预后、减少并发症的作用。

(三) 防治与方药

与祛湿相关的中药、方剂及其他中医技术在脑出血和蛛网膜下腔出血的诊治中具有明显疗效。例如:在常规治疗基础上,排风饮加味治疗急性脑出血能有效改善神经功能和中医证候,抑制炎症反应;健脾调神针刺法治疗痰浊阻窍型脑出血,在改善注意力及中医证候方面优于常规针刺法;等等。

四、脑小血管病

(一) 中医内在病机

脑小血管病的中医病因可概括为“虚”“痰”“瘀”;病位在脑,与肾、脾、肝、心密切相关;病机复杂,多见虚实夹杂。病性表现为本虚标实,本虚主要指肾精不足、气血亏虚,标实则指痰浊、瘀血痹阻脑络,总体可归于痰、瘀、虚三因。通过对脑小血管病中医证候相关文献进行整理分析发现,脑小血管病的发展可分为早期、中期和后期3个阶段。早期表现为邪气旺盛,脑络受损,病性为实,辨证为心肝火旺证,病理因素以痰、瘀为主;中期表现为正邪交杂,病性为虚实夹杂,辨证为肺脾气虚证,病理因素以痰、瘀、毒蕴结为主,同时伴有气血运化功能异常,脑络受损进一步加重;后期表现为邪气消退,正气损伤,病性为虚,辨证为肾虚失养证,且此时气血滋养、濡润脑髓功能减退,若持续进展可出现早期认知障碍等典型临床表现,同时此期仍有大量毒性物质沉积残留。脑小血管病的发病基础是五脏功能失衡,且痰、瘀、虚是其重要因素。脑小血管病的核心病机可概括为在疾病发展不同阶段和不同生理病理因素综合作用下产生的络损髓伤。

痰湿在脑小血管病中发挥了重要作用。中医学有“怪病多痰”“百病兼痰”之说。脑小血管病临床表现多样,如痴呆、中风均与痰邪有关。在导致脑小血管病发生的众多危险因素中,吸烟易助火热灼津为痰,嗜食肥甘易困脾阳使脾运失司而化生痰浊。《辨证录·呆病门》提出:“痰积于胸中,盘据于心外,使神明不清而成呆病矣。”《石室秘录》云:“痰势最盛,呆气最深。”可见脑小血管病发生痴呆、神明不清的病机为痰邪阻碍气机,蒙蔽清窍。《丹溪心法·中风》记载:“中风大率主血虚有痰,治痰为先。”痰浊阻窍是最为常见的证型之一,可见脑小血管病发生中风与痰湿之邪亦密切相关。

（二）治法方药

近年来,中医药干预脑小血管病的相关临床研究日益增多。有学者研究了脑小血管病的发病机制,认为年老久病导致肾精虚损、正气渐衰,从而出现认知损害等临床表现。治疗上应以扶正祛邪为基本治则,分清标本虚实,达到标本兼顾的治疗效果。化浊益髓方可改善脑小血管病患者的认知障碍,且不增加服药风险。

年老久病,肾精虚损,正气渐衰,脏腑失调而致痰瘀内生,若痰瘀邪气客于机体,日久由经入络,阻于脑络,使脑窍失养,从而出现认知损害、肢体功能失调等脑小血管病的临床表现。治疗上当以扶正祛邪为基本治则,分清标本虚实。年老体虚,正气不足而致脑络虚损者,重在补肾培元,以益气扶正为本;痰瘀阻络、气血不足而致脑络失养者,重在活血行气,以祛邪通络为标。然而临床中脑小血管病患者往往正虚邪实同时存在,故在治疗上应将扶正与祛邪动态结合,即将补肾益气扶正药物与活血化瘀、化痰通络等药物相配伍,并根据患者的病情特点,动态辨证以调整双方药物用量,标本兼顾,才能疗效显著。

（蔡业峰　郭建文　倪小佳　王睿弘　张一开　张超　孙一凡

刘玲玲　张斌）

参考文献

1. 张晓境, 张伟, 蔡华珠. 基于"脾胃湿热"理论探讨中风湿热证的辨治 [J]. 福建中医药, 2023, 54 (6): 43-44.
2. 倪小佳, 黄海燕, 苏晴, 等. 脑血管疾病风险人群湿证相关特征的流行病学调查 [J]. 广州中医药大学学报, 2024, 41 (3): 531-539.
3. 娄真真, 孙一凡, 毛慧, 等. 招远祺教授从湿、痰、瘀、毒论治中风经验 [J]. 湖南中医药大学学报, 2021, 41 (7): 1094-1097.
4. 张雅雯, 冯瑞雪, 张紫微, 等. 李士懋从湿热论治中风经验 [J]. 中医杂志, 2021, 62 (21): 1846-1849.
5. 王睿弘, 倪小佳, 吴梁晖, 等. 黄培新从风邪和痰浊论治神经内科疾病经验 [J]. 广州中医药大学学报, 2020, 37 (4): 738-742.
6. 仝小林. 脏腑风湿论 [M]. 上海: 上海科学技术出版社, 2020.
7. 刘晓彤, 路永坤. 从湿热论治脑血管疾病 [J]. 中医学报, 2013, 28 (3): 365-366.
8. 王健康. 湿热蒙窍与脑血管病的关系 [J]. 现代中医药, 2005, 25 (4): 6-7.
9. 陆书诚, 邹秋兰, 覃海能, 等. 中风病肝胆湿热型的临床研究 [J]. 中国医药学报, 1992, 7 (6): 37.
10. 温雅, 许永楷, 孙美灵, 等. 从"浊邪害清"论"湿热致中"[J]. 北京中医药大学学报, 2021, 44 (11): 987-991.
11. 张雅雯, 冯瑞雪, 张紫微, 等. 李士懋从湿热论治中风经验 [J]. 中医杂志, 2021, 62 (21): 1846-1849.
12. 史大卓, 李立志. 专科专病名医临证经验丛书: 心脑血管病 [M]. 北京: 人民卫生出版社, 2002.
13. 王睿弘, 蔡业峰, 倪小佳. 黄培新采用平调气机升降法治疗眩晕经验 [J]. 广州中医药大学学报, 2022, 39 (4): 944-948.
14. 蒋志刚. 暑湿证的中西医病机分析与诊治 [J]. 实用中医内科杂志, 2007, 21 (7): 15.

15. 李燕林, 冀敦福. 《湿热病篇》神志类症证治探讨 [J]. 天津中医学院学报, 1991 (3): 9-10.

16. 张镜人. 昏迷的证治 [J]. 中医杂志, 1981 (7): 55-57.

17. 凌文萍. 温病四大家辨治神志异常特色研究 [D]. 济南: 山东中医药大学, 2019.

18. 孙一凡, 李国铭, 翁銮坤, 等. 论 "湿邪致中风" [J]. 湖南中医药大学学报, 2021, 41 (1): 111-115.

19. 高颖, 马斌, 刘强, 等. 缺血性中风证候要素诊断量表编制及方法学探讨 [J]. 中医杂志, 2011, 52 (24): 2097-2101.

20. 康骏, 叶良策, 胡崴, 等. 动脉粥样硬化中医研究进展 [J]. 实用中西医结合临床, 2020, 20 (6): 181-183.

21. 陈果然, 顾锡镇. 顾锡镇教授治疗颈动脉粥样硬化经验 [J]. 浙江中医药大学学报, 2019, 43 (3): 260-262, 269.

22. 石燕芳, 任胜洪. 益肾化瘀祛痰方治疗轻度认知功能损害的临床疗效及对患者血清氧化应激指标的影响 [J]. 河北中医, 2018, 40 (5): 658-662.

23. 陆炳旭, 王阶, 陈光, 等. 血脂异常的 "痰瘀虚" 中医病机内涵和临床应用 [J]. 中国临床保健杂志, 2021, 24 (1): 137-140.

24. 于宗良. 高血压合并颈动脉粥样硬化患者中医证型分布特点及相关因素分析 [D]. 北京: 中国中医科学院, 2023.

25. 伞小旭. 中风病高危人群证候分布规律及中医风险评估模型的建立 [D]. 长春: 长春中医药大学, 2022.

26. 孙咏梅. 化痰消栓汤治疗缺血性中风急性期合并稳定性心绞痛的观察研究 [J]. 中国现代药物应用, 2018, 12 (10): 193-194.

27. 叶先智, 姚桂芬, 彭安林, 等. 活血通络解毒方联合 rtPA 动脉溶栓治疗急性脑梗死临床疗效及对 MCP-1、sICAM-1 变化的研究 [J]. 中华中医药学刊, 2021, 39 (1): 22-24.

28. 赵见文, 孙青, 田军彪, 等. 化浊解毒活血通络法治疗脑梗死浊瘀毒损证疗效及对患者神经元特异性烯醇化酶及 S100 蛋白的影响 [J]. 陕西中医, 2021, 42 (6): 732-734.

29. Liu M, Gutierrez J. Genetic risk factors of intracranial atherosclerosis [J]. Curr Atheroscler Rep, 2020, 22 (4): 13.

30. 陈章生, 兰智慧, 甘桃梅, 等. 从湿辨治对痰浊内阻证冠心病心绞痛患者血液流变学的影响及疗效观察 [J]. 世界中西医结合杂志, 2015, 10 (5): 656-658.

31. 程瑶, 张树泉. 补肾活血化痰方治疗缺血性卒中脑动脉狭窄临床疗效及对患者血清基质金属蛋白酶 9、基质金属蛋白酶组织抑制因子的影响 [J]. 河北中医, 2018, 40 (9): 1336-1340.

32. 赵昂. 益气解毒活血法对脑动脉狭窄支架成形术后的临床观察 [D]. 济南: 山东中医药大学, 2016.

33. 尹海鹏, 刘向群, 于昕, 等. 黄芩苷对 ApoE$^{-/-}$ 小鼠动脉粥样硬化及 VE- 钙黏蛋白表达水平的影响 [J]. 山东大学学报: 医学版, 2013, 51 (9): 26-30.

34. 田立群, 柯于鹤, 祝炜, 等. 黄连降脂合剂对动脉粥样硬化大鼠血管炎症反应相关因子表达的影响 [J]. 医药导报, 2018, 37 (5): 523-526.

35. 胡怀强, 周永红, 张皓. 化浊行血颗粒对动脉粥样硬化模型大鼠颈总动脉 NF-κB 的作用 [J]. 中国中医药现代远程教育, 2015, 13 (10): 136-138.

36. 孙龙飞, 古丽加玛力·尼亚孜, 马文慧, 等. 天香丹对动脉粥样硬化痰浊痰阻证 ApoE$^{-/-}$ 小鼠血清炎性细胞因子及 NF-κB p65 信号通路的影响 [J]. 中国中西医结合杂志, 2017, 37 (12): 1471-1475.

37. 郭遂怀, 陈爱春. 涤痰汤对动脉粥样硬化兔炎性因子的影响 [J]. 中西医结合心脑血管病杂志, 2016, 14 (17): 1990-1992.

38. 王飞, 刘建雄, 王明明, 等. 大黄提取物灌胃对脑梗死大鼠血脑屏障通透性的改善作用及其机制 [J]. 山东医药, 2021, 61 (9): 48-51.

39. 周瑞, 项昌培, 张晶晶, 等. 黄连化学成分及小檗碱药理作用研究进展 [J]. 中国中药杂志, 2020, 45 (19): 4561-4573.

40. 沈王明, 李志强. 从痰论治中风探析 [J]. 中华中医药学刊, 2012, 30 (7): 1675-1677.

41. 刘艳骄, 王琦. 肥胖人痰湿体质与脑卒中 [J]. 辽宁中医杂志, 1993 (10): 10-14.

42. 刘艳骄. 肥胖人痰湿体质与脑中风的相关性研究 [J]. 河北中医学院学报, 1996, 11 (3): 13-17.

43. 黄权立. 缺血性中风痰湿证中医临床表征动态演变的复杂网络研究 [D]. 北京: 北京中医药大学, 2018.

44. 国家中医药管理局脑病急症协作组. 中风病诊断与疗效评定标准 (试行)[J]. 北京中医药大学学报, 1996, 19 (1): 55-56.

45. 郑筱萸. 中药新药临床研究指导原则 (试行)[M]. 北京: 中国医药科技出版社, 2002.

46. 中华中医药学会. 湿证诊断标准: T/CACM 1454—2023[S]. 北京: 中华中医药学会, 2023.

47. 王洪华, 宁为民. 化痰熄风法对痰湿体质缺血性脑卒中患者临床疗效的影响 [J]. 广州中医药大学学报, 2021, 38 (12): 2571-2577.

48. 王睿弘, 倪小佳, 吴梁晖, 等. 中风病痰瘀同治的思路、证据、实践与未来——黄培新名中医临证经验 [J]. 成都中医药大学学报, 2020, 43 (3): 31-34, 41.

49. 赵得华, 杨光福, 王婷. 祛痰通滞方治疗短暂性脑缺血发作的临床疗效观察 [J]. 中国现代药物应用, 2015, 9 (12): 153-154.

50. 上官稳. 化痰祛湿汤配西医常规治疗短暂性脑缺血发作 30 例 [J]. 陕西中医, 2008,29 (6): 673-674.

51. 刘红兵, 张同喜, 杜国良. 半夏白术天麻汤加减联合眼针治疗痰湿中阻型短暂性脑缺血发作性眩晕 [J]. 河南中医, 2023, 43 (10): 1566-1570.

52. 李建村. 温阳化痰法治疗痰湿中阻型椎- 基底动脉供血不足性眩晕 45 例临床分析 [J]. 中医临床研究, 2014, 6 (3): 80-82.

53. 唐思. 加味温胆汤治疗椎- 基底动脉供血不足性眩晕 (痰湿中阻型) 的临床观察 [D]. 武汉: 湖北中医药大学, 2012.

54. 陈辉焕, 詹杰, 凌珊珊, 等. 基于"脾在液为涎, 肾在液为唾"探讨唾液与缺血性中风痰湿证的关系 [J]. 世界科学技术: 中医药现代化, 2022, 24 (9): 3644-3650.

55. 荣立洋, 李毓秋. 基于代谢组学分析缺血性中风痰湿证生物标志物特点研究 [J]. 广州中医药大学学报, 2020, 37 (2): 195-200.

56. 丁萍, 谌剑飞, 关少侠. 中风病痰湿证与垂体- 肾上腺激素水平关系的探讨 [J]. 放射免疫学杂志, 2000, 13 (5): 265-266.

57. 聂玉婷, 宋珏娴, 高利. 基于痰、瘀、毒探讨"通因通用"治疗脑出血 [J]. 中西医结合心脑血管病杂志, 2018, 16 (12): 1772-1775.

58. 余剑媛, 周惠芬, 郭建文, 等. 中医药治疗出血性卒中研究进展 [J]. 新中医, 2022, 54 (23): 29-33.

59. 蒋耀峰, 沈洋, 董誉, 等. 排风饮加味辅助西医治疗急性脑出血 (痰热腑实、风痰上扰证) 的疗效观察 [J]. 中国中医急症, 2022, 31 (2): 339-341.

60. 王若兰, 张晓乐, 韩祖成. 脑小血管病机制研究及中西医治疗研究进展 [J]. 辽宁中医药大学学报, 2022, 24 (12): 113-117.

61. 任北大, 孙梓宽, 李丹溪, 等. 基于中医系统论策略的脑小血管病全周期辨治及用药思路 [J]. 世界中医药, 2023, 18 (23): 3400-3405.

62. 李鑫, 吴君璇, 朱巍明, 等. 化浊益髓方治疗脑小血管病认知障碍 [J]. 中医学报, 2020, 35 (12): 2666-2671.

63. 万炳山, 杨辉, 娄满容, 等. 从"久病入络"探讨"扶正祛邪"治疗脑小血管病 [J]. 中医临床研究, 2023, 15 (9): 37-40.

第二十一章

脏腑风湿的湿证认识与应用

第一节　脏腑风湿的整体认识

一、传统中医对风湿的认识

风湿邪气侵袭体表致病是传统中医对风湿的广泛认识。中医认为，风湿乃风邪与湿邪夹杂滞留肢体、关节、肌肉、经络而致病。《素问·痹论》曰："风寒湿三气杂至，合而为痹也。"《金匮要略心典》所载"历节者……非水湿内侵，则肝肾虽虚，未必便成历节"，指出湿邪是历节的重要病因。《金匮要略·痉湿暍病脉证治》论及风湿病的治法治则，即"风湿相搏，一身尽疼痛，法当汗出而解，值天阴雨不止，医云此可发汗。汗之病不愈者，何也？盖发其汗，汗大出者，但风气去，湿气在，是故不愈也。若治风湿者，发其汗，但微微似欲出汗者，风湿俱去也"，阐明了风湿夹杂致病，治疗时应将风湿二邪同时祛除，方可痊愈。《伤寒论·辨太阳病脉证并治》所载"风湿相抟，骨节疼烦，掣痛不得屈伸，近之则痛剧，汗出短气，小便不利，恶风不欲去衣，或身微肿者，甘草附子汤主之"，指出风湿邪气导致骨关节疼痛难忍可以应用甘草附子汤治疗。隋代医家巢元方在《诸病源候论·风病诸候上》中对风湿进行了阐释，即"风寒湿三气合而为痹。其三气时来，亦有偏多偏少。而风湿之气偏多者，名风湿痹也。人腠理虚者，则由风湿气伤之，搏于血气，血气不行，则不宣，真邪相击，在于肌肉之间，故其肌肤尽痛"，指出风湿之气偏多，侵袭腠理，阻碍气血运行而致病。

传统中医部分提及风湿邪气侵袭脏腑致病。风湿邪气侵袭皮肤、肌肉、脉管、筋膜、骨骼等体表组织，且风湿邪气持续存在，则会进而侵袭对应的五脏，形成五脏痹。《素问·痹论》曰："凡痹之客五脏者，肺痹者，烦满喘而呕。心痹者，脉不通，烦则心下鼓，暴上气而喘，嗌干善噫，厥气上则恐。肝痹者，夜卧则惊，多饮，数小便，上为引如怀。肾痹者，善胀，尻以代踵，脊以代头。脾痹者，四支解堕，发咳呕汁，上为大塞。"《素问》指出五脏风湿的表现不同，风湿侵袭肺表现为烦闷胀满，喘逆呕吐，胸闷气短；风湿侵袭心表现为血脉不通畅，胸闷心悸，烦躁惊恐，气逆喘促，咽干嗳气；风湿侵袭肝表现为夜眠惊醒,饮水多而小便频数,循肝经由上而下牵引少腹疼痛,腹胀如鼓;风湿侵袭肾表现为腹胀腰痛,足痿不能行走,脊柱关节严重变形;风湿侵袭脾表现为四肢肌肉萎缩,倦怠乏力,咳嗽呕吐清水,上腹胀满,饮食不下。《素问》对风湿侵袭脏腑的论述代表了传统中医对脏腑风湿的早期认识。东汉医家华佗在《中藏经·论痹》中所言"痹者,闭也。五脏六腑感于邪气,乱于真气,闭而不仁,故曰痹病",表明脏腑可受邪气侵袭,致使气血痹阻而发病。(表 21-1)

表 21-1　传统中医对脏腑风湿的认识

五脏痹	历代医家论述
肺痹	《素问·痹论》:"肺痹者,烦满喘而呕""淫气喘息,痹聚在肺" 《素问·五脏生成》:"白脉之至也,喘而浮,上虚下实,惊,有积气在胸中,喘而虚,名曰肺痹,寒热,得之醉而使内也" 《素问·玉机真脏论》:"今风寒客于人……或痹不仁肿痛……弗治,病入舍于肺,名曰肺痹,发咳上气" 《素问·四时刺逆从论》:"少阴有余病皮痹隐轸,不足病肺痹" 《灵枢·邪气脏腑病形》:"肺脉……微大为肺痹引胸背,起恶阳光" 《圣济总录》:"其候胸背痛甚,上气""肺痹,上气闭塞胸中,胁下支满,乍作乍止……唇干口燥,手足冷痛" 《症因脉治》:"肺痹之因,或形寒饮冷,或形热饮热……或悲哀动中,肺气受损,而肺痹之症作矣" 《辨证录》:"肺痹之成于气虚,尽人而不知也"
心痹	《素问·痹论》:"心痹者,脉不通,烦则心下鼓,暴上气而喘,嗌干善噫,厥气上则恐""淫气忧思,痹聚在心" 《素问·五脏生成》:"赤脉之至也,喘而坚,诊曰有积气在中,时害于食,名曰心痹,得之外疾,思虑而心虚,故邪从之" 《素问·四时刺逆从论》:"阳明有余病脉痹时身热,不足病心痹" 《千金翼方》:"风痹呕逆,不能饮食者,心痹也" 《圣济总录》:"治心痹胸中满塞,心中微痛,烦闷不能食""治心痹精神恍惚,恐畏闷乱""治心痹神思昏塞,四肢不利,胸中烦闷,时复恐悸" 《杂病源流犀烛》:"脉为心行血脉者也,肺不足心脉反窒,故心痹" 《症因脉治》:"心痹之因,或焦思劳心,心气受伤,或心火妄动,心血亏损,而心痹之症作矣" 《内经博议》:"心痹者,脉不通……心合脉而痹入之则脉不通,不通则心气郁"

五脏痹	历代医家论述
肝痹	《素问·痹论》："肝痹者，夜卧则惊，多饮，数小便，上为引如怀""淫气乏竭，痹聚在肝" 《素问·五脏生成》："青脉之至也，长而左右弹，有积气在心下支肢，名曰肝痹，得之寒湿，与疝同法，腰痛足清头痛" 《素问·玉机真脏论》："……弗治，肺即传而行之肝，病名曰肝痹，一名曰厥，胁痛出食……" 《素问·举痛论》："血泣脉急，故胁肋与少腹相引痛矣" 《素问·四时刺逆从论》："少阳有余病筋痹胁满，不足病肝痹" 《灵枢·邪气脏腑病形》："肝脉……微大为肝痹阴缩，咳引小腹" 《普济方·诸痹门·肝痹（附论）·人参散》："治肝痹气逆，胸胁引痛，眠卧多惊，筋脉挛急" 《普济方·诸痹门·肝痹（附论）·补肝汤》："治肝痹两胁下满，筋急不得太息，疝瘕，四逆抢心，腹疼，目不明" 《症因脉治》："肝痹之因，逆春气则肝气怫郁，恼怒伤肝则肝气逆乱……皆成肝痹之症也" 《类经·疾病类·六经痹疝》："少阳不足则肝脏气虚，故病为肝痹" 《类经·疾病类·痹证》："肝藏魂，肝气痹则魂不安" 《张氏医通》："肝痹则血液阻滞，水饮客之"
肾痹	《素问·痹论》："肾痹者，善胀，尻以代踵，脊以代头""淫气遗溺，痹聚在肾" 《素问·五脏生成》："黑脉之至也，上坚而大，有积气在小腹与阴，名曰肾痹，得之沐浴清水而卧" 《素问·四时刺逆从论》："太阳有余病骨痹身重，不足病肾痹" 《圣济总录》："肾脏虚乏，久感寒湿，因而成痹""腰痛脚膝偏枯""两耳虚鸣""面无颜色""肾脏中风，脚膝麻痹，腰背强直疼痛，言语不利，面色萎黑，肌体羸瘦" 《普济方·诸痹门·肾痹（附论）·防风丸》："治肾脏虚冷……举动艰难，或肌骨动，引及腰脊左右偏急" 《症因脉治》："肾痹之因……或远行劳倦，逢大热而渴，水不胜火，则骨枯而髓虚，或不慎房劳，精竭血燥，则筋骨失养，腰痛不举，而肾痹之症作矣" 《类经·疾病类·六经痹疝》："不足则肾气弱，故病为肾痹" 《辨证录》："而肾痹之成，非尽由于风寒湿也"
脾痹	《素问·痹论》："脾痹者，四肢解惰，发咳呕汁，上为大塞""淫气肌绝，痹聚在脾" 《素问·四时刺逆从论》："太阴有余病肉痹寒中，不足病脾痹" 《千金翼方》："咳满腹痛，气逆唾涕白者，脾痹也" 《圣济总录》："肌痹不已，复感于邪，内舍于脾，是为脾痹""治脾痹肌肉消瘦，心腹胀满，水谷不化，食即欲呕，饮食无味，四肢怠惰，或时自利" 《症因脉治》："脾痹之因，脾为胃行津液，权主磨化，若饮食过多，饥饱失节，则脾气受损，失其健运，而脾痹之症作矣""四肢怠惰，中州痞塞，隐隐而痛，大便时泻，面黄足肿，不能饮食，肌肉痹而不仁" 《内经博议》："脾痹……本脏不足，不能散精，反上壅于肺，故发咳；上焦不通故呕汁，甚则痞塞为大塞也"

二、仝小林对脏腑风湿的认识

仝小林长期致力于中医药的传承与创新,在《黄帝内经》"痹证"和"伏邪"理论基础上创新性提出"脏腑风湿"学说,并发表了大量文章与专著,代表了现代中医对脏腑风湿的前沿认识。

仝小林提出的"脏腑风湿"学说认为风湿不仅可以通过侵袭五体进而传至脏腑,还可以通过官窍直中脏腑,形成伏邪进而发病。脏腑风湿是指人体感受风寒湿邪,或通过五体而内传脏腑,或通过官窍而直中脏腑,致风寒湿邪留而不去,伏于脏腑而形成的痼疾。

脏腑风湿的病因病机有以下 3 个要点:首先,外邪侵袭是必要的外因。外邪侵袭是诸多疾病发生的始动因素,反复感受外邪是脏腑风湿的重要因素。其次,脏腑功能异常是重要的基础。当脏腑功能正常时,机体不容易受到外邪的侵袭,即使受邪,正气也会及时驱邪外出,不容易出现反复感邪的情况;反之,当脏腑功能异常时,机体容易反复感受外邪,形成风湿盘踞脏腑的状况。最后,邪气伏留是致病的关键。"伏邪"乃外邪反复侵袭人体,且治不及时或治不得法,留而不去,伏于脏腑而成,且往往与痰瘀等病理产物混合而形成脏腑风湿。

针对脏腑风湿,仝小林提出以下治法:首先,反复外感风湿之邪是脏腑风湿的关键环节,因此透邪外出是驱散邪气、防治复感的关键治法,主要有疏风、透表、清络等;其次,外邪伏于脏腑与痰瘀病理产物混杂,久病入络,因此对于久病患者应积极治络;再次,湿性缠绵,外湿与内湿相互缠绕,因此在驱逐外湿的同时要注重调理脾胃,健脾化湿;然后,在发作期要坚壁清野,在缓解期要注重扶正培本;最后,治疗的全程要注重固护阳气,以防阳气衰败。

三、从现代医学角度认识脏腑风湿

(一)自身免疫性肝炎

自身免疫性肝炎是一组由自身免疫反应介导的非传染性肝病。本病多慢性起病,初期常没有明显症状或伴有轻度乏力、食欲减退、肝区疼痛,后逐渐出现肝功能异常、黄疸、瘙痒,进一步发展可引起肝硬化,甚至肝癌。中医学将其归属于"黄疸""鼓胀"等范畴。

外感风湿是自身免疫性肝炎发病的重要原因。长期处于湿冷环境是自身免疫性肝炎常见的致病因素之一,因风为百病之长,常兼夹六淫邪气合而为病,而这类环境中的风湿邪气易合而为病。外感风湿邪气侵袭肌表,故见关节疼痛、皮肤瘙痒等伴随症状;若正虚邪气入里,如《素问·生气通天论》所言"风客淫气,精乃亡,邪伤肝也"。

肝主风气,易与风邪相感召,故风湿合邪亦可直袭肝脏。

内生风湿是自身免疫性肝炎发病的重要病机。药物、饮酒亦是本病重要的致病因素之一。过服寒凉药物或饮酒过度,久则损伤脾阳,内生水湿,困遏中焦,壅塞肝胆,引起肝疏泄功能异常,出现"土壅木郁"、肝风内动等征象。胆汁不循常道而泛溢于外则可见黄疸,肝气不舒则可见胁肋胀痛,肝风犯胃则可见恶心呕吐,这些都是自身免疫性肝炎常见的临床症状。

(二)风湿性心脏病

风湿性心脏病是风湿热活动期累及心脏瓣膜而造成的心脏病变,临床以心悸、胸闷、胸痛、喘促为主要表现,属于中医学"心痹"范畴。风湿外邪侵袭是风湿性心脏病发病的主要原因。风湿性心脏病多发于冬春阴雨潮湿季节。外部环境的风湿邪气侵袭卫表,正邪交争发为外感病。风湿性心脏病患者发病前常有上呼吸道链球菌感染病史。正虚无力御邪于表,邪气流连内陷入里,引起风湿性心脏病。

风湿性心脏病患者多伴有关节炎、皮下结节、环形红斑等体痹症状,且症状呈现突然发作、游走不定、反复发作等特点,与风邪的致病特点相符。《素问·痹论》言:"脉痹不已,复感于邪,内舍于心。"痹病日久迁延不愈或反复受邪,通过血脉传变引起风湿性心脏病,与风湿病反复感邪的发病特点相同。

《素问·痹论》言:"心痹者,脉不通,烦则心下鼓,暴上气而喘。"风湿相合,湿得风助,无往不至,则心脏腔隙瓣膜皆可受损;湿性黏滞,阻滞气机,使心络瘀滞,故见胸闷、心悸等;湿为阴邪,损伤心之阳气,致阳虚水泛,流溢肌肤,发为水肿,若水气凌肺,则见喘咳。由此可见,风湿性心脏病的病因病机与风湿密切相关。

(三)间质性肺疾病

间质性肺疾病是以肺间质弥漫性渗出、浸润及间质纤维化为主要病变的一组疾病,以活动后呼吸困难、咳嗽、喘憋为主要临床表现,属于中医"肺痹"范畴,如《素问·痹论》所言"肺痹者,烦满喘而呕"。

风湿袭表是间质性肺疾病发病的主要原因。肺为华盖,主一身之表;诸邪袭表,首先犯肺。风性升发,影响肺之宣降,则肺气上逆,发为咳嗽;湿性重浊黏滞,壅塞肺之清气,致邪气内闭,发为喘憋。

反复感邪是间质性肺疾病发病的关键环节。《素问·痹论》言:"皮痹不已,复感于邪,内舍于肺。"间质性肺疾病起病隐匿,早期表现不明显,大多数患者仅轻微咳嗽,不能引起足够重视,不知避风远湿,致使反复受邪,符合风湿病反复感邪的发病特点。

间质性肺疾病常继发于多种结缔组织病,如皮肌炎、硬皮病、红斑狼疮等。《素问·四时刺逆从论》提到:"少阴有余病皮痹隐轸,不足病肺痹。"皮痹日久,风湿邪气损伤正气,致正虚邪盛,风湿邪气内传肺脏,形成脏腑风湿。

（四）IgA 肾病

IgA 肾病是以血尿、蛋白尿、水肿等为主要表现的常见原发性肾小球疾病,依据临床表现可将其归属于"肾风"范畴。

外感邪气是 IgA 肾病发生的关键病因。"邪之所凑,其气必虚。"外邪侵袭正虚之体,正气无法驱邪外出,继而内传脏腑。因咽喉为肺之关口,上连于口鼻,下通于肾,故外邪易循经传变及肾,与该病发作前常有呼吸道或泌尿道感染的前驱症状这一现象相符。《诸病源候论》言:"风邪入于少阴则尿血。"风系阳邪,其性开泄,若损伤肾络,血溢脉外,则见血尿;精关不固,精微下泄,则见蛋白尿。此外,风性主动、善行数变的性质,亦与该病突然发作的特征相符。

风湿扰肾是 IgA 肾病发生的主要病机。《黄帝内经》言:"肾者……聚水而从其类也。"肾与机体水液代谢关系密切。湿邪为患,或因居处潮湿、冒雨涉水,或因脾胃受损、内生痰湿而致。无形之风传变入里,风湿交合相搏于肾,日久耗伤肾阳,致肾脏气化开阖失司,故见尿少、水肿。此外,湿性黏滞的性质,与该病发病隐匿、缠绵难愈等特征相符。

四、脏腑风湿的新认识

（一）脏腑风湿的独立内涵

省部共建中医湿证国家重点实验室对湿证进行了系统的研究。湿证涉及不同的层次分级、要素关系、结构功能等,有内外虚实之分、有形无形之别,内涵功能多样,可以分为无形之湿、湿气（风湿/雾湿）、正湿（脾湿）、（痰）浊化之湿及固化（增生）之湿等5 种物理形态而存在。湿证又可累及人体多脏腑多系统,而湿的不同性质在不同脏腑/部位下的表现也有所不同。基于对湿证理论体系的研究,针对湿证理论的具体内涵,以风湿/脾湿为载体,以"独立性"为分类确立规则,运用信息计量、内容分析法等文献研究方法,进行定性/定量理论集成研究。梳理风湿/脾湿相关论著,明晰其理论内涵与外延,对风湿/脾湿的病因、表现、诊断、治疗、机制、生物标志物等进行异同比较,以构建独立规则下的中医风湿/脾湿创新分类理论体系。

1. 风湿相搏,合而致病是脏腑风湿的病因　风为阳邪,湿为阴邪;风性轻扬开泄,湿性重着黏腻;风性趋上而易袭阳位,湿性趋下而易伤阴位;风善行数变,湿阻遏气机;风性主动,湿性黏滞。风邪与湿邪存在大量异质的特征,二者的结合缘于风为百病之长,风邪常兼他邪而伤人。由于风湿二邪的结合具有对立统一的特性,因此风湿致病具有广泛性与复杂性。风湿是阴邪与阳邪的结合,既可趋上袭阳位,也可趋下伤阴位,因此风湿病可见于全身各个部位。风湿既可表现为偏风的善行数变,如累及全身多脏器的红斑狼疮,也可表现为偏湿的阻遏气机,如主要病变部位固定的类风湿关节炎。

2. 反复感受风湿邪气是脏腑风湿发病的基础　风湿邪气通过皮肤、呼吸道与消化道等与自然界直接相通的组织侵袭机体。皮肤是人体最大的器官,通过调控腠理的开合而抵御外邪的侵袭。呼吸道是人体接触空气中风湿外邪的重要通道。风湿之邪通过呼吸道直达肺脏,若肺脏功能异常、无法抵御外邪则致病。消化道是人体接触食物、药物的关键部位。饮食不节或食用难消化食物会对消化道造成物理伤害,饮食过咸、常吃腌制食物或霉变食物会引起化学刺激而损害消化道功能,从而成为风湿外邪侵袭的重要基础。酒中的化学成分乙醇直接接触消化道,不仅会损伤胃黏膜,而且酒的升发之性与风邪相似,是以引入风湿邪气。此外,不当服用药物(如非甾体抗炎药)会损伤消化道黏膜。幽门螺杆菌通过消化道进入而寄生于幽门,扰乱胃的正常功能,破坏胃的屏障,甚至引发炎症、溃疡和癌变。消化道功能异常为风湿邪气直接侵袭脏腑提供了基础条件。

3. 风湿邪气反复引动伏邪,疾病迁延不愈是脏腑风湿的特征　风湿邪气侵袭人体后,盘踞于体内形成伏邪,同时削弱脏腑正气,为疾病复发提供基础。风湿邪气通过饮食侵袭脾胃,不仅削弱脾胃正气,而且由于湿邪黏腻的特性,缠绵于脏腑,形成伏邪。当人体再次食入带有风湿邪气的食物时,引动伏邪,则疾病复发,迁延不愈。此外,风湿邪气反复侵袭人体,耗损正气,使机体愈发无力驱邪外出,因而疾病频繁复发。不良饮食习惯导致胃炎反复发作,使胃黏膜逐渐发生病变,以及由于年龄的增长,胃黏膜发生老化,使得胃的正气虚损,是以疾病反复。由于现代生活节奏加快,压力与焦虑等情志问题频发,而这些负面情绪容易导致身体进入应激状态。在中医理论中,肝主疏泄,情志不舒易致肝气郁结,进而引起肝阳化风。内风与体内湿气相互结合形成风湿,是脏腑风湿发病的病机之一。

(二)脏腑风湿病

对于脏腑风湿病来说,风湿作为主要致病因素贯穿疾病的全过程,并具有以下几个特点:

1. 从组织结构方面来看,脏腑风湿病常发于空腔器官。空腔器官中的管腔是外邪侵袭脏腑的主要途径。人体的空腔器官主要包括胃、肠、膀胱,其表面均覆盖黏膜,是人体防御外来有害物质的第一道屏障,也是风湿邪气侵袭脏腑的始发环节。这一观点与仝小林提出的"黏膜皆属于表"的观点不谋而合。

2. 从性质偏重方面来看,风为阳邪,因此以风为主的脏腑风湿病表现为表病,具有风的特性,病位游走不定,位置偏表浅,病情反复;湿为阴邪,因此以湿为主的脏腑风湿病表现为里病,具有湿的特性,病位固定,位置偏里偏下,病情缠绵难愈。

3. 结合现代医学可知,脏腑风湿病与免疫相关。免疫炎症疾病是由炎症及免疫失调引起的多器官、多系统损伤疾病,其临床表现多样、反复感染、累及多脏器的特性与脏腑风湿病相似。应激性疾病是指机体由于接触正常或偏低外界刺激,发生的生理或心理上的过度应激状态。慢性应激会导致多种疾病,其反复刺激、发病特征各异等特征与内部刺激引发的脏腑风湿病相近。

第二节 以脾胃风湿为代表的脏腑风湿

一、脾胃风湿的特殊性

在中医理论中,脾属土,主中州。《素问·太阴阳明论》曰:"脾者土也,治中央。"脾与胃同属中焦,相互联络,互为表里。《素问·太阴阳明论》称:"脾与胃以膜相连耳。"《景岳全书》曰:"脾为土脏,灌溉四傍,是以五脏中皆有脾气,而脾胃中亦皆有五脏之气。"脾胃位于人体的中央,处升降枢纽之关键位置,与各脏腑关系密切。

从组织结构的角度来看,"脾与胃以膜相连耳",膜即黏膜。《灵枢·百病始生》言:"募原之间,留著于脉。"膜原是脾胃升降、燥湿平衡的关键。根据三焦膜系理论,脾胃属中焦膜系,主要参与水谷精微的运化和输布,调控气机的升降。结合现代解剖学可知,胃黏膜分泌的消化酶和胃酸,既能消化食物,又能杀灭从上消化道入侵的细菌,是人体重要的化学免疫屏障。脾是人体最大的淋巴器官,内含大量免疫细胞,参与人体的细胞免疫和体液免疫。

《素问·灵兰秘典论》曰:"脾胃者,仓廪之官,五味出焉。"脾主升清,胃主降浊,脾胃协同运化水谷精微,是人体的后天之本。李杲《脾胃论》云:"百病皆由脾胃衰而生也。"正常的脾胃功能是各脏腑正常运行的基础。《素问·阴阳应象大论》:"中央生湿,湿生土……在脏为脾。"脾主湿而恶湿,若脾失健运,致水湿停滞,则出现脾虚湿困。

二、从脾胃风湿论炎症性肠病

炎症性肠病是一种特发性、慢性肠道炎症性疾病,主要包括克罗恩病和溃疡性结肠炎,可分为发作期与缓解期。炎症性肠病的典型临床表现是反复的腹痛、腹泻和黏液脓血便。炎症性肠病由于肠道黏膜屏障损伤,使得细菌和病原体从肠腔侵入黏膜,引起免疫和炎症反应。

《景岳全书》对炎症性肠病的相关论述为"若饮食失节,起居不时,以致脾胃受伤,则水反为湿,谷反为滞,精华之气不能输化,乃致合污下降,而泻痢作矣",指出脾胃功能受损,则水不能被运化反而变成湿邪,食物不能被消化反而造成食滞,营养物质不能有效输布和吸收,与秽浊之物一起下降至大肠,引起下痢泄泻。由此可见,在炎症性肠病的发生发展过程中,脾胃功能异常是重要基础,是以水谷精微不能被运化,转而变成风湿之邪侵袭大肠,引发泄泻。风湿的特性与炎症性肠病的临床表现特征相符。

炎症性肠病除了有肠道症状,还会有皮肤黏膜、关节、眼部等病变。皮肤黏膜病变可见口腔溃疡、炎症性皮肤病;关节病变可见关节肿胀、疼痛,滑膜液检出炎性物质;眼部病变可见角膜炎、巩膜炎等。炎症性肠病的多样肠道症状以及遍及全身多个器官的病变,再次印证了炎症性肠病具有风湿病善行数变的特性。

克罗恩病难以治愈,长期反复于间断加重与缓解;90%的溃疡性结肠炎患者长期处于发作与缓解的反复阶段,形成慢性疾病。炎症性肠病的病情反复与脏腑风湿反复感邪的特征相同。风湿中的湿邪阻遏气机、迁延难除是炎症性肠病难以痊愈的病理因素,因此炎症性肠病也具有脏腑风湿中湿的特性。

炎症性肠病中的炎症是由肠黏膜中细胞介导的免疫反应引起的。相关研究表明,炎症性肠病可能与正常菌群诱发的异常免疫反应有关,而免疫反应诱导细胞因子白细胞介素、肿瘤坏死因子等炎症介质释放。病变肠上皮屏障与黏膜的免疫防御功能异常,使病变部位长期处于应激状态,即使正常的食物和肠道菌群也会引起肠道的应激反应,因此病情反复,缠绵难愈。炎症性肠病反复的异常免疫反应与脏腑风湿的内部发病因素不谋而合,进一步证明了从脾胃风湿角度认识炎症性肠病的合理性。

三、从脾胃风湿论胃癌前病变

胃癌前病变包括萎缩性胃炎、肠上皮化生和异型增生,是一个多因素、多步骤的过程。正常胃黏膜因不当饮食或接触酒精、亚硝酸盐等不良刺激而发生炎症,若反复刺激或迁延不愈则成慢性萎缩性胃炎,逐渐演变成肠上皮化生,进而发展为异型增生。胃癌前病变发生发展的主要特点是反复刺激(如长期食用腌制或霉变食物、接触烟酒等致癌物)对胃黏膜产生物理与化学损伤。而且由于胃癌前病变的临床症状不明显,多数患者不能及时察觉并改变饮食习惯。长期反复的外来刺激是胃癌前病变发生的重要原因,符合脏腑风湿反复感邪的发生学特点。

胃癌前病变的病变部位在黏膜。在萎缩性胃炎阶段,胃黏膜腺体萎缩,巨噬细胞、单核细胞、嗜酸性粒细胞等通过产生细胞因子、活性氧等加剧炎症发生;在肠上皮化生阶段,胃黏膜中出现具有肠上皮特征的杯状细胞,而完全型肠上皮化生还出现吸收细胞和帕内特细胞;异型增生阶段可见上皮非典型性、异常分化和黏膜结构排序紊乱等形态改变。胃黏膜是直接接触和消化食物的组织,也是胃抵御外来风湿邪气的重要屏障。当胃黏膜损伤后,食物、药物等带来的风湿邪气突破胃黏膜屏障,伏于胃中,引起脾胃风湿。

当今日益加快的工作和生活节奏,使人们容易产生过大的心理压力和焦虑、抑郁等心理问题。消化系统功能受到神经内分泌系统的调控,与情感中枢的皮质相关联,因此不良的心理状态会影响消化系统的功能,属于内生因素的脏腑风湿范畴。相关学者对压力与癌症发生的关系进行了研究,发现压力会导致 DNA 损伤并抑制 DNA 修复,可能促进细胞恶性转化。另一项研究发现,精神压力会促进肿瘤免疫微环境中的 T 细胞耗竭,引起肿瘤免疫逃逸,从而促进肿瘤生长。过大的精神压力会对人体的免疫系统产生影响,而免疫调节系统失调会促进肿瘤的生长,因此脏腑风湿的发生与免疫密切相关。

综上所述,胃癌前病变的发生经历了反复的外邪刺激、黏膜病变,常伴有焦虑抑郁等心理问题,与脏腑风湿的反复感邪、黏膜为病和内部因素相吻合,因此从脏腑风湿角度认识胃癌前病变具有一定的合理性。

第三节 从脏腑风湿角度治疗胃癌前病变的经验

一、脏腑风湿相关中药

对于脏腑风湿的治疗,以清内部风湿为主,以除外周风湿为辅。下列药物在清除内部风湿和外周风湿方面具有不同的侧重优势。

雷公藤是治疗风湿病的常用中药之一,是卫矛科植物雷公藤的干燥根或根的木质部,具有祛风除湿、活血通络、消肿止痛等功效。雷公藤治疗类风湿关节炎的疗效显著。临床研究表明,雷公藤可以有效降低类风湿关节炎患者的血沉和 C 反应蛋白水平,降低 TNF-α、IL-6、IL-1β 等外周血促炎性细胞因子的表达,减轻炎症水平。雷公藤的有效成分雷公藤红素可以抑制胃癌细胞的体外生长活力,有效调节癌细胞增殖及凋亡基因表达。

青风藤为防己科植物青藤、毛青藤的藤茎,具有祛风湿、通经络、利小便等功效。青风藤中的活性成分青藤碱具有降低炎症介质、止痛、免疫抑制等功效。相关研究表明,青藤碱对 MKN-28(人胃癌高转移细胞)异种移植小鼠有增强 5-氟尿嘧啶的化学敏感度、触发线粒体通路的作用,能抑制胃癌细胞的生长,促进癌细胞凋亡。

南蛇藤是卫矛科植物南蛇藤的茎藤,具有祛风除湿、通经止痛、活血解毒等功效。南蛇藤中的活性成分雷酚萜可促进胞浆内细胞色素 C 的表达,抑制 B 淋巴细胞瘤 -2 蛋白的表达,通过线粒体途径诱导胃癌细胞凋亡。一项研究观察了南蛇藤提取物对胃癌前病变大鼠的作用,结果显示,南蛇藤提取物能够有效改善胃癌前病变大鼠胃黏膜组织的病理性改变,提高 FOXO4 的蛋白及 mRNA 表达,纠正大鼠胃黏膜的酸性微环境。

藤梨根是猕猴桃科猕猴桃属植物中华猕猴桃的根,具有活血化瘀、利尿通淋、解毒疗疮的功效。与其他藤类药相同,藤梨根还有祛风除湿的作用,同时也被广泛用于抗肿瘤。相关研究显示,藤梨根的有效成分可以有效降低 HIF-1α、VEGF 的表达水平,显著抑制胃癌细胞的增殖与迁移。

土茯苓是百合科植物光叶菝葜的干燥根茎,不仅具有祛湿解毒、通利关节的作用,还有调节免疫功能、抗肿瘤等功效,对食管癌、胃癌、结肠癌等多种肿瘤均有抑制增殖的作用。既往研究应用土茯苓乙酸乙酯提取物干预肿瘤小鼠,发现该成分能抑制缺氧诱导因子-1信号通路的激活和促进免疫细胞杀伤肿瘤,具有抑制小鼠肿瘤生长和转移的作用。

百合是百合科植物卷丹或细叶百合的干燥肉质鳞叶,除了有养阴润肺、清心安神的功效,还具有提高免疫力、抗肿瘤等作用。相关研究表明,百合提取物百合皂苷可以显著降低二甲苯致耳肿胀度,具有一定的免疫活性;百合多糖对免疫低下模型小鼠腹腔巨噬细胞的吞噬指数和碳粒廓清率的提高有显著效果,能增强小鼠非特异性免疫功能。

桂枝是樟科植物肉桂的干燥嫩枝,具有发汗解表、温通经脉、助阳化气的功效。临床上,桂枝也被应用于治疗风湿免疫疾病和抗肿瘤。汤小虎提出"桂枝主气"理论,将桂枝广泛应用于风湿免疫病的治疗中,并形成了系统理论及辨证诊治体系。临床研究表明,桂枝类方可以调高胃癌化疗患者外周血T淋巴细胞水平,降低甲状腺转录因子-1(TTF-1)、人附睾蛋白4(HE4)等肿瘤标志物水平,增强患者的免疫功能,减轻不良反应。

生姜是姜科植物姜的新鲜根茎,具有解表散寒、温中止呕、止咳化痰等功效。除了治疗风寒感冒和寒性呕吐咳嗽,生姜还有显著的抗炎作用。研究表明,生姜提取液能有效抑制腹膜炎小鼠模型的炎症发生;生姜泻心汤能明显降低溃疡性结肠炎大鼠模型的血清和结肠组织内炎症因子水平,有效抑制血小板活化。

二、脏腑风湿相关方剂

平胃散始见于宋代《简要济众方》,后收录于《太平惠民和剂局方》:"治脾胃不和,不思饮食,心腹胁肋胀满刺痛,口苦无味,胸满短气,呕哕恶心,噫气吞酸,面色萎黄,肌体瘦弱,怠惰嗜卧,体重节痛,常多自利,或发霍乱,及五噎八痞,膈气反胃,并宜服。"平胃散由苍术、厚朴、陈皮和甘草组成。方中苍术为君,味苦性温而燥,能健脾燥湿、祛风除湿,使湿去而脾运有权,脾健则湿邪得化,风湿二邪同去则气机调畅;臣以厚朴,辛苦性温,不但能行气消满,且有芳香苦燥之性,行气而兼祛湿,与苍术配伍,燥湿以化湿,行气以祛风;佐以陈皮理气和胃,芳香醒脾,以助苍术、厚朴之力;使以甘草甘缓和中,调和诸药。平胃散燥湿健脾以防内湿再生,行气以祛风除湿,是治疗脏腑风湿的良方。

桂枝汤是《伤寒论》中最重要的方剂之一。《伤寒附翼》对桂枝汤的评价:"此为仲景群方之魁,乃滋阴和阳、调和营卫、解肌发汗之总方也。"桂枝汤由桂枝、芍药、甘草、大枣、生姜组成,能解肌发汗,调和营卫。方中桂枝疏风散寒解表为君,兼有温阳止痛、行气行水的作用;臣以白芍敛阴和营,与桂枝同用,一散一收,调和营卫,使风邪得解,里气以和;生姜助桂枝以疏风解表,大枣助白芍以调和营卫,共为佐药;炙甘草调和诸药以为使。桂枝疏风解表、温化水湿的功效，使其成为桂枝汤中的治疗脏腑风湿的要药。祛风湿的同时加用芍药姜枣调和营卫、固护脾胃，以防复感。因此，桂枝汤兼顾祛邪与扶正，是治疗脏腑风湿的重要基础方。

三、平胃建中解毒方治疗胃癌前病变的临床经验

平胃建中解毒方是基于胃癌前病变的脏腑风湿特性，以平胃建中、祛风除湿为治疗原则拟定的方剂。针对本方，进行了大量的临床观察和研究，临床疗效显著。

既往采用回顾性队列研究设计方法对平胃建中解毒方的疗效进行分析。研究纳入了在广东省中医院门急诊就诊的经病理诊断明确患有胃癌前病变的患者 274 例，根据是否接受平胃建中解毒方治疗而将患者分为两组；两组患者在性别、年龄、炎症程度、萎缩程度、肠化程度、异型增生程度等基线情况方面具有可比性。统计结果显示，平胃建中解毒方治疗组的总有效率为 82.6%，其他治疗组的总有效率为 65.4%，组间差异具有统计学意义（$P<0.05$），提示平胃建中解毒方治疗胃癌前病变的临床疗效显著。其中，平胃建中解毒方治疗组在改善肠上皮化生方面的有效率为 69.5%，显著高于其他治疗组的 41.7%（$P<0.01$），提示平胃建中解毒方治疗肠上皮化生有明显优势。在安全性评价方面，平胃建中解毒方治疗组未见不良反应，其他治疗组出现 2 例不良反应。

随后，进一步采用前瞻性队列研究对平胃建中解毒方治疗胃癌前病变进行研究。对 94 例患者的人口社会学、生活习惯、疾病情况、中医证候及胃镜病理等信息进行登记。经过 6 个月的观察随访，平胃建中解毒方治疗组的总有效率为 84.8%，明显高于其他治疗组的 58.3%（$P<0.05$），其中对炎症活动度和肠上皮化生的改善显著（$P<0.05$）。在中医症状积分方面，平胃建中解毒方能显著改善胃脘痛、胃胀、嗳气等症状（$P<0.05$）。

为了进一步探究平胃建中解毒方的微观生物学机制，课题组对前瞻性队列研究中采集的血清样本进行了蛋白质组学和代谢组学的分析。研究发现，平胃建中解毒方对 TRAP1、LDHB、GPLD1、MAN1A1 等 9 个胃癌前病变的潜在蛋白质生物标志物具有显著调控作用，涉及 N- 聚糖生物合成、癌症的中心碳代谢、糖酵解 / 糖异生、HIF-1 信号通路、丙酮酸代谢等 10 条 KEGG 通路。在代谢组学方面，经平胃建中解毒方治疗后，25 个代谢物出现了显著改变（$P<0.05$），包括花生四烯酸、N- 月桂酰肌氨酸、对羟基苯乙醇、果糖、亚油酸、L- 丝氨酸等。

综上所述，针对平胃建中解毒方治疗胃癌前病变进行了长期的临床观察和研究，先后采用回顾性队列和前瞻性队列研究对平胃建中解毒方治疗胃癌前病变的疗效与安全性进行验证，并采用蛋白质组学和代谢组学对其生物学机制进行研究，而研究结果表明平胃建中解毒方治疗胃癌前病变具有良好的疗效及安全性，值得推广应用。

（徐嘉敏）

参考文献

1. 仝小林. 脏腑风湿论 [M]. 上海: 上海科学技术出版社, 2020.

2. 鲍婷婷, 杨映映, 宋斌, 等. 仝小林院士从 "脏腑风湿" 谈中医经典的传承与发展 [J]. 吉林中医药, 2022, 42 (1): 7-11.

3. 黄一珊, 鲍婷婷, 赵林华, 等. 脏腑风湿理论在自身免疫性疾病中的应用 [J]. 中国科学基金, 2023, 37 (1): 92-97.

4. Eckerling A, Ricon-Becker I, Sorski L, et al. Stress and cancer: mechanisms, significance and future directions [J]. Nat Rev Cancer, 2021, 21 (12): 767-785.

5. Zhang S, Yu F, Che A, et al. Neuroendocrine regulation of stress-induced T cell dysfunction during lung cancer immunosurveillance via the Kisspeptin/GPR54 signaling pathway [J]. Adv Sci (Weinh), 2022, 9 (13): e2104132.

6. 焦娟, 唐晓颇, 员晶, 等. 复方雷公藤外敷剂对类风湿关节炎患者关节疼痛的影响 [J]. 中国中西医结合杂志, 2016, 36 (1): 29-34.

7. 杨俊, 李泰贤, 王晓月, 等. 雷公藤多苷 (甙) 片对类风湿关节炎促炎细胞因子影响的系统评价 [J]. 中国中药杂志, 2020, 45 (4): 764-774.

8. 李佳, 杨晓丹, 刘永叶. 雷公藤红素对胃癌细胞体外生长活力及增殖、凋亡基因表达的调节作用 [J]. 中国实用医药, 2021, 16 (8): 24-27.

9. Liao F, Yang Z, Lu X, et al. Sinomenine sensitizes gastric cancer cells to 5-fluorouracil in vitro and in vivo [J]. Oncol Lett, 2013, 6 (6): 1604-1610.

10. 欧诗雅, 于彦威, 罗园园, 等. 南蛇藤中萜类化合物雷酚萜促进胃癌细胞的凋亡研究 [J]. 时珍国医国药, 2023, 34 (10): 2383-2388.

11. 刘宏飞, 何国浓, 王杰, 等. 藤梨根活性成分熊果酸、齐墩果酸对人胃癌细胞 SGC-7901 增殖以及 VEGF、HIF-1α 表达影响的研究 [J]. 浙江中医杂志, 2022, 57 (6): 394-396.

12. 徐楚韵, 张光霁, 楼招欢, 等. 藤梨根有效组分抑制胃癌 BGC-823 细胞增殖与迁移作用的研究 [J]. 南京中医药大学学报, 2018, 34 (6): 602-606.

13. 杨晓鲲, 苏杰, 徐贵森. 土茯苓提取物对消化道肿瘤细胞的体外作用 [J]. 西南国防医药, 2014, 24 (3): 253-256.

14. Guo Y, Mao W, Jin L, et al. Flavonoid group of *Smilax glabra* Roxb. regulates the anti-tumor immune response through the STAT3/HIF-1 signaling pathway [J]. Front Pharmacol, 2022, 13: 918975.

15. Wang T, Huang H, Zhang Y, et al. Role of effective composition on antioxidant, anti-inflammatory, sedative-hypnotic capacities of 6 common edible lilium varieties [J]. J Food Sci, 2015, 80 (4): H857-H868.

16. 苗明三, 杨林莎. 百合多糖免疫兴奋作用 [J]. 中药药理与临床, 2003, 19 (1): 15-16.

17. 张学娅, 张颖, 汤小虎. 汤小虎 "桂枝主气" 辨治风湿免疫疾病学术思想及临床运用 [J]. 辽宁中医杂志, 2023, 50 (10): 48-51.

18. 胡竹元, 吕智燊, 傅健飞, 等. 黄芪桂枝五物汤对进展期胃癌化疗患者免疫功能、不良反应的影响 [J]. 中华中医药学刊, 2022, 40 (4): 92-95.

19. 张旭, 赵芬琴. 生姜提取液抗炎镇痛作用研究 [J]. 河南大学学报: 医学版, 2015, 34 (1): 26-28.

20. 王俊丽, 王帅. 生姜泻心汤对溃疡性结肠炎模型大鼠炎症细胞因子及血小板活化功能影响 [J]. 四川中医, 2019, 37 (5): 60-63.